NEW DICTIONARY OF MEDICAL ACRONYMS & ABBREVIATIONS

JN452736

ONS NEW DICTIONARY OF MEDICAL ACRON
REVIATIONS NEW DICTIONARY OF MEDICAL
S & ABBREVIATIONS NEW DICTIONARY OF
ACRONYMS & ABBREVIATIONS NEW DICTI
MEDICAL ACRONYMS & ABBREVIATIONS NE
NARY OF MEDICAL ACRONYMS & ABBREVIA
DICTIONARY OF MEDICAL ACRONYMS & AB
ONS NEW DICTIONARY OF MEDICAL ACRON
REVIATIONS NEW DICTIONARY OF MEDICAL
S & ABBREVIATIONS NEW DICTIONARY OF
ACRONYMS & ABBREVIATIONS NEW DICTI
MEDICAL ACRONYMS & ABBREVIATIONS NE
NARY OF MEDICAL ACRONYMS & ABBREVIA
DICTIONARY OF MEDICAL ACRONYMS & AB
ONS NEW DICTIONARY OF MEDICAL ACRON
REVIATIONS NEW DICTIONARY OF MEDICAL
S & ABBREVIATIONS NEW DICTIONARY OF
ACRONYMS & ABBREVIATIONS NEW DICTI
MEDICAL ACRONYMS & ABBREVIATIONS NE
NARY OF MEDICAL ACRONYMS & ABBREVIA
DICTIONARY OF MEDICAL ACRONYMS & AB
ONS NEW DICTIONARY OF MEDICAL ACRON
REVIATIONS NEW DICTIONARY OF MEDICAL
S & ABBREVIATIONS NEW DICTIONARY OF
ACRONYMS & ABBREVIATIONS NEW DICTI
MEDICAL ACRONYMS & ABBREVIATIONS NE
NARY OF MEDICAL ACRONYMS & ABBREVIA
DICTIONARY OF MEDICAL ACRONYMS & AB
ONS NEW DICTIONARY OF MEDICAL ACRON
REVIATIONS NEW DICTIONARY OF MEDICAL
S & ABBREVIATIONS NEW DICTIONARY OF
ACRONYMS & ABBREVIATIONS NEW DICTI
MEDICAL ACRONYMS & ABBREVIATIONS NE
NARY OF MEDICAL ACRONYMS & ABBREVIA
DICTIONARY OF MEDICAL ACRONYMS & AB
ONS NEW DICTIONARY OF MEDICAL ACRON
REVIATIONS NEW DICTIONARY OF MEDICAL

NEW DICTIONARY OF MEDICAL ACRONYMS & ABBREVIATIONS

개정판 의료인을 위한

의학·간호 약어해설사전

저 자 임상약어연구회
감 수 민 순, 이현수, 윤형윤, 정은서

대광의학
DaeKwang Medical

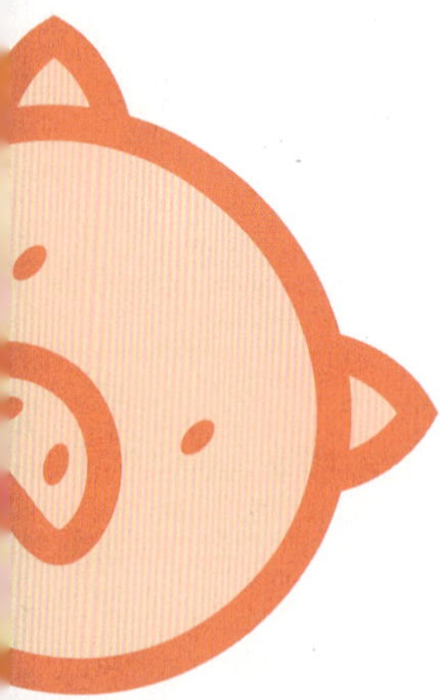

머리말

의료에서 사용되는 필수 약어를 **5,000**여 단어 수록!

의료기술의 발달로 의사, 간호사 및 의료인에게 요구되는 지식과 기술이 고도화되고 있다. 또한, 급격한 의료발전으로 의료인이 알아야 할 지식습득의 양도 늘어나고 있다.

특히 의학 · 간호 · 보건계열은 기술의 고도화와 함께 폭넓게 전문적으로 분화되고 있으며 영역에 따라 다양한 내용이 동일한 약어로 표기되는 경우도 많고 긴 의학용어보다는 약어로 의사소통을 하는 경우가 많다. 실제로 임상에 의료진뿐만 아니라 일반인들도 "심폐소생술"이라는 한글 용어나 원어대로 "cardiopulmonary resuscitation"이라고 말하기보다 간단히 "CPR"이라고 의사소통을 하고 있다.

이처럼 약어는 의료진에게 꼭 필요한 의학용어로 자리매김하고 있다.

그래서 이 책은 의료인들이 쓰는 필수 약어를 모두 모아서 기존의 약어사전들처럼 약어와 용어의 full name, 한글 용어만을 나열하여 만들지 않고 그 약어가 갖고 있는 뜻과 병원에서 쓰이는 내용을 모두 달아놓아 약어사전 찾아보고 용어사전을 또 찾아서 그 뜻과 해설을 봐야 하는 번거로움을 줄여서 의료인들의 시간을 절약할 수 있게 구성하였다.

또한, 약어가 병원마다 다르거나 어떤 뜻인지 정확히 모르고 사용하는 경우도 있어서 서로 내용이 같은 약어는 페이지를 이용해 참조할 수 있게 만들고 약제 약어는 다른 색으로 표시하고 중요 약어는 별표를 하여 이용자의 편리를 도모하였다.

이 책에서는 임상 현장이나 문헌에서 사용되고 있는 약어에 대해서 가능한 한 많은 예를 들어 간결하게 해설함으로써 편리하게 활용할 수 있도록 편집하였다.

모쪼록 이 약어해설사전이 의사, 간호사 등 의료인들이 지니고 다녀야 할 필독서로서 자리매김하기를 기원하며 편집의 변을 마무리한다.

임상약어연구회

이 책의 특징과 활용법

- 의료 현장에서 자주 접하게 되는 약 5,000단어의 영어약어(부록 포함)를 알파벳순으로 배열하여 이해하기 쉽게 해설하였다. 많은 동의어 · 파생어 등을 수록하고 참조페이지를 표기하였다.

약어

- 소문자 → 대문자 순으로 배열하였다.
- 같은 약어인 경우는 한글의 가나다순으로 배열하였다.
- 기호 · 숫자는 순서에 관계없다.

(예) A/G → AG
d4A → dA
17-KS → KS

- 그리스문자는 관용적으로 알파벳으로 바꾸어 생각하여 배열하였다.

(예) αGI → aGI
βHCG → bHCG
γ-GTP → gGTP
μg → mg
MΦ → Mp

표

- 중요한 병명이나 분류, 기술 · 요법 등을 표로 나타내었다.

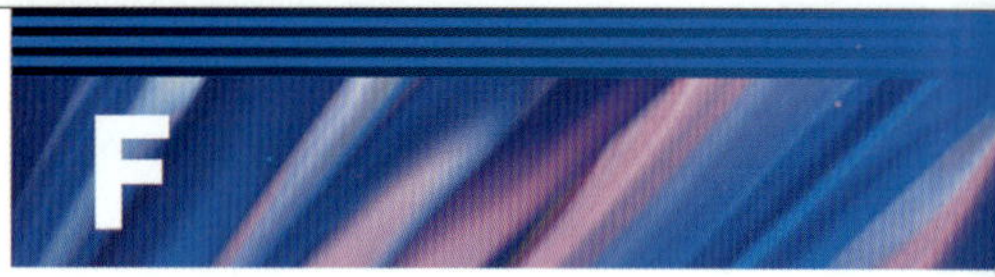

F 인자, 요인, 계수 factor

F 일차응급처치, 일차구급 first aid
상병자가 발생한 경우 의사가 도착할 때까지 그 자리에 있는 사람이 시행하는 응급구조를 말한다.

★ **F** 프렌치사이즈 French size 동 Fr p.183

★ **FA** 대퇴동맥(넙다리동맥) femoral artery
외장골동맥(바깥엉덩동맥, external iliac artery)에서 이어지는 동맥관으로, 서혜인대(샅고랑인대, inguinal ligament) 중앙에서 혈관열공(혈관칸, lacuna vasorum)을 지나 대퇴삼각(넙다리삼각, femoral triangle)을 하강해서 슬와동맥(오금동맥, popliteal artery)으로 연결된다.

★ **FBS** 공복혈당 fasting blood sugar
공복 시의 혈액 중 당 농도를 말한다.

▶공복혈당의기준(정맥혈장수치)

정상영역 (~100)	정상고치 (100~110)	경계영역 (110~126)	당뇨병영역 (126~) mg/dℓ

・공복혈당 100~109mg/dℓ은 정상영역이기는 하나 정상고치로 본다.

★ **FBS** 굴곡기관지경술(기관지굽보개술) fiber bronchoscopy
굴곡내시경(굽보개, fiberscope)을 입으로 삽입해서 기관 내부를 관찰하는 검사이다. 동 Fr p.183, 참 관련 주요 약어 p.156

182

동의어 · 파생어

- 동의어는 동 마크를 붙이고 참조페이지를 표시하였다.
- 파생어 · 유사어 · 반대어에는 참 마크를 붙이고 참조페이지를 표시하였다.

한글 • 약어의 한글 용어는 모두 붙여쓰기로 통일하여 나타내었다.

찾아보기

F · · · Fx

F

FC 안면소견 facial condition
얼굴의 겉모습을 말하며, 얼굴의 특징을 통해 특정 질환(갑상선항진증 등)의 존재가 의심되기도 한다.

FC 열성경련 febrile convulsion
38℃ 이상의 발열에 동반하여 일어나는 경련으로, 영유아에게 많이 관찰된다.

5-FC 플루시토신, 5-플루오로시토신 5-fluorocytosine
항진균제(antifungal)

★ **FD** 기능성소화불량 functional dyspepsia
궤양(ulcer) 등의 기질적 병변이 없는 데에도 불구하고 위부 불쾌감, 위통 등의 증상을 나타내는 상태를 말한다.

FOLFOX 폴리닌산+플루오로우라실+옥살리플라틴
folinic acid [leucovorin calcium] + fluorouracil + oxaliplatin
대장암에 대한 병용화학요법

★ **FVC** 강제폐활량 forced vital capacity(라)
최대흡기값(최대들숨수준, maximal inspiratory level)에서 최대한 숨을 내쉬는 노력을 했을 때의 공기량을 말한다.

★ **FV curve** 유량용량곡선 flow-volume curve
최대노력호출을 했을 때의 숨을 내뱉는 속도와 폐 내의 공기함유량 변화를 기록한 것이다.

★ **Fx** 골절 fracture
동 frac p.168

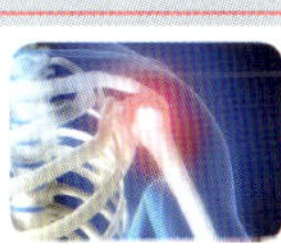

183

기타

- 약어의 한글 해석과 설명문은 구용어를 기본으로 하고 있으며, ( )에 신용어와 영어를 보충하여 수록하였다.
- ( )에는 그 외에 필요에 따라 보충설명도 함께 수록하였다.

약제

- 약제의 약어는 색상을 바꾸어 표현하였다.

어원

- 영어 이외의 약어는 약어 뒤에 어원이 되는 언어를 표시하였다.

(예) 프랑스어 → (프)
그리스어 → (그)
라틴어 → (라)

중요마크

- 임상현장에서 이용하는 빈도가 높은 약어를 약 2,000단어 간추려서 '중요마크'를 붙였다.

■ **주의**

- 약어, 한글, 풀이영어는 대표적으로 사용되는 것을 수록하였으나 의료기관에 따라 다른 경우가 있다.
- 검사치의 기준치도 측정법에 따라 다르며 다른 단위로 표기되는 경우가 있다.

목차

A 2
B 48
C 68
D 116
E 141
F 168
G 187
H 202
I 226
J 254
K 258
L 264
M 288
N 318
O 336
P 349
Q 405
R 410
S 433
T 469
U 497
V 507
W 524
X 530
Y 534
Z 535

부 록 539
한글 인덱스 597

도서출판 대광의학은 의료인들에게 양질의 도서를
물댄동산과 같이 공급하고자 노력합니다.
"은혜와 진리를 나누는 기업 - 대광의학"

– 의료인을 위한 –

개정판

의학 · 간호 약어해설사전

– 임상약어연구회 –

감수

민 순 조선간호대학 간호학과 교수

이 현 수 계명대 의과대학 해부학교실 교수

윤 형 윤 충북대학교 의학박사

정 은 서 동강대학교 간호학과 교수

대광의학

DaeKwang Medical

A B C D E F G H I J K L M N O P Q R S T U V W X Y Z

A

★ **a** 동맥 artery

★ **A** 상행결장(오름잘록창자) ascending colon

A 알레르기 allergy

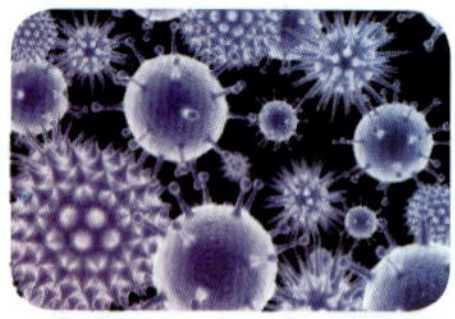

음식물, 금속 등 특정한 항원물질에 대해 면역반응(immune reaction)이 과도하게 일어나는 것을 말한다.

A 앤지오텐신 angiotensin

혈관수축과 혈압상승 작용이 있는 생리활성물질이다.

★ **A** 평가, 사정 assessment

간호 상에서는 환자로부터 정보를 수집하여 분석 · 판단을 행하는 것을 말한다.

★ **AA** 단주모임, 금주모임 alcoholics anonymous

알코올의존 환자를 위한 자조모임의 한 형태이다.

AA 인공유산 artificial abortion

임신 22주 미만 시기에 시행되는 인공임신중절을 말한다. 동 IA p.226

★ **AA** 재생불량성빈혈(무형성빈혈) aplastic anemia

골수의 조혈줄기세포 이상으로, 혈액 중의 백혈구, 적혈구, 혈소판이 모두 감소하는(범혈구 감소) 질환이다. 동 aplas p.34

★ **AAA** 급성불안발작 acute anxiety attack

공황장애(panic disorder) 증상의 하나이다.

AAA 방향족아미노산 aromatic amino acid
페닐알라닌(phenylalanine), 트립토판(tryptophan), 히스티딘(histidine), 티로신(tyrosine), 티록신(thyroxine) 등이 있다.
참 BCAA(분지쇄아미노산) p.52

★ **AAA** 복부대동맥류(배대동맥자루) abdominal aortic aneurysm
복부대동맥의 일부가 자루와 같이 부푼 상태[동맥류(동맥자루, aneurysm)]가 되는 것을 말한다.

★ **AACG** 급성폐쇄각녹내장 acute angle closure glaucoma
안압의 급격한 상승으로 발생하며, 갑자기 발생하는 격렬한 눈통증, 두통, 구토 등의 증상이 나타나는 녹내장을 말한다.

AAD 항생제관련설사증 antibiotics-associated diarrhea
항균제의 투여로 장내세균총이 영향을 받아 발생하는 설사를 말한다.

a-ADCO$_2$ 폐포-동맥혈이산화탄수분압차
alveolar-arterial carbon dioxide tension difference
동맥혈(arterial blood)과 폐포(허파꽈리, alveolus)의 이산화탄소분압 차이를 말한다. 수치가 높으면 고탄산혈증(hypercapnia) 등이 의심된다.

★ **A-aDO$_2$** 폐포-동맥혈산소분압차 alveolar-arterial oxygen difference
폐포(허파꽈리, alveolus)와 동맥혈(arterial blood)의 산소분압 차이를 말한다. 폐에서의 혈액산소화능을 나타내는 지표가 되며 차이가 클수록 산소화가 나쁘다는 것을 의미한다.

AAE 대동맥륜확장 annuloaortic ectasia
상행대동맥 기부의 자루 모양 확대로 인해 대동맥륜이 당겨져 확장된 병태이다. 대동맥판역류를 일으키는 단독 질환으로서는 가장 많다.

AAG 아밀로이드혈관병(증) amyloid angiopathy
뇌혈관에 아밀로이드(amyloid)가 침착하는 뇌혈관장애를 말하며, 두개내출혈(머릿속출혈, intracranial hemorrhage)이나 미세출혈을 일으킨다.
동 CAA(대뇌아밀로이드맥관병증) p.70

★ **AAH** 비정형선종증식(비정형샘종증식)
atypical adenomatous hyperplasia
선암종(샘암종, adenocarcinoma)의 전암상태(암이전상태, premalignant condition)이다.

★ **AAI** 심방억제형심방조율 atrium atrium inhibit pacing
심장조율요법으로서 심박동기의 모드(양식) 중 하나이다.

▶주요 심박동기 모드

모 드	자극 부위	감지 부위	자기심박에 대한 반응
AAI형	심방(A)	심방(A)	억제(I)
VVI형	심실(V)	심실(V)	억제(I)
DDI형	심방 · 심실(D)	심방 · 심실(D)	억제(I)
DDD형	심방 · 심실(D)	심방 · 심실(D)	억제 · 동기(D)
VDD형	심실(V)	심방 · 심실(D)	억제 · 동기(D)

- 심박동기의 기능은 3가지 알파벳으로 표시되며 위와 같이 널리 이용되고 있다.
- 자극이나 감지를 행하는 장소 → 심방(A), 심실(V), 심방 + 심실(D)
  감지에 대한 반응 → 억제(I), 동기(T), 억제 + 동기(D) D : dual(2)

AAR 항원항체반응 antigen-antibody reaction
체내에 침입한 이물질(항원)과 그에 대응하여 생산되는 항체와의 특이적 반응을 말한다.

★ **AAS** 대동맥궁증후군(대동맥활증후군) aortic arch syndrome
대동맥에서 분지하는 대형동맥(큰동맥, large artery)이 협착 또는 폐색되어 머리나 팔다리에 허혈 증상이 나타나는 질환을 총칭한다.

AAS 환축추아탈구(고리중쇠뼈불완전탈구) atlantoaxial subluxation
제1경추(목뼈, cervical vertebra)인 환추(고리뼈, atlas)와 제2경추인 축추(중쇠뼈, axis)를 결합하는 관절이 4mm 이상 어긋나 있는 상태로, 완전히 어긋난 상태는 환축추탈구라고 한다.

AAU 급성전포도막염(급성앞포도막염) acute anterior uveitis
한쪽 안구의 포도막(uvea)에 갑자기 발병하는, 염증이 심한 질환으로, 전방(앞방, anterior chamber)에 섬유소가 나타나는 것이 특징이다.

AAV 순응성보조환기 adaptive assisted ventilation
인공호흡기의 환기모드 중 하나이다.

★ **Ab** 항체 antibody
체내에 침입해 온 항원에 대해 B림프구(B세포)가 생산하여 항원과 특이적으로 반응하는 면역글로불린(immunoglobulin)을 총칭하는 말이다.

★ **AB** 항생제 antibiotics
미생물이 생산하는 물질에서 유래하며 다른 미생물 등의 세포 증식이나 기능을 억제하는 약물을 총칭한다. 항균제(antimicrobic), 항진균제(antifungal agent), 항바이러스제(antiviral agent), 항암제(antitumor agent)를 포함하며 그 대부분은 항균제이다.

ABB 산염기평형 acid-base balance
생체 내의 세포가 적절한 활동을 위해 폐와 신장이 작용하여 혈액(세포외액, extracellular fluid)의 산염기평형이 pH 7.40 전후의 상당히 좁은 범위로 유지된다.

★ **ABC** 흡인생검세포검사 aspiration biopsy cytology
병변 부위에 바늘을 찔러 넣어 흡인해서 채취한 세포를 조사하는 검사이다.

★ **ABCDE** ABCDE접근법

airway, breathing, circulation, dysfunction of central nervous system, exposure & environmental control

외상 환자를 신속하게 검사 · 치료하기 위한 진료지침이다.

▶ABCDE접근

약 어	의 미
A : airway	기도 평가 → 기도확보와 경추보호
B : breathing	호흡 평가 → 호흡관리와 치명적인 흉부외상 처치
C : circulation	순환 평가 → 심폐소생과 지혈
D : dysfunction of central nervous system	생명을 위협하는 중추신경장애 평가
E : exposure & environmental control	탈의와 체온관리

ABC syndrome ABC증후군

angry backfiring C-nociceptor syndrome

역행성 C신경섬유 흥분증후군. 교감신경차단(sympathetic block)이나 환부의 가온으로 오히려 통증 등의 증상이 악화하는 증후군이다.

★ **abd** 복부(배) abdomen

★ **abd** 복부의 abdominal

★ **abd** 외전(벌림) abduction

체간에서 멀어져 바깥쪽을 향하는 움직임을 말한다.

Abd X-P 복부X선촬영 abdominal X-ray photography

복부에 X선을 조사하여 병변을 확인하는 검사이다.

★ **ABE** 급성세균성심내막염 acute bacterial endocarditis

심장내막이 세균감염을 일으켜 고열이나 심장판막천공 등 심각한 증상을 나타내는 질환이다.

★ **ABG** 동맥혈가스 arterial blood gas
호흡상태, 산염기평형 상태를 조사하기 위해 동맥혈의 산소분압(PaO_2), 이산화탄소분압($PaCO_2$), 수소이온농도(pH) 등을 측정하는 것을 말한다.

★ **ABI** 족관절 · 상완혈압비(발목위팔혈압비) ankle brachial pressure index
팔과 다리의 혈압 비율로, 하지동맥협착이나 폐색 정도를 나타내는 지표가 된다. 동 API p.33

ABK 아베카신 arbekacin
아미노글리코시드계 항균제

★ **ABMT** 자가골수이식 autologous bone marrow transplantation
백혈병이나 악성림프종 치료법으로, 사전에 채취해둔 자신의 골수세포를 대량화학요법 후에 체내에 투여하는 방법이다.

★ **ABO** ABO식혈액형 ABO blood group system
적혈구에 있는 표면항원과 혈장에 있는 항체의 형태에 따라 3종류로 분류되는 혈액형을 말한다.

▶ABO식판정

● 응집 ○ 응집 무

혈액형	혈구시험		혈청시험	
	항 A 응집소	항 B 응집소	A 항원	B 항원
A 형	●	○	○	●
B 형	○	●	●	○
O 형	○	○	●	●
AB 형	●	●	○	○

※ 적혈구의 항원과 혈청 중의 응집소 조합에 따라 판정한다.

ABP 급성세균성전립선염(전립샘염) acute bacterial prostatitis
세균의 감염이 요로나 혈류에서 전립선으로 확대됨으로써 발생하는 질환이다.

★ **ABP** 동맥압 arterial blood pressure
동맥에 가해지는 혈액의 압력을 말한다.

★ **ABPA** 알레르기기관지폐아스페르길루스증
allergic bronchopulmonary aspergillosis
진균인 아스페르길루스(*Aspergillus*)에 대한 알레르기반응으로 발병하며, 폐렴과 유사한 증상이 나타나는 것이 특징이다.

ABPC 암피실린 ampicillin(aminobenzyl penicillin)
페니실린계 항균제

ABPC/MCIPC 암피실린 · 클록사실린 ampicillin · cloxacillin
β락탐아제 억제제(beta-lactamase inhabators) 배합 페니실린계 항균제

ABPC/SBT 암피실린 · 설박탐 ampicillin · sulbactam
β락탐아제 억제제 배합 페니실린계 항균제

ABPF 알레르기성기관지폐진균증
allergic bronchopulmonary fungal disease
폐에 진균이 감염되어 일어나는 알레르기 질환으로, 천식 등 다양한 호흡기 증상이 관찰된다.

ABPM 24시간혈압측정
ambulatory blood pressure monitoring
휴대형 자동혈압계로 활동 중의 혈압을 연속해서 측정하는 검사를 말한다.

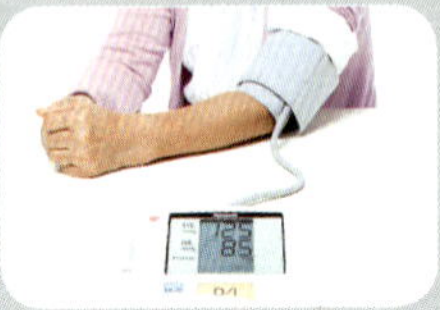

★ **ABR** 청성뇌간반응 auditory brainstem response
청각자극에 대한 뇌간(뇌줄기, brainstem) 부위의 전위변화를 기록한 것으로, 난청이나 뇌간장애 진단에 사용한다. 동 BEAR p.54

ABSCT 자가말초혈간세포이식(자가말초조혈모세포이식)
autologous peripheral blood stem cell transplantation
자신의 말초혈에서 간세포(조혈모세포, stem cell)를 채취하여 이식하는 조혈기종양 치료법을 말한다.

ABU 무증상성세균뇨 asymptomatic bacteriuria
지속적으로 소변 중에 세균이 증식해 있어도 요로감염에 관련한 증상이 없는 상태를 말한다.

ABVD 아드리아마이신 + 블레오마이신 + 빈블라스틴 + 다카바진
adriamycin + bleomycin + vinblastine + dacarbazine
호지킨림프종(Hodgkin's lymphoma)에 이용하는 병용화학요법

a.c. 식전 ante cibum(라)

★ **AC** 복부둘레(배둘레) abdominal circumference
내장지방의 축적을 조사하기 위해 측정하는 것으로, 대사증후군(metabolic syndrome) 진단기준의 하나이다.

★ **AC** 선암종(샘암종) adenocarcinoma
선(샘, gland)조직에 유래하는 암을 말한다. 동 ad-ca p.15

AC 아드리아마이신 + 시클로포스파미드
adriamycin + cyclophosphamide
유방암(breast cancer)에 대한 병용화학요법

AC 아세틸시스테인 acetylcysteine
진해제, 아세트아미노펜중독 해독제로 사용한다.

AC 항문관 anal canal
치골직장근(두덩곧창자근, puborectalis muscle) 부착부의 상연(위모서리, superior border)에서 항문 가장자리(anal margin)까지를 말한다.

★ **ACA** 전대뇌동맥(앞대뇌동맥) anterior cerebral artery

내경동맥(속목동맥, internal carotid artery)에서 좌우 2개로 분지하는 동맥으로, 시신경 뒤쪽을 주행하며 전교통동맥(앞교통동맥, anterior communicating artery)에서 연결된다.

ACBG 대동맥관상동맥우회술(대동맥심장동맥우회로조성술)

aortocoronary bypass graft

허혈성 심장질환에 대해 시행하는 수술의 하나이다.

동 CABG(관상동맥우회술) p.70

ACBT 자동주기호흡법 active cycle of breathing technique

의식장애가 없고 기도분비물이 많은 환자에게 호흡의 크기를 바꾸어 가래배출을 촉진하는 방법이다.

ACD 알레르기접촉피부염 allergic contact dermatitis

항원이 되는 물질이 피부와 접촉함으로써 알레르기반응(allergic reaction)이 일어나 가려움, 홍반을 동반하여 발병하는 피부염을 말한다.

ACEI 앤지오텐신전환효소억제제

angiotensin converting enzyme inhabator

혈압강하제(hypotensor)의 하나로, 혈관수축을 통해 혈압을 상승시키는 작용이 있는 앤지오텐신 II(angiotensin II)의 생산을 억제함으로써 혈압강하작용을 나타낸다.

A cell 보조세포(덧세포) accessory cell

B세포, T세포의 면역기능을 보조하는 세포를 총칭하는 말이다.

★ **ACG** 심장혈관조영술 angiocardiography

도관을 정맥 또는 동맥 등에 삽입하여 조영제를 주입해서 연속촬영을 행하는 X선 검사를 말한다. 동 AOG p.31

★ **ACG** 심첨박동도(심장끝심장도) apex cardiogram
심장수축기에 전흉벽(앞가슴벽)에 부딪혀서 생기는 심첨부의 박동을 파악하여 파형으로서 기록한 심전도를 말한다.

★ **ACH** 부신피질호르몬(부신겉질호르몬) adrenocortical hormone
부신피질(부신겉질, adrenal cortex)에서 분비되는 스테로이드호르몬를 총칭하는 말로, 전해질을 조절하는 등의 작용을 가지는 글루코코르티코이드(glucocorticoid), 당대사에 작용하는 광물코르티코이드(mineralocorticoid)가 대표적이다. 항염증작용, 면역억제작용이 있다.

★ **ACh** 아세틸콜린 acetylcholine
신경전달물질의 하나로, 콜린작동작용, 자율신경작용을 가진다.

AChA 전맥락총동맥(앞맥락동맥) anterior choroidal artery
지주막하강(거미막밑공간, subarachnoid space)을 주행하는 가는 동맥으로, 후교통동맥(뒤교통동맥, posterior communicating artery) 분지부보다 먼 쪽의 내경동맥(속목동맥, internal carotid artery)에서 분지된다.

AChE 아세틸콜린에스테라아제 acetylcholine esterase
아세틸콜린(acetylcholine, ACh)을 특이적으로 분해하는 효소로, 아세틸콜린에 의해 신경전달을 행하는 시냅스에 존재하며 아세틸콜린에 의한 신경전달을 정지시킨다.

ACI 부신피질부전(부신겉질부전) adrenocortical insufficiency
부신 자체나 뇌하수체의 질병으로 인해 부신피질호르몬의 생산과 분비에 이상이 생기는 것이다.

AC-IOL 전방렌즈 anterior chamber intraocular lens
백내장(cataract) 등의 치료를 위해 전방 안에 삽입하는 안내렌즈(인공수정체, intraocular lens)를 말한다.

★ **ACKD** 후천성낭성신장병(후천낭성콩팥병)
acquired cystic kidney disease
만성신부전(콩팥기능상실, renal failure)의 합병증이다. 위축된 신장에 낭포가 다발하는 질환으로, 투석기간이 길수록 발병하기 쉽다.

★ **ACL** 전십자인대(앞십자인대) anterior cruciate ligament
슬관절(무릎관절, knee joint)의 4가지 인대 가운데 하나로, 대퇴골(넙다리뼈, femur)과 경골(정강뼈, cnemis)을 연결하고 무릎을 안정시키는 역할을 한다.

ACLE 급성피부홍반루푸스 acute cutaneous lupus erythematosus
광선과민증을 나타내는 환상홍반 등 피부증상이 주요 증상인 홍반루푸스로, 갑작스러운 발열로 발병한다.

★ **ACLS** 전문심장소생술(상급심장소생술) advanced cardiac life support
기본소생술(basic life support, BLS p.57)에 이어서 의료종사자가 시행하는 구명조치를 말한다. 동 ALS p.27

ACM 아클라시노마이신 aclacinomycin
항악성종양제의 하나 동 ACR

ACNU 니무스틴 nimustine
항악성종양제의 하나

★ **Acom** 전교통동맥(앞교통동맥) anterior communicating artery
좌우 전대뇌동맥(앞대뇌동맥, anterior cerebral artery)을 연결하는 짧은 동맥을 말한다.

★ **ACP** 산성인산분해효소 acid phosphatase
인산에스테르(phosphate ester)를 가수분해(hydrolysis)하는 효소 가운데 산성에 최적 pH를 가지는 효소군을 총칭하는 말이다. 전립선(전립샘, prostate gland)에 많이 함유되며 전립선 질환의 지표가 된다.

ACPC 시클라실린 ciclacillin
페니실린계(penicillin) 항균제의 하나

ACR 아클라시노마이신 aclacinomycin
항악성종양제의 하나 동 ACM

ACS 급성관상동맥증후군 acute coronary syndrome
관상동맥(심장동맥, coronary artery)의 혈류가 장애를 받아 일어나는 불안정 협심증, 급성심근경색증, 심장돌연사를 총칭하는 말이다.

ACT 악티노마이신 actinomycin
항악성종양제의 하나

★ **ACT** 활성혈액응고시간 activated coagulation time
채혈 후 혈액응고까지의 시간을 측정하는 검사로, 침상에서 간단하게 측정할 수 있으므로 체외순환도입 시 등에 이용한다.

ACT-D 악티노마이신D actinomycin D
항악성종양제의 하나

★ **ACTH** 부신피질자극호르몬(부신겉질자극호르몬) p.275
adrenocorticotropic hormone
뇌하수체전엽(뇌하수체앞엽, pituitary anterior lobe)에서 분비되어 부신피질(부신겉질, adrenal cortex)에 작용해서 부신피질호르몬의 생합성과 분비를 촉진하는 호르몬을 말한다.

ACV 보조조절환기 assist control ventilation
인공호흡기의 환기모드 중 하나로, 환자의 자발호흡(spontaneous breathing) 여부에 맞추어 작동한다.

ACV 아시클로버 acyclovir
항바이러스제(antiviral agent)의 하나

ACVD 죽상경화성심혈관질환 atherosclerotic cardiovascular disease
과잉의 콜레스테롤 등이 침착하여 생기는 죽상경화(죽경화, atherosclerosis) 때문에 발생하는 심혈관질환을 말한다.

Ad 부속기(부속기관) adnexa
난소(ovary)와 난관(자궁관, uterine tube)을 총칭하는 말이다.

Ad 부속기염(자궁부속기염) adnexitis
난소나 난관이 세균감염으로 염증을 일으킨 상태이다.

★ **Ad** 입원 admission 동 Adm p.16

AD 상염색체우성(보통염색체우성) autosomal dominant
상염색체(보통염색체, autosome) 2개 중 어느 하나에 비정상 유전자가 있으면 발병하는 유전형식을 말한다.

AD 아드레날린 adrenaline
부신수질호르몬(부신속질호르몬, adrenomedullary hormone)의 하나로, 승압제(hypertensor)로서 이용한다.

★ **AD** 아토피피부염 atopic dermatitis
생활환경이나 식생활, 유전 등 다양한 요인이 겹쳐서 발병하는 알레르기성 피부질환으로, ①가려움, ②특징적인 피진 및 분포, ③만성 · 반복성 경과, ①~③ 모두가 해당되는 것을 말한다.

★ **AD** 알츠하이머병 Alzheimer disease
뇌세포의 위축으로 발병하는 진행성 치매로, 기억장애, 지남력장애(방향감장애, orientation disturbance) 등이 관찰된다.

AdC 부신피질(부신겉질) adrenal cortex
부신의 바깥쪽 부분으로 다양한 스테로이드호르몬(steroid hormone)을 분비한다.

ad-ca 선암종(샘암종) adenocarcinoma 동 AC p.9

add 내전(모음) adduction
체간에 가까워지듯이 안쪽으로 향하는 움직임을 말한다.

★ **ADEM** 급성파종뇌척수염 acute disseminated encephalomyelitis
주로 백신접종 후나 바이러스 감염 후에 일어나는 알레르기성 뇌척수염으로, 수초(말이집, 미엘린, myelin)가 파괴되는 탈수초(말이집탈락, demyelination)가 일어나고 염증이 산재성으로 발생한다.

ADEN 급성파종표피괴사증 acute disseminated epidermal necrosis
약물 복용이 원인으로 전신의 피부가 급격하게 괴사하는 질환으로, 스티븐스-존슨증후군(Stevens-Johnson syndrome, SjS p.450), 독성표피괴사용해(toxic epidermal necrolysis, TEN p.478) 등이 대표적이다.

★ **ADH** 항이뇨호르몬 antidiuretic hormone
뇌하수체후엽(뇌하수체뒤엽, pituitary posterior lobe)에서 분비되는 호르몬으로, 소변량을 조절한다. 동 VP(바소프레신) p.519

★ **ADHD** 주의력결핍과다활동장애
attention deficit hyperactivity disorder
연령 · 발달에 맞지 않는 주의산만, 집중력 결여, 충동성, 과다활동 등을 특징으로 하는 발달장애를 말한다.

★ **ADL** 일상생활동작 activities of daily living
식사, 배설, 목욕, 옷 갈아입기, 보행 등 일상생활의 기본적인 동작을 말한다.

AdM 부신수질(부신속질) adrenal medulla
부신피질(부신속질, adrenal cortex)에 싸여 존재하며 아드레날린(adrenalin), 노르아드레날린(noradrenalin), 도파민(dopamine)을 분비한다.

Adm 입원 admission 동 Ad p.14

ADM 아드리아마이신 adriamycin
항악성종양제 동 DXR(독소루비신) p.140

ADME 흡수 · 분포 · 대사 · 배설
absorption, distribution, metabolism and excretion
약물이 작용을 발현하기까지의 체내동태를 말한다.

★ **ADP** 아데노신이인산 adenosine diphosphate
근섬유(muscle fiber)가 가지는 에너지화합물로, 아데노신삼인산(adenosine triphosphate, ATP)이 가수분해하여 1개의 인산기를 방출한 것이다.

ADR 약물유해반응 adverse drug reaction
약물 사용으로 생기는 올바르지 않은 반응을 말하며, 약물이상반응이라고도 한다.

★ **ADS** 항이뇨물질 antidiuretic substance
항이뇨호르몬(antidiuretic hormone, ADH)을 함유하는 물질이다.

★ **ADS** 해부학적사강(해부학죽은공간) anatomical dead space
호흡계 전체 체적에서 가스교환에 관여하는 폐포(허파꽈리, alveoli) 체적을 뺀 공간을 말한다.

ADV 아데노바이러스 adenovirus
감기를 일으키는 DNA 바이러스군을 말한다.

★ **Ae** 복부식도 abdominal esophagus
목 · 가슴 · 배의 3영역으로 나뉘는 식도 가운데 복강 내 식도를 가리킨다.

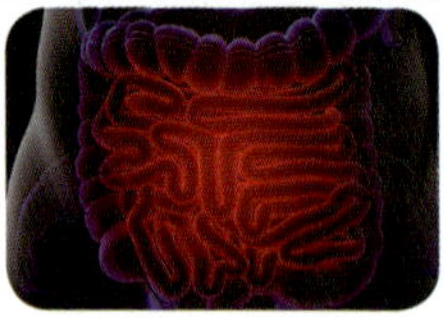

AE 장병성선단피부염(창자병증말단피부염)
acrodermatitis enteropathica
아연 결핍이 원인으로 팔다리의 말단이나 입 주위 등에 구진(솟음, papule)이나 농포(고름물집, pustule)가 생기는 질환을 말한다.

AE-AMP 상완부절단(팔꿉위절단) above elbow amputation
팔을 상완골(위팔뼈, humerus) 부분에서 절단하는 것으로, 관절부분에서 떼어내는 것을 '관절이단(관절분리, exarticulation)'이라고 한다.

★ **AED** 자동체외제세동기 automated external defibrillator
치명적 부정맥을 감지하면 자동적으로 제세동하는 의료기기를 말한다.

★ **AEDH** 급성경막외혈종(급성경질막바깥혈종)
acute epidural hematoma
주로 두부외상으로 인해 경막(경질막, dura mater)과 두개골(머리뼈, cranial bone) 사이에 혈종이 형성된 상태를 말한다.

AEP 급성호산구폐렴 acute eosinophilic pneumonia
폐포(허파꽈리, alveoli)에 호산구(eosinocyte)가 가득차서 급성호흡부전을 일으키는 알레르기성 폐질환을 말한다.

AEP 청각유발전위(듣기유발전위) auditory evoked potential
소리자극을 받았을 때 생기는 뇌파를 말하며, 청력장애 여부나 뇌사 판정 등에 이용된다.

AF 대천문(앞숫구멍) anterior fontanel
신생아의 머리 꼭대기에서 관찰되는 두개골(머리뼈, cranial bone) 틈새로, 천문 중에서는 가장 크고 전두골(이마뼈, frontal bone)과 좌우 두정골(마루뼈, parietal bone) 사이에 있으며 생후 1년에서 1년 반에 닫힌다.

★ **AF, Af** 심방세동(심방잔떨림) **a**trial **f**ibrillation
350~600회/분의 불규칙한 심방흥분이 방실결절(atrioventricular node)에 무질서하게 전달되며, 심실흥분도 무질서해지는 부정맥을 말한다. 노인에게 많고 뇌경색증(cerebral infarction)의 원인이 된다.

AF 아말감충전 **a**malgam **f**illing
치아 와동(cavity)에 아말감을 채우는 치과수복방법을 말한다.

★ **AF** 양수 **a**mniotic **f**luid
태아부속물의 하나로, 양수강을 채우는 생리적 액체이며 태아를 보호하는 역할을 한다.

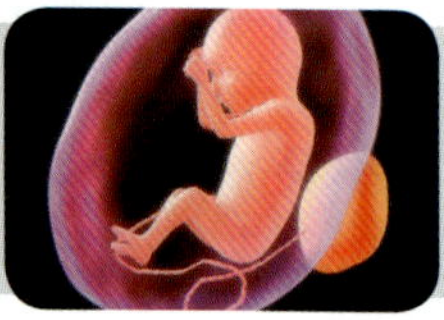

AFB 액와대퇴동맥우회술 **a**xillo**f**emoral **b**ypass
병변이 장골동맥(엉덩동맥, iliac artery) 폐색 또는 복부대동맥(배대동맥, abdominal aorta) 폐색인 경우에 액와동맥(겨드랑동맥, axillary artery)에서 대퇴동맥(넙다리동맥, femoral artery)까지 우회로를 만드는 수술을 말한다.

★ **AFB** 무아세트산투석 **a**cetate-**f**ree **b**iofiltration
혈액투석(hemodialysis, HD p.208) 시에 아세트산을 함유하지 않는 투석액을 이용하는 방법으로, 투석아밀로이드증 등의 합병증을 줄일 수 있다.

★ **AFB** 항산균(항산막대균) **a**cid-**f**ast **b**acillus
그람양성 막대균으로, 세포벽의 지질함유량이 높아서 소독제에 저항성이 강하다. 결핵균과 비결핵성 항산균이 포함된다.

AFD 상당중량아 **a**ppropriate **f**or **d**ates infant
출생체중이 재태주수에 상당하는 신생아를 말한다.

AFE 양수색전증 **a**mniotic **f**luid **e**mbolism
분만 중이나 분만 직후, 양수 등이 모체의 혈액 중으로 유입하여 혈압저하, 호흡부전이 모체에 일어나는 심각한 질환을 말한다.

AFI 양수지수 amniotic fluid index
초음파검사에서 측정한 양수량이 정상범위 내인지를 보는 지표를 말한다.

★ **AFL, AF** 심방조동(심장된떨림) atrial flutter
심방이 불규칙하게 250~350회/분의 흥분을 일으키고 심방에서의 흥분은 방실결절(atrioventricular node)에서 1:4 등으로 차단되어 맥박이 규칙적인 리듬의 빈맥(빠른맥, tachycardia)이 되는 부정맥을 말한다.

AFO 발목보조기 ankle-foot orthosis
뇌졸중 등 편마비 환자의 보행개선에 이용되는 보조구이다.

★ **AFP** 알파태아단백질 α-fetoprotein
태아의 혈청에 함유된 당단백질로, 간 계통의 종양표지자(tumor marker) p.375이다.

AFTN 자율성기능성갑상선결절(자율기능갑상샘결절)
autonomously functioning thyroid nodule
갑상선호르몬(갑상샘호르몬, thyroid hormone)을 생산하고 분비하는 양성 종양으로, 플러머병(Plummer's disease)이라고도 한다.

AFV 양수량 amniotic fluid volume
양수량은 초음파검사로 측정하는데, 양수량 800mL 이상을 양수과다(hydramnion), 200mL 이하를 양수과소(oligohydramnios)로 분류한다.

A/G 알부민글로불린비 albumin-globulin ratio
혈청 중 알부민과 총글로불린의 비율을 말하며, 간장애, 신증후군(콩팥증후군, nephrotic syndrome) 등에서는 알부민 저하로 인해 A/G비는 증가하고 다발골수종(multiple myeloma), 교원병(콜라겐병, collagen disease) 등에서는 글로불린 증가로 인해 A/G비는 저하한다.

★ **AG** 음이온차이 anion gap
정량된 양이온과 음이온의 차이로, 전해질균형(electrolyte balance)을 관찰하는 지표이다.

Ag 항원 antigen

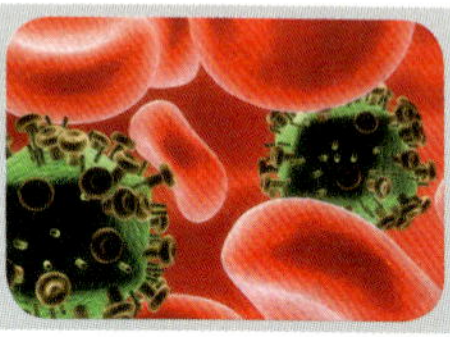

세균독소, 균체성분, 대부분의 이형단백질 등 면역반응(immune reaction)을 일으키는 성질을 가진 물질을 총칭한다.

AG 혈관조영술 angiography

혈관에 조영제(contrast media)를 주입하여 시행하는 X선 촬영을 말한다.

★ **AGA** 알레르기성육아종성혈관염 allergic granulomatous angiitis

동 CSS(처그-스트라우스증후군) p.108

AGA 임신기간상당의태아크기 appropriate for gestational age

참 AFD(상당중량아) p.18

★ **AGE** 급성위장염 acute gastroenteritis

갑작스러운 구토나 설사를 동반하는 일과성 위장의 염증으로, 바이러스성인 것이 압도적으로 많다.

αGI 알파-포도당분해효소억제제 α-glucosidase inhabator

당뇨병 치료제의 하나로, 설탕(sucrose) 등 이당류의 분해를 지연시킴으로써 식후 고혈당을 억제한다.

★ **AGML** 급성위점막병변 acute gastric mucosal lesion

위의 점막장애에 의한 출혈성 질환을 총칭하는 말로, 갑작스럽게 심한 위부위 통증으로 발병한다. 급성출혈성 위염, 출혈성 미란 등이 나타난다.

★ **AGN** 급성사구체신염(급성토리콩팥염) acute glomerulonephritis

대부분은 화농연쇄구균(고름사슬알균, *Streptococcus pyogenes*) 감염병에서 합병하는 것으로, 신장 사구체(토리, glomerulus)에 갑자기 염증이 일어나는 질환을 말한다.

AGS 부신생식기증후군 adrenogenital syndrome
부신피질(부신겉질, adrenal cortex) 유래 성스테로이드의 과잉분비로 성기이상이나 성기능 이상을 일으키는 증후군이다. 남성화형과 여성화형으로 나뉘는데, 대부분이 남성화형이며, 여성가성반음영(여성거짓남녀중간몸증, female pseudohermaphroditism)이 대표 질환이다.

Ah 원시성난시 astigmatic hypermetropia
원시(hyperopia)와 난시(astigmatism)가 섞여 있는 상태로, 약시나 사시의 원인이 된다. 참 Am(근시성난시) p.27

★ **AH** 급성간염 acute hepatitis
바이러스 감염이나 약물 등에 의해 갑자기 발생하는 간염을 말한다.

AHA, AIH 자가면역용혈빈혈 autoimmune hemolytic anemia
면역기전에 이상이 생겨 자가항체(autoantibody)에 의해 적혈구가 파괴되어 빈혈이 생기는 질환을 말한다.

AHC 급성출혈성결막염 acute hemorrhagic conjunctivitis
바이러스에 의해 일어나는 감염력이 강한 결막염으로, 선명한 결막하출혈(결막밑출혈, ophthalmecchymosis)이 특징이다.

★ **AHD** 후천성심장질환 acquired heart disease
심근경색증이나 협심증, 심근증 등 출생 후에 발병하는 심장병을 말한다.

★ **AHF** 급성심부전(심장기능상실) acute heart failure
심장의 기능이 급격하게 저하하여 전신에 충분한 양의 혈액을 보내지 못하는 상태이다.

★ **AHI** 무호흡 · 저호흡지수 apnea-hypopnea index
수면 1시간당 발생하는 무호흡(apnea; 10초 이상의 호흡정지)과 저호흡(hypopnea; 10초 이상의 시간, 환기량이 50% 이상 저하)의 평균횟수를 말하며, 수면무호흡(sleep apnea)의 중증도 지표가 된다.

AHP 급성출혈성췌장염(이자염) acute hemorrhagic pancreatitis
급성췌장염이 중증화한 것으로, 췌장효소(pancreatic enzyme)가 혈관에 작용하여 심한 출혈이 나타난다.

AHTR 급성용혈성수혈반응 acute hemolytic transfusion reaction
동 HTR(용혈성수혈반응) p.224

★ **AI** 무호흡지수 apnea index
수면 1시간당 무호흡(apnea; 10초 이상의 호흡정지) 횟수

AIA 아스피린천식 aspirin induced asthma
아스피린 등 비스테로이드항염증제(nonsteroidal antiinflammatory drug, NAID)에 의해 유발되는 천식발작을 말한다.

★ **AICA** 전하소뇌동맥(앞아래소뇌동맥)
anterior inferior cerebellar artery
소뇌(cerebellum)에 혈액을 공급하는 동맥의 하나로, 뇌저동맥(뇌바닥동맥, basilar artery) 측면에서 분지하여 소뇌에 이른다.

AID 백내장흡인관류장치 aspiration and infusion device
백내장수술에 사용되는 의료기기로, 관류액(perfusate)을 안구 내에 유입시켜 백탁한 수정체(crystalline lens)를 적출하는 장치이다.

AID 비배우자간인공수정 artificial insemination by donor
남편 이외 남성의 정자를 사용하는 인공수정을 말한다.

★ **AIDP** 급성염증성탈수초다발신경근병증
acute inflammatory demyelinating polyradiculoneuropathy
동 GBS(길랭-바레증후군) p.189

★ **AIDS** 후천면역결핍증후군(에이즈)
acquired immune deficiency syndrome
HIV(사람면역결핍바이러스, human immunodeficiency virus)에 감염되어 발병하는 질환으로, 면역세포가 파괴되어 심각한 면역부전을 일으킨다.

AIE 급성감염심내막염 acute infective endocarditis
심내막이나 판막, 대혈관내막 등에 세균감염이 일어나 패혈증(sepsis), 혈관색전, 심장장애 등의 증상을 일으키는 전신성 패혈증성 질환이다.
동 IE p.234

★ **AIH** 배우자간인공수정 artificial insemination by husband
남편의 정자를 사용하는 인공수정을 말한다.

★ **AIH** 자가면역간염 autoimmune hepatitis
자기 체내에서 생긴 항체가 간세포를 공격하여 파괴하기 때문에 생기는 만성간염이다.

★ **AIH** 자가면역성고지질혈증 autoimmune hyperlipidemia
자가항체의 출현으로 발생하는 고지질혈증이다.

★ **AIN** 급성간질신장염(급성사이질콩팥염) acute interstitial nephritis
급성신장염의 하나로, 항균제, 해열진통제 등의 복용으로 발생하는 신장 요세관 주위의 염증을 가리킨다. 발열, 발진, 관절통, 구토와 부종 등의 증상이 나타난다.

AION 전방허혈성시신경병증 anterior ischemic optic neuropathy
동맥의 염증이나 경화로 인해 시신경에 순환장애가 생겨 시력저하나 시야장애를 일으키는 안질환이다.

★ **AIP** 급성간질폐렴(급성사이질폐렴) acute interstitial pneumonia
폐포격벽 등 폐의 간질(사이질, interstitium) 부분에 급성염증이 일어나 최종적으로 섬유화하는 난치성 질환이다.

AIPD 전하췌십이지장동맥(앞아래이자샘창자동맥)
anterior inferior pancreaticoduodenal artery
상장간막동맥(위창자간막동맥, superior mesenteric artery)에서 분지하여 후복막(배막뒤, retroperitoneum)에서 췌두(이자머리, head of pancreas)를 상행하는 동맥이다.

AIS 간이손상척도 abbreviated injury scale
외상의 종류와 해부학적 중증도를 나타내는 코드체계이다.

AIT 입양면역요법(차용면역요법) adoptive immunotherapy
채취한 자신의 림프구를 활성화시켜서 체내에 되돌려 암의 진행을 억제하는 치료법이다.

AITD 자가면역성갑상선질환 autoimmune thyroid disease
면역기전에 이상이 생겨 자가항체가 갑상선조직을 공격함으로써 일어나는 질환으로, 그레이브스병(Graves' disease), 하시모토병(Hashimoto's disease) 등이 있으며, 여성에게 압도적으로 많다.

AJ 족반사(발목반사) ankle jerk 동 ATR p.43

AK 난시각막절개술
astigmatic keratotomy
난시교정을 목적으로 각막 주변부에 깊은 칼집을 내는 수술이다.

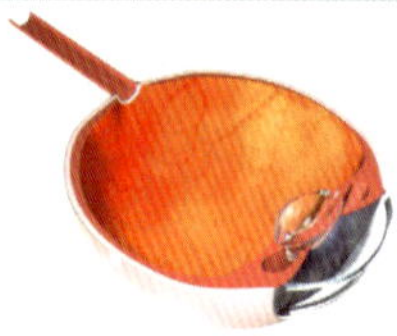

AK-AMP 대퇴부절단(무릎위절단) above-knee amputation
슬관절(무릎관절, knee joint)보다 위에서 절단하는 시술방법이다.

AKI 급성신장손상(콩팥손상) acute kidney injury
신장기능이 급속하게 상실되어 신부전(콩팥기능상실, renal failure)이 나타난 상태를 말한다.

AKM 베카나마이신 bekanamycin
아미노글리코시드계(aminoglycoside) 항균제의 하나이다.

★ **Alb** 알부민 albumin
생물의 체내에 함유된 수용성 단백질을 총칭하는 말로, 난백알부민(ovoalbumin), 혈청알부민(serum albumin) 등이 있다. 의학영역에서는 혈청알부민을 가리키는 경우가 많다.

ALD 알도스테론 aldosterone
부신피질(부신겉질, adrenal cortex)에서 합성 · 분비되는 스테로이드호르몬(steroid hormone)의 하나이다.

★ **ALD** 알코올성간질환 alcoholic liver disease
과도한 음주로 인해 발생하는 간장애를 말한다.

ALH 뇌하수체전엽호르몬(뇌하수체앞엽호르몬)
anterior lobe hormone 동 APH p.33

ALI 급성폐손상(허파손상) acute lung injury
다양한 질환에 이어서 급성으로 발병하는 폐부종(pulmonary edema)으로, 심부전, 신부전, 혈관 내 수분과잉만으로는 설명할 수 없는 것을 총칭한다. 참 ARDS(급성호흡곤란증후군) p.37

ALI 아르곤레이저홍체절개(술) argon laser iridotomy
동공차단(pupillary block)을 해소할 목적으로 녹내장(glaucoma)에 시행되는 레이저수술을 말한다.

★ **A-line** 동맥라인, A라인 arterial line
동맥 내에 카테터(catheter)를 삽입하고 모니터에 연결해서 지속적으로 혈압이나 맥박 등의 혈류상태를 관찰하거나 동맥혈채혈을 할 수 있도록 하는 것이다.

★ **ALL** 급성림프구백혈병 acute lymphocytic [lymphoblastic] leukemia
분화단계에 있는 미성숙 림프구가 악성화하여 주로 골수에서 급성으로 이상증식하는 질환으로, 어느 연령층에서나 발생하지만 소아에게 특히 많다.

▶주요 백혈병

명 칭	특 징
AML : 급성골수백혈병	골수계 조혈세포가 종양화하여 분화능을 상실한 것
CML : 만성골수백혈병	골수계 조혈세포가 종양화하여 분화한 것(각 발달단계의 세포가 출현)
ALL : 급성림프구백혈병	림프구계 조혈세포가 종양화하여 분화능을 상실한 것
CLL : 만성림프구백혈병	림프구계 조혈세포가 종양화하여 분화한 것(각 발달단계의 세포가 출현)

- 백혈병(leukemia)은 '종양의 기원이 골수계인지, 림프계인지' 또 '분화능을 유지하는지, 유지하지 않는지(만성 · 급성)'에 따라 구별한다.
- 급성전골수세포백혈병(acute promyelocytic leukemia, APL), 급성단핵구백혈병(acute monocytic leukemia, AMoL), 성인T세포백혈병(adult T-cell leukemia, ATL) 등 다양한 종류의 백혈병이 있다. p.168

ALL 전종인대(앞세로인대) anterior longitudinal ligament
척주(등골뼈, vertebral column) 전면을 폭넓게 세로로 주행하는 인대를 가리킨다.

★ **ALP, Al-P** 알칼리인산분해효소 alkaline phosphatase
알칼리조건 하에서 인산화합물을 분해할 수 있는 효소로, 간 · 담도계 질환, 골질환의 지표가 된다.

★ **ALS** 근위축측삭경화(증), 근육위축가쪽경화(증)
amyotrophic lateral sclerosis
운동신경세포(motor neuron)가 선택적, 진행성으로 변성 · 소실되어 심각한 근위축과 근력저하가 진행되는 원인 불명의 질환이다. 주로 중년 이후에 발병하며 개인차가 있으나 평균 3.5년에 사망한다. 루게릭병이라고도 한다.

★ **ALS** 전문소생술 advanced life support 동 ACLS p.12

★ **ALT** 알라닌아미노전달효소 alanine aminotransferase
특히 간세포 내에 많이 함유되어 있는 효소로, 간이 장애를 입으면 혈중 ALT 활성이 상승한다. 옛 명칭은 SGPT이다.

ALTE 영유아돌연성위급사태 apparent life-threatening event
영유아가 갑자기 원인 불명의 무호흡, 안면창백, 청색증(cyanosis), 호흡곤란, 근긴장 저하 등을 발병하는 것을 말한다. 회복에는 강한 자극이나 소생처치가 필요하다.
참 SIDS(영유아돌연사증후군) p.450

ALTK 자동각막층상절개술
automated lamellar therapeutic keratoplasty
각막을 층상으로 절제하는 수술법으로, 각막이식 등에 사용된다.

Am 근시성난시 myopic astigmatism
근시와 난시가 섞여 있는 상태이다. 참 Ah(원시성난시) p.21

AM 아메바수막뇌염 amebic meningoencephalitis
담수에 서식하는 아메바가 코를 통해 후각신경(olfactory nerve)을 따라 뇌에 침입하여 일으키는 질환을 말한다.

AM 편도핵 amygdala
측두엽(관자엽, temporal lobe) 내측 안에 존재하는 신경핵으로, 불안이나 공포를 느끼는 부분이다.

AMC 상완근둘레(위팔둘레) arm muscle circumference
영양상태를 추측하기 위해 시행하는 신체측정의 한 항목을 말한다.

AMD 연령관련황반변성 age-related macular degeneration
노화에 따라 망막 중심부인 황반(macula flava)에 이상이 생겨 시각기능이 떨어지는 안질환으로, 노인의 실명 원인 중 하나이다.

AMD 악티노마이신D actinomycin D
악성종양제의 하나로, 호지킨병(Hodgkin's disease) 등에 사용된다.

★ **AMI** 급성심근경색증 acute myocardial infarction
혈전(thrombus) 등으로 관상동맥(심장동맥, coronary artery)이 갑자기 막혀서 심근이 허혈상태가 되어 괴사하는 질환을 말한다.

AMK 아미카신 amikacin
아미노글리코시드계(aminoglycoside) 항균제

★ **AML** 급성골수백혈병 p.26 acute myeloid[myelogenous] leukemia
골수계의 조혈세포가 암화하여 비정상적인 백혈구가 증가함으로써 정상적인 조혈이 불가능해지는 질환을 말한다.

AML 혈관근지방종 angiomyolipoma
혈관 · 평활근 · 지방성분으로 구성되는 양성종양으로, 주로 신장에서 발생한다.

★ **AMoL** 급성단핵구백혈병 acute monocytic leukemia
급성골수백혈병의 하나로 조혈간세포에서 약간 성장한 단핵모구(단핵모세포, monoblast)가 종양화한 것이다.

Amp 앰플 ampule
1회분의 주사 약제를 넣은 유리병으로 밀봉용기이다.

★ **Amp** 절단, 절단술 amputation
팔다리의 절단

AMP 아미트립틸린 amitriptyline
삼환계 항우울제로, 진정작용이 강하다.

AMPC 아목시실린 amoxicillin
페니실린계(penicillin) 항균제

AMPH-B 암포테리신B amphotericin B
항진균제

★ **AMPLE** AMPLE문진
allergy, medication, past history & pregnancy, last meal, event
병력청취에 필요한 항목이다.

▶AMPLE문진

약 어	의 미
A : allergy	알레르기 이력
M : medication	복용 중인 약제, 기호품
P : past history & pregnancy	과거병력, 임신 여부
L : last meal	제일 마지막에 한 식사
E : event	부상 상황, 현장 상황

★ **Amy, AMY** 아밀라아제 amylase(라)
췌장(이자, pancreas)이나 타액선(침샘, salivary gland)에서 분비되는 소화효소(digestive enzyme)로, 췌장기능이나 타액선 장애의 지표가 된다.

AN 신경성식욕부진 anorexia nervosa(라)
젊은 층에 많이 발생하며 날씬하고 싶은 욕구 등에서 음식섭취 불량 또는 거부를 일으켜 체중감소에 이르는 것을 특징으로 하는 질환을 말한다. 참 BN(신경성폭식증) p.58

AN 흑색극세포증(흑색가시세포증) acanthosis nigricans
두부, 액와, 외음부 등에 흑갈색의 색소침착과 각질 비후화가 일어나는 질환으로, 악성형인 경우는 위암 등과의 연관성이 지적되고 있다.

★ **ANA** 항핵항체 antinuclear antibody
대표적인 자가항체(autoantibody)로, 세포의 핵 내에 존재하는 다양한 항원물질에 대한 항체군을 총칭한다.

★ **ANCA** 항중성구세포질항체 antineutrophil cytoplasmic antibody
자가항체의 하나로, 베게너육아종증(Wegener's granulomatosis), 괴사성 사구체신염, 혈관염(vasculitis) 등에서 높은 수치를 나타낸다.

ANE 혈관신경성부종 angioneurotic edema
피하조직, 점막하조직에 발생하는 국소적 부종으로, 퀸케부종(Quincke's edema)이라고도 하며 약제의 부작용이나 두드러기의 합병증으로서 출현하는 경우가 많다.

★ **ANF** 심방나트륨이뇨인자 atrial natriuretic factor 동 ANP

ANP 심방나트륨이뇨펩티드 atrial natriuretic peptide
심방에서 합성되어 이뇨촉진, 혈관확장, 혈압강하 작용을 가지는 펩티드 호르몬(peptide hormone)으로, 심장기능, 순환혈장량의 지표가 된다.
참 주요 심근표지자 p.204

ANS 자율신경계 autonomic nervous system
의식에 관계없이 생리적 과정을 조절하는 신경계로, 크게 교감신경계(sympathetic nervous system)와 부교감신경계(parasympathetic nervous system) 2가지로 분류된다.
참 신경계의 분류 p.318

★ **Ao** 대동맥 aorta
전신에 혈액을 보내는 동맥의 본간이다. 좌심실에서 나와 상행대동맥(오름대동맥, ascending aorta), 대동맥궁(대동맥활, aortic arch), 하행대동맥(내림대동맥, descending aorta)을 형성하고 복부대동맥(배대동맥, abdominal aorta)에 이른다.

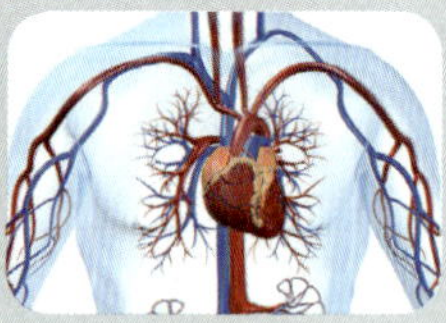

★ **AOG** 대동맥조영(술) aortography 동 ACG(심장혈관조영술) p.10

AOM 급성중이염(급성가운데귀염) acute otitis media
바이러스나 세균의 감염으로 급격하게 발생하는 중이(가운데귀, middle ear)의 염증을 말한다. 동 OMA p.342

★ **AOSC** 급성폐쇄성화농담관염(급성폐쇄성고름쓸개관염)
acute obstructive suppurative cholangitis
담관염, 담낭염 등의 담도 감염병 가운데 패혈증(sepsis)에 의한 쇼크나 의식장애를 일으키는 심각한 병태이다.

★ **A-P** 전후상(앞뒤방향영상) anteroposterior view [projection]
흉부 단순 X선 사진의 촬영방향을 말한다.

★ **Ap** 아프가점수 appearance-pulse-grimace-activity-respiration score
동 APGAR p.32

★ **AP** 동맥압 arterial pressure
동맥혈관 내의 압력. 혈압

★ **AP** 협심증(가슴조임증) angina pectoris
관상동맥(심장동맥, coronary artery) 경화 등으로 인해 일과성의 심근허혈이 생겨 흉통, 흉부압박 등이 발생하는 질환이다.
참 협심증의 분류 p.498

APA 알도스테론생산선종(샘종) aldosterone-producing adenoma
부신피질(부신겉질, adrenal cortex)에서 알도스테론이 과잉으로 분비되어 발생하는 것으로, PA(원발알도스테론증, primary aldosteronism)을 일으킨다.

APACHE 급성생리학적지표및만성건강평가
acute physiology and chronic health evaluation
급성생리적 이상 및 만성도에 따른 중증도 평가기준으로, ICU, CCU 등에서 이용한다.

APAT 안드로겐생산부신종양 androgen producing adrenal tumor
남성호르몬인 안드로겐(androgen)을 과잉으로 분비하는 부신종양이다.

APB 주기외심방박동 atrial premature beat 동 PAC p.351

APBD 췌담관합류이상
anomalous arrangement of pancreaticobiliary ducts
췌관(이자관, pancreatic duct)과 담관(쓸개관, bile duct)이 십이지장벽 외에서 합류하는 선천성 이상으로, 췌장액과 담즙이 상호 역류하여 담관염(쓸개관염, cholangitis) 등을 일으킨다.

★ **APC** 심방기외수축 atrial premature contraction 동 PAC p.351

APC 아르곤플라즈마응고법 argon plasma coagulation
아르곤을 플라즈마화해서 내시경 하에서 방출하여 조직을 소작 · 응고하는 방법이다.

★ **APD** 자동복막투석 automated peritoneal dialysis
자동적으로 투석액을 교환하는 장치를 사용해서 복막투석(peritoneal dialysis)을 행하는 방법이다. 참 PD(복막투석) p.363

★ **APDL** 일상생활관련동작 activities parallel to daily living
ADL(일상생활동작 p.15)에 관련한 더 폭넓고 복잡한 동작을 말하며, 쇼핑, 요리, 청소와 세탁 등이 있다.

★ **APE** 급성폐색전증 acute pulmonary embolism
폐동맥의 혈전 때문에 폐순환이 장애를 받는 질환으로, 대부분은 다리 심부정맥의 혈전에 따른다.

★ **APGAR** 아프가점수
appearance-pulse-grimace-activity-respiration score
출생 직후의 신생아 상태를 피부색, 심박수, 근긴장, 호흡 등의 항목별로 점수로서 평가하는 방법이다. 동 Ap p.31

▶아프가점수

약 어	점 수		
	0	1	2
A : appearance(피부색)	전신창백, 청색증	사지에 청색증	전신 핑크색
P : pulse(심박수)	심정지	100회/분 이하	100회/분 이상
G : grimace(반사)	반응 없음	얼굴을 찡그림	울기
A : activity(근긴장)	이완	팔다리를 조금 구부림	팔다리를 활발하게 움직임
R : respiration(호흡)	없음	곤란, 약함	활발, 강함

• 생후 1분과 5분에 각 항목에 대해 점수평가를 한다.

• 7점 이상 = 정상 / 4~6점 = 경도 가사(apparent death) / 0~3점 = 중증 가사

APH 뇌하수체전엽호르몬(뇌하수체앞엽호르몬)

anterior pituitary hormone

뇌하수체전엽에서 분비되는 호르몬을 총칭하는 말로, 부신피질자극호르몬(adrenocorticotropic hormone, ACTH), 갑상선자극호르몬(thyroid stimulating hormone, TSH), 성장호르몬(growth hormone, GH) 등이 있다.

동 ALH p.25

★ **API** 족관절 · 상완혈압비(발목위팔혈압비) ankle-arm pressure index

동 ABI p.7

Apico 치근첨절제술 apicotomy

치근 선단에 감염병소가 있는 경우 치근 선단을 포함하여 병소를 직접 적출하여 치아의 건강한 부분만 잇몸에 남기는 방법이다.

★ **APL** 급성전골수세포백혈병(급성풋골수세포백혈병)

acute promyelocytic leukemia

급성골수백혈병 p.26의 하나로 백혈구의 성분인 과립구(granulocyte)나 단핵구(monocyte), 적혈구, 혈소판의 바탕이 되는 골수전구세포가 종양화한 질환을 말한다.

★ **Aplas** 재생불량성빈혈(무형성빈혈) aplastic anemia 동 AA p.2

★ **APN** 급성신우신염(깔때기콩팥염)
acute pyelonephritis
신우(콩팥깔때기, renal pelvis)나 신장 실질에 발생하는 세균감염병으로, 여성에게 많고 대장균(*Escherichia coli*)에 의한 방광에서의 상행감염인 경우가 많다.

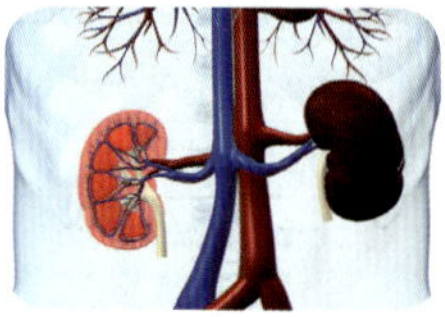

★ **APN** 전문간호사 advanced practice nurse
특정 간호 분야에서 높은 수준의 지식과 숙련된 기술로 간호를 실천할 수 있는 간호사를 말한다.

Apo 아포지질단백질 apolipoprotein
지질은 물에 녹지 않기 때문에 혈액 중에서는 지질단백질(lipoprotein) p.280로서 운반되며, 이 단백질 부분을 가리키는 것이다.

★ **APO** 뇌졸중(뇌중풍) apoplexy
뇌의 혈관 장애로 혈관이 터지는 뇌출혈(cerberal hemorrhage)이나 지주막하출혈(거미막밑출혈, subarachnoid hemorrhage), 혈관이 막히는 뇌경색증(cerebral infarction)을 말한다. 동 CVA(뇌혈관사고) p.111

★ **APP** 충수절제술(막창자꼬리절제술) appendectomy
급성충수염 등의 수술법 중 하나이다.

★ **Appe** 충수염(막창자꼬리염) appendicitis
맹장(막창자, caecum) 끝에 이어지는 충수(막창자꼬리, vermiform appendix)에 생긴 염증을 말한다.

APR 복회음절제술(배샅절제술) abdominoperineal resection
직장암 등으로 직장(곧창자, rectum)이나 항문을 절제해서 대장이나 소장(작은창자, small intestine) 말단을 인공항문으로 연결하는 수술로, 마일즈 수술(Miles' operation)이라고도 한다.

APRV 기도압해제환기 airway pressure-release ventilation

인공호흡기의 환기모드 중 하나로, 고압상에서의 자발호흡(spontaneous breathing)과 높은 PEEP(간헐양압호흡, positive end-expiratory pressure)를 단시간 개방하는 호흡보조로 구성된다.

★ **APS** 항인지질항체증후군 antiphospholipid antibody syndrome

자가면역질환의 하나로, 인지질에 대한 자가항체가 생겨서 혈액응고가 항진되어 다양한 혈전증(thrombosis)을 일으킨다.

APT 아세틸페네트라이드 acetylpheneturide

항간질제의 하나

★ **APTT** 활성화부분트롬보플라스틴시간

activated partial thromboplastin time

혈액응고에 관여하는 트롬보플라스틴(thromboplastin)의 응고시간을 측정하여 응고능을 조사하는 검사로, 내인성 응고활동의 지표가 된다.

APUDoma 아푸도마(APUD종양)

amine precursor uptake and decarboxylation cell tumor

아민(amine) 전구물질을 흡수하여 탈카복시화(decarboxylation)를 행하는, APUD 세포에서 발생하는 내분비종양을 말한다.

★ **AR** 대동맥판역류 aortic regurgitation

대동맥판(aortic valve)의 닫힘이 나빠서 좌심실의 혈류가 확장기에 다시 좌심실로 역류하는 질환을 말한다. 대동맥판폐쇄부전(aortic insufficiency)이라고도 한다.

AR 상염색체열성유전(보통염색체열성유전) autosomal recessive

상염색체(보통염색체, autosomal chromosome) 2개 가운데 어느 하나에 이상이 있는 단계에서는 발병하지 않지만, 양쪽 다 이상이 있으면 발병하는 유전형식을 말한다.

AR 알레르기비염(알레르기코염) allergic rhinitis
반복적으로 발생하는 발작성 기침, 콧물, 코막힘이 3대 증상이다. 통년성(perennial)과 계절성이 있으며 계절성의 대표적인 것이 화분증(꽃가루병, pollinosis)이다.

Ara-A 비다라빈 vidarabine
핵산 유도체로서 항바이러스제의 하나

Ara-C 시타라빈 cytarabine
핵산 유도체로서 항악성종양제의 하나
동 CAR(시토신아라비노시드) p.72

ARAS 상행성망상체활성계 ascending reticular activating system
각성에 관여하는 뇌신경계시스템으로, 계통 중심은 중뇌(중간뇌, mesencephalon)에 존재하며 감각자극을 시상(thalamus), 대뇌피질(대뇌겉질, cerebral cortex)로 투사한다. 동 RAS p.413

ARB 앤지오텐신II수용체차단제 angiotensin II receptor blocker
혈압강하제의 하나로, 혈압상승에 관여하는 앤지오텐신 II 수용체의 결합을 억제한다.

ARC 후천면역결핍증후군관련증후군, 에이즈관련증후군 AIDS-related complex
AIDS에 관련하는 증상은 있으나 발병의 진단기준을 충족시키지 않는 병태를 말한다.

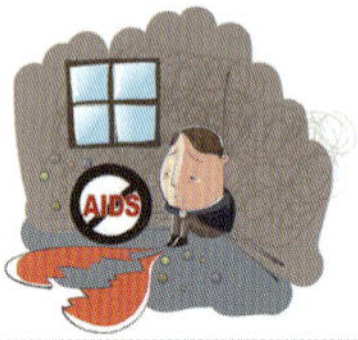

★ **ARCD** 후천성낭포신 acquired renal cystic disease
신부전(콩팥기능상실, renal failure)의 투석치료 중에 신장에 낭포가 다발하는 질환으로, 투석 이력이 길수록 많이 합병된다.

★ **ARDS** 급성호흡곤란증후군 acute respiratory distress syndrome

패혈증, 폐렴, 다발외상 등의 중증 환자에게 갑자기 발생하는 급성폐손상을 말하며, 저산소상태의 호흡부전(호흡기능상실, respiratory failure), 폐부종(pulmonary edema) 등이 발생한다.

참 ALI(급성폐손상) p.25

★ **ARF** 급성신부전(콩팥기능상실) acute renal failure

신장기능이 급격하게 저하 또는 정지하는 상태로, 핍뇨성과 비핍뇨성으로 분류한다.

★ **ARF** 급성호흡부전(호흡기능상실) acute respiratory failure

산소와 이산화탄소의 가스교환(gas exchange)이 급격히 현저하게 장해를 받아 각 장기에 산소를 보내기 어려워진 상태를 말한다.

▶호흡부전의 분류

약 어	특 징	대표적 질환
ARF : 급성호흡부전	발병 경과에서 주단위로 악화하는 것	급성호흡곤란증후군(ARDS)
CRF : 만성호흡부전	호흡부전 상태가 적어도 1개월 이상 지속하는 것	만성폐쇄폐질환(COPD), 간질폐렴(IP), 기관지확장증(BE)

ARG 자가조직방사선촬영(술) autoradiography

방사성물질(radioactive material)이 방출하는 β선, γ선 등의 방사선으로 X선 필름을 감광시켜 방사성물질의 양이나 분포를 조사하는 방법이다.

ARI 알도스환원효소억제제 aldose reductase inhabator

당뇨병 합병증인 신경장애를 개선하는 약이다.

ARM 인공양막파수 artificial rupture of membrane

분만을 진행시키기 위해 인공적으로 난막을 파열시켜 파수를 일으키는 것을 말한다.

ARN 급성망막괴사 acute retinal necrosis
헤르페스바이러스(herpesvirus)의 안내감염으로 인해 망막에 괴사병소가 형성되어 속발성 망막박리(amotio retinae)나 시(각)신경위축(optic nerve atrophy)이 급성으로 진행하여 실명하게 되는, 매우 예후가 나쁜 질환을 말한다.

ARP 귀속위험도비율 attributable risk percent
이환 환자 가운데 몇 %의 사람이 위험인자에 노출되어 발병하였는가를 나타내는 비율이다.

ART 보조생식기술 assisted reproductive technology
난자와 정자를 체외에서 수정시키는 체외수정(몸밖수정, external fecundation) 기술 등의 불임증 치료를 총칭하는 말이다.

★ **ARVD** 부정맥유발성우심실이형성증
arrhythmogenic right ventricular dysplasia
우심실근의 섬유화(fibrosis) 등으로 인해 우심실이 확대되거나 우심실부전이 발생하여 치명적 부정맥을 유발하는 질환이다.

AS 난시 astigmatism
각막이나 수정체의 변형이 원인으로 초점이 맞지 않게 되는 안구의 굴절이상(ametropia)을 말한다.

★ **AS** 대동맥판협착(증) aortic stenosis
대동맥판이 협착하여 혈액이 통과하기 어려워져서 좌심실의 심근비대가 일어나는 질환이다.

ASA 아담스-스토크스발작 Adams-Stokes attack
부정맥에 기인하는 실신, 경련 등의 발작증상을 가리킨다.
동 SAA p.435

ASC 무증상보균자 asymptomatic carrier

병원체에 감염되어도 뚜렷한 증상이 나타나지 않고 발병에 이르지 않는 병원체 보유자를 말한다.

Asc-A 상행대동맥(오름대동맥) ascending aorta

좌심실(왼심실, left ventricle)에서 나오는 대동맥의 첫 부분으로, 뿌리 부분에는 대동맥판이 있으며 상행하여 대동맥궁(대동맥활, aortic arch)을 형성한다.

ASCVD 동맥경화성심(장)혈관질환

arteriosclerotic cardiovascular disease

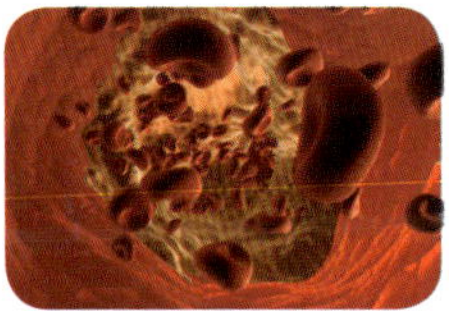

동맥경화(arteriosclerosis)로 인한 협착이나 폐색 때문에 심장혈관계에 영향을 미치는 많은 질환을 총칭하는 말이다.

★ **ASD** 심방중격결손(심방사이막결손) atrial septal defect

좌우 심방 사이에 있는 심방중격(심방사이막, atrial septum)에 구멍이 뚫려 있는 선천성 심장질환을 말한다. 참 주요 선천성 심장질환 p.480

★ **ASD** 자가감작성피부염 autosensitized dermatitis

신체 일부에 국한해 있던 피부염(원발소)이 급격하게 악화하여 홍반(erythema)이나 구진(papule)이 온몸으로 확대하는 피부염을 말한다.

★ **ASDH** 급성경막하혈종(경막밑혈종) acute subdural hematoma

경막(경질막, dura mater)과 뇌 사이에 혈액이 고여 혈종(hematoma)이 형성된 상태로, 대부분은 두부외상이 원인이다.

★ **ASF** 척추전방고정 anterior spinal fusion

경추(목뼈, cervical vertebra)나 요추(허리뼈, lumbar vertebra) 전방에서 침입하여 척추를 고정하는 방법으로, 경추간판탈출(목뼈원반탈출, cervical disc herniation) 등에서 시행된다.

★ **ASHD** 동맥경화심장질환 arteriosclerotic heart disease
관상동맥(심장동맥, coronary artery)이 비대해지거나 단단해져서 혈류장애가 일어나 발생하는 심장질환을 말한다.

ASK 항스트렙토키나제항체 antistreptokinase antibody
용혈성 연쇄구균(hemolytic *Streptococcus*)이 생산하는 효소에 대한 항체로, 용혈성 연쇄구균에 감염되면 수치가 상승하므로 혈청진단에 이용된다.

★ **ASLO, ASO** 항스트렙토리신O antistreptolysin-O
용혈성 연쇄구균(hemolytic *Streptococcus*)이 생산하는 용혈소(hemolysin)에 대한 항체로, 용혈성 연쇄구균 감염의 지표가 된다.

ASLOT 항스트렙토리신O항체측정시험 antistreptolysin-O test
용혈성 연쇄구균(hemolytic *Streptococcus*)의 감염 여부를 조사하는 검사이다.

★ **ASO** 폐쇄동맥경화(증) arteriosclerosis obliterans
다리를 흐르는 주간동맥에 동맥경화성 폐색이 일어나 다리가 허혈상태가 되는 질환이다.

Asp 아스파르트산 aspartic acid
필수아미노산(essential amino acid)의 하나이다.

ASP 급성화농성이하선염(귀밑샘염) acute suppurative parotitis
세균감염을 통해 발병하며 이하선(귀밑샘, parotid gland)에 발적, 종창과 통증이 생긴다.

ASPC 아스폭시실린 aspoxicillin
페니실린(penicillin)계 항균제

★ **ASPD** 전상췌십이지장동맥(앞위이자샘창자동맥) anterior superior pancreaticoduodenal artery

위십이지장동맥(위샘창자동맥, gastroduodenal artery)에서 분지하여 췌두(이자머리, head of pancreas)를 하행하는 동맥이다.

★ **ASR** 대동맥판협착및역류 aortic stenosis and regurgitation

대동맥의 협착으로 판막 개방에 지장이 생겨서 혈액이 역류하는 질환이다.

A-S Syndrome 아담스-스토크스증후군 Adams-Stokes syndrome

부정맥에 의한 심박출량의 저하로 서맥(느린맥, bradysphygmia)이 일어나고 뇌허혈 상태가 되어 의식소실이나 경련이 나타나는 증후군을 말한다. 참 ASA p.38

★ **AST** 아스파르테이트아미노전달효소 aspartate aminotransferase

간세포(hepatocyte) 외에 적혈구, 골격근(뼈대근육, skeletal muscle) 등에 분포하는 효소로, 세포가 괴사 · 파괴되면 혈중으로 유출된다. 간질환의 지표이며, 옛 명칭은 SGOT이다.

ASTM 아스트로마이신 astromicin

아미노글리코시드(aminoglycoside)계 항균제이다.

★ **AT** 동맥혈전증 arterial thrombosis

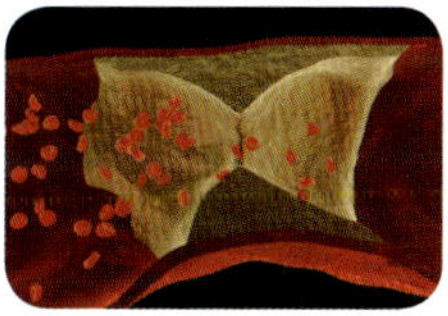

어떠한 원인으로 혈액의 일부가 굳어 동맥 안에서 혈전(thrombus)을 형성하는 질환을 말한다.

AT 청신경종양 acoustic tumor

대부분은 청신경(속귀신경, auditory nerve)의 전정신경(안뜰신경, vestibular nerve)에서 발생하는 양성의 뇌종양을 말한다.

AT 혐기성역치(무산소성역치) anaerobic threshold
유산소운동(aerobic exercise)에서 상한의 운동 강도를 말한다.

★ **AT-III** 항트롬빈III antithrombin III
트롬빈(thrombin)의 작용을 억제하는 응고억제인자로서, 파종혈관내응고(disseminated intravascular coagulation, DIC p.126), 신증후군(콩팥증후군, nephrotic syndrome)에서 저하한다.

ATG 항흉선세포글로불린(항가슴샘세포글로불린)
antithymocyte globulin
항림프구글로불린(antilymphocyte globulin)이라고도 하며 재생불량성빈혈(무형성빈혈, aplastic anemia)의 면역억제요법에서 사용된다.

★ **ATH** 복식전체자궁절제술(배전체자궁절제술)
abdominal total hysterectomy
개복(abdominal section)해서 자궁 전체를 적출하는 수술이다.

★ **ATLL** 성인T세포백혈구 · 림프종
adult T-cell leukemia/lymphoma
사람T세포백혈병바이러스 1형(human T-cell leukemia virus type 1, HTLV-1)의 감염을 원인으로 하는 악성림프종(malignant lymphoma)이다.

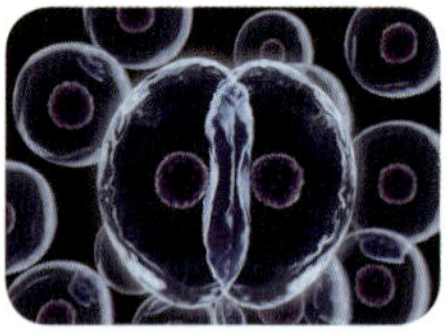

★ **ATM** 비정형항산균증 atypical mycobacteriosis
비정형항산균(atypical mycobacteria; 결핵균 이외의 항산균)에 의해 발병한 호흡기 감염병을 말하며, 최근에는 비결핵성 항산균(nontuberculous mycobacteria, NTM)이라고도 한다.

ATN 급성요세관괴사 acute tubular necrosis
신허혈(renal ischemia)이나 신독성물질 때문에 요세관(uriniferous tubule)이 괴사를 일으킨 상태이다.

★ **ATP** 아데노신삼인산 adenosine triphosphate

근섬유가 가진 에너지 화합물로, 아데노신(adenosine)에 3개의 인산기가 결합하며, 이 인산기 1개가 떨어져 나갈 때 에너지를 방출한다.

★ **ATP** 자가면역성저혈소판자(색)반

autoimmune thrombocytopenic purpura

혈소판에 대한 자가항체(autoantibody)가 생산되어 혈소판이 파괴 · 감소하는 질환으로, 주로 피하출혈(subcutaneous bleeding)이 관찰된다.

Atr, atr 위축(증) atrophy

장기나 조직의 용적이 감소하여 그 기능이 저하한 상태를 말한다.

★ **ATR** 아킬레스건반사(아킬레스힘줄반사) Achilles tendon reflex

아킬레스건(아킬레스힘줄, Achilles tendon)을 두드리면 발이 바닥 쪽으로 구부러지는 반사를 말하며, 신경장애 등이 있으면 소실된다.

동 AJ p.24

ATRA 올트랜스레티노인산, 트레티노인 all-trans retinoic acid

비타민 A의 활성형 대사산물로, 급성전골수세포백혈병(급성풋골수세포백혈병, acute promyelocytic leukemia, APL p.33) 치료에 사용된다.

Au-Ag 오스트레일리아항원 Australia antigen

HBs항원(hepatitis B surface antigen; B형 간염바이러스 표면항원)의 옛 명칭이다.

★ **AUC** (혈중농도)곡선하면적 area under the curve

투여한 약물의 혈중농도와 시간의 관계를 나타낸 그래프로, 그려진 곡선과 가로축에 둘러싸인 부분의 면적을 말한다.

AUR 오라노핀 auranofin

금을 함유하는 항류마티스제(antirheumatic)

★ **AUS** 복부초음파검사 abdominal ultrasonography
복부에 초음파를 쬐어 되돌아오는 에코(반향, echo)를 영상화함으로써 복강 내 장기를 관찰하는 검사이다.

Av 아데노이드증식(증) adenoid vegetation
인두의 림프조직 중 하나인 인두편도(아데노이드, pharyngeal tonsil)가 병적으로 비대한 상태이다.

★ **AV** 기정맥(홀정맥) azygos vein
척주 우측을 상행하여 상대정맥(위대정맥, superior vena cava)으로 합류하는 정맥이며, 척주 좌측의 정맥은 반기정맥(반홀정맥, hemiazygos vein)이라고 한다.

★ **AV** 대동맥판 aortic valve
좌심실(왼심실, left ventricle)과 대동맥(aorta) 사이에 위치하여 역류를 막고 있다. 보통 3개의 첨판(cusp)으로 이루어진다.

AVA 동정맥문합(동정맥연결) arteriovenous anastomosis
세동맥(arteriole)과 세정맥(venule)을 직결하는 혈관으로, 모세혈관의 우회로이다. 안저(눈바닥, ocular fundus) 등에서 관찰된다.

★ **AV block** 방실차단 atrioventricular block
심장전도계통(cardiac conducting system)에서 심방에서의 자극이 심실로 전달되지 않거나 혹은 지연되는 상태를 말한다.

a-vDO$_2$ 동정맥혈산소교차 arteriovenous oxygen difference
동맥혈과 정맥혈에 포함된 산소량의 차이를 말하며, 산소이용능(oxygen utilization)의 지표이다.

★ **aVF** 좌족증폭단극사지유도 augmented voltage foot
심전도유도법의 하나로, 보통 왼발과 무관전극(기준전극, indifferent electrode)과의 전위차를 측정한다.

★ **AVF** 동정맥루(동정맥샛길) arteriovenous fistula

동맥과 정맥 사이에 생기는 비정상적인 연락통로를 말하며, 혈액은 모세혈관을 우회해서 직접 동맥에서 정맥으로 흘러가게 된다.

avg 평균 average

★ **AVH** 급성바이러스간염

acute viral hepatitis

간염바이러스(hepatitis virus)에 감염되어 발생하는 급성의 간염을 말한다.

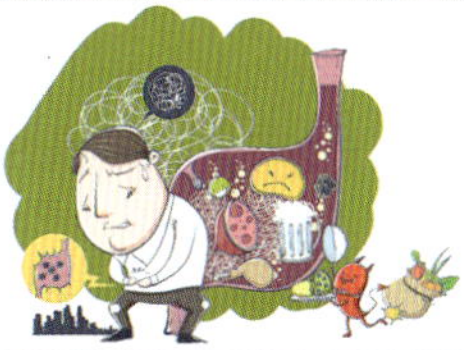

★ **aVL** 좌수증폭단극사지유도 augmented voltage left arm

심전도유도법의 하나로, 왼손과 무관전극(기준전극, indifferent electrode)과의 전위차를 측정한다.

★ **AVM, AV mal** 동정맥기형 arteriovenous malformation

동맥이 정맥과 문합(연결, anastomosis)해 있어서 모세혈관을 경유하지 않고 직접 정맥으로 흘러 들어가며 문합부에는 혈관덩어리가 형성되는 선천성 기형을 말한다.

★ **AVN** 방실결절 atrioventricular node

심방과 심실 사이에 있으며 심장의 박동을 일으키는 심장전도계통(cardiac conducting system)의 일부이다.

★ **AVNRT** 방실결절회귀심빈맥

atrioventricular node reentry tachycardia

방실결절(atrioventricular node) 내에 2가지 전도로가 존재하며 이로 인해 회귀회로가 형성되어 발생하는 빈맥(빠른맥, tachycardia)을 말한다.

★ **AVP** 대동맥판막성형술 aortic valvuloplasty

대동맥판협착(aortic stenosis)이나 대동맥판역류(aortic regurgitation)에 적용되며, 자신의 판막을 수복하여 기능을 회복시키는 수술이다.

AVP 아르기닌바소프레신 arginine vasopressin

뇌하수체후엽(뇌하수체뒤엽, pituitary posterior lobe)에서 합성 · 분비되는 항이뇨호르몬(antidiuretic hormone, ADH)으로, 수분의 재흡수를 촉진하여 혈압을 높이는 작용을 한다.

★ **aVR** 우수증폭단극사지유도 augmented voltage right arm

심전도유도법의 하나로, 오른손과 무관전극(기준전극, indifferent electrode)과의 전위차를 측정한다.

★ **AVR** 대동맥판막치환술

aortic valve replacement

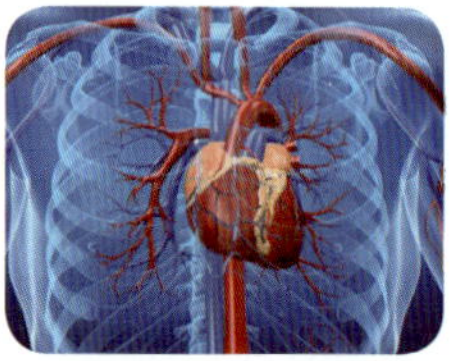

정상적으로 기능하지 않게 된 대동맥판을 적출하고 인공판막(prosthetic valve)으로 대체하는 수술이다. 인공판막에는 기계판과 생체판의 2종류가 있다.

A-V shunt 동정맥션트 arteriovenous shunt

동정맥문합(동정맥연결, arteriovenous anastomosis, AVA) 등으로 인해 동맥에서 모세혈관을 통하지 않고 직접 정맥으로 혈액이 흐르는 것을 말한다. 인공투석(artificial dialysis)을 위해 전완(아래팔, forearm)에 동정맥션트형성술이 시행된다.

AW, aw 기도 airway

AWO 기도폐쇄 airway obstruction

의식수준이 저하된 상태에서 설근침하, 이물질에 의한 폐색, 기관지천식 등의 다양한 원인으로 인해 기도가 막혀서 호흡이 곤란한 상태를 말한다.

AZA 아세타졸아미드 acetazolamide

녹내장(glaucoma), 간질(epilepsia), 메니에르병(Meniere's disease) 등에 사용되는 약

AZM 아지스로마이신 azithromycin
마크롤라이드(macrolide)계 항생제

AZP 아자티오프린 azathioprine
면역억제제(immunosuppressant)

AZTEC 아즈텍법 amplitude zone time epoch coding
컴퓨터에 의한 해석법 중 하나로, 심전도(electrocardiogram, ECG) 해석에 사용된다.

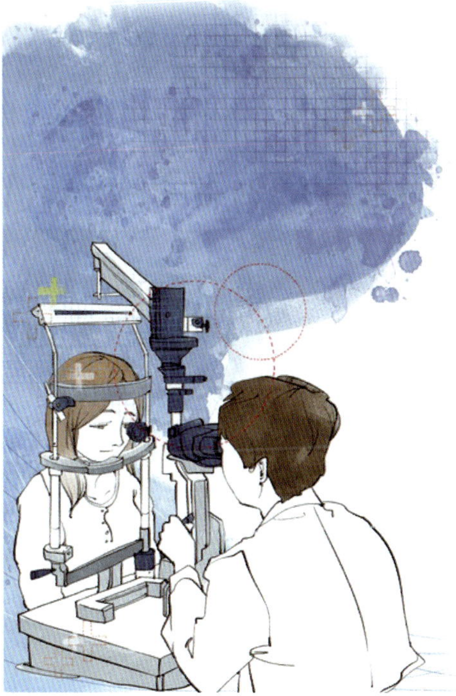

B

B 혈액 blood
혈관 안을 순환하는 체액으로, 혈구(hemocyte)와 혈장(plasma)으로 구성된다.

B B세포, 골수유래세포 bone marrow-derived cell
동 B-cell p.52

★ **B-I** 빌로트I법 Billroth's operation I
유문(날문, pylorus)측 위절제 후의 재건방식으로, 남은 위와 십이지장(샘창자, duodenum)을 직접 문합(연결, anastomosis)한다.

★ **B-II** 빌로트II법 Billroth's operation II
유문(날문, pylorus)측 위절제 후의 재건방식으로, 십이지장(샘창자, duodenum) 끝을 닫고 남은 위와 공장(빈창자, jejunum)을 문합(연결, anastomosis)한다.

Ba 바륨 barium
알칼리토류 금속원소 중 하나로, 황산바륨(barium sulfate)은 소화관 조영제로서 사용된다.

★ **BA** 기관지천식 bronchial asthma
기관지가 알레르기 등으로 인해 염증을 일으켜서 민감해져 약간의 자극에도 붓고 가래가 나와서 기관지가 협착함으로 인해 호흡곤란, 천명(쌕쌕거림, wheeze) 등을 일으키는 만성질환을 말한다.

★ **BA** 뇌저동맥(뇌바닥동맥) basilar artery
좌우의 추골동맥(척추동맥, vertebral artery)이 머리 안에서 합류하여 하나가 된 동맥으로, 뇌저부(뇌바닥부)에서 2개의 후대뇌동맥(뒤대뇌동맥, posterior cerebral artery)으로 나뉜다.

BA 담도폐쇄증(쓸개길폐쇄증) biliary atresia

동 CBA(선천성담도폐쇄증) p.74

BA 담즙산 bile acid

간세포(hepatocyte)에서 생산되는 담즙(쓸개즙, bile)의 주성분이다.

BAC 혈중알코올농도 blood alcohol concentration

★ **BAE** 기관지동맥색전술 bronchial artery embolization

객혈(hemoptysis)에 대한 치료법으로, 기관지동맥에 색전물질(embolic material)을 채워서 출혈을 멈추게 한다.

★ **BAG** 기관지동맥조영술 bronchial arteriography

좌우의 기관지동맥을 선택적으로 조영하는 방법으로, 주로 폐의 악성 종양 진단에 사용된다.

BAK 염화벤잘코늄 benzalkonium chloride

양이온계면활성제(양이온표면활성제, cationic surfactant)로, 소독제나 살균제로서 사용한다.

★ **BAL** 기관지폐포세척 bronchoalveolar lavage

폐포(허파꽈리, alveolus)에 생리식염수를 주입한 후 그것을 흡인 · 흡수하여 질환을 진단하는 방법이다.

BAL 영국항루이사이트 British anti-lewisite

다이머카프롤(dimercaprol)의 상품명으로, 유기비소화합물인 독약의 루이사이트(lewisite)에 대한 해독제이다. 비소, 수은, 아연 등의 중독에 사용한다.

BALF 기관지폐포세척액 bronchoalveolar lavage fluid

기관지폐포세척(bronchoalveolar lavage, BAL)에서 주입한 생리식염수를 회수한 액체를 말하며, 세균 등의 병원체, 악성세포 등을 검색하여 진단을 내린다.

★ **BALT** 기관지관련림프조직 bronchus-associated lymphoid tissue
기관지벽에 존재하는 림프조직으로, 기도점막의 면역학적 방어에 중요한 역할을 한다.

BAO 기저산배출량 basal acid output
아침 공복 시에 자극하지 않는 상태에서의 위산분비량을 말하며, 위관을 삽입한 후 위액을 채취하여 검사한다.
참 MAO(최대산배출량) p.289

BAP 골질알칼리인산분해효소 bone-alkaline phosphatase
알칼리인산분해효소의 동종효소(isozyme) 중 하나로, 골모세포(뼈모세포, osteoblast)나 골형성 상태를 반영하며 부갑상선항진증(부갑상샘항진증, hyperparathyroidism)이나 악성종양(malignant tumor)의 골전이 시에 상승한다.

BAPC 바캄피실린 bacampicillin
페니실린(penicillin)계 항균제

BAR-therapy 바요법
BUdR antimetabolite-continuous intraarterial infusion-radiation therapy
5-FU 등 대사길항제(metabolic antagonist)에 의한 화학요법과, 방사선증감제 BUdR을 병용한 방사선조사를 조합한 악성종양 치료법으로 뇌종양 등에 사용된다.

★ **BAS** 풍선심방중격절개술(풍선심방사이막절개술)
balloon atrial septostomy
우심방에서 좌심실로 가는 경로가 없는 심장기형에 시행하는 수술로, 심방중격(심방사이막, interatrial septum)을 풍선으로 넓혀 연결시킨다.

BB β차단제 β-blocker
교감신경차단제(sympatholytic)로, 고혈압이나 부정맥 등의 치료제로서 이용된다.

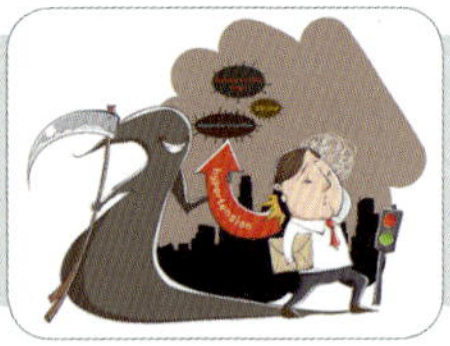

★ **BB** 완충염기 buffer base

생체 내에서 완충에 관여하는 중탄산이온, 인산일수소이온, 단백질 등의 염기를 모두 더한 것을 말한다.

BB 유방생검 breast biopsy

유방암(breast cancer) 진단을 위해 유방 조직의 일부를 채취하는 것을 말한다. 작은 병변에는 유방촬영술(mammography)을 응용한 맘모톰(mammotome)을 시행한다.

BB 침상목욕 bed bath

신체를 닦아서 청결을 유지하는 방법이다.

★ **BBB** 각차단(다발갈래차단) bundle branch block

심장의 전도장애 중 하나로, 우각(오른갈래, right bundle branch)이나 좌각(왼갈래, left bundle branch) 또는 양각에서 전기적 자극의 전도가 장애를 입은 상태이다.

★ **BBB** 혈액뇌장벽 blood brain barrier

뇌혈관에서 신경세포로 유해물질이 침입하는 것을 방어하는 시스템이다.

BBBB 양각차단 bilateral bundle branch block

심장의 전도장애 중 하나로, 우각(오른갈래, right bundle branch)과 좌전지 · 후지 · 중격지 중 어느 하나에서 전기적 자극전도가 장애를 입은 상태이다.

BBD 양성유방질환 benign breast disease

유방암(breast cancer)으로 틀리기 쉬운 양성의 유선(젖샘, mammary gland) 질환으로, 유선종(젖샘종, mastadenoma), 섬유선종(선유샘종, fibroadenoma) 등이 있다.

★ **BBT** 기초체온 basal body temperature

신체가 가장 안정된 상태에서의 체온을 말하며, 이른 아침에 잠에서 깨어 몸을 움직이지 않고 측정한다. 여성에서는 배란주기와 관련되어 있다.

BC 바시트라신 · 프라디오마이신 bacitracin·fradiomycin
폴리펩티드(polypeptide)계 항균제인 바시트라신과 아미노글리코시드(aminoglycoside)계 항균제인 프라디오마이신의 합제로, 피부 등의 외용제(external preparation)로서 사용한다.

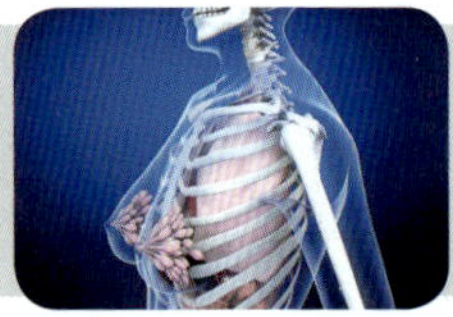

BC 유방암 breast cancer
유선(젖샘, mammary gland)에 생기는 악성종양을 말한다.

BC 혈액배양 blood culture
무균적으로 채취한 혈액을 배지에 접종해서 혈액 중의 세균 · 진균 유무를 조사하는 임상검사법이다.

BCAA 분지쇄아미노산 branched chain amino acid
필수아미노산(essential amino acid) 가운데 발린(valine), 류신(leucine), 이소류신(isoleucine)을 말한다. 참 AAA(방향족아미노산) p.3

★ **BCC** 기저세포암종(바닥세포암종) basal cell carcinoma
표피세포의 악성종양으로, 대부분은 노인의 얼굴에서 발생한다.

BCD 블레오마이신 + 시클로포스파미드 + 악티노마이신D
bleomycin + cyclophosphamide + actinomycin D
악성 골종양 등에 사용되는 병용화학요법

BCE 기저세포상피종(바닥세포상피종) basal cell epithelioma
기저세포암종과 동일하며, 표면이 검고 중앙이 궤양화되어 있다.

★ **B-cell** B세포, 골수유래세포 bone marrow derived cell
B림프구라고도 불리는 림프구의 하나로, 항원(antigen)에 반응하여 증식하며 항체(면역글로불린) 생산 세포로 분화한다. 동 B p.48

★ **BCG** 칼메트-구에린간균 Bacille de Calmette et Guerin(프)
소의 결핵균으로, 결핵 예방백신이나 방광암 치료제로서 사용된다.

BCR 무균실 biological clean room
외부로부터의 감염을 예방하는 설비가 갖추어진 공간을 말한다.

★ **BCS** 피학대아증후군(매맞는아이증후군) battered child syndrome
부모 등의 보호자로부터 학대를 받은 아이에게서 관찰되는 심신의 장애를 가리킨다.

BD 기관지확장제 bronchodilator
기도를 넓혀서 호흡곤란을 개선하는 약으로, 기관지천식(bronchial asthma) 등에서 사용한다.

BD 뇌사 brain death
뇌간(뇌줄기, brain stem)을 포함하는 뇌 전체의 기능이 비가역적으로 정지하는 것을 말한다.

BDI 벡의우울증평가척도 Beck's depression inventory
벡(Beck)이 고안한 우울상태의 중증도를 판단하기 위한 평가표이다.

★ **BE** 기관지확장(증) bronchiectasis
기관지(bronchus)가 비가역적으로 확장한 질환으로, 선천성 장애, 소아기의 폐렴(pneumonia)이나 폐결핵(pulmonary tuberculosis)과 같은 감염병 때문에 기관지벽이 파괴되는 것이 원인이 되어 발생한다.

★ **BE** 뇌부종 brain edema
뇌조직에 정상 범위를 넘는 양의 수분이 고여서 뇌가 부은 상태를 말하며, 뇌경색증(cerebral infarction), 두부외상(head trauma) 등이 원인이다.

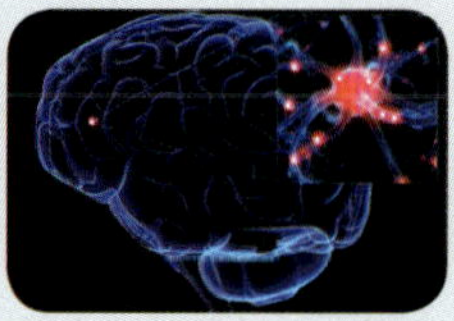

BE 바륨관장 barium enema
항문을 통해 바륨액과 공기를 주입하여 대장 점막에 부착한 바륨을 X선 촬영하는 대장 검사법이다.

★ **BE** 염기과잉 p.321 base excess

대사성(비호흡성) 인자의 상태를 나타내는 산염기평형(acid-base equilibrium) 지표 중 하나로, 혈액가스분석(blood gas analysis)을 통해 계산한다.

BE-AMP 전완부절단(팔꿉밑절단) below elbow amputation

전완(아래팔, forearm)을 주관절(팔꿉관절, elbow joint) 하부에서 절단하는 방법이다.

BEAR 청성뇌간반응 brainstem evoked auditory response

동 ABR p.8

BEE 기초에너지소비량 basal energy expenditure

생명을 유지하는 데에 필요한 최소한의 에너지양이다.

참 TEE(필요에너지소비량) p.478

BEP 뇌유발전위 brain evoked potential

외부의 감각자극에 대해 뇌에 생기는 전위변동을 말하며, 자극전도로의 이상을 조사하는 검사에 이용된다.

BEP 블레오마이신 + 에토포시드 + 시스플라틴(플라티놀)

bleomycin + etoposide + cisplatin [platinol]

악성종양에 대한 병용화학요법으로, 고환종양(testicular tumor)이나 배아세포종양(germ cell tumor) 등에 사용된다.

BET 합성혈 blood for exchange transfusion

O형 적혈구를 AB형 혈장에 부유시킨 제제로, ABO식 혈액형 부적합에 의한 신생아 용혈성 질환에 대한 교환수혈(exchange transfusion)에 사용된다.

★ **BF, BFS** 기관지내시경검사 bronchofiberscopy

굴곡내시경(fiberscope)을 입이나 코로 삽입하여 후두, 기관, 기관지 등을 관찰하는 검사이다.

BF 바이오피드백(생체되먹임) biofeedback
생체 현상을 공학적으로 검출하여 빛이나 소리의 형태로 의식상에 제시함으로써 체내의 상태를 조절하는 것을 말한다.

BG 혈당 blood glucose 동 BS p.62

BGA 혈액가스분석 blood gas analysis
혈액 중에 포함되어 있는 산소나 이산화탄소의 분압, 중탄산이온 농도, pH를 측정하는 검사로, 보통 동맥혈을 측정한다.
동 동맥혈가스(ABG) p.7

BGT 벤더-게슈탈트검사 Bender-Gestalt test
시각 · 운동형태기능을 측정하기 위한 도형복사 작업검사로, 벤더(Bender)에 의해 작성되었다.

BH 신장(키) body height

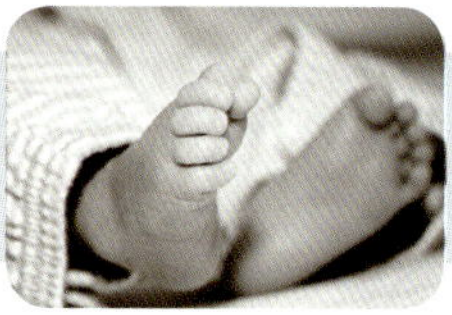

BH 출생신장 birth height
출생 직후의 신생아 신장(키)을 말한다.

BHAC 에노시타빈 enocitabine
항악성종양제

βHCG 베타사람융모성성선자극호르몬
β human chorionic gonadotropin
종양표지자(tumor marker p.375)의 하나로, 자궁암, 자궁체부암, 난소암 등의 지표가 된다.

★ **BHL** 양측폐문림프절종창 bilateral hilar lymphadenopathy
양측 폐문림프절(허파문림프절, hilar lymph node)이 부은 상태로, 사르코이드증(sarcoidosis) 등에서 관찰된다.

BI 화상지수 burn index

화상의 중증도를 판단하는 기준으로, 화상면적과 중증도를 통해 산출한다. 참 PBI(화상예후지수) p.357

★ **BIL, Bil** 빌리루빈 bilirubin

오래된 적혈구 안의 헤모글로빈 유래 물질로, 간이 생산하는 담즙(쓸개즙, bile)의 주성분 중 하나이다. 간 · 담도계 질환의 지표가 된다.

BIP 간질폐렴을동반한폐쇄세기관지염

bronchiolitis obliterans with interstitial pneumonia

특발성간질폐렴(IIP p.240)의 하나이다. 동 BOOP p.60

BIP 블레오마이신 + 이포스파마이드 + 시스플라틴(플라티놀)

bleomycin + ifosfamide + cisplatin [platinol]

악성종양에 대한 병용화학요법으로, 자궁경부암(자궁목암, cervical cancer) 등에 사용된다.

BiPAP 이상성기도양압 biphasic [bilevel] positive airway pressure

인공호흡기의 환기모드 중 하나로, 2가지 기도내압을 전환한다.

참 CPAP(지속기도양압) p.99

BIPM 바이아페넴 biapenem

카바페넴(carbapenem)계 항균제

★ **BJP** 벤스-존스단백질 Bence-Jones protein

비정상적인 구조의 면역글로불린으로, 단클론성, L사슬 이량체(dimer)로서 존재하며 소변 중으로 배설된다. 다발골수종(multiple myeloma), 아밀로이드증(amyloidosis) 등에서 출현한다.

BK 브라디키닌 bradykinin

혈압강하작용을 하는 외에 통증유발물질로서 염증 발현에 관계하는 펩티드이다.

BK-AMP 하퇴절단 below knee amputation
슬관절(무릎관절, knee joint) 아래를 절단하는 것을 말한다.

BLM, BLEO 블레오마이신 bleomycin
항악성종양제

★ **BLS** 기본소생술 basic life support
심폐정지(cardiopulmonary arrest)를 일으킨 사람에게 그 자리에 있던 사람이 시행하는 응급조치를 말하며, 가슴압박이나 인공호흡, AED의 사용 등이 있다. 참 ACLS(전문심장소생술) p.12

BM 골수(뼈속질) bone marrow
뼈 내부를 채우는 부드러운 조직으로, 조혈 장소인 적색골수(적색뼈속질)와 지방으로 대체된 황색골수(황색뼈속질, yellow marrow)가 있다.

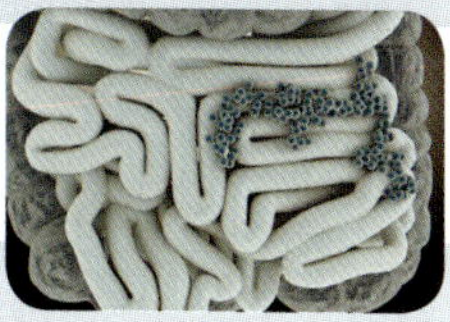

★ **BM, BMs** 배변, 장운동
bowel movement(s)

★ **BMD** 골(염)밀도 bone mineral density
뼈에 함유된 칼슘 등의 밀도를 말하며, 뼈 강도의 지표가 된다.

★ **BMI** 신체비만지수(신체질량지수) body mass index
비만도를 가리키는 지수로, 체중(kg)을 신장(m)의 제곱으로 나눈 값이다. BMI 22가 이상적인 체중이다.

★ **BMP** 골형성단백질 bone morphogenetic protein
골형성(뼈형성, osteogenesis)을 유도하는 단백성 인자를 말한다.

★ **BMR** 기초대사율 basal metabolic rate
생명을 유지하는 데에 최소한으로 필요한 1일 에너지양으로, 성별, 연령, 체격 등의 영향을 받는다. 참 RMR(안정시대사율) p.423

★ **BMT** 골수이식(술) bone marrow transplantation

조혈모세포(hematopoietic stem cell)를 포함한 골수액을 이식하는 것을 말하며, 백혈병(leukemia) 등의 혈액질환 치료 시에 시행된다.

BN 신경성폭식증 bulimia nervosa(라)

섭식장애의 하나로, 체중에 대한 과도한 집착 등이 배경에 있으며 폭식을 반복하고, 그것을 해소하여 체중 증가를 방지하기 위해 거식이나 식사제한 등을 한다. 참 AN(신경성식욕부진) p.29

BNBAS 브라젤턴신생아행동평가법

Brazelton neonatal behavioral assessment scale

신생아의 신경행동발달을 평가하는 방법으로, 운동능력, 유발반응과 생리적 안정성 등에 관해 평가한다.

★ **BNC** 방광경부구축 bladder neck contracture

방광경부(방광목, bladder neck)가 좁아져 요로에 통과장애가 생긴 상태이다.

★ **BNP** 뇌나트륨이뇨펩티드 brain natriuretic peptide

심장에 부하가 가해졌을 때 심실에서 분비되는 호르몬으로, 이뇨작용·혈관확장작용 등을 한다. 돼지의 뇌에서 처음 발견되었다.

참 ANP p.30

BO 장폐색(창자막힘) bowel obstruction

일레우스(장폐색증, ileus)라고도 하며, 장관 내용의 통과장애를 일으키는 심각한 병태이다.

동 IO p.244, 참 장폐색증의 종류와 증상 p.292

★ **BO** 폐쇄세기관지염 bronchiolitis obliterans

말초기도인 세기관지(bronchiole)에 발생하는 염증으로, 기도에 폐색(막힘, occlusion)이 생긴 기관지염을 말한다.

★ **BOA** 행동관찰청력검사 behavioral observation audiometry
소리에 대해 다양한 반응을 나타내는 영유아의 청성행동반응을 이용하여 시행하는 청력검사를 말한다.

▶청력검사에 관련하는 주요 약어

약 어	의 미
ABR	auditory brainstem response(청성뇌간반응)
BEAR	brainstem evoked auditory response(청성뇌간반응)
BOA	behavioral observation audiometry(행동관찰청력검사)
COR	conditioned orientation response audiometry(조건정위반응청력검사)
ERA	electric[evoked] response audiometry(유발반응청력검사)
PTA	pure tone audiometry[average](순음청력검사)
SRT	speech reception threshold(음성청취역치)
Tym	tympanogram(고실도)

★ **BOAI** 풍선폐쇄하동맥내주입 balloon occluded arterial infusion
악성종양에 영양을 제공하는 동맥에 풍선카테터(balloon catheter)를 유치하여 항악성종양제를 투여하고 동맥을 일시적으로 폐쇄시켜 효과를 올리는 치료법으로, 자궁경부암(자궁목암, cervical cancer) 등에 이용된다.

BOHA 풍선폐쇄하간동맥조영술
balloon occluded hepatic arteriography
풍선카테터(balloon catheter)로 일시적으로 간동맥(hepatic artery)의 혈류를 차단해서 시행하는 조영법이다.

BOMP 블레오마이신 + 빈크리스틴(온코빈) + 마이토마이신 C + 시스플라틴(플라티놀)
bleomycin + vincristine [oncovin] + mitomycin C + cisplatin [platinol]
자궁경부암(자궁목암, cervical cancer)에 대한 병용화학요법

★ **BOOP** 폐쇄세기관지기질화폐렴
bronchiolitis obliterans-organizing pneumonia
동 BIP(간질폐렴을동반한폐쇄세기관지염) p.56

★ **BP** 둔위(볼기태위) breech presentation
자궁 내의 태아가 머리보다 엉덩이를 밑으로 하고 있는 상태로, 비정상 태위 중 하나이다.

BP 벨마비 Bell palsy
원인을 특정할 수 없는 안면신경마비(facial nerve palsy)를 말한다.

★ **BP** 혈압 blood pressure
혈관벽(vessel wall)에 가해지는 혈류의 압력을 말한다.

★ **BPD** 기관지폐형성이상 bronchopulmonary dysplasia
미숙아의 만성폐손상 중 하나로, 산소보충이나 장기간의 기계적 인공환기(artificial ventilation)가 원인이다.

★ **BPD** 양극성장애 bipolar disorder
조증상태와 우울상태가 교대로 나타나는 정신질환이다.
동 MD(조울정신병) p.297

★ **BPD** 양두정경(양쪽마루뼈지름) biparietal diameter
태아 두개골의 최대 좌우폭으로, 초음파검사에서 측정하며 임신 후기의 태아발육 기준이 된다.

★ **BPH** 양성전립선비대증(양성전립샘비대증)
benign prostatic hyperplasia 동 PH p.370

★ **BPPV** 양성발작성두위현기증 benign paroxysmal positional vertigo
특정 두위에서 유발되는 '두위 유발성 현기증'을 주요 증상으로 하는 질환으로, 안진(눈떨림, nystagmus)을 동반한다.

B

BPSD 치매의행동 · 심리증상

behavioral and psychological symptoms of dementia

치매(dementia)에 동반하는 난폭한 행동, 피해망상, 주야역전, 실금 등의 행동이나 심리적 증상을 말한다. 이전에는 '주변증상', '문제행동'이라고 하였다.

★ **Bq** 베크렐 becquerel

방사능량을 나타내는 단위이다.

★ **Bra, brady** 서맥(느린맥) bradycardia

맥박수가 1분간 50회 미만인 상태를 말한다.

BRAO 망막동맥분지폐쇄 branch retinal artery occlusion

망막동맥(retinal artery)에서 분지한 동맥이 경화(induration)하여 막힌 안질환이다.

BRM 생체반응조절물질(생물학적반응조절제)

biological response modifier

종양에 대한 생체의 저항을 면역계나 호르몬 분비 등을 통해 조절하는 물질이다.

BRO 기관지경술(기관지보개술) bronchoscopy

입 또는 코로 기관지경(기관지보개, bronchoscope)을 삽입하여 폐나 기관지 등을 직접 관찰하는 검사이다.

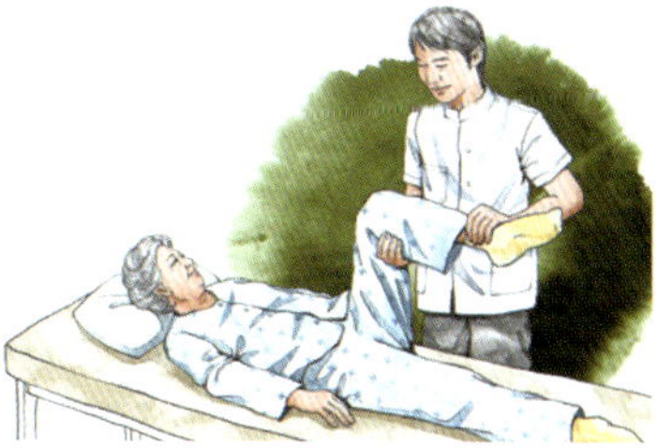

★ **BRTO** 풍선폐쇄역행성경정맥폐쇄술

balloon occluded retrograde transvenous obliteration

풍선카테터(balloon catheter)를 위정맥혈 유출로에 삽입하여 혈류와는 반대방향으로 경화제(sclerosant)를 주입해서 위정맥류(gastric varices)를 굳히는 수술이다. 위정맥류 치료의 주류가 되고 있다.

BRVO 망막정맥분지폐쇄 branch retinal vein occlusion

동맥경화(arteriosclerosis) 등으로 인해 망막정맥(retinal vein)이 동맥과의 교차부에서 막혀 안저출혈이나 부종을 일으키는 안질환을 말한다.

참 CRVO(망막중심정맥폐쇄) p.106

★ **B's** 바빈스키반사 Babinski's reflex

족저신근반사(발바닥폄근반사)로, 병적반사(pathologic reflex)의 하나이다. 양성이면 추체로장애(pyramidal tract lesion)를 의심할 수 있다.

★ **BS** 장(잡)음(창자소리) bowel sound

복부 청진에서 들리는 장의 활동음을 말한다.

★ **BS** 혈당 blood sugar

혈액 중의 포도당 농도를 말한다. 동 BG p.55

★ **BS** 호흡음 breath sound

호흡운동으로 발생하는 폐 부위의 소리를 말한다.

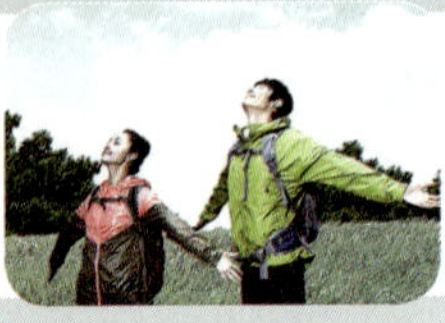

★ **BSA** 체표면적 body surface area

체표면의 면적을 말하는데, 약제 투여량을 산출할 때 등에 사용한다.

★ **BSE** 소해면상뇌병증 bovine spongiform encephalopathy

프리온(prion) 단백질이 원인이 되는 소의 뇌병증으로, 광우병이라고도 한다. 사람의 변이형 크로이츠펠트야콥병(variant Creutzfeldt-Jakob disease)과 연관성이 지적되고 있다.

★ **BSE** 자가유방검진 breast self examination
변화를 눈으로 확인하는 시진법과 손으로 만져서 확인하는 촉진법이 있다.

BSF 부설판 busulfan
항악성종양제

BSI 생체물질격리 body substance isolation
환자의 습성 체액, 배설물, 혈액 등은 감염성이 있다는 전제에서 감염 대책을 시행하는 것을 말한다.

BSI 혈류감염 blood stream infection
혈관 내 유치카테터(indwelling catheter)에 동반하는 감염병을 말한다.

★ **BSN** 간호학사 bachelor of science in nursing
간호계 대학에서 필요 단위를 취득한 자 또는 전문학교의 전문 과정을 졸업하여 학사를 신청한 자에게 부여되는 학위를 말한다.

★ **BSO** 양측난관난소절제술(양측자궁관난소절제술)
bilateral salpingo-oophorectomy
양쪽의 난소와 난관(자궁관, uterine tube)을 절제하는 수술을 말한다.

BSP test 브롬설팔레인검사 bromsulphalein test
간기능 검사법의 하나로, 색소인 브롬설팔레인(bromsulphalein)을 정맥주사(phleboclysis)하여 배설시간을 측정한다.

★ **BSR** 적혈구침강속도(혈침속도) blood sedimentation rate
동 ESR p.163

BSS 평형염액 balanced salt solution
조직액(intercellular fluid)과 삼투압이 같아지도록 조합된 생리적 염류용액이다.

★ **BST** 혈당검사 blood sugar test

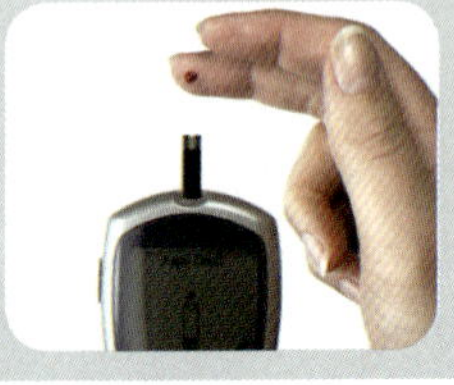

당뇨병 진단이나 당뇨병 관리에 이용되며, 대사증후군 평가에도 사용한다.

- 공복 혈당 정상치 : 100 mg/dL 미만
- 126mg/dL 이상이면 당뇨병 의심

BST 베스타틴(상품명), 우베니멕스 bestatin, ubenimex

항악성종양제

BT 뇌종양 brain tumor

머리 내에 발생하는 종양을 총칭하는 말이다.

BT 방광종양 bladder tumor

방광에 발생하는 종양으로, 대부분이 악성종양(방광암)이다.

BT, BT shunt 블레록 · 타우시그단락술 Blalock-Taussig shunt

쇄골하동맥(빗장밑동맥, subclavian artery)을 폐동맥(허파동맥, pulmonary artery)에 문합함으로써 폐혈류를 늘리는 수술이다. 블레록(Blalock)과 타우시그(Taussig)가 개발하여 청색증성 심장질환 아동에게 사용되었다.

★ **BT** 체온 body temperature

활력징후(vital sign)의 하나이다.

BTB 브롬티몰블루 bromthymol blue

pH 지시약의 하나로, 산성에서 황색, 중성에서 녹색, 알칼리성에서 청색을 나타낸다.

BTF 수혈 blood transfusion

건강한 사람에게서 채취한 혈액 또는 혈장 · 적혈구 · 혈소판 등의 혈액 성분을 환자의 정맥 내에 주입하는 것이다.

BTR 상완이두근건반사(위팔두갈래근힘줄반사) biceps tendon reflex
생리적 반사의 하나로, 상완이두근건(위팔두갈래근힘줄, biceps brachii tendon)에 자극을 가하면 정상일 경우 주관절(팔꿉관절, elbow joint)이 구부러진다.

BTS 서맥빈맥증후군 bradycardia-tachycardia syndrome
동기능부전증후군(sick sinus syndrome, SSS p.461)의 하나로, 동기능장애에 의한 서맥(느린맥, bradycardia)에 더해 발작성 상실성 빈맥(빠른맥, tachycardia)이 합병되는 병태를 말한다.

BUC 부실라민 bucillamine
항류마티스제(antirheumatic)

★ **BUN** 혈액요소질소 blood urea nitrogen
혈액 중의 요소에 포함되는 질소분을 말하며, 신장질환의 지표가 된다.

BUS 부설판 busulfan
항악성종양제

BUT 누액막파괴시간(눈물막파괴시간) break-up time of tear film
각막 상에서의 누액 유지력과 안정성을 진단하는 검사로, 플루오레세인(fluorescein)을 점안해서 검사한다.

BV 혈액량 blood volume
체내에 존재하는 혈액의 총량으로, 보통 리터 또는 체중 1kg에 대해 리터수로 표시한다.

BV 양심실의(두심실의) biventricular
심장의 우심실(오른심실, right ventricle)과 좌심실(왼심실, left ventricle)을 말한다.

BVAS 양심실보조인공심장 biventricular assist system
자신의 심장을 보존하면서 좌우 양심실의 기능을 보조 대행하는 인공 심장을 말한다.

BVH 양심실비대 biventricular hypertrophy
심장의 우심실(오른심실, right ventricle)과 좌심실(왼심실, left ventricle)이 모두 비대한 상태이다.

BVM 백밸브마스크 bag valve mask
자동 팽창하는 주머니가 붙은 환기마스크로, 일반적으로 앰부백(앰부주머니, Ambu bag)이라고도 한다.

★ **BW** 체중 body weight

BW 출생체중 birth weight
출생 직후의 신생아 체중을 말한다.

BWG syndrome 블랜드화이트갈랜드증후군
Bland-White-Garland syndrome
좌관상동맥폐동맥기시증으로, 좌관상동맥(왼심장동맥, left coronary artery)이 대동맥에서가 아니라 폐동맥에서 시작하는 선천성 심장질환이다.

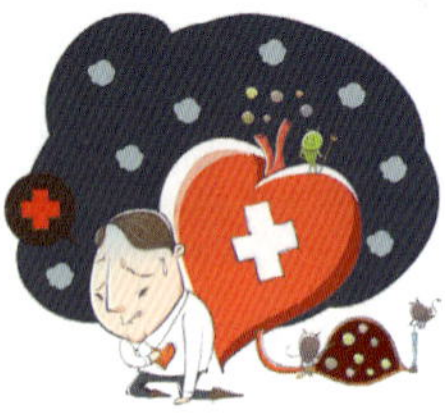

BX, Bx 생검 biopsy

생체에서 조직의 일부를 채취하여 현미경 관찰을 통해 질병을 진단 하는 것을 말한다.

▶생검 · 수술검체의 종류

채취방법	대상 장기
CT, 초음파, 바늘생검, 생검	연부, 유선, 종격, 심근, 간, 신장, 전립선
내시경	소화관(식도, 위, 십이지장, 소장, 대장), 기관지 · 폐, 방광, 관절
복강경	간, 복강, 골반장기
흉강경	폐, 종격조직
시험절제, 소파	피부, 림프절, 연부 · 뼈, 근육 · 신경, 유선, 자궁내용, 자궁경부 · 내막

BZD 벤조디아제핀 benzodiazepine

수면제, 항불안제

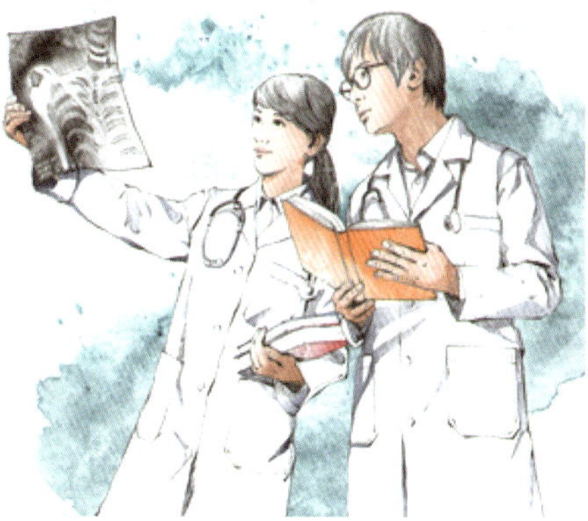

C

c 모세(혈)관(실핏줄) capillary

c 주기 cycle

★ **C** 맹장(막창자) cecum
대장의 일부로, 회장판막(ileal valve) 이하의 주머니 모양 부분을 말한다.

C 순응도 compliance
요구나 명령 등에 따르는 것을 말한다.

C 시스테인 cysteine
아미노산의 하나로, Cys라고도 표기한다.

C 청소율 clearance
(신장 등에 의한) 물질을 제거하는 속도를 의미한다.
참 Ccr(크레아티닌청소율) p.78

C 카리에스 Caries
우식(부식, caries)의 깊이를 나타내는 기호로, C1에서 C4까지 있다.

C 피질(겉질) cortex
대뇌피질(대뇌겉질, cerebral cortex), 부신피질(부신겉질, adrenal cortex) 등 실질장기 바깥층을 형성하는 부분이다.

★ **Ca, ca** 암 cancer
악성종양과 같은 의미로, 상피세포 유래 암종(carcinoma)과 비상피세포 유래 육종(sarcoma)을 포함한다.

C

★ **Ca, ca** 암종 carcinoma
상피세포 유래 악성종양으로, 위암, 피부암 등이 있다.

★ **Ca** 칼슘의원소기호 calcium
알칼리토류 금속원소 중 하나로, 체내에서는 주로 뼈와 치아에 존재한다.

★ **CA** 관상동맥(심장동맥) coronary artery
심장 주위를 주행하며 심장 세포에 산소와 영양을 공급하는 혈관이다.

★ **CA** 복강동맥조영(술) celiac angiography
복강동맥(celiac artery)에 카테터를 삽입하고 조영제(contrast media)를 주입해서 혈관의 형태를 X선 촬영하는 검사이다.

CA 심장부정맥 cardiac arrhythmia
맥박수나 맥박의 리듬이 흐트러진 상태를 말한다.

CA 카테콜아민 catecholamine
모노아민 신경전달물질로, 아드레날린(adrenalin), 노르아드레날린(noradrenalin), 도파민(dopamine)이 있다.

CA 칼슘길항제 calcium antagonist
세포 안으로 칼슘이 유입되는 것을 억제함으로써 혈압을 내리는 작용이 있으며, 고혈압(hypertension)이나 협심증(가슴조임증, angina pectoris)의 치료제로 사용된다.

★ **CA 19-9** 탄수화물항원19-9 p.375 carbohydrate antigen 19-9
종양표지자(tumor marker)의 하나로, 소화기암, 특히 췌장암에서 높은 수치를 나타낸다.

★ **CA 125** 암항원125 p.375 cancer antigen 125
종양표지자(tumor marker)의 하나로, 난소암, 자궁체부암 등의 지표가 된다.

CAA 대뇌아밀로이드맥관병증 cerebral amyloid angiopathy
노폐물인 아밀로이드(amyloid)가 뇌 안에 축적함으로써 발생하는 뇌질환이다. 동 AAG p.4

★ **CAB** 순환 · 기도 · 호흡 circulation, airway, breathing
응급처치의 CAB를 말한다. 2010 미국심장학회 지침에 따라 기존 ABC에서 CAB로 변경되었으며 가슴압박을 통해 먼저 순환을 확보한 뒤 기도확보와 인공호흡을 시행한다.

★ **CABG** 관상동맥우회술(심장동맥우회술) coronary artery bypass graft
관상동맥(심장동맥, coronary artery) 협착부에 환자 본인에게서 채취한 정상 혈관을 연결하여 우회로를 만들어 혈류량의 회복을 꾀하는 수술이다. 동 ACBG p.10

CACG 만성폐쇄각녹내장
chronic angle-closure glaucoma
방수(aqueous fluid) 출구인 우각이 막혀 안압이 올라감으로써 발생하는 안질환이다.

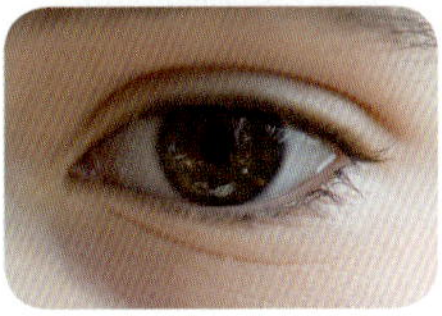

$CaCO_2$ 동맥혈이산화탄소함유량 arterial carbon dioxide content
동맥혈(arterial blood) 중의 이산화탄소농도를 말한다.

★ **CAD** 관상동맥질환(심장동맥질환) coronary artery disease
동맥경화(arteriosclerosis) 등으로 인해 심근에 산소와 영양을 보내는 관상동맥(심장동맥, coronary artery)의 혈류가 불충분해져서 발생하는 질환으로, 협심증(가슴조임증, angina pectoris), 심근경색증(myocardial infarction) 등이 있다. 동 IHD(허혈성심장질환) p.238

CAF 시클로포스파미드 + 아드리아마이신 + 플루오로우라실
cyclophosphamide + adriamycin + fluorouracil
유방암(breast cancer) 등에 사용하는 병용화학요법

★ **CAG** 관상동맥조영술(심장동맥조영술) coronary arteriography
관상동맥(심장동맥, coronary artery)에 조영제(contrast media)를 주입하여 혈관의 형태를 X선 촬영하는 검사이다.

CAG 경동맥조영술(목동맥조영술) carotid angiography
경동맥(목동맥, carotid artery)에 조영제(contrast media)를 주입하여 혈관의 형태를 X선 촬영하는 검사이다.

★ **CAG** 뇌혈관조영(술) cerebral angiography
뇌혈관에 조영제(contrast media)를 주입하여 혈관의 형태를 X선 촬영하는 검사이다.

★ **CAH** 만성활동간염 chronic active hepatitis
간세포(hepatocyte)의 파괴와 섬유화가 만성적으로 지속하는 상태로, 최종적으로는 간경화(hepatic cirrhosis)가 된다.
참 CIH(만성비활동간염) p.89

CAI 탄산탈수효소억제제 carbonic anhydrase inhabator
체내 여분의 수분을 배출하는 작용이 있어 주로 녹내장(glaucoma) 치료[방수(aqueous fluid)의 생산을 감소]에 사용된다.

★ **cal** 칼로리, 열량 calorie
열량의 단위로, 영양학에서는 C를 대문자로 'Cal'이라고 써서 1Cal=1,000cal=1Kcal를 의미하며 대칼로리라고도 읽는다.

CAL 관상동맥병변(심장동맥병변) coronary arterial lesion
관상동맥(심장동맥, coronary artery)에 협착이나 폐색 등이 관찰되는 병변을 총칭하는 말이다.

★ **CAM** 보완대체의학(보충대안의학)
complementary and alternative medicine
서양의학을 보완하는 의학, 또 그에 대신하는 의학을 말하며, 한방약, 침구건강식품과 아로마테라피 등이 있다.

CAM 융모양막염 chorioamnionitis
임신 중에 융모막(chorion)과 양막(amnion)이 세균감염을 일으켜 발병하는 염증성 질환이다.

CAM 클래리스로마이신 clarithromycin
마크롤라이드(macrolide)계 항균제

cAMP 고리형아데노신일인산, 고리형AMP
cyclic adenosine monophosphate
아데노신삼인산(adenosine triphosphate, ATP)에서 합성되며 일부 호르몬이나 신경전달물질의 전령(메신저, messenger)으로서 작용하는 화합물이다.

★ **CaO_2** 동맥혈산소함유량
arterial oxygen content
동맥혈 중의 헤모글로빈에 결합한 산소농도와 물리적으로 혈액 중에 용해된 산소농도의 합계를 말한다.

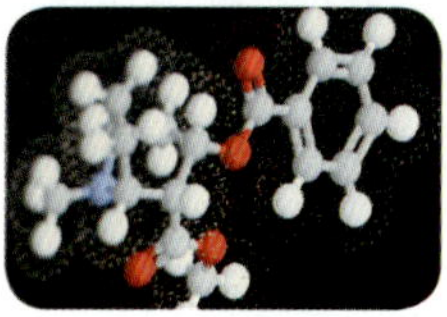

CAP 시클로포스파미드 + 아드리아마이신 + 시스플라틴(플라티놀)
cyclophosphamide + adriamycin + cisplatinl [platinol]
악성종양에 대한 병용화학요법으로, 난소암(ovarian cancer)에 이용한다.
동 PAC p.351

Cap, cap 캡슐 capsule
젤라틴 등의 원통 모양 기제에 분말이나 과립상 약을 넣어 만든 약제를 말한다.

★ **CAPD** 지속외래복막투석 continuous ambulatory peritoneal dialysis
자신의 복막을 투석막으로 이용하여 스스로 투석액을 교환하는 혈액정화법이다. 참 주요 혈액정화법 p.209

CAR 시토신아라비노시드 cytosine arabinoside
항악성종양제 동 Ara-C(시타라빈) p.36

★ **Cat** 백내장 cataract

수정체(crystalline lens)에 혼탁이 생겨서 망막에 선명한 상을 맺지 못하게 되는 안질환을 말한다.

▶백내장수술 관련 주요 약어

약 어	의 미
CCC	continuous curvilinear capsulorhexis(연속곡선수정체낭원형절개술)
ECCE	extracapsular cataract extraction(백내장낭외적출술)
I/A	irrigation/aspiration(관류 · 흡인)
ICCE	intracapsular cataract extraction(백내장낭내적출술)
IOL	intraocular lens(안내렌즈)
PEA (=KPE)	phacoemulsification and aspiration(수정체유화흡인술) = Kelman phacoemulsification(켈먼 수정체유화술)
PC-IOL	posterior chamber intraocular lens(후방렌즈)
PPL	pars plana lensectomy(편평부수정체절제술)

CAV 시클로포스파미드 + 아드리아마이신 + 빈크리스틴

cyclophosphamide + adriamycin + vincristine

악성종양에 대한 병용화학요법으로, 폐암(lung cancer)에 이용한다.

★ **CAVB** 완전방실차단 complete atrioventricular block

심장전도계통(cardiac conducting system)에서 심방으로부터 심실로 가는 자극이 완전히 끊겨버린 상태로, III도 방실차단이라고도 한다.

★ **CAVC** 공통방실관 common atrioventricular canal

2개의 방실판[삼첨판(tricuspid valve)과 승모판(mitral valve)]과 방실중격(방실사이막, atrioventricular septum)이 모두 결손된 선천성 심장질환을 말한다.

참 주요 선천성 심장질환 p.480

CAVH 지속적동정맥혈액여과

continuous arteriovenous hemofiltration

동정맥압의 차이를 이용하여 체외 순환시킨 혈액을 지속 완서식 혈액여과기를 이용하여 매우 서서히 여과하고 이와 동시에 대체액을 보충하는 치료법이다. 참 주요 혈액정화법 p.209

CAVHD 지속적동정맥혈액투석

continuous arteriovenous hemodialysis

24시간 지속적으로 동맥에서 혈액을 꺼내어 투석기(dialyzer)를 이용하여 물질제거를 하고 정맥으로 되돌리는 혈액정화법이다.

참 주요 혈액정화법 p.209

CAVHDF 지속적동정맥혈액투석여과

continuous arteriovenous hemodiafiltration

24시간 지속적으로 동맥에서 혈액을 꺼내어 초미세여과(ultrafiltration)와 투석(dialysis)을 하여 정맥으로 되돌리는 혈액정화법이다.

참 주요 혈액정화법 p.209

CAZ 세프타지딤 ceftazidime

제3세대 세펨계 항균제

CB 만성기관지염 chronic bronchitis

가래를 동반하는 기침이 과거 2년 이상, 매년 3개월 이상 계속되는 병태를 말한다.

★ **CBA** 선천성담도폐쇄증(쓸개길폐쇄증) congenital biliary atresia

담도(쓸개길, biliary tract)가 막혀 있어서 담즙(쓸개즙, bile)이 십이지장(샘창자, duodenum)을 흐르지 않는 선천성 질환이다. 동 BA p.49

★ **CBC** 온혈구계산(전체혈구계산)

complete blood count

적혈구수, 백혈구수, 혈소판수, 헤모글로빈 양을 측정하는 것을 말한다.

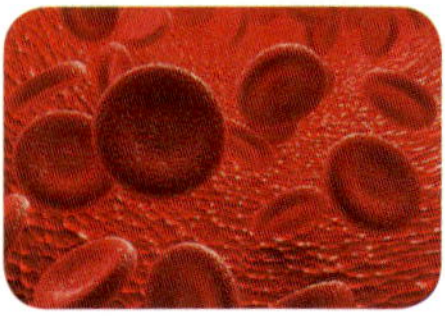

CBD 선천성담관확장증(쓸개관확장증) congenital biliary dilatation
담관(쓸개관, bile duct)이 선천적으로 확장해 있는 질환으로, 대부분은 췌담관합류이상을 동반한다.

★ **CBD** 총담관(온쓸개관) common bile duct
담관(쓸개관, bile duct) 가운데 간에서 나온 간관(hepatic duct)과 담낭관(쓸개주머니관, cystic duct) 합류부에서 십이지장(샘창자, duodenum)까지의 부분을 가리킨다.

CBD 피질기저핵변성 corticobasal degeneration
대뇌반구가 위축하여 파킨슨병(Parkinson's disease) 증상과 대뇌피질(대뇌겉질, cerebral cortex) 증상이 관찰되는 신경변성질환이다.

CBDCA 카보플라틴 carboplatin
항악성종양제

★ **CBF** 관(상)혈류 coronary blood flow
대동맥에서 심근으로 보내지는 혈류량을 말한다.

★ **CBF** 뇌혈류(량) cerebral blood flow
뇌혈관을 흐르는 혈류의 양을 말한다.

CBPZ 세프부페라존 cefbuperazone
세파마이신(cephamycin)계 항균제

★ **CBR** 절대안정 complete bed rest
화장실이나 세면 시의 보행도 금하며 종일 침상에 누워 안정을 취해야 하는 것을 말한다.

CBSCT 제대혈조혈모세포이식 cord blood stem cell transplantation
태반(placenta)에서 제대혈(탯줄혈액, cord blood)을 모아 조혈모세포를 채취해서 이식하는 치료법이다.

★ **CBT** 인지행동요법 cognitive behavioral therapy
환자의 부정적인 인식을 환자 자신이 극복할 수 있도록 행동과학으로 유도하는 치료법이다.

CBV 순환혈액량 circulating blood volume
체내를 순환하는 혈액의 양으로, 체중의 약 8%를 차지한다.

CBZ 카르바마제핀 carbamazepine
항간질제, 항정신병제

CC 심장카테터삽입(심장도관삽입) cardiac catheterization
관상동맥(심장동맥, coronary artery)에 카테터를 삽입하는 것을 말하며, 심장기능검사, 혈관조영 등에 이용된다.

★ **CC** 자궁경부암 cervical cancer
자궁경부에 발생하는 악성종양이다.

★ **CC** 주요호소증상 chief complaint
환자가 가장 강하게 호소하는 증상을 말한다.

CC 중환자치료 critical care
중증의 집중간호를 말한다.

★ **CCA** 총경동맥(온목동맥) common carotid artery
오른쪽 총경동맥은 완두동맥(팔머리동맥, brachiocephalic trunk)에서, 왼쪽 총경동맥은 대동맥궁(대동맥활, aortic arch)에서 분지하는 동맥으로, 뇌에 혈액을 보낸다.

★ **CCAM** 선천성낭성선종양기형
congenital cystic adenomatoid malformation
한쪽 폐의 국소에 다수의 낭이 형성되는 선천성 형성이상을 말한다.

CCB 칼슘통로차단제 calcium-channel blocker

칼슘길항제(calcium antagonist)로서 혈관을 확장시키는 작용이 있으며 고혈압(hypertension), 협심증(가슴조임증, angina pectoris)에 이용한다.

CCC 연속곡선수정체낭원형절개(술)

continuous curvilinear capsulorhexis

백내장 수술법으로, 수정체전낭의 중심을 원형으로 절개하여 시행한다.

CCD 중추성협조운동장애 central codination disturbance

발달성 협조운동장애라고도 하며 영아기 초기에 보이는 운동장애로, 말초신경이나 근육에 이상이 없는데도 운동발달에 지체가 생기는 것이다.

★ **CCF** 경동맥해면정맥동루(목동맥해면굴샛길)

carotid-cavernous fistula

해면정맥동(해면정맥굴, cavernous sinus)과 내경동맥(속목동맥, internal carotid artery) 사이에 동맥정루가 생겨서 안구탈출, 눈부위 부종 등이 나타나는 질환으로, 대부분은 외상에 기인한다.

★ **CCH** 만성담즙정체간염(쓸개즙정체간염)

chronic cholestatic hepatitis

만성의 담관염(쓸개관염, cholangitis)으로 인해 담즙(쓸개즙, bile)이 정체해서 생기는 질환으로, 염증이 지속하면 간경화(liver cirrhosis), 간부전(간기능상실, hepatic failure)으로 진행된다.

★ **CCHD** 청색성선천성 심장질환 cyanotic congenital heart disease

선천성 심장질환 가운데 청색증(cyanosis)을 일으키는 질환으로, 팔로네징후(tetralogy of Fallot, TOF)가 대표적이다.

참 주요 선천성 심장질환 p.480

CCI 두개뇌손상 craniocerebral injury

머리에 강한 타격이 가해져서 발생하는 뇌손상을 말한다.

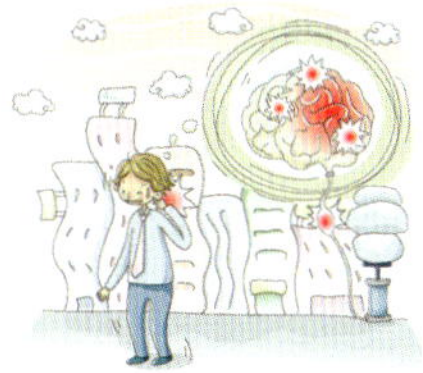

★ **CCK** 콜레시스토키닌 cholecystokinin

십이지장(샘창자, duodenum) 점막세포에서 분비되는 호르몬으로 췌장액(이자액, pancreatic juice)의 분비를 촉진한다. 간과 췌장(이자, pancreas)의 외분비이상 지표이다. 판크레오지민이라고도 한다.

동 CCK-PZ, PZ p.404, 참 PS test p.393

CCK-PZ 콜레시스토키닌-판크레오지민

cholecystokinin-pancreozymin 동 CCK, PZ p.404, 참 PS test p.393

CCL 세파클로르 cefaclor

제2세대 세펨계 항균제

CCM 비개흉심장마사지

closed chest cardiac massage

심정지 시에 시행하는 심장마사지로, 수술을 요하는 '개흉'과는 구별하는 의미가 있다.

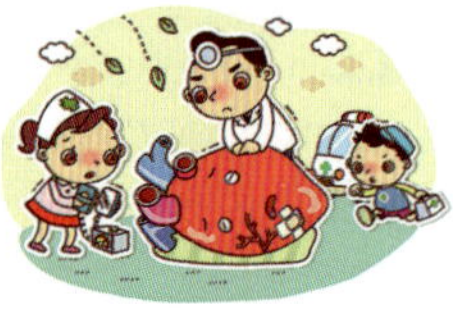

★ **CCM** 울혈심근병증(울혈심장근육병증) p.92

congestive cardiomyopathy

심실의 근육수축이 나빠져서 심장이 확장하는 원인 불명의 질환으로, 특발성의 확장형심근증(dilated cardiomyopathy)이다.

★ **CCP** 만성복잡성신우신염(만성복잡성깔때기콩팥염)

chronic complicated pyelonephritis

요로에 기초질환이 있어 소변 흐름이 정체된 부분에서 세균감염을 일으켜 발병하는 신우신염(깔때기콩팥염, pyelonephritis)을 말한다.

Ccr 크레아티닌청소율 creatinine clearance

혈청 중과 소변 중의 크레아티닌양을 측정하여 산출하는 신장기능의 지표로, 사구체여과율(토리여과율, glomerular filtration rate, GFR)의 근사치로서 사용된다. 참 Cr(크레아티닌) p.102

★ **CCU** 관상동맥집중치료실(심장동맥집중치료실)
coronary care unit
관상동맥(심장동맥, coronary artery) 질환을 집중치료하는 부문을 말한다.

CCZ 크로코나졸 croconazole
항진균제(antifungal)

cd 칸델라 candela
광도의 단위이다.

CD 맥락막박리 choroidal detachment
맥락막(얼킴막, choroid)이 부어서 부풀어 오르고 맥락상판(맥락막위층, suprachoroidal layer)이 벗겨지는 안질환으로, 고혈압이나 당뇨병의 전신 상태로서 관찰된다.

★ **CD** 접촉피부염 contact dermatitis
원인 물질에 직접 접촉함으로써 발생하는 피부 염증을 말한다.

CD 치유선량, 치유용량 curative dose
악성종양 방사선치료에서 80~90% 정도의 확률로 종양을 치유할 수 있는 선량을 말한다.

CD 크론병 Crohn's disease
원인 불명의 만성전층성 염증 질환으로, 소화관의 어느 부위에나 발생할 수 있다.

★ **CDC** 미국질병통제예방센터
Centers for Disease Control and Prevention
감염병을 연구하는 미국의 전문기관이다.

CDCA 케노데옥시콜산 chenodeoxycholic acid
간에서 합성되는 담즙산(bile acid)의 하나로, 담석 치료제로 사용된다.

CDDP 시스플라틴(플라티놀)
cis-diamminedichloroplatinu(II)[cisplatin, platinol]
항악성종양제

★ **CDH** 선천성고관절탈구(선천성엉덩관절탈구)
congenital dislocation of hip
출생 전후에 고관절(엉덩관절, coxal articulation)이 빠지는 질환으로, 여아에게 압도적으로 많다. 동 DDH(발육성고관절탈구) p.122

CDTR-PI 세프디토렌피복실 cefditoren pivoxil
제3세대 세펨계 항균제

CDX 세파드록실 cefadroxil
제1세대 세펨계 항균제

★ **Cdyn** 동적폐탄성 dynamic lung compliance
기류가 존재하는 상태에서 폐의 팽창 정도를 나타내는 지표로, 환기량과 기류속도를 환기 중에 연속적으로 기록하여 계산한다.
참 Cst(정적폐탄성) p.109

CDZM 세포디짐 cefodizime
제3세대 세펨계 항균제

★ **Ce** 경부식도 cervical esophagus
식도 가운데 입구부에서 흉골(복장뼈, sternum) 상연(위모서리, superior margin)까지의 부위를 가리킨다.

CE 카르펜티어-에드워드판막 Carpentier-Edwards valve
대동맥판용 생체인공심장판막을 말한다.

CEA 경동맥내막절제술(목동맥내막절제술) carotid endarterectomy
경동맥협착을 일으킨 혈전을 변성한 동맥내막과 함께 절제하여 혈류를 좋게 하는 수술법이다.

C

★ **CEA** 암태아항원 carcinoembryonic antigen
대장암 조직과 태아의 장관점막에 존재하는 단백질로, 종양표지자(tumor marker) p.375의 하나이다.

CECT 조영증강 CT contrast enhanced CT
X선 흡수율이 높은 조영제(contrast media)를 이용하는 단층촬영을 말한다.

CED 세프라딘 cefradine
제1세대 세펨계 항균제

CEF 시클로포스파미드 + 에피루비신 + 플루오로우라실
cyclophosphamide + epirubicin + fluorouracil
악성종양에 대한 병용화학요법으로, 유방암(breast cancer)에 대한 대표적인 치료법이다.

CEMP-PI 세페타메트피복실 cefetamet pivoxil
제2세대 세펨계 항균제

CEP 만성호산구폐렴 chronic eosinophilic pneumonia
폐포(허파꽈리, alveolus)나 혈액 중에 호산구(eosinophil)가 증가하고 기침이나 가래, 호흡곤란이 나타나는 폐질환을 말한다.

CEPP 시클로포스파미드 + 에토포시드 + 프로카바진 + 프레드니솔론
cyclophosphamide + etoposide + procarbazine + prednisolone
악성종양에 대한 병용화학요법로, 비호지킨림프종(non-Hodgkin's lymphoma)에 사용된다.

CET 세팔로틴 cephalothin
제1세대 세펨계 항균제

CETB 세프티부텐 ceftibuten
제3세대 세펨계 항균제

CEX 세팔렉신 cephalexin
제1세대 세펨계 항균제

CEZ 세파졸린 cefazolin
제1세대 세팜계 항균제

CF 낭성섬유증 cystic fibrosis
외분비선(외분비샘, exocrine gland)의 유전성 질환으로, 백인에게 많이 발병한다.

★ **CF** 대장내시경검사 colonofiberscopy
항문으로 내시경을 삽입하여 대장 전체를 관찰하는 검사이다.

★ **CF** 심부전(심장기능상실) cardiac failure 동 CI p.88

CF, C.F. 안전수지(손가락세기) counting finger
눈앞의 손가락수를 판별할 수 있는 거리에 따라 시력을 나타내는 경우에 이용하는 말이다.

▶시력을 나타내는 주요 약어

약 어	영어(한글)
CF, C.F.	counting finger(안전수지)
HM, H.M.	hand movement(손동작)
LP	light perception(광각)
n.c.	non corrigunt(교정불능)
NLP	no light perception(광각 없음)
Nv	naked vision(나안시력)
VA	visual acuity(시력)
v.d.	visus dexter(우안시력)
v.s.	visus sinister(좌안시력)

CFDN 세프디니르 cefdinir
제3세대 세펨계 항균제

CFF 임계플리커빈도 critical flicker frequency
고빈도로 점멸하는 빛을 보고 깜빡임을 판별할 수 있는 한계의 빈도치를 말한다.

CFIX 세픽심 cefixime
제3세대 세펨계 항균제

CFPM 세페핌 cefepime
제3세대 세펨계 항균제

CFPN-PI 세프카펜피복실 cefcapene pivoxil
제3세대 세펨계 항균제

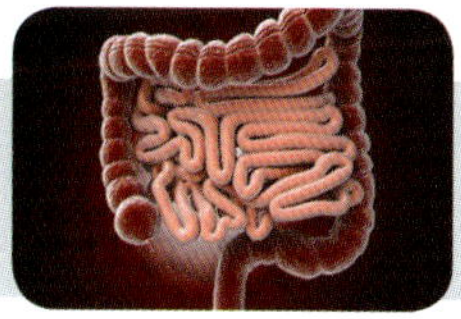

★ **CFS** 대장내시경 colonofiberscope
동 CF p.62

★ **CFS** 만성피로증후군 chronic fatigue syndrome
원인 불명의 심한 피로가 장기간 계속되는 질환을 말한다.

CFS 세프수로딘 cefsulodin
제3세대 세펨계 항균제

CFT 세파트리진 cefatrizine
제1세대 세펨계 항균제

CFTM-PI 세프테람피복실 cefteram pivoxil
제3세대 세펨계 항균제

★ **CG** 방광조영(술) cystography

방광에 조영제(contrast media)를 주입하여 X선 촬영을 해서 그 형태를 조사하는 검사이다.

★ **CGD** 만성육아종질환 chronic granulomatous disease

포식세포(phagocyte)의 기능이상을 원인으로 하는 선천성 면역부전질환이다.

★ **CGN** 만성사구체신염(만성토리콩팥염) chronic glomerulonephritis

신장 사구체(토리, glomerulus)의 만성적인 염증에 의한 질환을 총칭하는 말로, IgA신장병(IgA콩팥병증, IgA nephropathy), 막성신장병(막성콩팥병증, membranous nephropathy), 막증식사구체신염(막증식토리콩팥염, membranoproliferative glomerulonephritis), 급속진행사구체신염(급속진행토리콩팥염, rapidly progressive glomerulonephritis) 등이 있다.

CGP 순환과립구풀 circulating granulocyte pool

이물질 침입이 없는지 혈류를 타고 혈관 안을 순환하는 과립구를 말한다. 참 MGP(변연과립구풀) p.301

CGS 심장성쇼크 cardiogenic shock

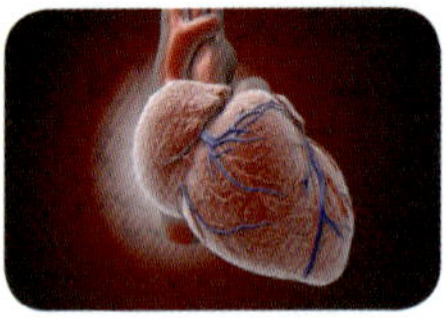

심장기능이 급격하게 악화하여 순환부전, 혈압저하를 일으켜서 위험한 상태가 되는 것을 말한다.

▶쇼크의 5P(증상)

증상	의미
pallor	안면창백
prostration	허탈
perspiration	식은 땀
pulselessness	맥박촉지불능
pulmonary deficiency	호흡부전

★ **CH** 만성간염 chronic hepatitis

주로 간염바이러스(hepatitis virus)에 감염되어 발병하는 만성의 간염으로, C형 간염바이러스(hepatitis C virus, HCV)에 따른 것이 많다.

CH 병력 clinical history

진료기록에 기재되어 있는 환자의 과거병력, 현재병력, 경과, 치료 등을 가리킨다.

★ **CH** 선천성갑상선저하증(선천성갑상샘저하증) congenital hypothyroidism

갑상선(갑상샘, thyroid gland)이 정상적으로 발달하지 않아서 갑상선기능이 상실되는 질환으로, 크레틴병(cretinism)이라고도 한다.

CH_{50}, CH50 혈청보체가 50% complement hemolysis

감작적혈구를 50% 용혈시키는 보체의 양을 말한다. 보체 C1~C9로 이루어진 고전경로(classical pathway)의 종합적인 활성 지표로, 보체의 생산저하나 소비항진에서 낮은 수치를 나타낸다.

★ **CHA** 총간동맥(온간동맥) common hepatic artery

복강동맥(celiac artery)에서 분지된 동맥으로 간에 혈액을 보낸다.

★ **CHAI** 지속적간동맥내주입 continuous hepatic arterial infusion

간동맥(hepatic artery)에 카테터를 유치하여 직접 항암제(antitumor agent)를 주입하는 치료법이다.

CHASE 시클로포스파미드 + 시타라빈 + 에토포시드 + 덱사메타손 cyclophosphamide + cytarabine + etoposide + dexamethasone

비호지킨림프종(non-Hodgkin's lymphoma)에 대한 병용화학요법

CHB 만성B형간염 chronic hepatitis B

B형 간염바이러스(hepatitis B virus, HBV)의 감염으로 6개월 이상에 걸쳐 간에 염증이 계속되는 상태이다.

★ **CHB** 완전심장차단 complete heart block
심방에서 심실로의 자극전도가 전혀 없는 상태이다.

CHC 만성C형간염 chronic hepatitis C
C형 간염바이러스(hepatitis C virus, HCV)의 감염으로 6개월 이상에 걸쳐 간에 염증이 계속되는 상태이다.

★ **CHD** 선천성심장질환 congenital heart disease
태어나면서 가지고 있는 심장의 형태이상을 말하며, 가장 많은 것이 심실중격결손(심실사이막결손, ventricular septal defect, VSD)이다.
참 주요 선천성 심장질환 p.480

CHD 지속적혈액투석 continuous hemodialysis
지속적으로 시행하는 혈액투석요법을 말한다.
참 주요 혈액정화법 p.209

CHD 청색성심장질환 cyanotic heart disease
정맥혈이 심장의 형태적 이상 때문에 직접 동맥혈에 섞여 전신에 보내져 청색증(cyanosis)을 띠는 선천성 심장질환을 말하며, 선천성 심장질환의 약 30%를 차지한다. 참 주요 선천성 심장질환 p.480

CHDF 지속적혈액투석여과 continuous hemodiafiltration
지속적으로 시행하는 혈액투석여과요법을 말한다.
참 주요 혈액정화법 p.209

★ **ChE** 콜린에스테라아제 cholinesterase
콜린에스테르류의 가수분해효소로, 아세틸콜린(acetylcholine)만 특이적으로 분해하는 특이적 AChE와 비특이적 ChE가 있으며, 혈청 ChE는 주로 간에서 합성된 비특이적 ChE를 측정한다.

CHE 만성간성뇌병증 chronic hepatic encephalopathy
간부전(간기능상실, hepatic failure)의 한 증상인 간성뇌병증(HE p.210)이 지속하고 있는 상태이다.

C

★ **CHF** 만성심부전(만성심장기능상실) chronic heart failure
다양한 순환기 질환 때문에 심장기능의 저하가 만성적으로 나타나 더욱 진행되는 증후군을 말한다.

★ **CHF** 울혈심부전(울혈심장기능상실) congestive heart failure
심장의 펌프기능이 장애를 입은 상태로, 체순환과 폐순환에 울혈(congestion)이 생긴다.

★ **CHF** 지속적혈액여과(지속적 혈액거르기) continuous hemofiltration
지속적으로 시행하는 혈액여과요법을 말한다.
참 주요 혈액정화법 p.209

CHG 글루콘산클로르헥시딘 chlorhexidine gluconate
외피용 살균소독제로, 수용액 또는 에탄올용액으로서 사용한다.

ChIVPP 클로람부실+빈블라스틴+프로카바진+프레드니솔론
chlorambucil + vinblastine + procarbazine + prednisolone
호지킨림프종(Hodgkin's lymphoma)에 대한 병용화학요법

Chol 콜레스테롤 cholesterol
간에서 합성되는 지질의 하나로, 담즙산, 스테로이드호르몬, 비타민 D 등의 원료가 된다.

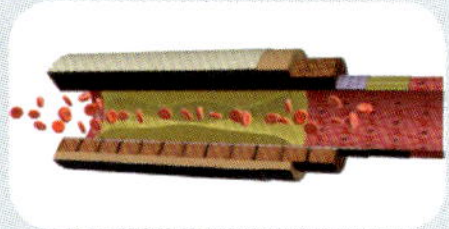

CHOLE 담석증(쓸개돌증) cholelithiasis
담낭(쓸개주머니, cholecyst) 중이 담즙(쓸개즙, bile) 성분이 굳어 결석이 생기는 질환이다.

chorio 융모막상피종 chorioepithelioma
분만이나 유산 후 태반 유래 융모세포에서 발생하는 악성종양이다.

CHPP 지속온열복막관류요법

continuous hyperthermic peritoneal perfusion

악성종양에 대한 온열요법의 하나로, 복강 내 재발을 예방하기 위해 복강 내 병소를 절제한 후 회복한 상태에서 가온한 악성종양액을 복강 내에 주입하여 관류(perfusion)시키는 방법이다.

동 IPHP(복강내온열관류법) p.246

chpx 수두 chickenpox

수두대상포진바이러스(varicella-zoster virus)의 감염에 따른 질환이다.

★ **CI** 뇌경색증 cerebral infarction

뇌혈관이 막힘으로써 혈액이 공급되지 않아 뇌조직이 괴사하는 뇌혈관 장애를 가리킨다.

★ **CI** 심부전 cardiac insufficiency

심장의 펌프기능이 저하하여 충분한 순환량을 유지하지 못하게 된 상태이다. 동 CF p.82

★ **CI** 심장박출지수 cardiac index

심박출량(cardiac output)을 체표면적으로 나눈 것으로, 개인차를 제거하기 위해 이용된다.

CI 콜레스테롤지수 cholesterol index

식품이 혈액 중 콜레스테롤을 어느 정도 증가시키는가를 수치로 나타낸 것이다.

★ **CIA** 총장골동맥(온엉덩동맥) common iliac artery

다리로 혈액을 보내는 동맥으로, 골반 내에서 내장골동맥(속엉덩동맥, internal iliac artery)과 외장골동맥(바깥엉덩동맥, external iliac artery)으로 나뉜다.

CIC 청결간헐도뇨 clean intermittent catheterization
일정 시간마다 요도구(요도구멍, urethral meatus)에 카테터를 삽입하여 소변을 몸 밖으로 배출시키는 방법이다. 참 CISC p.90

★ **CIDP** 만성염증성탈수초다발신경근병증
chronic inflammatory demyelinating polyradiculoneuropathy
2개월 이상에 걸쳐 좌우 대칭성의 사지 운동 · 감각성 장애가 진행 또는 재발되는 말초신경질환(신경염)을 말한다.

CIH 만성비활동간염 chronic inactive hepatitis
만성간염 가운데 간세포 파괴와 섬유화 진행이 경증인 상태를 말한다.
참 CAH(만성활동간염) p.71

CIII 지속적정맥내인슐린주입법
continuous intravenous insulin infusion
정맥 내에 카테터를 유치하고 펌프를 사용해서 지속적으로 인슐린(insulin)을 주입하여 혈당을 관리하는 방법이다.

★ **CIIP** 만성특발성가성장폐색증
chronic idiopathic intestinal pseudo-obstruction
원인이 되는 협착이나 폐색이 장관에서 확인되지는 않으나 장폐색증(ileus)과 유사한 증상을 반복하는 질환이다.

CINAHL 시날 Cumulative index to Nursing & Allied Health Literature
Cinahl information Systems사가 운영하고 있는 간호 및 보건 분야의 데이터베이스를 말하며, 간호 · 보건 관련 문헌의 누적색인이다.

★ **CIS** 상피내암종(제자리암종) carcinoma in situ
암세포가 상피 안에서만 세포분열을 반복하여 전이성이 없는 암을 말한다.

CISC 청결간헐자가도뇨 clean intermittent self-catheterization
일정 시간마다 환자가 스스로 요도구(요도구멍, urethral meatus)에 카테터를 삽입하여 소변을 배출시키는 방법이다. 참 CIC p.89

CISCA 시스플라틴 + 시클로포스파미드 + 아드리아마이신
cisplatin + cyclophosphamide + adriamycin
악성종양에 대한 병용화학요법으로, 방광암(bladder cancer) 등에 사용된다.

CJ 시클로포스파미드 + 카보플라틴
cyclophosphamide + carboplatin
난소암(ovarian cancer)에 대한 병용화학요법

★ **CJD** 크로이츠펠트야콥병 Creutzfeldt-Jakob disease
아급성해면상뇌병증(subacute spongiform encephalopathy)으로, 프리온(prion) 단백질이 뇌 내에 침입해서 발생하는 뇌신경세포장애를 말한다.

★ **C-J stomy** 총담관공장문합술(온쓸개관빈창자연결술)
choledochojejunostomy
총담관(온쓸개관, common bile duct)과 공장(빈창자, jejunum)을 연결하여 새로운 담즙(쓸개즙, bile) 통로를 만드는 수술로, 십이지장암 등에 적용한다.

★ **CK** 크레아틴키나아제 creatine kinase
골격근(뼈대근육, skeletal muscle)이나 심근, 뇌세포 등에 많이 함유되어 있는 효소로, 심근표지자 p.204 중 하나이다.
동 CPK(크레아틴인산활성효소) p.101

★ **CKD** 만성신장질환 chronic kidney disease
단백뇨(proteinuria)와 사구체여과율(토리여과율, glomerular filtration rate) 저하 중 어느 하나 또는 모두가 3개월 이상 계속되는 상태를 말한다.

C

★ **Cl** 염소의원소기호 chloride
전해질성분의 하나로, 혈청 중 음이온의 약 70%를 차지한다.

CL 콘택트렌즈(접촉렌즈) contact lens
시력교정을 위해 각막에 직접 장착하는 렌즈이다.

CL 콜리스틴 colistin
폴리펩티드(polypeptide)계 항균제

CLB 클로바잠 clobazam
항간질제(antiepileptic)

★ **CLBBB** 완전좌각차단(완전왼방실다발갈래차단)
complete left bundle branch block
심장전도계통(cardiac conducting system) 가운데 좌각(왼갈래, left bundle branch)이 장애를 입은 상태로, 자극은 우각(오른갈래, right bundle branch)으로만 전달되며, QRS파의 폭이 0.12초 이상인 것이다.
참 CRBBB(완전우각차단) p.103

★ **CLD** 만성간질환 chronic liver disease
간의 섬유화가 진행되는 질환을 총칭하는 말로, 대부분의 원인은 간염바이러스(hepatitis virus)이다.

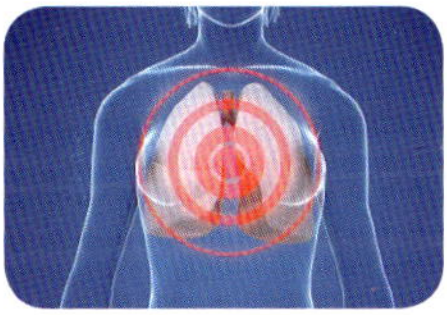

★ **CLD** 만성폐질환 chronic lung disease
폐포(허파꽈리, alveolus)나 기관지의 장애로 호흡기능이 저하하는 질환을 총칭하는 것으로, 초저체중 출생아에게서 인공환기요법이 지연된 경우에 많다.

CLDM 클린다마이신 clindamycin
린코마이신(lincomycin)계 항균제

★ **CLL** 만성림프구백혈병 p.26 chronic lymphocytic leukemia
림프구계 조혈세포가 종양화하여 분화능을 유지하고 있는 백혈병이다.

CLP 구순구개열(입술입천장갈림증) cleft lip and palate
안면의 선천성 기형 중 하나로 입술이나 입안이 벌어져 있는 상태를 말한다. 발생빈도는 500명에 1명 정도이며, 언청이, 토순이라고도 한다.
동 CP p.98

CLSH 황체자극호르몬 corpus luteum-stimulating hormone
동 LSH p.283

★ **CM** 심근병증(심장근육병증) cardiomyopathy
심근 자체의 이상으로 인해 심장기능에 장애를 일으킨 질환으로, 크게 비대형과 확장형으로 나뉜다.

▶심근병증에 관련한 주요 약어

약 어	의 미
CCM	congestive cardiomyopathy(울혈심근병증)
DCM	dilated cardiomyopathy(확장심근병증)
HCM	hypertrophic cardiomyopathy(비대심근병증)
HOCM	obstructive hypertrophic cardiomyopathy(폐쇄비대심근병증)
ICM (=PMD)	idiopathic cardiomyopathy(특발성심근병증[허혈성심근장애]) = primary myocardial disease(원발성심근질환)
RCM	restrictive cardiomyopathy(제한심근병증)

CM 선천성기형 congenital malformation
유전자나 염색체의 이상, 감염병, 약제 등 다양한 원인 때문에 선천적으로 형태이상이 있는 상태를 말한다.

CM 조영제 contrast medium/contrast media
영상진단에서 영상을 더 명확하게 하여 진단능을 향상시키기 위해 이용하는 약제이다.

★ **CME** 낭포황반부종 cystoid macular edema

망막의 황반부 부위 혈관에서 수분이 누출됨으로써 부종이 발생하여 황반망막의 팽화, 낭포형성, 비열공성 망막박리 등을 합병하는 변화를 일으키는 것을 말한다. 당뇨병, 망막정맥폐쇄(retinal vein obstruction) 등이 원인이 된다.

CMF 시클로포스파미드 + 메토트렉세이트 + 플루오로우라실

cyclophosphamide + methotrexate + fluorouracil

유방암(breast cancer)에 대한 병용화학요법

CMG 방광내압측정(술) cystometrography

소변의 고임이나 배설 등 방광기능을 조사하는 검사이다.

CMI 코넬의학지수 Cornell medical index

건강상태를 파악하기 위한 신체적 증상과 정신적 증상을 측정하는 설문지이다.

★ **CM joint, CMJ** 수근중수관절(손목손허리관절), CM관절 carpometacarpal joint

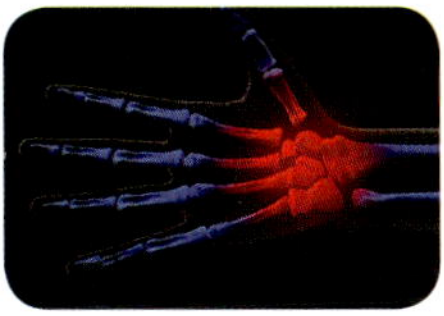

원위 수근골(손목뼈, carpal bone)과 제2 · 제5수근골을 연결하는 복합관절(compound joint; 3개 이상의 뼈가 하나의 관절을 형성하고 있는 것)이다.

CMK 선천성다낭신 congenital multicystic kidney

선천적으로 양쪽 신장에 다발성 낭이 생기는 유전성 질환으로, 대부분 신부전(콩팥기능상실, renal failure)에 이른다.

★ **CML** 만성골수성백혈병 p.26 chronic myelogenous leukemia

골수계 조혈세포가 종양화하여 분화능을 유지하고 있는 백혈병으로, 필라델피아염색체(Philadelphia chromosome)라고 하는 유전자이상이 관찰된다.

CMNX 세프미녹스 cefminox
제3세대 세펨계 항생제

C-MOPP 시클로포스파미드+빈크리스틴+프로카바진+프레드니솔론
cyclophosphamide + vincristine + procarbazine + prednisolone
호지킨병(Hodgkin's disease)에 대한 병용화학요법

CMP 슬개연골연화증(무릎연골연화증) chondromalacia patella
대퇴골(넙다리뼈, femur) 사이에 있는 슬개골(무릎뼈, patella)의 관절연골이 연화하여 변형을 일으키는 질환으로, 무릎을 너무 사용하는 것이 원인으로 발생하며 장거리 마라톤선수에게 많이 관찰되어 런너무릎(runner's knee)이라고도 한다.

CMPD 만성골수증식성 질환 chronic myeloproliferative disease
골수의 기능이 만성적 · 병적으로 항진하여 적혈구, 백혈구, 혈소판이 증가하는 질환이다. ①만성골수성백혈병(chronic myelogenous leukemia, CML), ②진성적혈구증가증(polycythemia vera, PV) p.401, ③본태고혈소판증(essential thrombocytosis, ET) p.165, ④(특발성)골수섬유증(myelofibrosis, MF) p.300의 병형이 있다.

★ **CMT** 샤르코-마리-투스병 Charcot-Marie-Tooth disease
하퇴(종아리, leg)의 근육위축과 감각장애가 일어나는 유전성 신경장애를 말한다.

CMT 자궁경관점액검사 cervical mucus test
불임 치료 중 하나로, 배란기의 경관점액을 채취하여 성상이나 양을 조사한다.

★ **CMV** 거대세포바이러스 cytomegalovirus
헤르페스바이러스과(*Herpesviridae*)에 속하는 바이러스로, 보통은 불현성 감염(무증상감염, inapparent infection)을 일으키지만, 임신부가 감염되면 유산 · 사산의 위험이 높아지고, 태아가 감염되면 출생 후에 장애가 나타나는 경우가 있다.

CMX 세프메녹심 cefmenoxime
제3세대 세펨계 항균제

CMZ 세프메타졸 cefmetazole
제2세대 세펨계 항균제

★ **CN** 뇌신경 cranial nerve
뇌에서 직접 나오는 12쌍의 말초신경(peripheral nerve)을 말한다.

C Neuro 심장신경증 cardiac neurosis
심혈관계에 병변이 없음에도 불구하고 두근거림, 헐떡임 등의 순환기 증상이 나타나는 것을 말한다.

CNL 만성호중구성백혈병 chronic neutrophilic leukemia
드문 골수증식성 질환 중 하나로, 말초혈의 호중구계 세포가 증식하는 것이 원인으로 발병하며 골수과형성 및 간비비대(간지라비대, hepatolienomegaly)가 특징이다.

★ **CNS** 임상전문간호사 clinical nurse specialist
미국의 전문간호사를 가리킨다.

★ **CNS** 중추신경계 p.318 central nervous system
뇌와 척수로 구성된 신경계를 말한다.

CNSDC 만성비화농성 파괴성 담관염
chronic nonsuppurative destructive cholangitis
원발성담즙성간경화(원발쓸개관간경화, primary biliary cirrhosis, PBC p.357)의 병리학적 소견으로, 담관(쓸개관, bile duct) 상피세포의 변성과 괴사가 소엽간담관(소엽사이쓸개관, interlobular bile duct)을 파괴·소멸시켜 담즙(쓸개즙, bile)이 만성진행성으로 울체(정체, stagnation)에 빠진 상태를 말한다.

CNV 맥락막혈관신생 choroidal neovascularization

맥락막(얼킴막, choroid)에서 발생하는 병적 혈관으로, 심한 경우에는 출혈이나 망막박리를 일으킨다. 삼출형 연령관련 황반변성(age-related macular degeneration)에 합병되는 경우가 많다.

Co 코발트의원소기호 cobalt

금속원소의 하나로, 방사성 동위체인 코발트 60은 γ선원으로서 방사선 치료에 사용된다.

★ **CO** 심장박출량 cardiac output

심장에서 매분 박출되는 혈액량으로, 심장기능의 지표가 된다.

★ **CO** 일산화탄소 carbon monoxide

탄소함유물의 불완전연소(incomplete combustion)에 의해 발생하는 무색무취의 기체로, 강력한 독성이 있어 체내에 흡입되면 미량이라도 산소결핍상태가 된다.

★ **CO_2** 이산화탄소의화학식 carbon dioxide

생물의 호흡이나 발효, 탄소의 완전연소 시에 발생하는 무색무취의 기체이다.

CoA 보조효소A coenzyme A

판토텐산(pantothenic acid)을 구성성분으로서 함유하는 보조효소의 하나로, 지방대사에서 중요한 역할을 한다.

★ **COA** 대동맥축착 coarctation of the aorta

대동맥궁(대동맥활, aortic arch) 원위부가 국한성으로 협착하는 선천성 심장질환이다. 다른 심내기형을 합병하기 때문에 신생아기부터 1년 이내에 심부전(심장기능상실, heart failure)을 일으키는 경우가 많고 하반신으로 가는 혈류가 저하하여 신부전(콩팥기능상실, renal failure)이나 간부전(간기능상실, hepatic failure)을 일으킨다.

참 주요 선천성 심장질환 p.480

Coag T 응고시간 coagulation time
채취한 정맥혈(venous blood)이 응고하기까지의 시간을 측정하는 검사이다.

COC 석회화치성낭 calcifying odontogenic cyst
전치부의 악골 내에 낭이 생기는 질환으로, 침윤성 증식을 나타내는 종양성 병변이다.

CODE 시스플라틴 + 빈크리스틴 + 독소루비신 + 에토포시드
cisplatin + vincristine + doxorubicin + etoposide
흉선암종이나 폐소세포암종 등에 사용하는 병용화학요법

★ **COLD** 만성폐쇄성폐질환 chronic obstructive lung disease
동 COPD

COM 만성중이염(만성가운데귀염) chronic otitis media
고막의 천공과 그에 동반하는 난청(hearing loss), 염증에 의한 이루(귓물, aural discharge), 육아 형성을 주요 증상으로 하는 중이(가운데귀, middle ear) 질환을 말한다.

★ **COP** 교질삼투압 colloid osmotic pressure
혈장단백질(알부민과 글로불린)에 의한 삼투압으로, 이에 따라 물을 혈관 안에 유지한다.

COPA 커프구인두기도유지기 cuffed oropharyngeal airway
경구 기도유지기에 커프가 달린 것으로, 가장 간단한 기도확보방법이나 구토 시에는 구토물을 빼낼 수가 없다.

★ **COPD** 만성폐쇄성폐질환 chronic obstructive pulmonary disease
담배연기를 주로 하는 유해물질을 장기간 흡입 노출됨에 따라 발생하는 폐의 염증성 질환으로, 진행성 기도폐쇄를 일으키고 움직일 때 호흡곤란이나 만성기침, 가래를 동반하는 것을 특징으로 한다.

COPP 시클로포스파미드 + 빈크리스틴 + 프로카바진 + 프레드니솔론
cyclophosphamide + vincristine + procarbazine + prednisolone
호지킨병(Hodgkin's disease)에 대한 병용화학요법

COR 조건반사청력검사 conditioned orientation reflex audiometry
신생아부터 영유아까지를 대상으로 한 청력검사로, 소리가 들리면 장난감이 보이는 것을 학습시켜서 시행한다.

★ **Cosm** 삼투압청소 osmolar clearance
요세관(uriniferous tubule) 기능을 나타내는 지표로, 용질(solute)을 포함하지 않는 자유수의 배설 정도를 조사한다.

★ **COX** 시클로옥시게나아제 cyclo-oxygenase
프로스타글란딘(prostaglandin)을 생산하는 효소로, COX-1, COX-2, COX-3의 동종효소(isozyme)가 있다.

CP 구개열(입천장갈림증) cleft palate
동 CLP p.92

★ **CP** 뇌성마비 cerebral palsy
출생 전이나 출생 시 또는 출생 직후에 뇌에 받은 외상이 원인으로 근육을 제어할 수 없거나 경련이나 마비, 그 밖의 신경장애가 나타나는 질환이다.

CP 시스플라틴 + 페플로마이신 cisplatin + peplomycin
두경부암(head and neck cancer)에 대한 병용화학요법

CP 시클로포스파미드 + 시스플라틴 cyclophosphamide+cisplatin
난소암(ovarian cancer)에 대한 병용화학요법

CP 클로람페니콜 chloramphenicol
클로람페니콜계 항균제

★ **CP** 폐심장증(허파심장증) cor pulmonale
폐 병변이 원인으로 폐동맥압이 상승하고 우심실의 비대와 확장 때문에 기능부전에 빠지는 심장질환이다.

★ **CPA** 늑골횡격막각(갈비가로막각) costophrenic angle
단순 흉부 X선 사진에서 폐저(허파바닥, base of lung) 외측부 벽측흉막(벽쪽가슴막, parietal pleura)이 접히는 부분의 각도로, 정상에서는 예각이지만, 흉수(가슴막삼출액, pleural effusion fluid)가 고이면 둔각이 된다.

★ **CPA** 심(장)폐정지 cardiopulmonary arrest
심장과 호흡기능이 갑자기 정지한 상태를 말한다.

★ **CPAAA** 내원직후심폐정지
cardiopulmonary arrest immediately after arrival
의료기관에 도착한 직후에 심폐기능의 어느 것 또는 모두가 정지한 상태를 말한다.

★ **CPAOA** 내원시심폐정지 cardiopulmonary arrest on arrival
병원 이송까지의 심폐소생술 여부에 관계없이 의료기관 도착 시에 심폐기능의 어느 하나 또는 모두가 정지한 상태를 말한다.

★ **CPAP** 지속기도양압 continuous positive airway pressure
인공호흡기의 환기모드로, 환자가 호흡할 때 일정한 양압(positive pressure)을 가해서 기도내압을 지속적으로 양압으로 유지한다.
참 BiPAP(이상성기도양압) p.56

★ **CPC** 임상병리검토회 clinico-pathological conference
임상경과와 치료내용 외에 병리해부를 통해 진단이 타당한가를 검토하는 회의이다.

CPCR 심폐뇌소생술 cardiopulmonary cerebral resuscitation
호흡 · 순환기능을 회복시켜 뇌로 산소를 공급하기 위해 시행하는 응급처치이다.

CPD 만성복막투석 chronic peritoneal dialysis
장기간에 이르는 CAPD(지속외래복막투석 p.72)를 말한다.

★ **CPD** 아두골반불균형(머리골반불균형) cephalopelvic disproportion
태아 머리가 모체의 골반보다 커서 골반을 통과할 수 없다고 판단되는 상태를 말한다.

CPD 전염성농포성피부염 contagious pustular dermatitis
오르프바이러스(orf virus) 감염으로 인해 구진이나 수포가 발생하고 체표 · 외모의 이상을 일으키는 양, 산양, 영양 등의 감염병이다. 인수공통감염병(zoonosis)으로, 농가, 수의사 등 동물과 직접 접촉하는 사람에게 걸릴 위험성이 있다.

CPD solution 구연산-인산-포도당액
citrate-phosphate-dextrose solution
항응고제(anticoagulant)가 든 혈액보존액이다.

CPDX-PX 세프포독심프록세틸 cefpodoxime proxetil
제3세대 세펨계 항균제

★ **CPE** 만성폐기종
chronic pulmonary emphysema
폐포(허파꽈리, alveolus)가 계속 파열되어 폐 전체가 부풀어 올라 호흡곤란을 일으키는 질환이다.

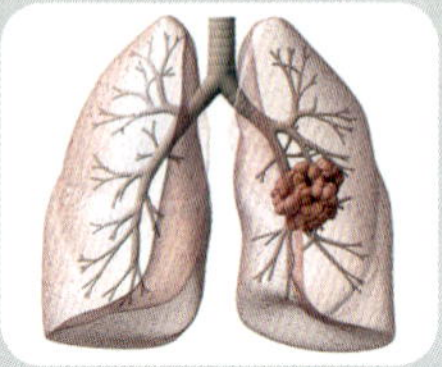

CPE 지속적혈장교환(술) continuous plasma exchange
원인 물질을 포함하는 혈장과 신선동결혈장(fresh frozen plasma, FFP)의 교환을 지속적으로 시행하는 치료법이다.

CPFX 시프로플록사신 ciprofloxacin
뉴퀴놀론(new quinolone)계 항균제

★ **CPK** 크레아틴인산활성효소 creatine phosphokinase
동 CK p.90

CPL 두개골성형술(머리뼈성형술) cranioplasty
개두술(머리뼈절개술, craniotomy) 후 두개골 결손부위에 인공뼈를 넣어 원래 형태로 만드는 수술이다.

CPM 시클로포스파미드 cyclophosphamide
항악성종양제

★ **CPM** 지속적수동운동장치 continuous passive motion apparatus
수술 후 관절을 외부에서 연속적으로 운동시켜서 회복을 촉진시키는 기계이다.

CPP 관상동맥관류압 coronary perfusion pressure
관상혈관의 압력으로, '관상동맥관류압=확장기혈압(DSP)−좌심실 확장말기압(LVEDP)'의 관계에 있다.

★ **CPP** 뇌관류압 cerebral perfusion pressure
평균동맥압(mean arterial blood pressure, MAP)과 평균두개내압의 차이를 말한다. 뇌혈류는 CPP에 비례한다. 참 CVR(뇌혈관저항) p.113

★ **CPPD** 이수화칼슘피로인산 calcium pyrophosphate dihydrate
관절강(관절안, articular cavity) 내에서 결정화하고 침착해서 이수화칼슘피로인산 결정침착증을 일으킨다.

★ **CPPD** 이수화칼슘피로인산결정침착증
calcium pyrophosphate dihydrate deposition disease
관절염(arthritis)이 대표적이며 다양한 임상증상을 나타내는 질환이다. CPPD가 관절연골이나 주위 조직에 결정화하여 침착하기 때문에 X선 검사에서는 석회화(calcification)가 나타난다. 가성통풍(거짓통풍, pseudogout), 연골석회증(chondrocalcinosis)이라고도 한다.

★ **CPPV** 지속양압환기(법) continuous positive pressure ventilation
인공호흡기의 환기모드로, 흡기 시에는 IPPV(간헐적양압환기)와 같으며 호기 종말에 일정한 양압(PEEP)을 가한다.

CPR 세프피롬 cefpirome
제3세대 세펨계 항균제

★ **CPR** 심폐소생술
cardiopulmonary resuscitation
갑자기 심폐정지를 일으킨 경우 시행하는 응급처치로, 최근에는 심폐뇌소생(CPCR)이라는 개념도 이용되고 있다.

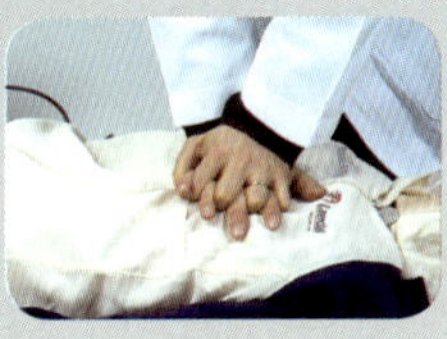

CPX test 심폐운동검사 cardiopulmonary exercise test
트레드밀(treadmill)이나 근육힘기록기(ergometer)를 사용하여 운동부하 중의 심전도와 호기가스분석을 시행하여 심장, 폐, 근육의 움직임을 종합적으로 평가하는 검사이다.

CPZ 세포페라존 cefoperazone
제3세대 세펨계 항균제

CPZ 클로르프로마진 chlorpromazine
항정신병제(antipsychotic)

Cr 크레아티닌 creatinine
근육 중에 있는 크레아티닌(creatine)이 대사되어 생기는 물질로, 신장기능의 지표이다.

CR 기침반사 cough reflex
이물질 등이 기관에 들어가면 기침을 해서 몸 밖으로 내보내려고 하는 신체의 반응을 말한다.

★ **CR** 완전반응 p.331 complete response

항암제 표준 치료의 판정기준을 나타내는 용어로, 종양이 소멸하고 그 상태가 4주간 지속하는 것을 말한다.

★ **CR** 완전완화 complete remission

치료에 반응해서 암의 징후가 모두 사라지는 것을 말하며, 암의 치유를 의미하는 것은 아니다. 완전반응이라고도 한다.

CRAI 지속적동맥내주입 continuous regional arterial infusion

중증의 급성췌장염(급성이자염, acute pancreatitis) 치료법으로, 단백질분해효소억제제(protease inhabator), 항균제(antimicrobic)를 대퇴동맥(넙다리동맥, femoral artery) 등으로 투여하여 췌장조직의 괴사와 감염을 예방한다.

CRAO 망막중심동맥폐쇄 central retinal artery occlusion

망막의 중심동맥이 막혀서 허혈상태가 되어 시력저하가 일어나는 안질환이다.

★ **CRBBB** 완전우각차단 complete right bundle branch block

심장전도계통(cardiac conducting system) 가운데 우각(오른갈래, right bundle branch)이 장애를 입은 상태로, QRS파의 폭이 0.12초 이상인 것을 말한다. 참 CLBBB(완전좌각차단) p.91

CR-BSI 카테터관련혈류감염

catheter-related blood stream infection

혈관 내 카테터의 유치로 발생하는 혈액경로의 감염을 말한다.

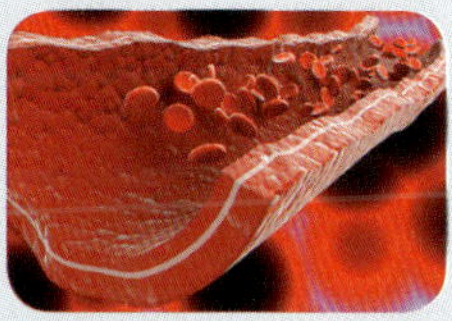

CRC 임상연구간호사 clinical research coordinator

의사와 환자 사이에 서서 임상실험을 원활하게 추진하기 위해 지원하는 임상실험 협력자를 말한다.

★ **CRD** 만성호흡기질환 chronic respiratory disease
장기간에 걸친 비감염성 호흡기 질환을 총칭하는 말로, 천식(asthma), 만성폐쇄성폐질환(chronic obstructive pulmonary disease, COPD)이 대표적이다.

★ **CREST** 석회증, 레이노현상, 식도기능이상, 수지경화증, 모세혈관확장증
calcinosis, Raynaud phenomenon, esophageal involvement, sclerodactyly, and telangiectasia
국한성 경피증 · 수지경화증이라고도 불리는 교원병의 하나로, 병명과 같은 증상이 나타나며 크레스트증후군이라고도 한다.

★ **CRF** 만성신부전(만성콩팥기능상실) chronic renal failure
만성적으로 진행되는 신장병으로 인해 신장기능이 서서히 저하하는 병태를 말한다.

★ **CRF** 만성호흡부전(만성호흡기능상실)
chronic respiratory failure
환기가 잘 되지 않는 호흡부전상태가 1개월 이상 계속되는 것을 말한다.

★ **CRF** 부신피질자극호르몬방출인자 corticotropin-releasing factor
동 CRH

★ **CRH** 부신피질자극호르몬분비호르몬
corticotropin-releasing hormone
시상하부(hypothalamus)에서 분비되어 뇌하수체(pituitary body)에 작용해서 부신피질자극호르몬의 분비를 촉진하는 호르몬이다.

CRL 정둔장(머리엉덩길이) crown-rump length
태아 머리끝에서 엉덩이 돌출부위까지의 길이를 말한다.

CRMN 카루모남 carumonam
모노박탐(monobactam)계 항균제

★ **CRP** C반응단백질 C-reactive protein
염증이 생기면 간에서 합성되어 혈액 중에 증가하는 단백질이다.

CRPS 복합부위통증증후군 complex regional pain syndrome
외상 후 등에 통증이 비정상적으로 지연되는 만성신경장애성 통증을 말한다.

CRRT 지속적신대체요법 continuous renal replacement therapy
체외 혈액정화요법의 하나로, 주로 급성신부전(급성콩팥기능상실, acute renal failure) 등의 중증 환자에게 24시간 연속으로 혈액에서 수분제거, 전해질균형 보정, 노폐물 제거를 시행하는 방법이다.
참 주요 혈액정화법 p.209

★ **CRS** 선천성풍진증후군 congenital rubella syndrome
면역이 없는 여성이 임신 초기에 풍진에 걸려 풍진바이러스(rubella virus)가 태아에게 감염을 일으키는 선천성 장애로, 선천성 심장질환(congenital heart disease), 난청(hearing loss), 백내장(cataract)이 주요 증상이다.

CRS 카테터패혈증 catheter-related sepsis
카테터 유치가 원인으로 발생하는 패혈증을 말한다.

CRT 모세혈관충만시간 capillary refilling time
엄지손가락의 손톱을 5초간 압박한 후 원래 색상으로 돌아오기까지의 시간으로, 순환동태를 평가하는 방법이다.

CRT 심장재동기화치료
cardiac resynchronization therapy
양심실 조율기라고도 하며, 우심실과 좌심실을 동시에 조율함으로써 동기부전을 개선하는 치료법이다.

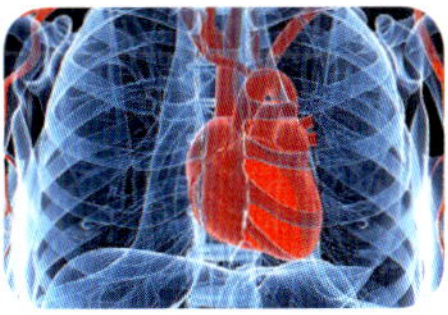

CRVO 망막중심정맥폐쇄 central retinal vein occlusion
망막중심정맥(central retinal vein)이 막혀서 순환장애가 일어나는 안질환을 말한다. 참 BRVO(망막정맥분지폐쇄) p.62

★ **CS** 경추증 cervical spondylosis
노화에 따른 경추(목뼈, cervical vertebra) 변형이나 추간판(척추원반, intervertebral disc) 변성 때문에 발생하는 질환이다.

★ **CS** 관상정맥동(심장정맥굴) coronary sinus
심실간구(심실사이고랑, interventricular groove)에 존재하며 대심정맥(큰심장정맥, great cardiac vein), 중심정맥(central vein)에서의 혈액이 흘러 들어와 우심방으로 흘러간다.

CS 방광경(방광보개) cystoscope
방광 안을 직접 관찰하기 위한 내시경이다.

★ **CS** 만성부비동염(만성코곁굴염) chronic sinusitis
급성부비동염이 세균감염으로 인해 점막이 비후하고 고름이 부비동(코곁동굴, paranasal sinuses) 내에 고임에 따라 만성화한 것으로, 축농증이라고도 한다.

CS 시클로세린 cycloserine
항결핵제(antituberculosis drug)

CS 압궤증후군(으깸증후군) crush syndrome
사고 등으로 장시간 압박을 받은 근육이 해방되었을 때에 일어나는 다양한 장애를 말한다.

CS 운동통 cinesalgia
관절을 움직일 때 발생하는 근골격계의 통증이다.

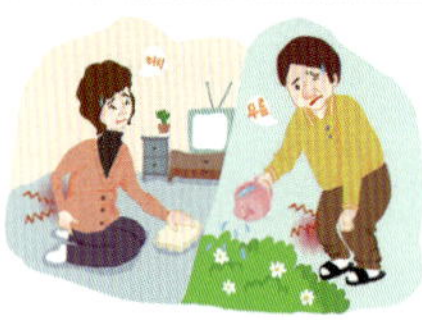

★ **CS, C/S, C-Section** 제왕절개(술) Cesarean section
자연분만이 불가능 또는 위험한 경우에 개복술(배벽술, laparotomy)을 통해 태아를 꺼내는 출산법이다.

CSAS 중추성 수면무호흡증후군 central sleep apnea syndrome
뇌의 호흡중추(respiratory center)에 이상이 생겨 무호흡상태가 발생하는 수면장애를 말한다.

★ **CSB** 체인스토크스호흡 Cheyne-Stokes breathing
깊고 빠른 호흡과 무호흡이 주기적으로 반복되는 것으로, 교대성 무호흡이라고도 한다. 중추신경계의 이상, 울혈심부전(울혈심장기능상실, congestive heart failure), 중증 신부전(콩팥기능상실, renal failure), 빈사 상태 등에 관찰된다.

CSC 중심성장액맥락망막병증 central serous chorioretinopathy
맥락막(얼킴막, choroid)에서 혈장이 누출됨으로써 황반부에 부종이 생기고 국소적인 망막박리(retinal detachment)가 일어나는 안질환을 말한다.

★ **CSF** 뇌척수액 cerebrospinal fluid
뇌와 척수 주위를 순환하면서 뇌를 공격으로부터 지키는 작용을 하는 액체를 말한다. 동 SF p.447

CSF 집락자극인자 colony stimulating factor
시토카인(cytokine)의 하나로, 과립구, 단핵구, 대식세포 등의 분화와 증식을 촉진하는 조혈인자이다. 참 G CSF(과립구집락자극인자) p.191

★ **CSH** 만성경막하혈종(만성경막밑혈종) chronic subdural hematoma
두부외상 후 경막(경질막, dura mater) 안쪽에 생긴 출혈로 인해 서서히 혈종이 형성되는 질환으로, 노인에게 많다.

CSI 지속적피하주입(연속피부밑주입)
continuous subcutaneous infusion
피하에 유치한 카테터를 통해 펌프를 사용하여 지속적으로 약을 주입하는 방법을 말한다.

★ **CSII** 지속적피하인슐린주입
continuous subcutaneous insulin infusion
피하에 유치한 카테터를 통해 펌프를 사용하여 지속적으로 인슐린(insulin)을 주입하는 방법이다.

★ **CSM** 경추성척수증 cervical spondylotic myelopathy
발육성 척주관협착증(developmental spinal stenosis)을 가진 사람에게 시간이 흐름에 따라 척주변형 등이 더해짐으로써 척수가 압박되어 팔다리에 운동 · 감각장애를 일으키는 질환이다.

CSM 뇌척수막염 cerebrospinal meningitis
뇌와 척수를 덮는 뇌척수막에 염증을 일으키는 감염병으로, 발열과 두통 등을 동반한다.

CSR 경추성신경근병증 cervical spondylotic radiculopathy
추간공(척추사이구멍, intervertebral foramen) 협착에 따른 압박성 신경근장애로, 척추증(spondylosis), 추간판헤르니아(척추원반탈출, prolapsed intervertebral disk) 등에 의해 발생하는, 빈도 높은 통증 질환이다.

CSS 경동맥동증후군(목동맥굴증후군) carotid sinus syndrome
경동맥동반사(목동맥팽대반사, carotid sinus reflex)에 이상이 생겨 실신발작(syncopal attack)이 일어나는 질환으로, 서맥과 저혈압이 나타난다.

CSS 처그-스트라우스증후군 Churg-Strauss syndrome
기관지천식이나 알레르기비염을 가진 사람이 호산구의 증가를 동반하고 모세혈관염(capillaritis)을 일으키는 질병이다.
동 AGA(알레르기성육아종성혈관염) p.20

★ **Cst** 정적폐탄성 static lung compliance
기류가 존재하지 않는 상태에서의 폐의 팽창 지표이다.
참 Cdyn(동적폐탄성) p.80

CST 수축자극검사 contraction stress test
자궁수축 시의 태아심박수 변화를 관찰하는 검사이다.

CT 수근관(손목굴) carpal tunnel
정중신경(median nerve)과 전완굴근군의 힘줄이 지나가는 손목 내의 터널 모양 관을 말한다.

CT 심장압전(심장눌림증) cardiac tamponade
심낭 내에 심낭액이 대량으로 고임으로써 심장의 움직임이 제한되는 긴급도가 높은 병태이다.

★ **CT** 컴퓨터단층촬영(술) computed tomography
인체의 횡단면에 X선을 조사하여 컴퓨터를 사용해서 영상화한 것이다.
동 XCT p.530

CT 쿰즈검사 Coombs test
적혈구에 대한 항체를 검출하는 검사로, 직접법과 간접법이 있다.
참 ICT(간접쿰즈검사) p.231

★ **CTD** 결합조직병 connective tissue disease
결합조직을 침범하는 전신성 자가면역질환(autoimmune dieases)을 총칭하는 말로, 교원병이라고도 한다. 전신홍반루푸스(systemic lupus erythematosus, SLE), 쇼그렌증후군(Sjögren syndrome), 경피증(pachyderma), 국한성 경피증 · 수지경화증(CREST), 다발근염/피부근염(polymyositis/dermatomyositis, PM/DM), 혼합결합조직병(mixed connective tissue disease, MCTD) 등이 있다.

★ **CTG** 태아심박진통도 cardiotocogram
태아심박수와 자궁수축을 시간의 경과에 따라 기록한 것이다.

★ **CTGA, cTGA** 수정대혈관전위(증)
corrected transposition of great artery
대혈관이 교체된 대혈관전위 가운데 좌심실과 우심실이 반대로 되어 있는 선천성 심장질환을 말한다. 구조 상 좌심실과 우심실이 반대로 되어 있어서 대혈관의 교체된 흐름을 기능적으로 수정하고 있다.
참 TGA p.480

CTM 세포티암 cefotiam
제2세대 세펨계 항균제

CTM-HE 세포티암헥세틸 cefotiam hexetil
제2세대 세펨계 항균제의 세포티암(주사제)을 에스테르화한 경구 전구약물(prodrug) 제제

★ **CTO** 만성폐색병변 chronic total occlusion
장기간에 걸쳐 서서히 혈관 안이 협착하여 폐색에 이른 허혈성 심장질환을 말한다.

★ **CTR, C/T ratio** 심흉비(심장가슴비) cardiothoracic ratio
흉곽(가슴, thorax)에 대한 심장의 비율로, 흉부 X선 사진에서 %로 표시된다.

CTRX 세프트리악손 ceftriaxone
제3세대 세펨계 항균제

★ **CTS** 수근관증후군(손목굴증후군) carpal tunnel syndrome
수근관(손목굴, carpal tunnel) 안을 주행하는 정중신경(median nerve)이 어떠한 원인으로 압박을 받아 저림이나 통증이 생기는 질환이다.

CTX 뇌건황색종증(뇌힘줄황색종증)
cerebrotendinous xanthomatosis
유전성 대사이상증으로, 백내장(cataract), 지능장애, 보행장애 등이 나타나는 이외에도 힘줄에 황색종(xanthoma)이 생긴다.

CTX 세포탁심 cefotaxime
제3세대 세펨계 항균제

CTZ 화학수용체방아쇠영역 chemoreceptor trigger zone
제4뇌실 바닥에 위치하여 자극을 받으면 구토중추(vomiting center)에 그 자극을 전달한다.

★ **CUG** 방광요도조영(술) cystourethrography
요도구(요도구멍, urethral meatus)에 카테터를 삽입하고 조영제(contrast media)를 주입해서 방광과 요도를 X선 촬영하는 검사이다.

★ **CV** 중심정맥 central vein
상대정맥(위대정맥, superior vena cava)과 하대정맥(아래대정맥, inferior vena cava)을 가리킨다.

★ **CVA** 뇌혈관사고 cerebrovascular accident
뇌의 혈관이 장애를 입어 일어나는 질병을 총칭하는 말로, 출혈성[지주막하출혈(거미막밑출혈, subarachnoid hemorrhage) 등]과 폐색성[뇌색전증(cerebral embolism) 등]이 있다. 동 APO(뇌졸중) p.34

★ **CVA** 늑골척추각(갈비척추각)
costovertebral angle
제12늑골(갈비뼈, costa)과 척주에 끼인 부분으로, 신우신염(깔때기콩팥염, pyelonephritis)과 수신증(물콩팥증, hydronephrosis)에서는 두드리면 통증이 생긴다.

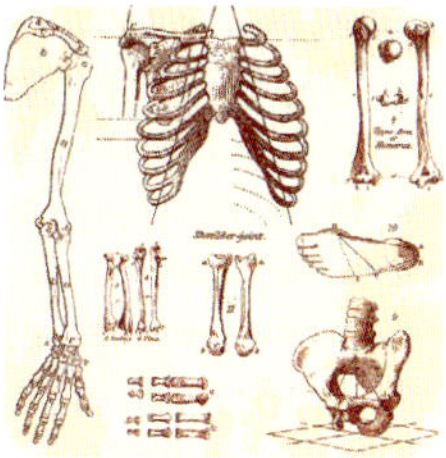

C-VAMP 시클로포스파미드+빈크리스틴+독소루비신+메틸프레드니솔론
cyclophosphamide + vincristine + doxorubicin + methylprednisolone
다발골수종(multiple myeloma)에 대한 병용화학요법

CVC 중심정맥카테터 central venous catheter
말초정맥로를 확보할 수 없을 때 등에 내경정맥(속목정맥, internal jugular vein) 등으로 삽입하여 중심정맥에 유치하는 카테터를 말한다.
참 CVN(중심정맥영양법)

CvCO₂ 혼합정맥혈이산화탄소함유량
mixed venous carbon dioxide content
상대정맥(위대정맥, superior vena cava), 하대정맥(아래대정맥, inferior vena cava), 관상정맥동(심장정맥굴, coronary sinus)에서 3가지 혼합혈액에 포함되는 CO_2의 농도를 말한다.

★ **CVD** 뇌혈관질환 cerebrovascular disease
뇌경색증(cerebral infarction), 뇌출혈(cerebral hemorrhage)로 크게 나뉘는 뇌의 질병을 총칭하는 말이다.

CVD 지속적뇌실배액술 continuous ventricular drainage
측뇌실(가쪽뇌실, lateral ventricle)에 카테터를 유치하여 지속적으로 뇌실 안의 뇌척수액(cerebrospinal fluid, CSF)을 몸 밖으로 배출하는 방법이다.

CVH 두개내출혈 cerebroventricular hemorrhage
두개골(머리뼈, cranial bone) 안에서 일어나는 출혈을 총칭하는 말이다.

★ **CVN** 중심정맥영양법 central venous nutrition
중심정맥카테터(central venous catheter, CVC)를 유치하여 고열량수액(intravenous hyperalimentation, IVH p.252)을 주입해서 전체 영양소요량을 보충하는 방법이다. 동 TPN p.488

CvO_2 혼합정맥혈산소함유량 mixed venous oxygen content

상대정맥(위대정맥, superior vena cava), 하대정맥(아래대정맥, inferior vena cava), 관상정맥동(심장정맥굴, coronary sinus)에서 3가지 혼합혈액에 포함되는 O_2의 농도를 말한다.

★ **CVP** 중심정맥압 central venous pressure

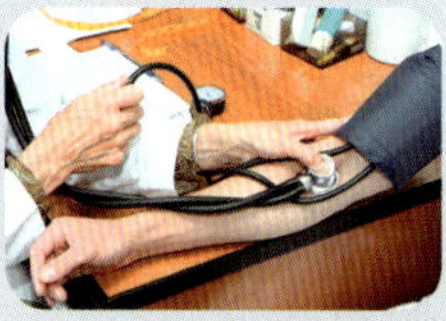

중심정맥의 혈압을 말하며, 우심계 기능이나 울혈심부전(울혈심장기능상실, congestive heart failure) 상태를 조사하기 위해 중심정맥카테터(central venous catheter, CVA)나 스완간즈카테터(Swan-Ganz catheter)를 이용하여 측정한다.

CVR 관상혈관저항(심장혈관저항) coronary vascular resistance

심장 관상혈관의 저항으로, '관혈류=관상동맥관류압(CPP p.101)/관상혈관저항(CVR)'의 관계에 있다.

★ **CVR** 뇌혈관저항 cerebral vascular resistance

뇌혈관의 저항으로, '뇌혈류=뇌관류압(CPP p.101)/뇌혈관저항(CVR)'의 관계에 있다.

CVVH 지속적정정맥혈액여과

continuous venovenous hemofiltration

24시간 지속적으로 정맥에서 혈액을 꺼내어 혈액여과기(hemofilter)를 이용한 여과장치를 통과시켜서 정맥으로 되돌리는 혈액정화법이다.

참 주요 혈액정화법 p.209

CVVHD 지속적정정맥혈액투석

continuous venovenous hemodialysis

24시간 지속적으로 정맥에서 혈액을 꺼내어 투석기(dialyzer)에서 물질제거를 한 다음 정맥으로 되돌리는 혈액정화법이다.

참 주요 혈액정화법 p.209

CVVHDF 지속적정정맥혈액투석여과

continuous venovenous hemodiafiltration

24시간 지속적으로 정맥에서 혈액을 꺼내어 투석기에서 초미세여과(ultrafiltration)와 확산(diffusion)을 시행한 후 정맥으로 되돌리는 혈액정화법이다. 참 주요 혈액정화법 p.209

CWAP 씨왑 children, women, aged people, patients

재해 시에 우선적으로 치료받아야 하는 재해 약자의 머리글자를 딴 것으로, 아이, 여성, 노인과 환자가 해당된다.

★ **CX** 회선지(휘돌아가지) circumflex branch

좌관상동맥(왼심장동맥, left coronary artery)에서 분지해서 좌심실(왼심실, left ventricle) 후면을 주행하여 심장 좌측벽, 좌후벽에 혈액을 공급한다. 심장의 관상동맥 중 하나이다.

CXD 세프록사딘 cefroxadine

제1세대 세펨계 항균제

CXM-AX 세푸록심아세틸 cefuroxime axetil

제2세대 세펨계 항균제로, 에스테르화로 경구 흡수성을 높인 세프록심의 전구약물

CyA, CYA 시클로스포린 cyclosporin A

면역억제제(immunosuppressant)

CYFRA 사이토케라틴19플라멘트 cytokeratin 19 fragment

종양표지자(tumor marker)의 하나로, 폐편평세포암종(squamous cell carcinoma of lung), 선암종(adenocarcinoma) 등의 지표가 된다.

참 주요 종양표지자 p.375

CYP 시토크롬P450 cytochrome P450

다양한 기질에 대한 수산화효소로, 간에서 약물의 대사(해독)를 행한다. CYP1, CYP2, CYP3, CYP4 그룹으로 분류된다.

CZL 석탄산 · 산화아연도포제

carbolic acid zinc liniment, phenol and zinc oxide liniment

방부, 진양작용이 있는 페놀(석탄산)과 환부를 보호하는 산화아연의 혼합외용제이다. 이전에는 수두(수두창)에 사용하였다.

CZOP 세포졸람 cefozopran

제3세대 세펨계 항균제

CZP 클로나제팜 clonazepam

항간질제(antiepileptic)

CZX 세피티족심 ceftizoxime

제3세대 세펨계 항균제

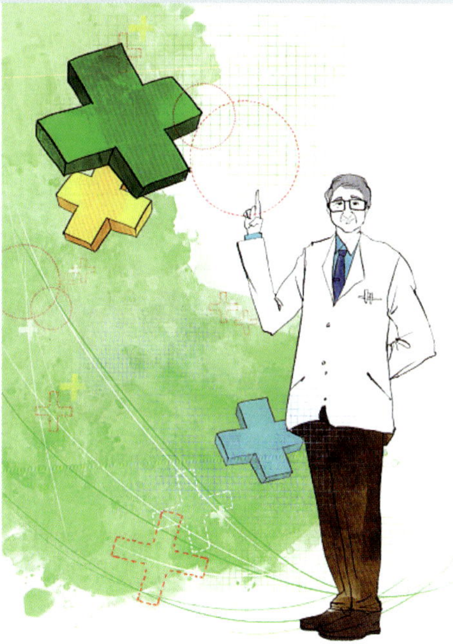

D

d 용량, 투여량 dose 동 dos p.134

D 우울증 depression
기분장애(mood disorder)의 하나로, 기분이 심하게 가라앉고 멍하니 말수가 줄어드는 등의 정신증상에 추가하여 불면, 식욕부진 등의 신체증상도 함께 나타나는 신경질환이다.

★ **D** 하행결장(내림잘록창자) descending colon
결장(잘록창자, colon)의 일부로, 우장골와(오른엉덩뼈오목, right iliac fossa)에서 천골(엉덩뼈, sacrum) 상단까지의 부분을 가리킨다.
동 DC p.119

★ **DA** 도파민 dopamine
신경전달물질(neurotransmitter)의 하나로, 심부전 치료제, 승압제(hypertensor)로서 사용된다.

DA 디지털혈관조영(술) digital angiography
동 DSA(디지털감산혈관조영) p.136

DA 퇴행관절염 degenerative arthritis
관절의 연골조직과 주위 조직에 변성이 생겨서 관절이 굳거나 통증이 나타나는 만성질환이다.

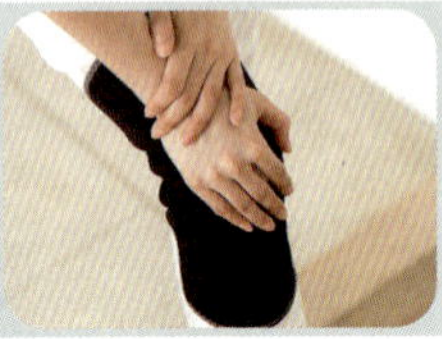

d4A 안드로스텐디온 androstenedione
부신(콩팥위샘, adrenal gland)이나 성선(생식샘, gonad)에서 합성되며 난소에서는 에스트로겐(estrogen), 고환에서는 테스토스테론(testosterone)이 되는 성호르몬의 전구체이다.

★ **DAA** 박리성대동맥류(박리성대동맥자루) dissecting aortic aneurysm
동맥경화(arteriosclerosis) 때문에 대동맥의 중막(중간막, middle coat)이 찢겨 혈액이 흘러들어옴으로써 발생한 새로운 통로가 부풀어 자루 모양이 된 병태이다.

DACT 닥티노마이신 dactinomycin
항악성종양제

★ **DAD** 미만성폐포손상 diffuse alveolar damage
폐모세혈관의 투과성 항진, 폐포상피세포의 장애로 인해 폐포격벽에 부종이나 염증이 생기는 폐질환을 말한다.

DAH 미만성폐포출혈 diffuse alveolar hemorrhage
폐포출혈이 폐 전체에서 일어나는 질환이다.

★ **DAI** 미만성축삭손상 diffuse axonal injury
미만성뇌손상의 하나로, 교통사고 등으로 뇌에 광범위한 회전가속도를 발생하는 충격이 가해짐으로써 축삭(axon)에 단열이 생겨 부상 직후부터 고도의 의식장애를 일으키는 질환이다.

★ **DAP** 인물화성격검사 draw a person test
피검자에게 인물의 전신상을 그리게 하여 성격 경향이나 내면 세계를 분석하는 검사이다.

DAR 소생후사망 death after resuscitation
심정지에서 소생된 환자가 순환동태의 불안정이나 다발성장기부전 등으로 인해 사망하는 것을 말한다.

DAR 이상성천식반응 dual asthmatic response
자극에 대해 즉시형 반응의 천식(asthma)이 나타나고 수 시간 후에 지연형 반응의 천식이 나타나는 것을 말한다.

★ **DAT** 알츠하이머형치매 dementia of Alzheimers type
치매의 하나로, 뇌 안의 신경세포가 감소하여 뇌가 위축됨으로 인해 인지기능 저하, 인격 변화 등이 나타난다.

★ **dB** 데시벨 decibel
소리의 강도를 나타내는 단위로, 청력검사에서 사용한다.

★ **DB** III도화상 deep burn
표피와 진피 전층에 이르는 중증 화상을 말하며, 피부가 재생되지 않으므로 식피(피부이식, skin graft)가 필요해진다.

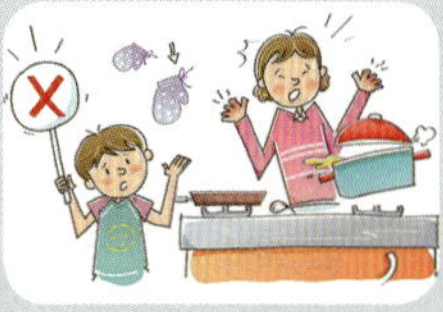

★ **DB** 직접빌리루빈 direct bilirubin
동 D-Bil, 참 IB(간접빌리루빈) p.227, T-Bil(총빌리루빈) p.474

DBECPCG 벤질페니실린벤자틴 benzylpenicillin benzathine
페니실린(penicillin)계 항균제

★ **DBI** 미만성뇌손상 diffuse brain injury
외상성 뇌손상의 하나로, 교통사고 등에서 심하게 뇌가 흔들리게 됨으로써 발생하며 의식장애 등을 일으킨다. 뇌진탕(cerebral concussion), 미만성축삭손상(DAI p.117)을 포함한다.

D-Bil 직접빌리루빈 direct bilirubin
간세포(hepatocyte)에서 처리가 끝나 글루쿠론산(glucuronic acid)과 결합한 수용성 빌리루빈을 말하며, 포합형 빌리루빈이라고도 한다.
동 DB, 참 IB(간접빌리루빈) p.227, T-Bil(총빌리루빈) p.474

DBP 확장기혈압 diastolic blood pressure
심장이 확장했을 때의 혈압으로, 최저혈압을 말한다.
동 DSP p.137

★ **DBS** 뇌심부자극술 deep brain stimulation
뇌심부에 유치한 전극을 통해 전기자극을 줌으로써 부분적으로 뇌의 활동을 억제하여 외과적인 파괴술과 같은 효과를 얻는 치료법으로, 파킨슨병(Parkinson's disease) 등의 불수의운동증에 적용된다.

DBT 이중맹검법 double blind test
임상실험 시 무엇이 신약인지 시험자와 피험자 모두가 모르게 하여 시행하는 방법이다.

DC 붕대교환 dressing change
환자의 붕대를 청결한 것으로 교환하면서 환부의 상태를 관찰하는 것을 말한다.

★ **DC** 수지상세포(가지세포) dendritic cell
혈액에 포함된 백혈구의 하나로, 수지상 돌기를 가지며 면역계에서 항원제시세포(antigen-presenting cell, APC)로서 기능한다.

★ **DC** 직류전격쇼크 direct current shock
심근에 직류전기를 통전하는 제세동(defibrillation)으로, 카운터쇼크라고도 한다.

DC, D/C 퇴원 discharge, discharged

DC 하행결장(내림잘록창자) descending colon 동 D p.116

★ **D&C** 자궁소파술(자궁긁어냄술) dilatation and curettage
자궁경관(자궁목관, cervical canal)을 확장하여 태반겸자에 의한 태아를 포함한 자궁내용물 제거 및 큐렛(curette)에 의한 잔존 조직의 소파를 시행하는 인공임신중절법으로, 7~12주에 시행한다.

★ **DCA** 방향성관상동맥죽종절제술 directional coronary atherectomy
회전하는 칼이 부착된 기구를 카테터를 통해 죽종(atheroma) 부분에 넣어 깎아내는 수술이다.

DCCT 당뇨병조절과합병증에대한연구
The Diabetes Control and Complications Trial
미국국립당뇨병 · 소화기병 · 신장병연구소(NIDDK)가 1형 당뇨병 환자 1,440명의 봉사활동자를 대상으로 시행한 대규모 임상연구이다.

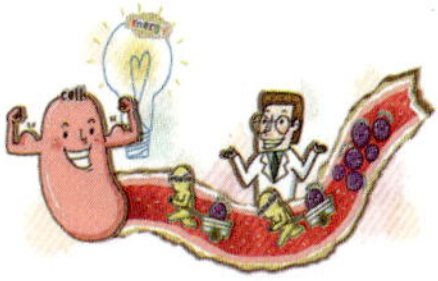

DCF 디옥시코포르마이신 deoxycoformycin
항악성종양제

★ **DCH** 지연형피부과민증 delayed cutaneous hypersensitivity
항원과 림프구 때문에 발생하는 알레르기반응(allergic reaction)으로, 과민증상이 나타나는 데에 1일부터 수일이 걸린다.

DCI 탈탄산효소억제제 decarboxylase inhabator
카복실산(carboxylic acid)에서 이산화탄소를 제거하는 반응을 촉매하는 탈탄산효소의 작용을 억제하는 약. 항파킨슨제

★ **DCM** 확장심근병증(확장심장근육병증) p.92 dilated cardiomyopathy
심근세포의 변화로 심장(특히 심실)의 벽이 얇게 펴져서 내강이 확대하는 것을 말한다.
참 HCM(비대심근병증) p.207, PMD(원발심근병증) p.379

DCR 누낭비강문합술(눈물주머니코안연결술) dacryocystorhinostomy
비루관폐쇄(코눈물관막힘, nasolacrimal duct obstruction) 치료법으로, 누낭(눈물주머니, dacryocyst)과 비강(코안, nasal cavity)을 직접 연결하여 눈물통로를 만드는 수술이다.

D

DCS 손실조절수술 damage control surgery
원래는 군함에서의 응급처치를 가리키는 군사용어로, 의료에서는 구명을 목적으로 한 외상치료전략을 가리키는 말이다. 소생 목적의 초회수술, 전신의 안정화를 꾀하는 집중치료, 회복 · 재건수술의 3요소로 이루어진다.

DCT 직접쿰즈시험 direct Coombs test
적혈구 세포막에 결합해 있는 항체가 있는지를 조사하는 시험(CT, 쿰즈검사 p.109) 가운데 적혈구 표면에 결합해 있는 항적혈구항체를 검출하는 시험이다.

★ **3D-CT** 3차원CT 3-dimensional CT
평면사진으로는 파악하기 어려운 병변부위를 입체적인 3차원 영상으로서 표시하는 방법이다.

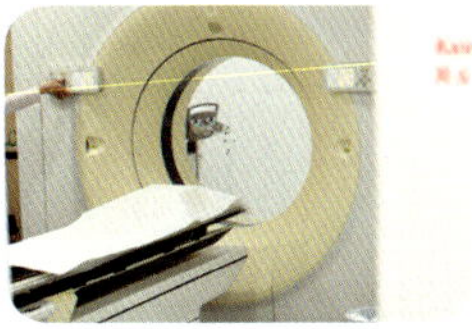

DCV 서방성제제기술 diffusion controlled vesicle
혈중 유효성분의 농도를 장기간 일정하게 유지하기 위해 의도적으로 성분의 방출속도를 느리게 하는 제제 기술을 말한다.

DDAVP 데스모프레신 desmopressin
소변량을 조절하기 위해 뇌하수체가 분비하는 항이뇨호르몬인 바소프레신(vasopressin p.519)의 펩티드 유래 합성 아날로그제로, 중추성 요붕증(diabetes insipidus)에 사용한다.

★ **DDB** II도화상(심재성표피화상) deep dermal burn
진피의 심층부까지 도달한 화상을 말한다.

★ **DDD** DDD형조율 p.4 double double double
인공심박조율기 모드의 하나로, 심방과 심실을 가능한 한 연동시켜서 움직이기 위해 심방과 심실 양쪽에서 자기심박을 감지하여 자극 · 억제하는 것을 말한다.

DDEB 우성이영양성수포표피박리증(우성이영양성물집표피박리증)
dominant dystrophic epidermolysis bullosa
영아기부터 팔다리에 수포가 발생하여 손발톱의 변형 · 탈락, 손끝 위축 등이 일어나는 선천성 질환으로, 상염색체 우성유전이다.

DDH 발육성고관절탈구(엉덩관절탈구)
developmental dislocation of hip 동 CDH(선천성고관절탈구) p.80

ddI 디다노신 didanosine
역전사효소억제제로, HIV 치료에 이용한다.

DDP 시스플라틴 cis-diamminedichloroplatinum(II) [cisplatin]
항악성종양제 동 CDDP p.80

DDS 디아페닐설폰 diaphenylsulfone
한센병(나병, Hansen's disease) 치료제

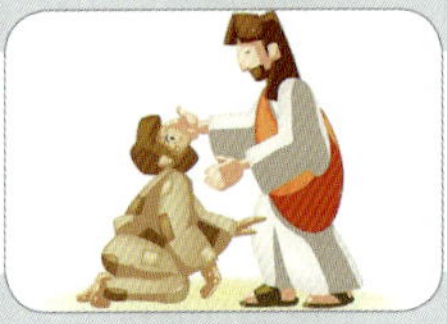

★ **DDS** 약물전달체계 drug delivery system
목적으로 하는 환부에 약제를 확실하게 도달시켜 부작용을 억제하고 효과적으로 작용하도록 하는 방법이다.

DDST 덴버발달선별검사 Denver Development Screening test
0~6.5세의 발달을 '개인–사회', '섬세운동–적응', '언어', '전체운동'의 측면에서 평가하는 검사이다.

★ **DDx** 감별진단 differential diagnosis
진단을 내리는 데에 있어 증상이 매우 비슷한 질환과 구별하는 것을 말한다.

Deg Pig 망막색소변성증 degeneratio pigmentosa retinae(라), pigmentary degeneration of the retina(영)
망막의 시각세포가 연령보다 빨리 노화하여 기능부전을 일으키는 질환으로, 야맹(밤소경, night blindness), 시야협착 등이 서서히 진행된다.

Derm 피부염 dermatitis
피부에 일어나는 염증을 총칭하는 말로, 홍반(erythema), 가려움을 동반한다.

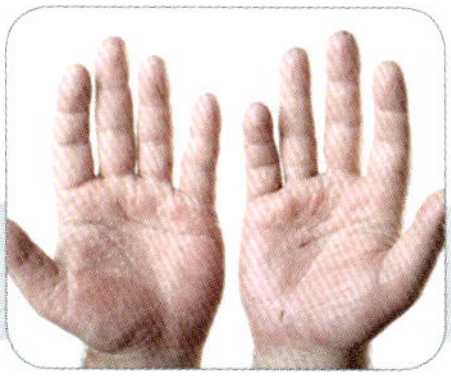

★ **Derma** 피부과, 피부과학 dermatology

Dex 덱사메타손 dexamethasone
부신피질호르몬(부신겉질호르몬, adrenocortical hormone) 제제로, 강력한 염증억제작용이 있으며 항염증제, 자가면역질환 치료제로서 사용된다.

DF 당뇨병성족부병변 diabetic foot
당뇨병 합병증의 하나로, 발의 혈류가 나빠져서 궤양이나 괴사가 생기는 병변이다.

DF 제세동기 defibrillator
심실 · 심방세동을 전기자극으로 제거하는 의료기기이다.

DFD 반소화상태영양 defined formula diet
경장영양제의 하나로, 단백질을 질소원으로 하고 있으며 소화하지 않으면 흡수할 수 없는 상태이다.

DFNz 디클로페낙나트륨 diclofenac sodium
상당히 강력한 비스테로이드항염증제(nonsteroidal antiinflammatory drug, NSAID)

DFOM 메실산데페록사민 deferoxamine mesylate
과잉의 철을 체내에서 제거하기 위한 킬레이트제(chelating agent)로, 원발성 · 속발성 혈색소증(hemochromatosis)에 사용된다. DFO라고도 한다.

DFPE 이중여과혈장교환 double filtration plasma exchange
혈액에서 혈장을 분리해서 병인물질을 파기하고 신선냉동혈장(fresh frozen plasma, FFP) 또는 알부민 제제에 보충해서 체내로 되돌리는 혈액 정화법이다. 현재는 DFPP가 많이 시행되고 있다.
참 주요 혈액정화법 p.209

DFPP 이중여과혈장분리 double filtration plasmapheresis
혈액을 1차 여과막에서 혈장으로 분리하고 2차 여과막에서 병인물질을 제거한 다음 알부민 제제 등을 보충해서 체내에 되돌리는 혈액정화법이다. 참 주요 혈액정화법 p.209

★ **DFSP** 융기피부섬유육종 dermatofibrosarcoma protuberans
피부섬유 내에 발생하는 악성종양으로, 진행은 느리고 전이는 적다.

5'-DFUR 5'-디옥시플루오로우리딘 5'-deoxy-5-fluorouridine
항악성종양제

DG 추간판조영술(척추원반조영술) discography
추간판(척추원반, intervertebral disc) 내에 조영제(contrast media)를 주입해서 시행하는 X선 검사이다.

DGN 미만성사구체신염(토리콩팥염) diffuse glomerulonephritis
광범위에 걸쳐 사구체(토리, glomerulus)에 염증 변화가 나타나는 신장염(콩팥염, nephritis)을 말한다.

DGS 당뇨병사구체경화증(당뇨토리굳음증)
diabetic glomerulosclerosis
사구체(토리, glomerulus)가 경화하여 혈류장애가 일어나는 당뇨병 합병증을 말한다.

DH 치과위생사 dental hygienist
치과 관련 예방처치, 진료보조, 보건지도를 하는 국가자격의 하나이다.

DH 포진피부염(헤르페스모양피부염) dermatitis herpetiformis
보리 등에 함유된 글루텐(gluten)에 대한 자가면역질환(autoimmune dieases)으로, 전신에 심한 가려움을 동반하는 홍반과 수포가 다발하며, 복강질환(celiac disease)을 발병하기도 한다.

★ **DHA** 도코헥사엔산 docosahexaenoic acid
불포화지방산의 하나로, 생선에 많이 함유되어 있으며 생활습관병(life style disease) 예방에 효과가 있다.

DHEA 디히드로에피안로스테론 p.275 dehydroepiandrosterone
부신피질(부신겉질, adrenal cortex)이나 성선(생식샘, gonad)에서 생산되며 약한 남성호르몬작용을 가진다.

★ **DHF** 뎅기출혈열 dengue hemorrhagic fever
뎅기바이러스(dengue virus)에 감염되어 발병하는 뎅기열에서 진행된, 치사율 높은 감염병이다.

DHTR 지연용혈성수혈반응, 지연용혈성수혈부작용
delayed hemolytic transfusion reaction
수혈 받은 적혈구항원(erythrocyte antigen)에 대한 항체가 생산되어 그것이 혈액 중에 남은 수혈 적혈구를 파괴하여 주로 혈관외용혈(extravascular hemolysis)로 나타나는 수혈부작용을 말하며, 수혈 후 1~2주에 발병한다. 참 HTR(용혈성수혈반응) p.224

DI 드와이어법 Dwyer instrumentation
척주측만증(척주옆굽음증, scoliosis)에 대해 시행되는 수술법이다.

DI 불쾌지수 discomfort index
무더위를 나타내는 지표이다.

★ **DI** 요붕증 diabetes insipidus

항이뇨호르몬(antidiuretic hormone, ADH)의 분비이상으로 몸의 수분 균형이 무너져 다뇨(polyuria)가 나타나는 질환이다.

DI 점적주입(방울주입) drip infusion 동 DIV

diast. 확장기 diastolic

대동맥판이 닫힌 후 승모판이 닫힐 때까지의 기간을 말한다. 심방에서 혈액이 비워지고 심실에 혈액이 채워지는 기간이며, 혈압이 가장 낮아진다. 참 syst.(수축기) p.468

★ **DIC** 점적주입담낭조영술(방울주입쓸개조영술)

drip infusion cholecystography

조영제(contrast media)를 점적주입하고 X선 촬영을 하여 담낭(쓸개주머니, gallbladder), 담도계의 형상을 보는 영상검사이다.

DIC 약제성대장염 drug-induced colitis

투여된 약제가 원인으로 일어나는 대장염을 말한다.

★ **DIC** 파종혈관내응고 disseminated intravascular coagulation

전신의 미세혈관에 파종성(씨를 뿌림)으로 응고덩어리가 만들어져 혈소판이나 응고인자가 소비되고 그 결과로서 출혈경향, 장기장애를 일으키는 심각한 병태이다. 백혈병, 악성종양, 패혈증(sepsis)을 동반하는 감염병, 대동맥류(대동맥자루, aortic aneurysm), 쇼크증상을 일으키는 병태 등이 주요 원인이다.

★ **DIND** 지연허혈신경학적결손 delayed ischemic neurological deficit

지주막하출혈(거미막밑출혈, subarachnoid hemorrhage) 후 4~9일 사이에 뇌동맥의 협소화(뇌혈관연축)가 출현하고 의식수준 저하, 다양한 신경증상 등 심각한 신경학적 탈락증상을 일으키는 것을 말한다.

참 VA(뇌혈관연축) p.507

★ **DIP** 박리간질폐렴(박리사이질폐렴)
desquamative interstitial pneumonia
특발성간질폐렴(IIP p.240)의 하나로 30~40대의 흡연자에게 많다.

★ **DIP** 원위지절간관절(먼쪽가락뼈사이관절) distal interphalangeal joint
발가락관절 중 끝부분에 가까운 쪽의 관절을 말하며, DIP관절이라고도 한다.

★ **DIP** 점적신우조영술(방울주입깔때기조영술) drip infusion pyelography
조영제(contrast media)를 정맥 내에 점적주입하여 신장, 요관, 방광 등의 X선 촬영을 하는 검사이다. 참 IVP(정맥신우조영술) p.252

DIS 진단학적 면접기준 diagnostic interview schedule
신경과 영역에서 면접자에 따라 평가가 달라지지 않도록 일정 기준으로 설정된 질문으로 시행하는 면접법을 말한다.

★ **Disc, dis** 퇴원, 분비물 discharge

★ **DISH** 미만성특발성골격뼈과다증
diffuse idiopathic skeletal hyperostosis
인대가 변성해서 골화하는 질환으로, 특히 척추 전방에 현저한 골증식성 변화를 동반하는 병태이다. 척추 이외에 고관절(엉덩관절, coxal articulation), 기타 뼈나 인대에도 심한 골극(뼈돌기, bony spur) 형성이 골단부를 중심으로 확인된다.

disl, dislo 탈구 dislocation
관절이 올바른 위치관계에 없는 상태이다.

★ **DIV** 정맥점적주입(정맥방울주입) drip infusion in vein
정맥 내에 유치한 주삿바늘을 통해 약제를 1방울씩 투여하는 주사법이다. 동 IV drip(정맥내점적주입) p.250

DIVP 정맥점적신우조영(정맥방울주입깔때기조영술)
drip intravenous pyelography 동 DIP p.127

DJS 듀빈-존슨증후군 Dubin-Johnson syndrome
직접빌리루빈을 담세관(쓸개모세관, bile canaliculus)으로 보내는 부분에서 장애가 발생하여 황달(jaundice)이 나타나는 유전성 질환으로, 상염색체열성유전(autosomal recessive inheritance, AR p.35)이다.

★ **DKA** 당뇨병케톤산증 diabetic ketoacidosis
당뇨병의 급성합병증 중 하나로, 극도의 인슐린 결핍을 배경으로 고혈당, 고케톤혈증(hyperketonemia), 산증(acidosis)을 일으킨 상태이다.

DKB 디베카신 dibekacin
아미노글리코시드(aminoglycoside)계 항균제

DL 폐확산능력 diffusing capacity of lung
폐 내의 산소를 혈액으로 받아들이는 능력을 말한다.

DLB 레비소체치매 dementia with Lewy body
3대 치매 중 하나로, 대뇌피질(대뇌겉질, cerebral cortex)의 신경세포에 원형상의 이상구조물(레비소체)이 미만성으로 침착한다. 알츠하이머병, 혈관치매에 이어서 많이 발생하며, DLBD(레비소체병, diffuse Lewy body disease)라고 한다.

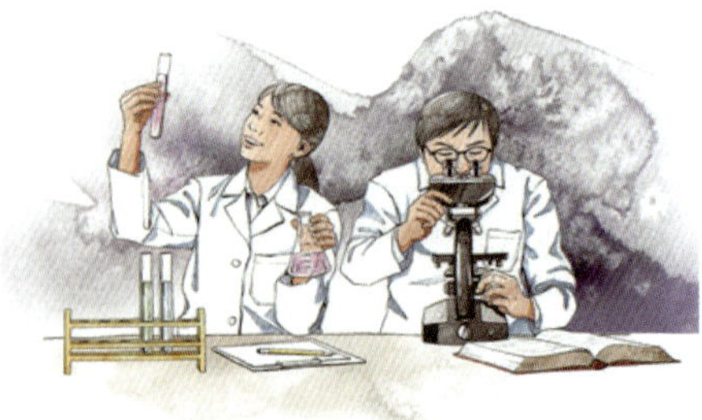

▶주요 치매와 원인

종 류	원 인
AD : 알츠하이머병	뇌에 아밀로이드 β나 타우단백질이라는 단백질이 쌓여 신경세포가 사멸함으로써 발병한다.
VaD(vascular dementia) : 혈관치매	뇌경색이나 뇌출혈 등의 뇌혈관장애 때문에 뇌가 장애를 입어 발병한다.
DLB : 레비소체치매	뇌에 α-시누크레인(alpha-synuclein)이라는 단백질이 쌓여 신경세포가 사멸함으로써 발병한다.
FTD(frontotemporal dementia) : 전두측두엽치매	명확하지 않지만, 뇌의 전두엽(이마엽, frontal lobe)이나 측두엽(관자엽, temporal lobe)이 위축하여 발병한다.

• 그 밖에 머리외상, 뇌질환, 호르몬이상, 비타민결핍, 중독성 질환 등에 의해서도 치매 증상이 나타나는 경우가 있다.

★ **DLBCL** 미만성거대B세포림프종(광범위큰B세포림프종)
diffuse large B-cell lymphoma
비호지킨림프종(non-Hodgkin's lymphoma)의 하나로, B세포가 암화한 것이다.

DLBD 레비소체병 diffuse Lewy body disease 동 DLB

DLC 이중내강카테터(이중내강도관) double lumen catheter
2개의 내강을 가진 카테터이다.

★ **DLE** 원반모양홍반루푸스 discoid lupus erythematosus
전신홍반루푸스(systemic lupus erythematosus, SLE p.452) 증상 중 하나인 원반모양 피진을 주요 특징으로 하는 질환이다.

DLI 공여자림프구주입술 donor lymphocyte infusion
동종 조혈모세포이식 후의 재발 또는 감염 치료에 대해 공여자의 림프구를 다시 주입하는 치료법이다.

DLKP 심부표층각막이식(술) deep lamellar keratoplasty
표층각막이식의 하나로, 환부가 실질층 전체에 이르러 있어서 내피세포 밀도가 충분히 있는 경우에 선택된다.

★ **DM** 당뇨병 diabetes mellitus
인슐린(insulin)의 작용부족으로 고혈당 상태가 지속하여 다양한 합병증을 일으키는 질환이다.

▶당뇨병의 분류

종 류	특 징
IDDM(insulin-dependent diabetes mellitus) : 1형 당뇨병	인슐린 의존성 당뇨병. 자가면역(autoimmunity)에 의해 췌장(이자, pancreas)의 β세포가 파괴되어 절대적인 인슐린 부족에 빠지는 질환이다.
NIDDM(non-insulin-dependent diabetes mellitus) : 2형 당뇨병	유전소인에 비만, 운동부족 등의 발병인자가 더해져 인슐린의 작용이 불충분해지기 때문에 발생한다.
기타 당뇨병	유전자이상이 해명되어 있거나 다른 질환이나 상태에 동반하는 것이다.
GDM(gestational diabetes mellitus) : 임신당뇨병	임신 중에 발병했거나 또는 처음 인식된 내당능 저하를 말한다.

DM 확장기잡음 diastolic murmur
확장기에 발생하는 심(장)잡음이다. 참 심(장)잡음의 종류 p.233

★ **DM** 피부근(육)염 dermatomyositis
신체 근육의 염증증상에 특징적인 피부증상을 동반하는 교원병(collagen disease)이다.

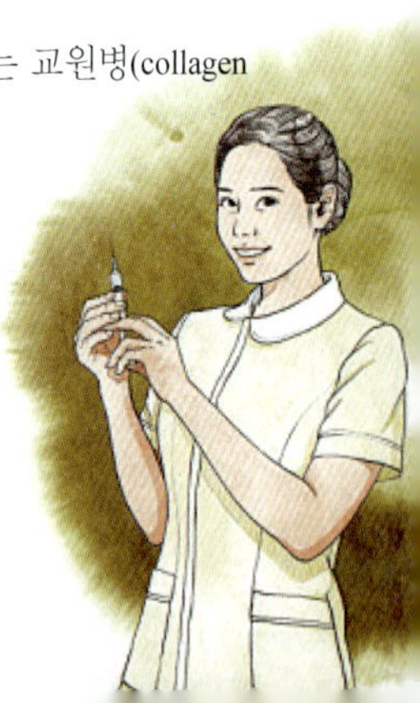

▶주요 교원병

종 류	특 징
SLE(systemic lupus erythematosus) : 전신홍반루푸스	전신의 장기에 원인 불명의 홍반이 나타나는 질환이다.
SSc(systemic sclerosis) : 전신경화증	전신의 피부가 서서히 단단해지는 질환으로, 내장에도 병변을 일으킨다. '레이노현상(Raynaud's phenomenon)'이 특징적이다.
PM(polymyositis) : 다발근육염 **DM**(dermatomyositis) : 피부근(육)염	주로 피부와 근육에 염증이 생기는 질환이다.
RA(rheumatoid arthritis) : 류마티스관절염	자가면역에 의해 관절통, 관절변형이 일어나는 질환이다.
PN(polyarteritis nodosa) : 결절다발동맥염	전신의 혈관에 염증이 일어나는 질환이다.
MCTD(mixed connective tissue disease) : 혼합결합조직병	SLE, SSc, PM/DM의 증상을 함께 가지는 질환이다.

DMARDs 질병조절항류마티스제

disease-modifying anti-rheumatic drugs

염증을 억제할 뿐만 아니라 질병의 활동성을 제어해서 관절파괴가 진행되는 것을 억제하는 약제이다.

DMAT 재해의료지원팀 disaster medical assistance team

대규모 재해 시에 발생 후 48시간 이내에 활동할 수 있는 기동성을 갖춘 의료팀을 말한다.

DMCTC 니메틸클로르테트라사이클린 demethylchlortetracycline

테트라사이클린(tracycline)계 항생제

DMD 뒤시엔느형근(육)디스트로피 Duchenne's muscular dystrophy

유아기부터 근력저하가 시작되는 진행성 근위축증으로, X연관열성유전(X-linked recessive inheritance)을 하기 때문에 환자는 남아로 한정된다.

DMP 진행근(육)디스트로피 dystrophia musculorum progressiva
동 PMD p.379

DN 당뇨병신경병(증) diabetic neuropathy
당뇨병 합병증으로서 조기에 출현하는 것으로, 말초신경장애와 자율신경장애로 나뉜다.

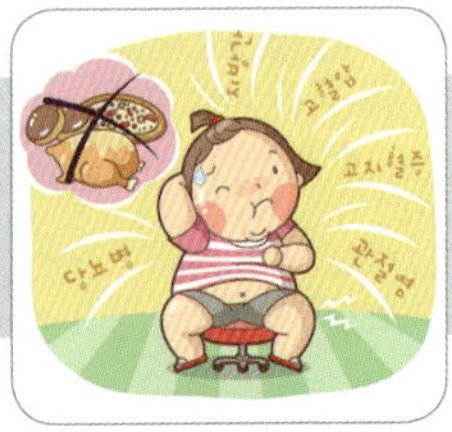

DN, DNR 다우노루비신 daunorubicin
항악성종양제

★ **DNA** 데옥시리보핵산 deoxyribonucleic acid
유전자의 본체를 이루는 핵산의 하나이다.

DNAR 소생시도포기 do not attempt resuscitation
동 DNR

★ **DNR** 소생술포기 do not resuscitate
종말기 의료에서 본인 또는 가족의 의사결정에 따라 심폐소생술을 시행하지 않는 것을 말한다.

D/NS 포도당생리식염액 dextrose in normal saline
0.9% 생리식염수에 5% 포도당을 용도별 비율로 혼합한 점적용액이다.
동 DS p.136

★ **DOA** 도착시사망 dead on arrival
구급대가 도착한 시점에 이미 사망해 있는 것을 말한다.
동 CPAOA(내원시심폐정지) p.99

DOA 도파민 dopamine
중추신경계 신경전달물질인 카테콜아민(catecholamine)의 하나로, 노르에피네프린(norepinephrine), 에피네프린(epinephrine)의 전구물질이며, 파킨슨병(Parkinson's disease)에 관여한다. 약제로서 승압효과가 있어 심부전(심장기능상실, heart failure) 치료에 이용된다.

DOB 도부타민 dobutamine
합성 카테콜아민(catecholamine)의 하나로, 비교적 선택적인 β1 작용제이다. 심박출량 증가, 말초혈관 저항감소 효과가 있어 허혈심장질환(ischemic heart disease)이나 심부전(심장기능상실, heart failure)에 사용한다.

DOC 데옥시코르티코스테론 11-deoxycorticosterone
부신피질(부신겉질, adrenal cortex)에서 생산되는 승압작용을 가진 광물코르티코이드(mineralocorticoid)이다. 광물코르티코이드가 관여하는 질환을 진단하기 위해 측정한다.

DOC 도세탁셀 docetaxel
항악성종양제의 하나로, 유방암(breast cancer) 치료에 사용된다.

★ **DOE** 운동중호흡곤란 dyspnea on exertion [effort]
계단을 오르는 등 몸을 움직임으로써 발생하는 헐떡임을 말한다.

★ **DOLV** 양대혈관좌심실기시증 double outlet left ventricle
대동맥과 폐동맥이 모두 좌심실에서 나오는 선천성 심기형이다.

★ **DOMP** 의원병 disease of medical practice
의료행위가 원인으로 발생하는 질병을 말한다.

★ **DORV** 양대혈관우심실기시증 double outlet right ventricle
대동맥과 폐동맥이 모두 우심실에서 나오는 선천성 심기형이다.

dos 용량, 투여량 dose
약제의 정해진 복용량을 말한다. 동 d p.116

DOS 수술일 day of surgery

DOTS 직접복약확인 directly observed treatment, short-course
WHO가 발표한 결핵제압전략으로, 가래도말 양성 환자의 복약상황을 제3자가 확인하여 치료 중단, 결핵균 내성화를 방지함으로써 확실한 치유를 달성하고 새로운 결핵 발병률을 저하시켜 결핵 박멸을 목표로 하는 것이다.

DOXY 독시사이클린 doxycycline
테트라사이클린(tetracycline)계 항균제

DPA 도파민부분효능제 dopamine partial agonist
도파민이 과잉상태일 때는 길항제로서 작용하고, 도파민이 감소하면 부분 효능제로서 작용하는 항정신병제(antipsychotic)이다.

★ **DPB** 미만성범세기관지염 diffuse panbronchiolitis
양쪽 폐의 호흡세기관지영역에서 미만성으로 만성염증을 일으켜 호흡 기능장애를 일으키는 질환이다.

DP flap 삼각흉근피판 deltopectoral flap
두경부암에 대한 재건술에서 흉근·삼각근의 조직을 영양 공급 혈관과 함께 결손부에 이식하는 것을 말한다.

DPG 유문측부분위절제술 distal partial gastrectomy
위의 유문(날문, pylorus)측을 부분절제하여 분문(들문, cardia)을 보존하는 수술이다.

2, 3-DPG 2, 3-디스포스포글리세레이트 2, 3-diphosphoglycerate
적혈구 중에서 헤모글로빈의 산소에 대한 친화성을 조절하는 물질이다.

DPH 디페닐히단토인 diphenylhydantoin
항간질제(antiepileptic)인 페니토인(phenytoin, PHT)의 다른 이름

DPLN 미만성증식성루푸스신염(미만성증식성루푸스콩팥염)
diffuse proliferative lupus nephritis
전신홍반루푸스(systemic lupus erythematosus, SLE p.452) 환자에게서 발생하는 6가지 형태의 루푸스신염 가운데 하나이다.

DPPHR 십이지장보존췌두절제술(샘창자보존이자머리절제술)
duodenum-preserving pancreatic head resection
췌장(이자, pancreas) 수술에서 췌두(이자머리, head of pancreas)만 절제해서 십이지장(샘창자, duodenum)을 보존하는 수술로, 췌장암, 담관계 암에 적용된다.

DPT 디프테리아 · 백일해 · 파상풍백신
diphtheria, pertussis, tetanus vaccine 동 DTP p.138

DQ 발달지수 developmental quotient
발달검사에 이용되는 지수로, '발달연령÷생활연령×100'으로 계산한다.

★ **DR** 당뇨망막병(증) diabetic retinopathy
망막에 이상이 생기는 당뇨병의 3대 합병증(신경장애, 신증, 망막병증) 중 하나이다.

DR. 의사 doctor

★ **DRE** 직장수지검사(직장손가락검사) digital rectal examination
의사가 환자의 항문에 손가락을 삽입하여 직장 아래에서 항문에 걸쳐 병소를 찾는 검사이다.

★ DRPLA 치상핵적핵-담창구시상하부위축증

dentatorubral-pallidoluysian atrophy

근(육)간대간질(myoclonic epilepsy), 치매, 협조운동장애와 불수의운동을 주요 특징으로 하는 상염색체 우성유전 질환이다.

★ DS 건조시럽 dry syrup

단맛을 첨가한 산제나 과립제를 말한다.

★ DS 다운증후군 Down syndrome

21번 염색체가 3개가 되어 발병하는 선천성 질환으로, 특유한 얼굴 모습, 정신지체, 선천성 심장질환 등을 동반한다.

DS 덤핑증후군 dumping syndrome

상부소화관을 절제한 환자의 식후에 발생하는 복부 · 전신증상을 말한다.

★ DS 사강(무용공간) dead space

호흡기계에서 폐모세혈관과 가스교환에 관여하지 않는 부분을 말하며, 해부학적으로는 비강(코안, nasal cavity)~종말세기관지(terminal bronchiole)까지의 약 150mL가 여기에 해당된다.

DS, D/S 포도당식염액 dextrose in saline

동 D/NS p.132

★ DSA 디지털감산혈관조영(술) digital subtraction angiography

혈관조영법의 하나로, 컴퓨터처리를 통해 뼈와 장기를 없애고 혈관만 영상화한 것이다. 동 DA(디지털혈관조영) p.116

DSA 파괴성척추관절병(증) destructive spondyloarthropathy

장기간 투석에 동반하는 척추질환으로, 경추(목뼈, cervical vertebra)에 다발하며 상피에 저림이나 통증이 있다.

DSCG 크로모글릭산 disodium cromoglycate
항알레르기제(antiallergic drug)

DSD 배뇨근괄약근협동장애(배뇨근조임근협동장애)
detrusor sphincter dyssynergia
배뇨근의 수축과 요도괄약근의 이완 시기가 맞지 않아 배뇨장애가 일어나는 장애이다. 동 DUD(배뇨근요도협동장애) p.139

DSD 재해스트레스장애 disaster stress disorder
재해에 대한 쇼크로 일어나는 심적 장애이다.

DSM 정신질환진단및통계편람
Diagnostic and Statistical Manual of Mental Disorders
미국정신의학회가 작성한 정신질환의 진단기준이다.

DSP 확장기혈압 diastolic blood pressure
동 DBP p.118

DSS 디옥틸소듐설포석시네이트 dioctyl sodium sulfosuccinate
습윤성 하제(설사제, purgative)이다. 계면활성작용을 통해 변의 표면장력을 저하시켜 변을 연화한 다음 배설을 촉진한다.

DST 덱사메타손억제검사 dexamethasone suppression test
코티솔(cortisol)의 과잉생산(쿠싱증후군, Cushing's syndrome) 여부를 조사하는 검사이다.

DT, DT-VAC 디프테리아·파상풍백신
diphtheria-tetanus vaccine
디프테리아, 파상풍 2가지의 혼합예방백신이다.

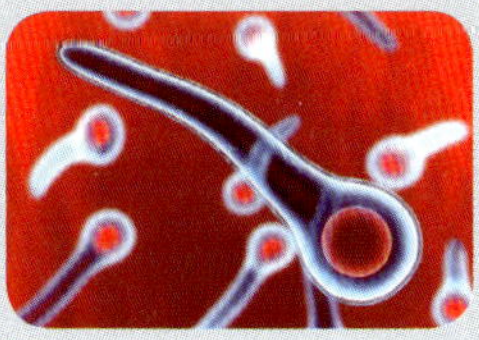

DT 진전섬망(떨림섬망) delirium tremens

중증 알코올의존증 환자에게 생기는 이탈증상의 하나로, 떨림, 의식혼탁, 환각 등이 나타난다.

d4T 사닐부딘(스타부딘) sanilvudine [stavudine]

항HIV제이다. HIV가 증식할 때 RNA를 주형으로 하여 DNA를 합성하는 데에 필요한 역전사효소(reverse transcriptase)를 억제한다.

★ **DTAA** 박리흉부대동맥류(박리가슴대동맥자루)

discending thoracic aortic aneurysm

박리동맥류(박리동맥자루, dissecting aneurysm)가 흉부대동맥(가슴대동맥, thoracic aorta)에 발생한 질환이다.

DTI 심부조직손상 deep tissue injury

주로 욕창이나 저온화상 등으로 겉모습에 큰 변화는 없지만, 피하조직이나 근육조직의 심부가 손상된 것을 말한다.

DTIC 다카바진 dacarbazine

항악성종양제로, 멜라닌종(흑색종, melanoma)이나 악성림프종(malignant lymphoma)에 사용된다.

DTICH 지연성외상성뇌내혈종

delayed traumatic intracerebral hematoma

머리외상으로 머리 내에서 발생하는 출혈이 지연성으로 나타나는 병태이다.

DTP, DTaP 디프테리아 · 파상풍 · 백일해백신

diphtheria, tetanus, pertussis vaccine

디프테리아, 파상풍, 백일해 3종류의 혼합예방백신이다.

동 DPT p.135

★ **DTR** 심부건반사(깊은힘줄반사) deep tendon reflex
힘줄에 자극을 가하면 순간적으로 근육에 수축이 일어나는 것으로, 인체의 생리적인 반사이다. 하악반사(턱반사, mandibular reflex), 요골반사(노반사, radial reflex), 슬개건반사(무릎힘줄반사, patellar tendon reflex) 등이 있다.

★ **DU** 십이지장궤양(샘창자궤양) duodenal ulcer
위산이나 위나선균 등의 영향을 받아서 십이지장벽에 궤양이 형성되는 질환이다. 동 UD p.500

DUB 기능장애자궁출혈 dysfunctional uterine bleeding
기질적인 이상이 없는 데에도 출혈을 일으키는 것을 말하며, 사춘기나 갱년기에 잘 발생한다.

DUD 배뇨근요도협동장애 detrusor-urethral dyssynergia
동 DSD(배뇨근괄약근협동장애) p.137

★ **DV** 가정내폭력 domestic violence
배우자나 파트너에 의한 폭력, 친자 간의 폭력행위, 폭력에만 국한하지 않고 성적, 정신적, 경제적인 것도 포함한다.

★ **DVI** 심실억제형방실순차조율 double ventricle inhibit
심장박동조율법으로, 심박기 모드(mode) p.4 중 하나이다.

DVP 다우노마이신 + 빈크리스틴 + 프레드니솔론
daunomycin + vincristine + prednisolone
만성골수성백혈병(chronic myelogenous leukemia)에 대한 병용화학요법이다.

★ **DVR** 이중판막치환술 double valve replacement
인공판막치환술로, 2곳의 병변 부위 각각에 판막을 대체하는 수술이다.

★ **DVT** 심부정맥혈전증(깊은정맥혈전증) deep vein thrombosis
심부정맥 내에 혈전이 생기는 병태로, 대부분이 다리에서 일어나며 폐혈전색전증(pulmonary thromboembolism, PTE)의 원인이 된다.

★ **DW** 투석목표체중(마른체중) dry weight
투석 환자에게 가장 적합한 체내 수분량의 상태로, 적정체중을 의미한다.

D/W 포도당액 dextrose in water
수분이나 열량 보충, 주사제 희석제로서 사용된다.

DWI 확산강조영상 diffusion weighted imaging
MRI 영상모드 중 하나로, 물 분자의 움직임(확산)을 영상화한 것이며 뇌허혈이나 악성종양 진단에 유용하다.

★ **Dx** 진단 diagnosis
의사가 환자를 진찰해서 병태를 판단하는 것을 말한다.

DXA 이중에너지X선흡수법
dual energy X-ray absorptiometry
2종류의 다른 X선을 조사해서 가장 정확하게 골밀도(뼈밀도, bone density)를 측정하는 검사이다.

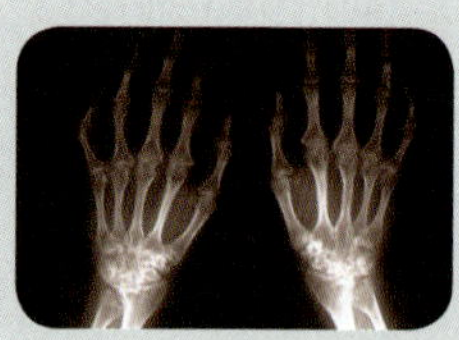

DXR 독소루비신 doxorubicin
항악성종양제 동 ADM(아드리아마이신) p.16

dz 다스 dozen
수량 단위로, 12개를 가리킨다.

DZP 디아제팜 diazepam
항불안제(anxiolytic)

E

E 부종 edema

세포, 조직, 장막강(serosal cavity) 내에 물 같은 액체가 과잉으로 고여 있는 상태를 말하며, 부기라고도 한다.

E 에스트로겐 p.275 estrogen

난포호르몬. 여성은 난소 등, 남성은 부신이나 고환에서 분비되어 이차 성징을 촉진하거나 장골발육 등을 촉진하는 스테로이드호르몬(steroid hormone)을 총칭하는 말이다.

E 효소 enzyme

생명유지에 필요한, 다양한 화학변화를 일으키는 생체촉매제(biocatalyzer)를 말한다.

★ **E1** 에스트론 estrone

에스트로겐의 하나로, 임신 시 소변 중에 다량으로 배설된다.

★ **E2** 에스트라디올 estradiol

가장 강한 생리활성을 가지는 에스트로겐으로, 혈청 중 농도는 임신검사나 난소기능평가의 주요 지표이다.

★ **E3** 에스트리올 estriol

에스트로겐의 하나로, 임신 시 소변 중에 다량으로 배설되며, 태아태반 기능의 지표가 된다. 호르몬대치치료(hormone replacement therapy, HRT)에도 이용된다.

EA 운동협심증 effort angina

주로 관상동맥(심장동맥, coronary artery)의 경화로 인해 운동 때와 같이 심근의 기능이 활발해졌을 때 심근에 필요한 혈류량을 확보할 수 없어 유발되는 협심증(가슴조임증, angina pectoris)을 말한다.

동 EAP p.142, 참 협심증의 분류 p.498

EAA 필수아미노산 essential amino acid
사람의 체내에서 합성할 수 없어 외부에서 섭취해야 하는 9종류의 아미노산을 말한다.

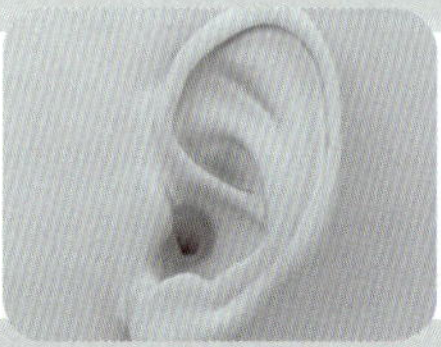

★ **EAC** 외이도(바깥귀길)
external auditory canal
귀 입구에서 고막까지의 관을 가리킨다.

EAEC 장관흡착성대장균 enteroadherent *Escherichia coli*
병원성 대장균의 하나로, 점막상피세포에 부착·증식하면서 독소를 생산하여 설사를 일으킨다.

EAM 내시경적흡인점막절제술
endoscopic aspiration mucosectomy
조기위암에 대한 내시경적 치료법으로, 내시경 끝으로 흡인해서 병소를 끌어올려 뿌리 부분을 올가미로 조인 후 통전하여 절제하는 방법이다.

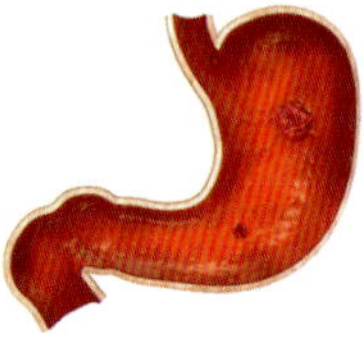

EAP 운동협심증 effort angina pectoris
동 EA p.141

EAP 에토포시드+아드리아마이신+시스플라틴
etoposide + adriamycin + cisplatin [platinol]
위암(gastric cancer)에 대한 병용화학요법

★ **EB** I도화상 epidermal burn
표피만 손상되는 화상으로, 색소침착은 일시적이며 흉터는 남지 않는다.

EB 에탐부톨 ethambutol
항결핵제(antituberculosis drug)

★ **EB** 엡스타인-바바이러스 Epstein-Barr virus
헤르페스바이러스(herpesvirus) 중 하나로, 유소년기에 불현성 감염(무증상감염, inapparent infection)되며, 그 이후의 첫 감염에서 감염단핵구증(infectious mononucleosis, IM p.240)을 발병한다. 동 EBV p.144

EBA 간외담도폐쇄증(간외쓸개길폐쇄증) extrahepatic biliary atresia
신생아 · 영아기에 관찰되는 질환으로, 간 밖에 있는 담관(쓸개관, bile duct)이 막혀서 폐쇄황달(obstructive jaundice)을 일으킨다.

EBCT 전자빔컴퓨터단층촬영
electron beam computed tomography
전자빔의 전자편향을 이용하는 초음파에서 다단면을 촬영할 수 있는 단층법이다. 움직임의 영향을 받지 않아 선명한 영상을 얻을 수 있다.

EBD 내시경적담즙배액술(쓸개즙배액술)
endoscopic biliary drainage
내시경 하에서 튜브를 담도(쓸개길, biliary tract)에 삽입하여 담즙(쓸개즙, bile)을 배출하는 치료법이다. 참 내시경 관련 주요 약어 p.156

★ **EBM** 증거중심의학(증거바탕의학) evidence-based medicine
치료 효과, 부작용, 예후의 임상연구 등 과학적 결과에 의거하여 시행하는 의료를 말한다.

★ **EBN** 증거중심간호(증거바탕간호) evidence-based nursing
경험과 감각에만 의존하지 않고 과학적 근거에 따르는 질 높은 간호를 말한다.

EBS 내시경적담도배액술관삽입술 endoscopic biliary stenting
담관(쓸개관, bile duct) 협착으로 담즙(쓸개즙, bile)의 흐름이 정체되어 있는 경우에 시행하는 치료법으로, 스텐트를 삽입해서 담관을 확대한다.

EBS 단순형수포성표피박리증 epidermolysis bullosa simplex
표피 내에 크고 작은 수포가 반복해서 생기는 선천성 표피박리증의 병형 가운데 하나이다.
동 ESB p.163, 참 JEB(연접부수포성표피박리증) p.255

★ **EBV** 엡스타인-바바이러스 Epstein-Barr virus
동 EB p.143

★ **EC, ECa** 식도암 esophageal carcinoma

★ **EC** 에피루비신 + 시클로포스파미드 epirubicin + cyclophosphamide
유방암(breast cancer)에 대한 병용화학요법

★ **EC** 자궁내막암 endometrial cancer
자궁내막에 발생하는 악성종양을 말하며, 자궁체부암이라고도 한다.

★ **ECA** 외경동맥(바깥목동맥) external carotid artery
좌우 총경동맥(온목동맥, common carotid artery)에서 분지하는 동맥 중 하나로, 얼굴과 경막(경질막, dura mater) 등에 혈액을 공급한다.

★ **ECC** 체외순환(몸밖순환) extracorporeal circulation
심장수술 시 인공심폐장치를 사용해서 전신으로 혈액순환을 시행하는 것을 말한다.

★ **ECCE** 백내장낭외적출술 extracapsular cataract extraction
공막(흰자위막, sclera)을 절개하여 수정체낭(수정체주머니, capsular bag)을 보존하고 수정체만 적출하는 백내장(cataract) 수술을 말한다.
참 백내장 수술 관련 주요 약어 p.73

E

★ **ECCO$_2$R** 체외이산화탄소제거법
extracorporeal carbon dioxide removal
혈액을 몸 밖으로 유도하여 막형 인공폐를 통해 정맥혈을 산소화하여 이산화탄소를 제거하는 방법이다.

★ **ECD** 심내막상결손(심내막융기결손) endocardial cushion defect
심방과 심실 사이에 있는 심실중격(심실사이막, ventricular septum)이 결손된 선천성 심장질환이다. 참 주요 선천성 심장질환 p.480

★ **ECF** 세포외액(세포바깥액) extracellular fluid
세포 밖에 있는 체액을 총칭하는 말로, 혈액, 림프액, 조직액, 뇌척수액, 관절액과 체강액 등이 포함된다.

★ **ECG** 심전도 electrocardiogram
심근의 전위 변화를 파형에 기록하는 검사법이다.

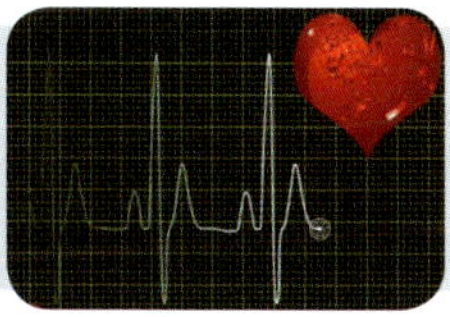

★ **Echo** 초음파검사 echography
초음파의 에코(반향, echo)를 이용해서 장기를 영상화하는 검사법이다.

ECLA 체외식폐보조 extracorporeal lung assist
폐에서의 가스교환을 막형 인공폐를 사용한 체외순환으로 보조하는 방식을 말한다.

ECLHA 체외식심폐보조 extracorporeal lung and heart assist
중증 호흡부전 등에 대해 막형 인공폐 등을 이용하여 심폐기능을 유지하는 방법이다.

E-CMF 에피루비신 + 시클로포스파미드 + 메토트렉세이트 + 플루오로우라실
epirubicin + cyclophosphamide + methotrexate + fluorouracil
유방암(breast cancer)에 대한 병용화학요법

★ **ECMO** 체외막산소공급 extracorporeal membrane oxygenation
중증 호흡부전에 대해 일시적으로 체외순환을 시행하여 호흡을 보조하는 장치이다.

★ **E coli** 대장균 *Escherichia coli*
장관 내에 상재하는 그람음성 간균으로, 장출혈성 대장균과 같이 병원성을 가지는 것도 있다.

ECSWL 체외충격파쇄석술(몸밖충격파돌깸술)
extracorporeal shock wave lithotripsy 동 ESWL p.164

ECT 전기경련요법 electroconvulsive therapy
정신질환 치료법으로, 전신마비 하에서 머리에 전류를 흘려보내어 경련발작(convulsive seizure)을 유발한다.

ECTR 내경시하수근관유리술 endoscopic carpal tunnel release
내시경 하에서 시행하는 수근관유리술로, 작은 절개로 인대를 절제할 수 있다.

ECU 척측수근신근(자쪽손목굽힘근) extensor carpi ulnaris muscle
팔의 근육으로, 상완골(위팔뼈, humerus)에서 중수골(손허리뼈, metacarpal bone)까지 주행한다.

★ **ECUM** 체외식한외여과(초미세여과)
extracorporeal ultrafiltration method
한외여과(초미세여과, ultrafiltration)만으로 과잉의 체액을 제거하는 혈액정화법이다. 참 주요 혈액정화법 p.209

ECV 역아외회전술(바깥태아머리회전술) external cephalic version
임신 말기에 골반위(볼기태위, pubic presentation)인 경우에 시행되는, 두위(머리태위, cephalic presentation)로 되돌리는 처치이다.

ED 발기장애 erectile dysfunction

발기부전(erectile insufficiency)으로 인해 만족스러운 성생활을 하지 못하는 남성의 성기능장애를 말한다.

★ **ED** 성분식(사) elemental diet

화학적으로 명확한 영양소를 가지고 인공적으로 제조한 엔슈어액과 같은 경장영양제이다.

ED 유효선량, 유효용량 effective dose

①유효선량 : 방사선 피폭 영향을 평가하는 양으로, 법에서 정하는 일반인의 한도는 1mSv/년이다. ②유효용량 : 약제의 효과가 나타나는 적절한 복용량을 말한다.

ED 점안제 eye drop

★ **ED50** 중간유효선량, 중간유효용량 effective dose 50%

투여한 환자의 50%에게 약물의 효과가 나타나는 용량을 말한다.

★ **EDAS** 뇌경막동맥간접문합술 encephaloduroarteriosynangiosis

뇌저부에 흐릿한 비정상혈관그물이 관찰되는 모야모야병(moyamoya disease)에 대해 시행되는 간접적 혈행재건술로, 뇌표에 경막(경질막, dura mater), 측두근(관자근, temporalis muscle), 천측두동맥(얕은관자동맥, superficial temporal artery) 등을 접착시켜 신생혈관의 발달을 유도한다.

EDC 내분비계교란물질 endocrine disrupting chemicals

체내에 흡수되면 호르몬 유사 작용을 나타내거나 호르몬을 억제하는 환경 속의 화학물질로, 환경호르몬이라고도 한다.

★ **EDD** 분만예정일 expected date of delivery

최종 월경 첫날을 0주 0일로 하여 40주 0일째를 가리킨다.

★ **EDH** 경막외혈종(경질막바깥혈종) epidural hematoma
두개골(머리뼈, cranial bone)과 경막(경질막, dura mater) 사이에 생긴 혈종을 말한다.

★ **EDS** 엘러스-단로스증후군 Ehlers-Danlos syndrome
콜라겐섬유(아교섬유, collagenous fiber)의 선천적인 이상으로, 결합조직의 취약성, 피부 · 관절의 과신전을 특징으로 하는 유전성 질환을 말한다.

EDTA 에틸렌디아민사아세트산
ethylenediamine-N, N, N', N'-tetraacetic acid : edetic acid
아연중독 해독제로, 킬레이트제(chelating agent)의 하나이다.

★ **EDV** 확장기말용적 end-diastolic volume
심장이 가장 확장했을 때의 용량을 말한다.

EDX 엔독산 endoxan
항악성종양제로, 엔독산은 상품명이며 일반명은 시클로포스파미드 (cyclophosphamide p.101)이다.

EE 에치닐에스트라디올 ethinyl estradiol
여성호르몬제제

★ **EEG** 뇌파도 electroencephalogram
뇌 내의 전위변화를 기록한 파형이다.

EELV 호기말폐용적 end-expiratory lung volume
안정 시의 호기말에 폐 안에 잔존해 있는 공기량을 말하며 기능적 잔기량이라고도 한다.

EEM 다형삼출홍반 erythema exudativum multiforme
거의 원형의 부종성 홍반이 팔다리에 좌우 대칭성으로 다발하는 피부질환으로, 감염병이나 약제에 기인하는 알레르기반응이 주요 원인이다.

EEMG 유발근전도 evoked electromyogram
피부를 통해 말초신경에 전기자극을 가하여 전도속도 등을 측정하는 검사이다.

EER 실험사상률 experimental event rate
실험그룹에서 어떠한 사상이 일어나는 환자의 비율을 말한다.

★ **EF** 박출률(박출분율) ejection fraction
1회 심박출량을 확장기의 좌심실용량으로 나눈 값으로, 심장의 기능 평가용 수치 중 하나이다.

EFBW 추정태아체중 estimated fetal body weight
초음파검사에서 태아두개경(태아머리지름, fetal cranial diameter), 대퇴골장(넙다리뼈길이, femur length), 복위(복부둘레, abdominal circumference) 등을 측정하여 산출하는 태아의 체중을 말한다.

EFM 태아감시장치
electronic fetal monitoring
태아의 심박수나 진통상태를 연속적으로 모니터하여 상태를 평가하기 위한 장치이다.

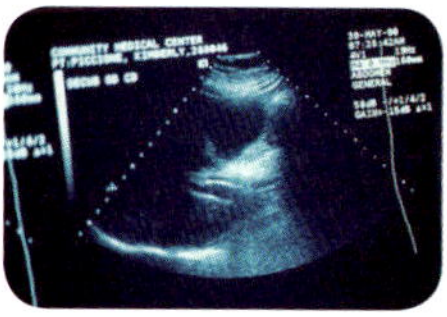

EFV 에파비렌즈 efavirenz
HIV(사람면역결핍바이러스, human immunodeficiency virus) 감염병에 대한 항바이러스제

EG 장글루카곤(창자글루카곤) enteroglucagon
음식물 섭취 후에 혈당치를 상승시키는 호르몬 유사 물질로 소장 상부에서 분비되며, 췌장(이자, pancreas)에서 분비되는 글루카곤과는 구조가 다르다.

★ **EGC** 조기위암 early gastric cancer
침윤이 위의 표층(점막과 점막하층)에 국한되어 있는 위암을 말한다.

★ **EGD** 상부소화관내시경(위내시경) esophagogastroduodenoscopy
식도, 위, 십이지장(샘창자, duodenum)의 점막 상태를 관찰하는 내시경 검사이다.

★ **EGF** 표피증식인자 epidermal growth factor
상피세포의 증식을 촉진하는 펩티드 중 하나로, 피부이식, 상처의 회복 촉진 등에 사용된다.

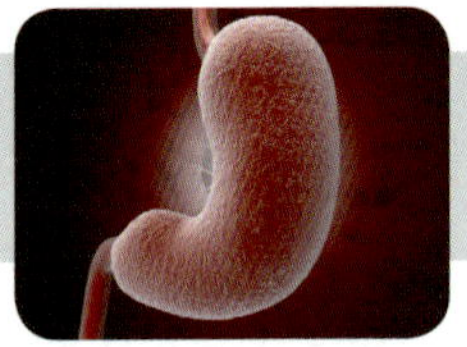

EGG 위전도 electrogastrogram
위의 활동전위를 기록하는 검사이다.

★ **EGJ** 식도위이음부(식도위경계)
esophagogastric junction
위의 분문(들문, cardia) 부위를 말한다. 동 J p.254

★ **EH** 본태성고혈압 essential hypertension
원인을 특정할 수 없는 고혈압을 말한다. 유전 · 환경인자가 복합적으로 얽혀 발병하며 고혈압 환자의 약 90%를 차지한다.

EHBD 간외담관(간외쓸개관) extrahepatic bile duct
담즙(쓸개즙, bile)이 흐르는 총담관(온쓸개관, common bile duct) 중 간 바깥에 있는 부분을 가리킨다.

EHEC 장출혈성 대장균 enterohemorrhagic *Escherichia coli*
병원성 대장균의 하나로, 강한 병원성을 가지며 베로독소(verotoxin)를 생산하여 심각한 증상을 일으킨다. O157 외에 O26, O11 등이 있다.
동 VTEC(베로독소생산대장균) p.522

★ **EHF** 에볼라출혈열 Ebola hemorrhagic fever
에볼라바이러스(Ebola virus)에 감염되어 발병하는 급성열성질환으로, 발생은 아프리카에 한정된다. 환자의 약 70%에서 출혈이 관찰되며 치사율은 50%를 넘는다.

★ **EHG** 자궁근전도검사 electrohysterography
자궁근의 활동전위를 측정하는 검사이다.

★ **EHL** 전기수압쇄석(술) electrohydraulic lithotripsy
큰 결석을 파쇄하기 위해 시행되는 전기수압쇄석장치를 이용한 치료법이다.

EHPVO 간외문맥폐쇄 extrahepatic portal vein obstruction
간경화(liver cirrhosis) 등에서 간외문맥이 폐쇄됨으로 인해서 문맥압이 항진되는 질환이다.

★ **EHT** 에토토인 ethotoin
항간질제(antiepileptic)

EI 감염홍반 erythema infectiosum
파르보바이러스(parvovirus)에 의한 감염병으로, 볼이나 손발의 홍반을 특징으로 한다.

★ **EIA** 효소면역분석(법) enzyme immunoassay
효소로 표식한 항체를 이용하여 대상 항원과 반응을 일으켜 조직 중의 물질을 검출하는 방법이다.

EIP 흡기말휴지 end-inspiratory pause
인공호흡기로 흡기종료 시 바로 호기를 시작하지 않고 그대로 기도내압을 일정시간 높게 유지해서 폐 안의 흡기가스분포를 개선하는 방법이다.

★ **EIS** 내시경적경화요법 endoscopic injection sclerotherapy
내시경 하에서 식도정맥류(esophageal varix)에 경화제(sclerosant)를 주입하여 정맥류를 굳히는 요법이다.

EIT, EITR 적혈구철교체율 erythrocyte iron turnover rate
동 RIT p.422

★ **EKC** 유행각(막)결막염 epidemic keratoconjunctivitis
아데노바이러스(adenovirus) 감염에 따른 급성결막염으로, 감염력이 강하다.

★ **ELBW** 초저체중출생아
extremely low birth weight
출생 시 체중이 1,000g 미만인 신생아를 가리킨다.

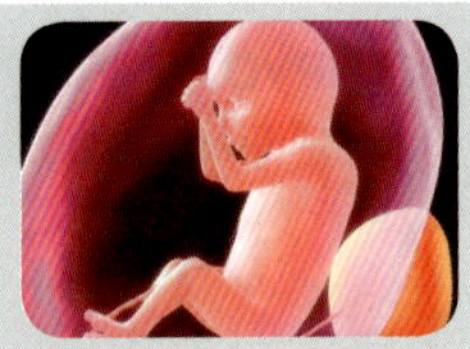

★ **ELCA** 엑시머레이저관상동맥성형술
excimer laser coronary angioplasty
관상동맥(심장동맥, coronary artery)의 협착 · 폐색부분에 엑시머레이저를 조사하여 혈류를 회복시키는 수술이다.

★ **ELISA** 효소결합면역흡착측정(법)
enzyme-linked immunosorbent assay
특이성이 높은 항체와 효소반응을 통한 발광이나 발색을 조합시켜 항원을 검출 · 정량하는 검사법이다.

Elix 엘릭시르 elixir
내복약의 하나로, 단맛과 향기가 있는 에탄올을 첨가하여 먹기 쉽게 한 물약이다.

ELS 이튼람버트증후군 Eaton-Lambert syndrome
주로 폐소세포암종(small cell carcinoma of lung)에 동반하는 종양 수반 증후군이다. 항종양항체의 생산이 원인인 근무력상태가 나타난다.

EM 박출잡음 ejection murmur
심실에서 대동맥이나 폐동맥으로 혈류가 박출될 때 혈류에 의해 생기는 잡음을 말한다.

EM 정시 emmetropia

정상적인 조절작용을 통해 먼 곳에 있는 물체의 상이 망막 위에 올바르게 맺는 눈을 말하며, 원시(hyperopia), 근시(myopia), 난시(astigmatism) 등이 없는 상태를 말한다.

EM 에리트로마이신 erythromycin

마크롤라이드(macrolide)계 항균제이다.

EMB 심내막심(장)근(육)생검 endomyocardial biopsy

병리조직검사를 위해 카테터를 이용해서 심내막 · 심근 조직을 채취하는 방법을 말한다.

EMB 자궁내막생검 endometrial biopsy

자궁내막의 일부를 채취하여 현미경으로 관찰하는 검사로, 자궁체부암종(corpus carcinoma) 검진의 세포진(세포진단, cytodiagnosis)에서 암이 의심되는 사례에 적용한다.

★ **EMG** 근전도검사(법) electromyography

근육이 수축할 때의 전위변화를 파형에 기록하는 검사법이다.

EMG 응급호출 emergency call

EMM 황반전막 epimacular membrane

망막의 황반 위에 생기는 반투명의 막상 조직을 말한다.

동 ERM(망막전막) p.162

EMMV 확대분시강제환기

extended mandatory minute ventilation

분시환기량(respiratory minute volume)이 일정 수치를 밑돌 경우에 설정된 강제환기를 시작하는 인공호흡기의 환기모드이다.

★ **EMR** 내시경적점막절제술 endoscopic mucosal resection
내시경 하에서 병변부위를 올가미(와이어)로 옭아매고 고주파 전류를 흘려보내어 조직을 절제하는 수술로, 조기위암이나 대장암에 시행된다.

★ **EMS** 응급의료서비스 emergency medical service
신속한 진단과 처치를 제공하는 응급의료의 각종 서비스를 말한다.

EMT 구급대 emergency medical team
긴급 시 환자에게 응급처치를 시행한 후 병원으로 이송하는 의료팀을 말한다.

EMT 응급구조사 emergency medical technician
응급의료에 관한 법률에 따라 의사의 지시 하에 응급처치를 시행하는 전문직을 말한다.

EMU 이른아침소변 early morning urine
아침에 일어난 직후의 소변으로, 수면 중에 농축된 소변을 조사할 수 있다.

EN 경장영양 enteral nutrition
소화관이 기능하는 경우의 영양법으로, 경구 또는 경관으로 유동식을 투여한다. 참 영양투여경로 p.381

★ **ENBD** 내시경적비담도배액술(코쓸개길배액술)
endoscopic nasobiliary drainage
내시경 하에서 튜브를 담도(쓸개길, biliary tract)에 삽입하여 코를 통해 담즙(쓸개즙, bile)을 배출하는 치료법이다.
참 내시경 관련 주요 약어 p.156

Endo 심내막(심장속막) endocardium
심장의 바깥측을 둘러싸고 있는 심외막(심장바깥막, epicardium)에 대해 내측에서 덮는 얇고 매끈한 층을 말한다.

enem 관장 enema

ENG 전기안진도(전기눈떨림검사도) electronystagmogram
안구의 움직임에 동반하는 각막 · 망막전위의 변화를 기록하는 검사로, 안진(nystagmus; 비정상적인 안구의 움직임)을 정량적으로 해석할 수 있다.

ENGBD 내시경적비담낭배액술(코쓸개주머니배액술)
endoscopic nasogallbladder drainage
ENBD 수법으로 담낭(쓸개주머니, cholecyst) 내에 튜브를 유치하여 코를 통해 담즙(쓸개즙, bile)을 배출하는 치료법이다.
참 내시경 관련 주요 약어 p.156

ENK 엔케팔린 enkephalin
내인성 모르핀 유사 물질로, 수용체에 결합하면 통각 억제 효과 등이 나타난다.

ENPD 내시경적비췌관배액술(코이자관배액술)
endoscopic nasopancreatic drainage
내시경 하에서 튜브를 췌관(이자관, pancreatic duct)에 삽입하여 코를 통해 췌액(이자액, pancreatic juice)을 배출하는 치료법이다.
참 내시경 관련 주요 약어 p.156

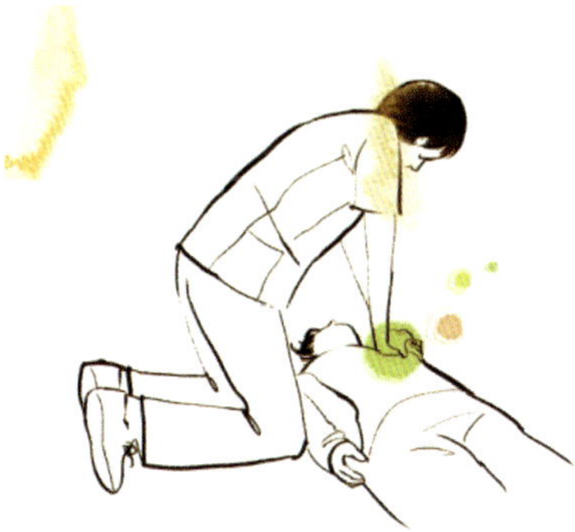

▶ 내시경 관련 주요 약어

약어	영어(한글)
EBD	endoscopic biliary drainage(내시경적담즙배액술)
ENBD	endoscopic nasobiliary drainage(내시경적비담도배액술)
ENGBD	endoscopic nasogallbladder drainage(내시경적비담낭배액술)
ENPD	endoscopic nasopancreatic drainage(내시경적비췌관배액술)
EPBD	endoscopic papillary balloon dilation(내시경적유두풍선확대술)
EPL	endoscopic pancreatolithotripsy(내시경적췌석파쇄술)
ERBD	endoscopic retrograde biliary drainage(내시경적역행담도배액술)
ERC	endoscopic retrograde cholangiography(내시경적역행담관조영술)
ERCC	endoscopic retrograde cholecystography(내시경적역행담낭조영)
EPCG	endoscopic pancreaticocholangiography(내시경적담췌관조영술)
ERCP	endoscopic retrograde cholangiopancreatography (내시경적역행담췌관조영술)
ERGBD	endoscopic retrograde gallbladder and biliary drainage (내시경적역행담낭담관배액술)
ERP	endoscopic retrograde pancreatography(내시경적역행췌관조영술)
ERS	endoscopic retrograde sphincterotomy(내시경적역행괄약근절개술)
EST	endoscopic sphincterotomy(내시경적괄약근절개술)
ETGBD	endoscopic transpapillary gallbladder drainage (내시경적경유두담낭배액술)

★ **ENT** 귀 · 코 · 인두, 이비인후과 ear nose throat

ENT 내분비종양 endocrine tumor
내분비기관에 생기는 종양을 말한다.

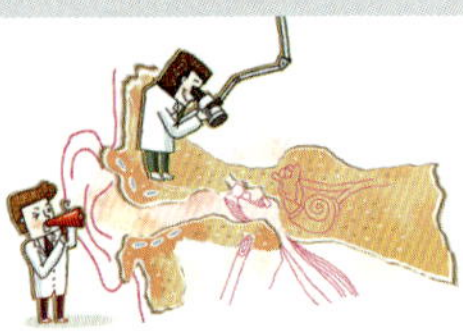

ENX 에녹사신 enoxacin
뉴퀴놀론(new quinolone)계 항균제

Eo, eo, EOS, eos 호산구 eosinophil
알레르기반응(allergic reaction) 제어에 관여하는 백혈구를 말한다.

EOA 식도폐쇄기도유지기 esophageal obturator airway
커프를 부풀려서 위 내용물의 역류를 방지하면서 커프 가까이에 있는 측공으로 환기를 시행하는 기도확보용 기구이다.

★ **EOG** 안전위도 electrooculogram
안구운동을 전기적으로 기록하는 검사이다.

★ **EOG** 에틸렌옥시드가스 ethylene oxide gas
멸균용 가스로, 의료시설 등에서 멸균처리에 사용된다.
동 EtO p.166

★ **EOM** 외안근운동 external ocular movement
안구를 상하좌우로 움직이는 근육을 외안근(바깥눈근육, extraocular muscle)이라고 하며 그 근육의 운동을 가리킨다.

EP 내사위 esophoria
두 눈으로 볼 때는 시선이 맞지만, 한쪽 눈을 가리고 사물을 보면 가린 쪽 안구가 내측을 향하는 상태를 말한다.

EP 에토포시드 + 시스플라틴(플라티놀)
etoposide + cisplatin [platinol]
폐소세포암종(small cell carcinoma of lung)에 대한 병용화학요법

EPA 에이코사펜타엔산 eicosapentaenoic acid
등 푸른 생선에 많이 함유되어 있는 불포화지방산의 하나로, 혈소판응집 억제작용, 혈압강하작용, 혈중지질 저하작용을 한다.

★ **EPAP** 호기기도양압 expiratory positive airway pressure

자발호흡을 보조하기 위해 호기 시에 인공호흡장치를 통해 기도 내에 공급되는 양압(positive pressure)을 말한다.

★ **EPBD** 내시경적유두풍선확장술

endoscopic papillary balloon dilation

담관(쓸개관, bile duct)과 췌관(이자관, pancreatic duct)이 십이지장(샘창자, duodenum)으로 열리는 유두부를 풍선카테터를 부풀려서 확장하는 술기로, 담도협착이나 담관결석 등의 치료에 이용한다.

참 내시경 관련 주요 약어 p.156

EPCG 내시경적담췌관조영술(이자쓸개관조영술)

endoscopic pancreatocholangiography

내시경 하에서 조영제(contrast media)를 카테터로 주입해서 X선 촬영을 행하는 검사로, 현재는 ERCP p.161를 일반적으로 사용한다.

참 내시경 관련 주요 약어 p.156

Eph 에페드린 ephedrine

기관지확장제(bronchodilator)

EPH 부종 · 단백뇨 · 고혈압 edema-proteinuria-hypertension

주로 임신 후기에 관찰되는 임신고혈압(pregnancy-induced hypertension, PIH p.373; 임신중독증이라고도 함)의 주요 증상이다.

★ **Epi** 간질 epilepsy

반복성 발작(간질발작)을 주요 증상으로 하는 만성뇌질환이다.

EPI, Epi 심외막(심장바깥막) epicardium

심장을 싸듯이 이중의 주머니 구조로 되어 있는 막이다.

EPI 에피루비신 epirubicin
급성백혈병, 악성림프종, 유방암, 난소암, 위암, 간암, 요로상피암 등의 치료에 이용되는 항악성종양제이다.

★ **Epid** 경막외마취(경질막바깥마취) epidural anesthesia
경막외강(경질막바깥공간, epidural space)에 가는 카테터를 유치하여 약을 주입하는 국소마취로, 수술 후의 통증관리에도 사용된다.

EPINet 에피넷 Exposure Prevention Information Network
바늘찔림사고, 절상 등의 혈액 · 체액노출에 따른 의료종사자의 혈중 바이러스감염을 예방하기 위한 실태 파악 프로그램으로, 미국, 일본, 대만 등에서 활용 중이다.

EPL 내시경적췌석파쇄술(이자돌파쇄술)
endoscopic pancreatolithotripsy
내시경 하에서 ESWL(체외충격파쇄석술, extracorporeal shock wave lithotripsy p.164)을 시행하는 치료법이다.
참 내시경 관련 주요 약어 p.156

EPMR 내시경적분할점막절제술
endoscopic piecemeal mucosal resection
일괄 절제가 어려운 조기암에 대해 내시경 하에서 분할하여 점막하층(점막밑층, submucous layer)에서 절제하는 수술이다.

★ **EPO** 에리트로포이에틴(적혈구형성인자) erythropoietin
주로 신장에서 생산되는 조혈 호르몬으로, 골수에 작용해서 적혈구 생산을 촉진한다.

★ **EPS** (심장)전기생리검사 electrophysiologic study
심장 내에 전극카테터를 삽입해서 시행하는 부정맥(arrhythmia) 진단이다.

★ **EPS** 전립선압출분비액 expressed prostatic secretion
전립선(전립샘, prostate)을 직장을 통해 손가락으로 압박하면 배출되는 전립선액을 말한다.

EPS 추체외로증상(피라미드바깥길증상) extrapyramidal symptom
손발의 떨림, 불수의운동, 신체경직 등 근육긴장을 조절할 수 없게 된 상태를 말하며, 항정신제 등의 부작용으로 나타나기도 한다.

★ **EPS** 피막성경화복막염 encapsulating peritoneal sclerosis
복막투석(peritoneal dialysis)을 장기간 계속하여 복막이 열화 · 변성됨으로 인해서 장폐색에 의한 출혈, 전신쇠약, 감염병 등을 일으키는 심각한 합병증을 말한다.

★ **EPT** 내시경적유두절개술 endoscopic papillotomy
동 EST(내시경적괄약근절개술) p.164

★ **Eq** 당량 equivalent
2가지 물질이 과부족 없이 화합 또는 반응했을 때의 각각의 양을 말하며, 화학당량이라고도 한다.

★ **EQ** 교육지수 educational quotient
연령에 대한 학력의 발달정도로, '교육연령÷연령×100'이다.

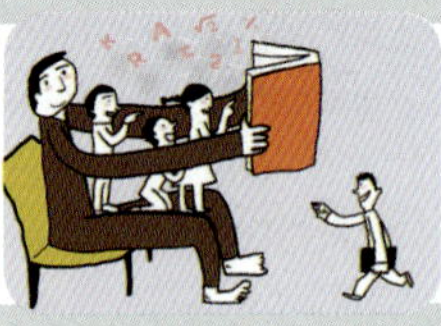

Er 미란(짓무름) erosion
피부나 점막의 상층 세포가 벗겨져 결손된 상태를 말한다.

ER 에스트로겐수용체 estrogen receptor
난포호르몬(에스트로겐 p.141)의 수용체로, 유방암(breast cancer)에서는 ER 양성에가 음성예보다 예후가 양호하다.

ER 응급실 emergency room
응급환자를 진단 · 치료하는 부문을 말한다.

ERA 유발반응청력검사 electric[evoked] response audiometry

피험자에게 소리를 들려주고 청각전도로에서 발생하는 전기신호를 받는 검사로, 수동적인 청력검사에 이용한다.

★ **ERBD** 내시경적역행담도배액술

endoscopic retrograde biliary drainage

ERCP(내시경적역행담췌관조영술, endoscopic retrograde cholangiopancreatography)에 이어서 담도(쓸개길, biliary tract)에 배출관을 삽입하여 담즙(쓸개즙, bile)을 배출하는 치료법이다.

참 내시경 관련 주요 약어 p.156

★ **ERC** 내시경적역행담관조영술(내시경적역행쓸개관조영술)

endoscopic retrograde cholangiography

ERCP(내시경적역행담췌관조영술, endoscopic retrograde cholangiopancreatography) 수법과 같다. 참 내시경 관련 주요 약어 p.156

★ **ERCC** 내시경적역행담낭조영술(내시경적역행쓸개조영술)

endoscopic retrograde cholecystography

ERCP(내시경적역행담췌관조영술, endoscopic retrograde cholangiopancreatography)과 같은 수법으로, 담낭(쓸개주머니, cholecyst)을 X선 촬영하는 검사이다. 참 내시경 관련 주요 약어 p.156

★ **ERCP** 내시경적역행담췌관조영술

endoscopic retrograde cholangiopancreatography

총담관(온쓸개관, common bile duct)에 삽입한 내시경을 통해 담도계 및 췌관에 조영제(contrast media)를 주입하여 X선 촬영을 하는 검사이다.

참 내시경 관련 주요 약어 p.156

★ **ERG** 망막전위도 electroretinogram

망막에 빛 자극을 주었을 때에 발생하는 활동전위를 기록한 것으로, 망막의 이상부위를 검출하는 데에 유용하다.

ERGBD 내시경적역행담낭담관배액술
endoscopic retrograde gallbladder and biliary drainage
EBD(내시경적담즙배액술, endoscopic biliary drainage)의 수법과 같다.
참 내시경 관련 주요 약어 p.156

ERM 망막전막 epiretinal membrane 동 EMM(황반전막) p.153

EROM 조기파수 early rupture of membrane
진통이 시작된 후부터 자궁구가 완전히 열릴 때까지 일어나는 파수이다.

ERP 내시경적역행췌관조영술(내시경적역행이자관조영술)
endoscopic retrograde pancreatography
ERCP(내시경적역행담췌관조영술)의 수법과 같다.
참 내시경 관련 주요 약어 p.156

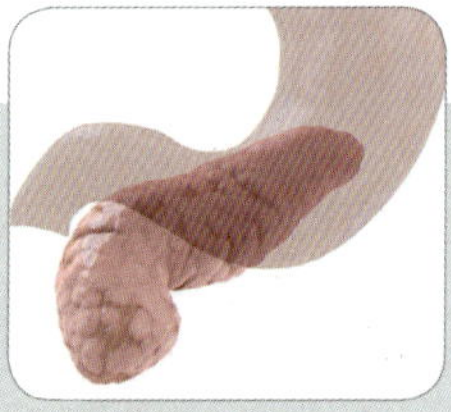

ERS 내시경적역행괄약근절개술
endoscopic retrograde sphincterotomy
EPT(내시경적유두절개술)의 수법과 같다.
참 내시경 관련 주요 약어 p.156

★ **ERT** 에스트로겐대치요법 estrogen replacement therapy
폐경 후나 난소적출 후의 여성에게 감소한 에스트로겐을 보충함으로써 갱년기장애, 골다공증 등의 증상을 완화 · 예방하는 치료법이다.

ERT 응급실개흉술 emergency room thoracotomy
수술실까지 이송할 여유가 없는 생명 위기 환자에 대해 응급실에서 시행하는 응급개흉술을 말한다.

ERV 호기예비량(날숨예비량) expiratory reserve volume
안정호기 후 더 가능한 최대 흡기량을 말한다.

★ **Es** 기외수축(주기외수축) extrasystole
부정맥(arrhythmia)의 하나로, 심장 본래의 규칙적인 리듬에서 벗어나서 여분의 심박이 나타나는 것을 말한다.

ES 돌발피진 exanthema subitum
영유아에게 많은 헤르페스바이러스(herpesvirus)에 의한 감염병으로, 2~3일 계속되는 고열이 내려가면 그와 동시에 발진이 나타나는 것이 특징이다.

ESB 단순형수포성표피박리증 epidermolysis simplex bullosa
동 EBS p.144

★ **ES cell** 배아줄기세포 embryonic stem cell
포유류의 초기 배 내부의 세포에서 얻어지는 세포주로, 다양한 조직이나 장기로 분화하는 다분화능을 가진다. 참 iPS cell p.246

★ **ESD** 내시경적점막하박리술 endoscopic submucosal dissection
내시경 하에서 위암이나 대장암의 병변부위를 조금씩 벗겨내는 수술로, EMR(내시경적점막절제술, endoscopic mucosal resection p.154)보다 광범위하게 일괄 절제할 수 있다.

ESM 에토숙시미드 ethosuximide
항간질제(antiepileptic)

ESR 적혈구침강속도(혈침속도) erythrocyte sedimentation rate
동 BSR p.63

★ **ESR** 피부전기저항 electric skin resistance
피부에 전류를 흘렸을 때 그에 대항하여 생기는 피부 내의 전기저항을 말한다.

★ **ESRD** 말기신장질환 end-stage renal disease 동 ESRF p.164

★ **ESRF** 말기신부전(말기신장기능상실) end-stage renal failure
신장기능이 15% 이하로 저하하여 투석요법이나 신장이식이 필요한 단계의 신장질환을 말한다. 동 ESRD p.163

★ **ESS** 내시경부비동수술(내시경코곁굴수술) endoscopic sinus surgery
내시경 하에서 부비동(코곁굴, paranasal sinus)의 병적 점막을 절제하는 수술이다.

★ **EST** 내시경적괄약근절개술 endoscopic sphincterotomy
내시경 하에서 십이지장유두(샘창자유두, duodenal papilla) 부위를 절개하여 담도폐색과 담석을 치료하는 수술이다.
참 내시경 관련 주요 약어 p.156

★ **EST** 전기충격요법 electric shock therapy
동 ECT p.146

★ **ESV** 수축기말용적 end-systolic volume
심장이 가장 수축했을 때의 용량을 말한다.

★ **ESWL** 체외충격파쇄석술(몸밖충격파돌깸술)
extracorporeal shock wave lithotripsy
몸 밖에서 충격파를 결석에 쏘아 파쇄하는 치료법이다.
동 ECSWL p.146

ET, Et 내독소 endotoxin
그람음성균의 세포벽에 존재하며 균이 파괴됨에 따라 유리되어 쇼크나 발열을 일으킨다.

★ **ET** 내사시 esotropia
두 눈의 시선이 같은 목표물을 향하지 않고 안위(눈위치, eye position)가 안쪽으로 벗어나 있는 상태이다.

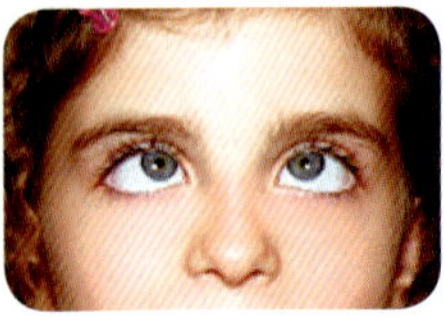

★ **ET** 박출시간 ejection time

심장에서 동맥으로 혈류가 박출되는 시간을 말하며, 좌심실 박출시간(LVET)과 우심실 박출시간(RVET)이 있다.

★ **ET** 본태고혈소판증 essential thrombocythemia [thrombocytosis]

성숙 거핵구(거대핵세포, megakaryocyte)의 증가와 혈소판수의 지속적인 증가가 확인되는 골수증식성 질환으로, 일반적으로 경과는 양호하나 혈전증상이나 출혈증상이 생명 예후를 결정하는 인자가 되는 예도 많다.

ET 본태진전(본태떨림) essential tremor

자신의 의지에 반해서 주로 손이 가늘게 떨리는 증상으로, 노인에서는 더 현저하게 나타난다.

★ **ET** 장루간호전문가 enterostomal therapist

인공항문, 인공방광 사용자를 간호하는 전문지식을 가진 간호사를 말한다.

et al. 외, 등 et alii(라)

문헌의 저자가 이름이 기재된 사람 외에도 있음을 나타내며, 라틴어의 약어이다.

★ **E_TCO_2** 호기말이산화탄소분압 end-tidal carbon dioxide

호기가 끝날 때의 이산화탄소농도로, 호흡상태를 파악할 수 있으며 호기말이산화탄소분압측정기(capnometer)로 측정한다.

ETGBD 내시경적경유두담낭배액술

endoscopic transpapillary gallbladder drainage

내시경을 십이지장유두(샘창자유두, duodenal papilla) 부위에 삽입하고 튜브를 담낭(쓸개주머니, cholecyst) 내에 유치해서 담즙(쓸개즙, bile)을 배액하는 치료법이다. 참 내시경 관련 주요 약어 p.156

ETH 에티오나미드 ethionamide
항결핵제(antituberculosis drug)

ETO 에토포시드 etoposide
다양한 암에 대한 항악성종양제

E$_T$O 에틸렌옥시드가스 ethylene oxide gas
동 EOG p.157

★ **ETS** 환경속담배연기 environmental tobacco smoke
흡연자가 내뿜는 연기와 담배 점화부분에서 나오는 부유연기를 합한 호칭이다.

ETT 기관내관 endotracheal tube
기관확보를 위해 기관에 삽입하는 튜브를 말한다.

ETT 운동내성검사 exercise tolerance test
안정 시에는 이상을 보이지 않는 허혈심장질환 등의 진단에 사용되는 검사로, 일정한 운동을 하면서 순환 · 심장기능의 예비력을 평가한다.

★ **EUP** 자궁외임신(딴곳임신) extrauterine [ectopic] pregnancy
수정란이 정상적인 착상부위인 자궁내강 이외의 장소에 착상하는 것을 말한다.

★ **EUS** 내시경초음파검사 endoscopic ultrasonography
초음파검사용 탐촉자가 달린 내시경으로 시행하는 검사로, 표면에서는 보이지 않는 종양의 위치 상태를 알 수 있다.

★ **EUS-FNA** 초음파내시경유도하세침흡인(초음파내시경유도하가는바늘흡인)
EUS-guided fine needle aspiration
초음파 내시경으로 관찰하면서 병변을 천자하여 세포를 채취하는 검사로, 정확한 병리진단을 얻을 목적으로 시행한다.

★ **EV** 식도정맥류 esophageal varix
문맥압이 항진하여 식도점막하층에 있는 정맥이 굵어져서 혹 모양으로 융기한 상태로, 대부분은 간경화(liver cirrhosis)에 동반된다.

EVC 호기폐활량(날숨폐활량) expiratory vital capacity
숨을 들이마신 다음 숨을 완전히 내뱉은 호기용량을 말한다.

EVD 뇌실외배액술 external ventricular drainage
뇌실(cerebral ventricle)에 튜브를 넣어 고인 혈액이나 뇌척수액을 몸 밖으로 배출하는 치료법이다.

★ **EVL** 내시경적정맥류결찰술 endoscopic variceal ligation
정맥류(varicose vein) 치료법 중 하나로, 파열 위험성이 높은 정맥류를 내시경 하에서 묶어서 괴사 · 탈락시키는 방법이다.

EVM 엔비오마이신 enviomycin
항결핵제(antituberculosis drug)

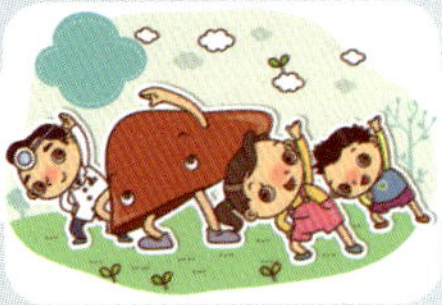

ex 운동, 훈련 exercise

Ex, Ext 추출물 extract
생약의 유효성분을 추출한 것을 말한다.

exp lap 탐색개복술(탐색배벽술) exploratory laparotomy
영상진단 등 체외에서 시행하는 검사로는 정확한 진단을 내릴 수 없는 경우, 치료방침을 결정하기 위해 시행하는 시험적 수술을 말한다.

★ **ext** 신전(폄) extension
굴곡(굽힘, flexion)에 대해 관절을 늘리는 것을 말한다.

Ez 습진 eczema
피부염(dermatitis)이라고도 하며, 피부 상부층의 염증을 가리킨다. 가려움을 동반하는 적색의 발진(rash)을 일으킨다.

F

F 인자, 요인, 계수 factor

F 일차응급처치, 일차구급 first aid
상병자가 발생한 경우 의사가 도착할 때까지 그 자리에 있는 사람이 시행하는 응급구조를 말한다.

★ **F** 프렌치사이즈 French size 동 Fr p.183

★ **FA** 대퇴동맥(넙다리동맥) femoral artery
외장골동맥(바깥엉덩동맥, external iliac artery)에서 이어지는 동맥관으로, 서혜인대(샅고랑인대, inguinal ligament) 중앙에서 혈관열공(혈관칸, lacuna vasorum)을 지나 대퇴삼각(넙다리삼각, femoral triangle)을 하강해서 슬와동맥(오금동맥, popliteal artery)으로 연결된다.

FA 형광혈관조영(술) fluorescein angiography 동 FAG p.170

★ **Fab** 항원결합부위 antigen binding fragment
항체가 가지는, 항원의 항원결정기(antigenic determinant)와 결합하는 부분을 말한다.

★ **FAB** FAB분류 French-American-British classification
급성백혈병의 병형 분류

▶FAB분류

Ⅰ 림프성	
L1 (소아 ALL)	림프모구
L2 (성인 ALL)	다양한 림프모구 : L1보다 세포질이 많다.
L3 (버킷형 ALL)	세포질 공포화를 동반하며, 더 작은 핵염색질과 청색에서 짙은 청색의 세포질

II 골수성		
M0 (AML)	가장 미분화 골수모구	
M1 (AML)	미분화 골수모구	
M2 (AML)	분화한 골수모구 : 약간 과립형성	
M3 (APL)	전골수구 : 전형적인 과립형성	
M4 (AMMoL)	골수단핵구 : 골수모구와 단핵구 유사 세포의 혼재	
M5v(AMoL)	단핵구	
M6 (EL)	적백혈병	
M7 (MegL)	거핵모구	
III 골수이형성증후군	골수의 모구	말초의 모구
불응성빈혈(PARA)	< 5%	< 1%
철적혈모구를동반하는 불응성빈혈(PASA)	< 5% (환상철적혈모구 > 15%)	< 1%
모구증가형불응성 빈혈(RAEB)	5~20%	< 5%
만성골수단핵구성 백혈병(CMMoL)	5~20% (전단핵구 증가)	< 5% (단핵구 > 1,000/mm³)
전환기 모구증가형 불응성빈혈(RAEB in T)	21~30% (아우어소체 (+))	> 5%

FABERE 파베르검사

flexion, abduction, external rotation and extension test

고관절(엉덩관절, coxal articulation)과 그 주변 근육 및 힘줄 조직의 질환을 조사하기 위한, 고관절의 굴곡(굽힘, flexion) · 외전(벌림, abduction) · 외회전(바깥돌림, external rotation) · 신전(폄, extension) 검사이다.

FAC 플루오로우라실 + 아드리아마이신(독소루비신) + 시클로포스파미드

fluorouracil + adriamycin [doxorubicin] + cyclophosphamide

유방암(breast cancer)에 대한 병용화학요법

FACO$_2$ 폐포기이산화탄소분압

fraction of alveolar CO_2 concentration

폐포(허파꽈리, alveolus) 내의 이산화탄소 농도를 말한다.

FAD 플라빈아데닌디뉴클레오티드 flavin adenine dinucleotide

수소효소(hydrogenase)의 호기성 보조효소로서, 비타민 B_2 결핍증이나 대사장애 치료제로 사용된다.

FAG 형광안저조영(술) fluorescein fundus angiography

형광색소의 하나인 플루오레세인(fluorescein)을 정맥에 주사하여 망막혈관을 촬영하는 술기로, 황반변성, 망막혈관경색, 당뇨망막병(증)의 진단에 유효하다.

FALS 가족성근위축측삭경화증(근육위축가쪽경화증)

familial amyotrophic lateral sclerosis

유전성의 근위축측삭경화증(ALS p.26)으로, 상염색체우성유전(autosomal dominant, AD p.14)을 나타낸다.

FAM 플루오로우라실+아드리아마이신(독소루비신)+마이토마이신 C

fluorouracil+adriamycin [doxorubicin] + mitomycin C

위암(gastric cancer)에 대한 병용화학요법

FAMTX 플루오로우라실+아드리아마이신(독소루비신)+메토트렉세이트

fluorouracil + adriamycin [doxorubicin] + methotrexate

위암(gastric cancer)에 대한 병용화학요법

★ **FAO$_2$** 폐포기산소분압 fraction of alveolar O_2 concentration

폐포(허파꽈리, alveolus) 내의 산소 농도를 말한다.

★ **FAP** 가족성샘종폴립증 familial adenomatous polyposis

대장(큰창자, large intestine)에 100개 또는 그 이상의 선종(샘종, adenoma)이 생기는 상염색체 우성 형식의 유전성 질환으로, 대방암의 전단계로 판단된다. 동 FPC(가족성대장폴립증) p.183

★ **FAP** 가족성아밀로이드다발신경병증
familial amyloid polyneuropathy
아밀로이드 단백질이 전신의 장기에 침착하여 다발신경염(polyneuritis)을 나타내는 상염색체 우성 형식의 유전성 질환이다.

FAP 플루오로우라실 + 아드리아마이신 + 시스플라틴(플라티놀)
fluorouracil + adriamycin + cisplatin [platinol]
식도암(esophageal carcinoma)에 대한 병용화학요법

★ **FAS** 태아알코올증후군 fetal alcohol syndrome
임신 중 모체의 음주로 인해 태아에게 출생 전후 성장지연, 중추신경계 장애, 안면형성부전이 발생하는 것을 말한다.

FAST 긴급초음파검사
focused assessment with sonographic for trauma
순환 이상이 있는 응급 외상환자에 대해 심낭강, 복강, 흉강의 출혈 여부를 확인하기 위해 시행하는 신속간이 초음파검사를 말한다.

★ **Fb** 섬유소(피브린) fibrin
혈액이 응고할 때 섬유소원(피브리노겐, fibrinogen)에 트롬빈(thrombin)이 작용하여 생긴다.

FB 족욕 foot bath
전신욕을 할 수 없을 때 발만 따뜻한 물에 담가 씻는 목욕법으로, 이완 효과와 수면 효과가 있다.

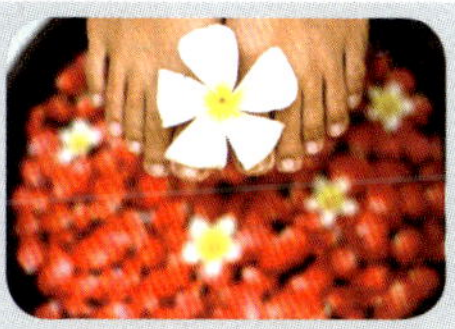

FB 필름배지 film badge
방사선의 외부 피폭량을 측정하기 위해 흉부나 복부에 장착하는 배지를 말한다.

Fbg 섬유소원(피브리노겐) fibrinogen
혈장 중에 함유되어 있는 단백질로, 혈액을 응고시키는 인자 중 하나이다.

FBM 태아호흡운동 fetal breathing movement

임신 16주 무렵부터 태아에게 관찰되는 흉복벽(가슴배벽, pleuroperitoneal wall)과 횡격막(가로막, diaphragm)의 규칙적인 운동이다. 태아 폐 성숙의 지표가 된다.

★ **FBS** 공복혈당 fasting blood sugar

공복 시의 혈액 중 당 농도를 말한다.

▶공복혈당의 기준(정맥혈장수치)

~100	100~110	110~126	126~ (mg/dℓ)
정상영역	정상고치	경계영역	당뇨병영역

· 공복혈당 100~109mg/dℓ은 정상영역이기는 하나 정상고치로 본다.

★ **FBS** 굴곡기관지경술(기관지굽보개술) fiber bronchoscopy

굴곡내시경(굽보개, fiberscope)을 입으로 삽입해서 기관 내부를 관찰하는 검사이다.

Fc 불변부위 constant region

면역글로불린(immunoglobulin)의 C말단 영역으로, 탐식작용 유발, 보체 활성화 등의 효과기(effector) 기능을 가진다.

FC 안면소견 facial condition

얼굴의 겉모습을 말하며, 얼굴의 특징을 통해 특정 질환(갑상선항진증 등)의 존재가 의심되기도 한다.

FC 열성경련 febrile convulsion

38℃ 이상의 발열에 동반하여 일어나는 경련으로, 영유아에게 많이 관찰된다.

5-FC 플루시토신, 5-플루오로시토신 5-fluorocytosine
항진균제(antifungal)

FCH, FCHL 가족성복합고지질혈증
familial combined hyperlipidemia
발병 빈도가 높은 유전성 고지질혈증을 말하며, 비만, 내당능 이상, 고요산혈증(hyperuricemia)의 합병 빈도나 허혈성 심장질환의 위험성이 높다. 식사나 운동으로 개선 가능하다.

FCR 요측수근굴근(노쪽손목굽힘근) flexor carpi radialis muscle
전완부(앞팔, forearm) 전면의 표층에 있는 굴근(굽힘근, flexor muscle) 중 하나로, 손목의 외회전(바깥돌림, external rotation) 운동에 관여한다.

FCU 척측수근굴근(자쪽손목굽힘근) flexor carpi ulnaris muscle
전완부(앞팔, forearm) 전면의 표층에 있는 굴근(굽힘근, flexor muscle) 중 하나로, 손목의 내회전(안쪽돌림, internal rotation) 운동에 관여한다.

FD 기능성소화불량 functional dyspepsia
궤양(ulcer) 등의 기질적 병변이 없는 데에도 불구하고 위부 불쾌감, 위통 등의 증상을 나타내는 상태를 말한다.

★ **FD** 안면운동이상증 facial dyskinesia
파킨슨병(Parkinson's disease)이나 항정신병제(antipsychotic)의 투여로 나타나는 안면경련 등의 불수의운동을 말한다.

★ **FD** 치사용량 fatal dose
생체가 죽음에 이르는 약물의 양을 말한다.

FD 태아절박가사 fetal distress
대부분은 태아에게로 가는 산소공급량이 줄어든 것이 원인이며, 심박수에 분명한 이상이 관찰되는 상태이다. 태아기능부전(non-reassuring fetal status)이라고도 한다.

FDL 연성이중내강카테터 flexibie double lumen catheter
연성 소재로 된 2개의 내강을 가진 카테터를 말한다.

FDP 섬유소 · 섬유소원분해산물
fibrin and fibrinogen degradation product
섬유소혈전(피브린혈전, fibrin thrombus)의 용해반응(lytic response; 섬유소용해현상)으로 분해된 섬유소(피브린, fibrin)나 섬유소원(피브리노겐, fibrinogen)의 분해물을 총칭하는 말이다.

★ **FDP** 심수지굴근(깊은손가락굽힘근)
flexor digitorum profundus muscle
손가락의 제1관절을 굽히는 전완(앞팔, forearm)의 근육을 말한다.

FDS 십이지장 굴곡내시경 fiberduodenoscope
상부소화관을 관찰하는 내시경을 말한다.

★ **FDS** 표재지굴근(얕은손가락굽힘근)
flexor digitorum superficialis muscle
손가락 제2관절을 굽히는 전완(앞팔, forearm)의 근육을 말한다.

★ **FDV** 첫요의 first desire to void
방광 내에 어느 정도의 소변이 고여서 맨 처음 느끼는 요의를 말한다.

★ **Fe** 철의원소기호 ferrum
인체에서 철은 약 70%가 헤모글로빈(hemoglobin)으로서 적혈구 안에 존재한다. 그 밖에 근육이나 간, 비장 등에도 존재한다.

FE 국소성폐기종 focal emphysema
폐기종 가운데 폐기능장애가 가장 가벼우며, 보통은 무증상이다. 자발기흉(자발공기가슴증, spontaneous pneumothorax) 등과 합병한 경우에만 치료 대상이 된다.

FE 태아에코 fetal echo
태아의 초음파검사를 말한다.

FEC 플루오로우라실 + 에피루비신 + 시클로포스파미드
fluorouracil + epirubicin + cyclophosphamide
유방암(breast cancer)에 대한 병용화학요법

FECG 태아심전도 fetal electrocardiogram
모체 복벽에 장착한 전극을 통해 태아의 심전도를 기록하는 검사법이다.

FEF 전두안구영역 frontal eye field
전두엽(이마엽, frontal lobe)에 있는 안구운동의 제어에 가장 중요한 영역을 말한다.

★ **FEK** 칼륨분획배설률, 칼륨부분배설률 fractional excretion rate of K
칼륨청소율을 크레아티닌청소율(creatinine clearance, Ccr p.78)로 나눈 값이다. 고칼륨혈증(hyperkalemia)의 원인이 칼륨의 과잉섭취인지 신장장애인지를 판별하는 데에 이용한다.

FEM 플루오로우라실 + 에피루비신 + 마이토마이신 C
fluorouracil + epirubicin + mitomycin C
위암(gastric cancer)의 간전이에 대한 병용화학요법

FENa 나트륨분획배설률, 나트륨부분배설률
fractional excretion rate of Na
나트륨청소율을 크레아티닌청소율(creatinine clearance, Ccr p.78)로 나눈 값이다. 신부전(콩팥기능상실, renal failure)의 원인이 탈수인지 신장장애인지를 판별하는 데에 이용한다.

FES 기능적전기자극 functional electrical stimulation
뇌나 척수손상으로 발생한 운동기능의 마비에 대해 전기자극을 사용하여 손발의 동작을 재건 · 보조하는 치료법이다.

FESS 기능적내시경부비동수술(기능적내시경코곁굴수술)
functional endoscopic sinus surgery
만성부비동염(chronic sinusitis)에 시행되는 비점막기능 보존 수술이다.

★ **FEV** 강제호기량(노력날숨폐활량) forced expiratory volume
최대흡기값(최대들숨수준, maximal inspiratory level)에서 일정시간 내의 최대호기량을 말한다.

★ **FEV1.0** 1초량 forced expiratory volume in one second
최대흡기값(최대들숨수준, maximal inspiratory level)에서 1초간의 최대호기량을 말한다.

FEV1.0% 1초율
percentage of forced expiratory volume in one second
최대흡기값(최대들숨수준, maximal inspiratory level)에서 1초간 최대호기량의 노력호기량에 대한 백분율을 말한다.

FEVR 가족성삼출유리체망막병증
familial exudative vitreoretinopathy
망막혈관의 발육부전과 반응성 혈관증식을 특징으로 하는 상염색체 우성 형식의 유전성 질환으로, 청소년의 망막박리(amotio retinae) 원인 중 하나이다.

★ **FFA** 유리지방산 free fatty acid
지방조직의 분해로 혈장 중에 방출되는 지방산을 말하며, 금식 시나 당뇨병 등에서는 농도가 상승한다.

FFB 대퇴대퇴동맥우회술 femoro-femoral bypass
하지폐쇄성 동맥경화증(vascular sclerosis)에 시행되는 우회로형성술이다. 환부 다리와 반대쪽 대퇴동맥(넙다리동맥, femoral artery)의 혈류를, 인공혈관을 이용하여 환부 다리쪽 대퇴동맥으로 흘려보낸다.

F-FLCZ 포스플루코나졸 Fosfluconazole
칸디다증(candidiasis)과 크립토코쿠스증(cryptococcosis)에 대한 항진균제(antifungal)

FFM 제지방체중(지방뺀체중) fat-free mass
체중과 체지방중량의 차이를 말한다. 동 LBM p.268

★ **FFP** 신선냉동혈장 fresh frozen plasma
급속동결한 신선한 혈장으로, 혈액응고인자의 활성을 좋게 유지하여 복합성 응고장애에 투여된다.

★ **FGF** 섬유모세포성장인자 fibroblast growth factor
창상치유와 여러 종류 세포의 증식을 촉진하는 단백질의 한 무리이다.

FGN 초점사구체신염(초점토리콩팥염) focal glomerulonephritis
동 FGS

★ **FGS** 국소사구체경화증(국소토리굳음증) focal glomerular sclerosis
일부 사구체(토리, glomerulus)가 국소성으로 경화하고 서서히 그것이 증가해서 신부전(콩팥기능상실, renal failure)에 이르는 질환을 말한다.
동 FGN

FGS 위내시경검사 fibrogastroscopy
코나 입을 통해 내시경을 삽입하여 위 내부를 관찰하는 검사이다.

★ **FH** 가족력 family history
환자의 가족이나 혈연자의 질환 정보를 말한다.

★ **FH** 전격간염 fulminant hepatitis
바이러스감염이나 약물, 자가면역에 의해 급격하게 간세포가 파괴되어 간부전(간기능상실, hepatic failure)에 빠지는 치사율이 높은 질환으로, 영유아에서 노인까지 걸린다.

★ **FHB** 태아심박 fetal heart beat
태아의 심장박동을 말한다.

F-Hb 유리헤모글로빈 free hemoglobin
혈장 중에서 합토글로빈(haptoglobin)과 결합하지 않은 헤모글로빈을 말한다. 정상 혈장에서는 미량이지만, 부적합수혈(incompatible blood transfusion), 체외순환에서의 용혈(hemolysis) 등에서 검출된다.

★ **FHF** 전격간부전(전격간기능상실) fulminant hepatic failure
염증성으로 급격하게 간기능장애가 진행하여 간성뇌병증(hepatic encephalopathy)을 발병하는 치사율 높은 질환으로, 전격간염(fulminant hepatitis) 이외의 것을 말한다.

FHM 태아심박동 fetal heart movement
태아 심장의 움직임을 말하며, 임신 6주 무렵부터 확인할 수 있다.

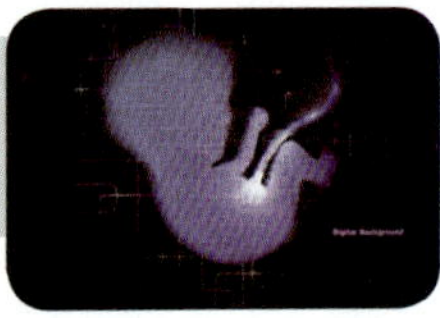

★ **FHR** 태아심박수 fetal heart rate
태아의 1분간 심박수를 말한다.

★ **FHS** 태아심(장)음 fetal heart sound
태아의 심장박동음을 말하며, 도플러초음파(Doppler ultrasound)를 통해 임신 9~12주 무렵에 들을 수 있다.

★ **FIM** 기능적독립성측정도구 functional independence measure
일상생활동작(activities of daily living, ADL p.15)에서의 독립성을 평가하는 수단 중 하나로, 간병 필요도를 평가할 수 있다.

★ **FiO$_2$** 흡입기산소농도 fraction of inspired O$_2$ concentration
흡기 중의 산소 농도를 말하며, 산소요법에서 농도가 너무 높으면 폐장애의 원인이 된다.

F

FIS 소장굴곡내시경 fiberintestinoscope
소장(작은창자, small intestine) 안을 관찰하는 내시경을 말한다.

FISH 형광동소교잡법(형광제자리부합법)
fluorescent in-situ hybridization
특정 DNA에 형광물질을 결합시켜 염색체 상의 위치를 결정하는 실험법으로, 유전자 매핑(mapping), 염색체구조이상 검출, 미생물군집 구조해석 등이 가능하다.

Fish conc 피쉬버그농축시험 Fishberg concentration test
수분섭취를 제한해서 시행하는 신장수질(콩팥속질, renal medulla)의 소변농축기능검사를 말한다.

Fix 고정, 주시 fixation
고정 : ①정형외과의 대표적인 치료법으로, 골절부의 안정, 변형 방지 · 교정, 통증 경감 등을 목적으로 시행하는 환부의 고정을 말한다. ②조직학에서는 생물시료의 생체반응을 신속하게 정지시켜 구조나 성분을 보존하는 작업을 말한다. **주시** : 대상의 상을 황반 중심소와(중심오목, foveola)에서 집중하여 보고 있는 상태를 말한다.

FK506 타크로리무스수화물 tacrolimus hydrate
강력한 면역억제제(immunosuppressant)

★ **fl** 굴곡(굽힘) flexion
관절을 굽히는 것을 말한다.

FL 대퇴골장(넙다리뼈길이) femoral length
태아의 대퇴골(넙다리뼈, femur) 길이를 말한다. 인체에서 가장 큰 뼈이기 때문에 태아발육의 지표가 된다.

FL 소포림프종 follicular lymphoma
B림프구 기원의 비호지킨림프종(non-Hodgkin's lymphoma) 중 하나로, t(14;18) 전좌에 유래하는 bcl-2 유전자의 과잉발현이 빈번하게 관찰된다.

FL 전두엽(이마엽) frontal lobe
대뇌반구의 앞에 있으며 팔다리의 운동, 언어, 사고 등을 담당하는 중요한 영역이다.

★ **FL** 지방간 fatty liver
중성지방(트리글리세리드, triglyceride)이 간의 1/3 이상 영역에 과잉하게 축적된 상태를 말한다.

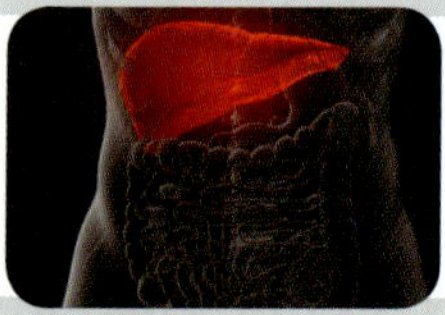

★ **FLAIR** 액체감쇠역전회복 fluid attenuated inversion recovery
MRI에서 뇌실 근방 등의 병변을 검출하기 위해 뇌척수액(cerebrospinal fluid, CSF) 등에서의 신호를 역전 회복시켜서 노이즈를 억제하는 촬영법이다.

FLCZ 플루코나졸 fluconazole
칸디다속(*Candida*)이나 크립코코쿠스속(*Cryptococcus*) 균에 의한 감염병에 사용하는 트리아졸계 항진균제(antifungal)

★ **FLD** 섬유성폐질환 fibrotic lung disease
폐포(허파꽈리, alveolus) 사이에 섬유성 결합조직이 과잉침착하여 조직이 경화하여 호흡곤란을 일으키는 질환으로, 폐섬유증(섬유모양허파, fibroid lung)이라고도 한다.

FLRX 플레록사신 fleroxacin
뉴퀴놀론(new quinolone)계 항균제

flu 인플루엔자 influenza
인플루엔자바이러스(influenza virus)에 감염되어 발병하는 유행성 감기로, 심한 전신증상이 특징이다.

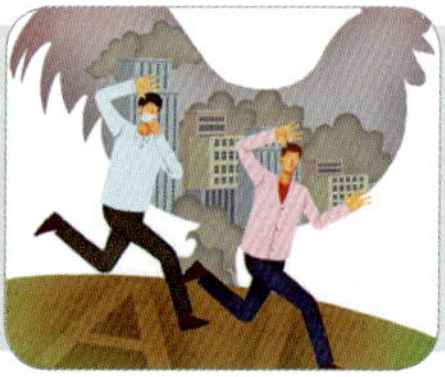

FM 태동(태아운동) fetal movement
임신 18~20주 무렵부터 임산부가 느끼는 태아의 움직임을 말한다.

★ **FMD** 섬유근육형성이상 fibromuscular dysplasia
신장정맥(콩팥정맥, renal vein), 경동맥(목동맥, carotid artery) 등에 비동맥경화성 · 비염증성 협착이 생기는, 여성에게 많은 질환이다.

FMOX 플로목세프나트륨 flomoxef sodium
옥사제팜(oxazepam)계 항균제

★ **f-MRI** 기능자기공명영상법
functional magnetic resonance imaging
MRI 기법을 이용하여 외부 자극에 의한 뇌나 척수의 혈류량 변화를 측정 · 영상화해서 뇌기능의 이상을 검출하는 방법이다.

★ **FNAB** 세침흡인생검(가는바늘흡인생검)
fine-needle aspiration biopsy
속이 빈 가는 바늘을 사용해서 조직 샘플을 흡인 · 채취하여 현미경으로 검사하는 방법이다.

FND 기능적경부곽청술(기능적목수술) functional neck dissection
두경부암의 외과적 치료에서 수술 후 기능을 최대한 보존하기 위해 주변 조직을 보존해서 시행하는 림프절절제술(lymph node dissection)을 말한다.

FNHTR 발열성비용혈성수혈부작용, 발열성비용혈성수혈반응
febrile nonhemolytic transfusion reaction
수혈 중 또는 수혈 후 수 시간 이내에 용혈(hemolysis)을 동반하지 않는 발열을 말한다. 항원항체반응(antigen-antibody reaction), 발열성 시토카인(cytokine), 세균오염 등이 원인이다.

FNS 대퇴신경신전검사 femoral nerve stretching test
요수신경근(허리신경뿌리, lumbar nerve root)의 압박을 조사하는 검사법으로, 엎드린 자세를 한 환자의 무릎을 뒤로 구부려서 대퇴부의 통증 유무를 조사한다.

★ **FOBT** 변잠혈검사 fecal occult blood test
변 안에 보이지 않는 혈액을 시약으로 조사하는 검사로, 대장암 검진에서 이용된다.

FOLFOX 폴리닌산 + 플루오로우라실 + 옥살리플라틴
folinic acid [leucovorin calcium] + fluorouracil + oxaliplatin
대장암에 대한 병용화학요법

FOM 포스포마이신 fosfomycin
포스포마이신계 항균제

FOP 진행성골화성섬유이형성증
fibrodysplasia ossificans progressiva
전신의 근육, 힘줄, 인대 등이 서서히 뼈로 변하여 최종적으로는 호흡곤란에 빠지는 난치병으로, 상염색체 우성 형식으로 유전하지만 단독 발생예가 많다.

FP 안면마비(얼굴마비) facial palsy
표정근의 운동이나 미각, 청각 등을 담당하는 안면신경(얼굴신경, facial nerve)의 일부가 마비되어 움직이지 못하는 것을 말한다.

FP 식중독 food poisoning
유해 · 무해물질을 함유하는 식품을 섭취함으로써 발생하는 급성위장염, 급성신경마비를 말한다.

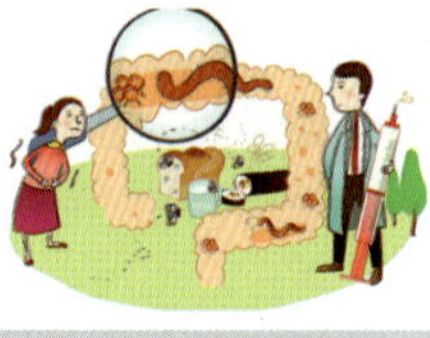

FP 신선혈장 fresh plasma
채혈 후 6시간 이내에 분리하여 냉장 보관한 혈장으로, 수혈용 혈장성분 제제 중 하나이다.

FP 플루오로우라실 + 시스플라틴(플라티놀)
fluorourachil + cisplatin [platinol]
다양한 암에 대한 병용화학요법

FPB 대퇴슬와동맥우회술(넙다리오금동맥우회술)
femoropopliteal bypass
하지폐쇄성 동맥경화증(vascular sclerosis)에 대해 슬와동맥(오금동맥, popliteal artery)에서 대퇴동맥(넙다리동맥, femoral artery)까지 우회로를 형성하는 수술이다.

FPC 가족성대장폴립증 familial polyposis coli
동 FAP p.170

★ **Fr** 프렌치사이즈 French size
심장용, 혈관용, 요도용, 기관용 등 다양한 카테터 튜브의 크기 단위 중 하나로, 1Fr=1/3mm이다. 동 F p.168

frac. 골절 fracture 동 Fx p.186

★ **FRC** 기능잔기용량 functional residual capacity
안정 시 호기말의 폐 내에 잔존하는 폐기량을 말한다.

FRH 난포자극호르몬분비호르몬
follicle-stimulating hormone releasing hormone
난포자극호르몬의 분비를 촉진하는 호르몬으로, 시상하부(hypothalamus)에서 분비된다.

FRM 프라디오마이신, 네오마이신 fradiomycin
아미노글리코시드(aminoglycoside)계 항균제

FRP 기능적불응기 functional refractory period
어떤 조직이 연속하여 자극을 받는 경우 전도하는 2가지 흥분의 최단 간격을 말한다.

FRP, FRPM 파로페넴 faropenem
β-락탐(beta-lactam)계 항균제

Fr-R 프리드만반응 Friedman's reaction

토끼에 임신뇨를 주사하면 토끼의 난소에서 배란이 일어나는 현상을 말한다. 지금과 같은 임신진단약이 보급되기 전에는 이 반응을 이용해서 임신을 진단하였다.

Fru 과당(프룩토오스) fructose

과실이나 벌꿀에 많이 함유되어 있는 단당류를 말한다.

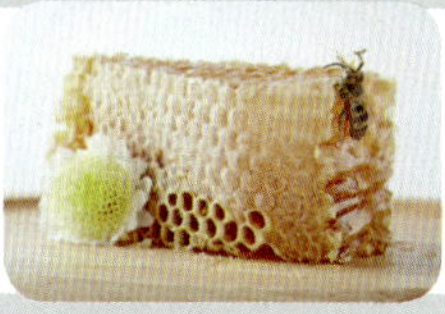

FS 표정척도 face scale

통증 수준을 얼굴 표정으로 나타낸 것으로, 통증척도 p.510의 하나이다.

★ **FSH** 난포자극호르몬 p.275 follicle stimulating hormone

성선자극호르몬(생식샘자극호르몬, gonadotrophin)의 하나로, 난소를 자극해서 난포를 성숙시킨다.

FSHD 안면견갑상완근디스트로피(얼굴어깨위팔근육디스트로피)

facioscapulohumeral muscular dystrophy

얼굴, 어깨, 목의 근육이 장애를 받는 진행성 근(육)디스트로피로, 상염색체우성유전(autosomal dominant, AD p.14)을 한다.

FSP 가족성연축성대마비(강직하반신마비)

familial spastic paraplegia

진행성 하지연축과 근력저하를 주요 징후로 하는 신경변성 질환이다.

동 HSP(유전성강직대마비) p.222

FT_3 유리삼요오드티로닌 free triiodothyronine

갑상선호르몬의 하나로, 삼요오드티로닌(triiodothyronine, T_3 p.469)의 유리형이다. 갑상선기능의 지표가 된다.

FT_4 유리티록신 free thyroxine

갑상선호르몬의 하나로, 티록신(thyroxine, T_4 p.469)의 유리형이다. 갑상선기능의 지표가 된다.

FTA 대퇴경골각(넙다리정강뼈각) femorotibial angle
대퇴골(넙다리뼈, femur)과 경골(정강뼈, cnemis)의 장축 간이 이루는 외측 각도로, 보통 170~175° 정도이다.

FTA 태아복부면적 fetal trunk area
초음파를 이용해서 나타나는 태아복부의 단면적으로, 신체발육의 지표가 된다.

FTA-ABS 형광매독항체흡수검사
fluorescent treponemal antibody absorption test
매독균(*Treponema pallidum*)의 균체 성분을 항원에, 항체를 간접형광항체법(indirect fluorescent antibody technique)으로 검출하는 매독 진단법이다.

FTND 정상만기분만 full term normal delivery
임신 37~42주에 자연스럽게 진통이 시작하여 정상적인 경과를 거치는 질식분만을 말한다.

FTNVD 정상만기경질분만 full term normal vaginal delivery
동 FTND

FTRC 해동적혈구농후액 frozen thawed red blood cell
혈장 대신에 보호액을 첨가하여 동결보관한 적혈구 농후액을 해동하여 동해방지제(냉동상해방지제, cryoprotective agent)를 세정 · 제거한 혈액제제이다.

FTSG 전층피부이식 full thickness skin graft
표피와 진피 전체를 부속기도 포함하여 이식하는 방법으로, 부분층피부이식(split-thickness skin graft)보다 이상색소침착 등이 일어나기 어렵고 외력에 대한 저항성도 높다.

FTT 지방부하검사 fat tolerance test
경구 또는 경정맥적으로 지방을 투여하여 지질의 동태를 관찰하는 검사로, 고지질혈증(hyperlipemia)의 판정과 평가 지표가 된다.

★ **F/U** 추적조사 follow-up
지속적 또는 정기적으로 상태를 계속 관찰하는 것을 말한다.

5-FU 5-플루오로우라실 5-fluorouracil
다양한 고형암에 유효한 항악성종양제

★ **FUO** 원인불명열 fever of unknown origin
원인을 알지 못해 발열이 계속되는 상태이다.

★ **FVC** 강제폐활량 forced vital capacity
최대흡기값(최대들숨수준, maximal inspiratory level)에서 최대한 숨을 내쉬는 노력을 했을 때의 공기량을 말한다.

★ **FV curve** 유량용량곡선 flow-volume curve
최대노력호출을 했을 때의 숨을 내뱉는 속도와 폐 내의 공기함유량 변화를 기록한 것이다.

★ **FWB** 전하중부하 full weight bearing
골절 등이 회복되어 다리에 전체중이 가해지는 것을 말한다.

★ **Fx** 골절 fracture
동 frac p.183

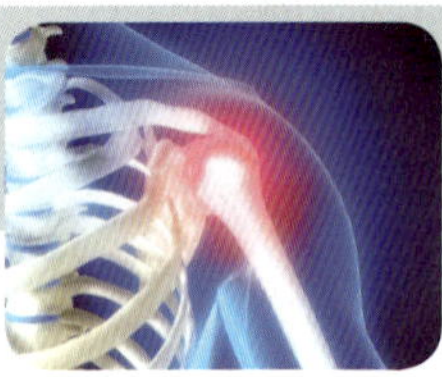

G

G 가스트린 gastrin
위산분비를 촉진하는 호르몬이다.

★ **G** 게이지, 측정기, 계 gauge
측정용 계기. 척도. 간호에서는 바늘의 크기를 가리키는 경우가 많다.

G 글루타민 glutamine 동 Gln p.196

G 위액 gastric juice
위점막에 있는 위선(위샘, gastric gland)에서 위 내강으로 분비되는 액을 말하며, 염산, 펩시노겐(pepsinogen)과 점액의 3가지가 주요 성분이다.

G 임신부 gravida

GA 당화알부민 glycoalbumin
혈액 중 알부민에 당이 결합한 것으로, 혈당관리의 지표가 된다.

★ **GA** 위액검사 gastric analysis
입에서 위로 위관을 삽입해서 위액을 채취하여 양이나 산도, 소화효소의 양 등을 조사하는 검사이다.

GA 임신주수, 임신나이 gestational age
최종 월경 시작일을 임신 0주 0일로 해서 만으로 헤아리는 주수를 말한다.

GA 치은농양(잇몸고름집) gingival abscess
치은조직이 세균감염으로 인해 염증을 일으켜 부은 것을 말한다.

GABA γ-아미노부티르산 γ-aminobutyric acid
뇌척수액(cerebrospinal fluid, CSF)에 포함된 중추신경계의 중요한 억제성 신경전달물질로, 뇌의 대사와 순환 촉진작용을 한다.

GAD 글루탐산탈탄산효소
glutamic acid decarboxylase, glutamate decarboxylase
글루탐산(glutamic acid)에서 γ-아미노부티르산이 생산되는 과정에서 촉매로서 작용하는 효소이다.

GALT 장관관련림프조직 gut-associated lymphoid tissue
소화관 점막에서 국소 면역응답을 담당하는 림프조직으로, IgA 항체를 분비한다.

GARG, Garg 양치액, 양치질 gargle, gargling

★ **GAS** 전신순응증후군 general adaptation syndrome
생체가 강한 스트레스자극을 받았을 때에 일어나는 일련의 생리적 반응을 말한다.

Gaw 기도전도도 airway conductance
공기가 기도를 통과하기 쉬운 정도를 나타내는 지표로, 기도저항(airway resistance)의 역수이다.

★ **GB** 담낭(쓸개주머니) gallbladder
담즙(쓸개즙, bile)을 저장하는 주머니 모양의 장기로, 담관(쓸개관, bile duct)을 지나 십이지장(샘창자, duodenum)에 담즙을 내보내어 소화를 돕는다.

GBC 담낭암(쓸개암) gallbladder cancer
담낭(쓸개주머니, gallbladder)과 담낭관(쓸개주머니관, cystic duct)에서 발생하는 악성종양을 말한다.

GBD 담낭질환(쓸개질환) gallbladder disease
담석증(쓸개돌증, cholelithiasis), 담낭염(쓸개염, cholecystitis), 담관염(쓸개관염, cholangitis), 담낭선근증, 담낭폴립(쓸개폴립, gallbladder polyp), 담낭암, 담관암 등이 있다.

GB exam 담낭조영 gallbladder examination

조영제(contrast media)를 사용해서 담낭(쓸개주머니, gallbladder)을 X선 촬영하여 담낭의 기능과 병변 여부를 조사하는 검사이다.

동 DIC(점적주입담낭조영술) p.126

★ **GBM** 다형성아교모세포종(다형교모세포종)

glioblastoma multiforme

가장 악성도가 높고 진행도 빠른 별세포(stellate cell)계 신경아교종(교종, glioma)이다.

GBS B군용혈연쇄구균 group B *Streptococcus*

직장이나 질의 상재균으로, 성인에게는 병원성이 낮지만 분만 시 태아에게 감염되면 패혈증(sepsis)이나 수막염(meningitis)을 발병하기도 한다.

★ **GBS** 길랭-바레증후군 Guillain-Barre syndrome

운동신경이 장애를 입어 손발에 힘이 들어가지 않는 다발성 자가면역질환(autoimmune disease)으로, 난치병이다. 동 AIDP p.22

GBS 위우회술 gastric bypass surgery

비만 치료를 위해 위를 작게 만드는 수술로, 감량수술이라고도 한다.

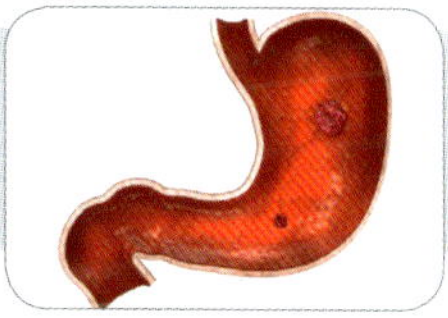

GC 위암 gastric cancer

위점막에서 발병하는 악성종양을 말한다.

GC 임균 gonococcus

임질(gonorrhea)의 원인균으로, 점막에서 벗어나면 감염성을 잃는 약한 균이기 때문에 성행위 이외에는 감염되는 일이 드물다.

GCLS 림프구침윤위암 gastric carcinoma with lymphoid stroma

EB바이러스(엡스타인-바바이러스, Epstein-Barr virus)에 감염된 상피세포가 증식한 종양으로, 림프구가 다량으로 침윤해 있으며 전이 빈도는 낮다.

GCP 낭성용종성위염 gastritis cystica polyposa
위암(gastric cancer) 절제 후 위장 문합부의 위쪽에 발생한 용종 모양의 점막융기성 병변을 말한다.

GCP 의약품임상시험관리기준 good clinical practice
임상시험이 윤리적인 배려 하에 과학적으로 시행되도록 국가가 정한 기준이다.

★ **GCS** 글래스고혼수척도 Glasgow coma scale
의식장애의 국제적인 평가분류법이다.

▶GSC(Glasgow coma scale)

E : 개안(eye opening)	
4	자발적으로
3	호출에 의해
2	통증자극에 의해
1	눈을 뜨지 않음
V : 언어(verbal response)	
5	정확한 반응
4	대화에 혼란
3	언어에 혼란
2	이해하기 어려운 목소리
1	말하지 않음
M : 운동(motor response)	
6	명령에 따름
5	통증자극을 물리침
4	통증자극에서 피함
3	통증자극에 대해 비정상적인 굴곡반응
2	통증자극에 대해 손발의 신전반응
1	전혀 움직이지 않음

※E, V, M 점수의 합계로 판정한다. 중증 = 3점(E1V1M1), 경증 = 15점(E4V5M6)

GCS 당질코르티코스테로이드(글루코코르티코스테로이드)
glucocorticosteroid
부신피질(부신겉질, adrenal cortex)이 만드는 당대사에 관계하는 스테로이드호르몬을 말한다. 3종류가 있으며 혈당치 상승, 항염증 등의 작용을 한다.

★ **G-CSF** 과립구집락자극인자 granulocyte colony-stimulating factor
염증이나 내독소(endotoxin)에 자극을 받아서 대식세포, 섬유모세포, 내피세포 등이 생산하는 시토카인(cytokine)으로, 호중구의 생산을 촉진한다.

★ **GCT** 거대세포종양 giant cell tumor
골단(뼈끝, epiphysis)에 발생하는 파골세포종(뼈파괴세포종, osteoclastoma)이나 관절 주변에 발생하는 건초거세포종(giant cell tumor of tendon sheath) 등이 있다. 대부분은 양성이지만, 재발률이 비교적 높다.

★ **GCT** 포도당유발검사 glucose challenge test
임신당뇨병(gestational diabetes mellitus)의 선별검사이다.

GCV 간시클로버 ganciclovir
거대세포바이러스(cytomegalovirus, CMV) 감염병의 치료에 이용하는 항바이러스제

★ **GDA** 위십이지장동맥(위샘창자동맥) gastroduodenal artery
총간동맥(온간동맥, common hepatic artery)의 분지로, 유문(날문, pylorus)과 십이지장(샘창자, duodenum)으로는 직접적으로, 췌장(이자, pancreas)으로는 분지를 통해 혈액을 보낸다.

★ **GDM** 임신당뇨병 gestational diabetes mellitus
임신 중에 발병했거나 또는 처음 확인된 내당능 저하를 말한다.

GE 글리세린관장 glycerin enema
글리세린용액을 항문에서 주입하여 배변을 촉진하는 방법이다.

★ **GE** 위장염(위창자염) gastroenteritis
위나 장에 발생하는 염증이나 질환을 총칭하는 말이다.

★ **GEA** 위대망동맥(위그물막동맥) gastroepiploic artery
위와 위를 싸는 대망(큰그물막, greater omentum)에 영양을 공급하는 혈관으로, 우위대망동맥과 좌위대망동맥이 있다.

GEM 젬시타빈 gemcitabine
폐비소세포암종, 췌장암, 담도암, 요로상피암, 재발유방암 등에 대한 항악성종양제

GEP 소화관의, 위장췌장(계)의 gastroenteropancreatic

★ **GERD** 위식도역류병 gastroesophageal reflux disease
가슴쓰림이나 목의 위화감 등 식도로 위산이 역류하여 발생하는 불쾌 증상을 총칭하는 말이다.

★ **GET** 위배출시간 gastric emptying time
음식물 등이 위를 통과하는 데에 필요한 시간으로, 위내체류시간이라고도 한다.

★ **GF** 위루 gastric fistula
위 내용의 배출이나 영양액 주입을 위해 위벽에 조설된 인공적인 것과 위질환이나 외상으로 인해 위벽에 구멍이 뚫린 병적인 것이 있다.
참 GT(위조루술) p.200

GFLX 가티플록사신 gatifloxacin
안과용 뉴퀴놀론(new quinolone)계 항균제

★ **GFR** 사구체여과율(토리여과율) glomerular filtration rate
신장 사구체(토리, glomerulus) 전체에서 여과되는 단위시간당 혈장량을 말하며, 직접 측정할 수 없기 때문에 크레아티닌청소율(Ccr p.78)로 대신 사용한다.

★ **GFS** 위내시경 gastrofiberscope
입으로 광섬유를 삽입해서 직접 식도나 위를 관찰하는 기구이다.

★ **GFS** 위내시경검사 gastrofiberscopy
위내시경을 이용한 검사를 말한다.

GFX 고열량수액용당 glucose, fructose, xylitol
포도당, 과당, 자일리톨을 혼합한 고열량수액용 당질혼합물이다.

GGM 글루코오스 · 갈락토오스흡수장애
glucose-galactose malabsorption
소장(작은창자, small intestine)에서 글루코오스 및 갈락토오스를 흡수할 수 없어 그대로 배설되는 상염색체 열성 유전병이다.

★ **γ-GTP** γ-글루타밀트랜스펩티다제 γ-glutamyl transpeptidase
신장, 췌장, 간, 소장 등에 많은 단백분해효소(protease) 중 하나로, 알코올이나 약물 등에 의한 간장애의 지표가 된다.

★ **GH** 성장호르몬 p.275 growth hormone
뇌하수체전엽에서 분비되어 성장, 지방분해를 촉진하는 펩티드호르몬으로, 인슐린 저항성이 있어서 과잉이 되면 당뇨병을 발병한다. 소마토트로핀(somatotropin)이라고도 한다.

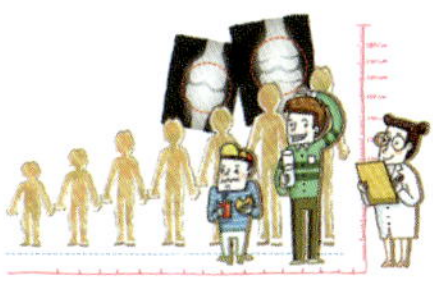

GHD 성장호르몬결핍증 growth hormone deficiency
성장호르몬이 결핍되어 발생하는 질환으로, 소아에게서는 저신장증, 성인에게서는 체지방 증가나 피로감 증가 등의 증상을 나타낸다.

GHIH 성장호르몬억제호르몬 growth hormone-inhibiting hormone
소마토스타틴(somatostatin, SMS p.454)이라고도 하며, 시상하부에서 분비되어 성장호르몬의 분비를 억제한다. 동 GIF p.194

GHRH 성장호르몬분비호르몬 growth hormone-releasing hormone
시상하부에서 분비되며 성장호르몬의 합성과 분비를 촉진한다. 소마토트로핀분비호르몬(somatotropin-releasing hormone, SRH)이라고도 한다.

★ **GI** 위장의, 소화관의 gastrointestinal

GI therapy 글루카곤 · 인슐린요법 glucagon-insulin therapy
글루카곤과 인슐린을 투여하는 간부전(간기능상실, hepatic failure) 치료법을 말한다.

GI therapy 포도당 · 인슐린요법 glucose-insulin therapy
포도당액에 인슐린을 첨가한 것을 투여하는, 고칼륨혈증(hyperkalemia)에 대한 응급 점적요법을 말한다.

GIA 위장문합술 gastrointestinal anastomosis
음식물을 통과시킬 목적으로 위와 공장을 연결시키는 수술법을 말한다.

★ **GIF** 상부소화관굴곡내시경 gastrointestinal fiberscope
식도, 위, 십이지장(샘창자, duodenum)까지의 상부소화관을 관찰하는 내시경을 말한다.

GIF 성장호르몬억제인자 growth hormone-inhibiting factor
동 GHIH

★ **GIFT** 생식세포자궁관내이식 gamete intrafallopian transfer
몸 밖에서 난자와 정자를 혼합시켜 수정 전에 난관(자궁관, uterine tube) 내에 이식하는 방법으로, 체외수정(몸밖수정, external fecundation)보다 자연스럽고 임신율이 높은 장점이 있다.

GIH 위장출혈(위창자출혈) gastrointestinal hemorrhage
상부소화관 병변 때문에 발생하는 출혈이다.

GIK therapy 포도당 · 인슐린 · 칼륨요법
glucose-insulin-potassium [kalium] therapy
글루코오스, 인슐린, 칼륨을 혼합한 수액을 투여하는 심근경색증(myocardial infarction) 치료법이다.

GIO 일반교육목표 general instructional objectives
의료자 양성 교육프로그램에서 기본이념이나 학습목표 등을 나타낸 것이다.

GIP 거대세포성간질폐렴(거대세포성사이질폐렴)
giant cell interstitial pneumonia
원인 불명의 특발성간질폐렴(idiopathic interstitial pneumonia, IIP p.240) 중 하나이다.

★ **GIP** 위억제폴리펩티드 gastric inhibitory polypeptide
소장(작은창자, small intestine) 내면의 K세포에서 분비되는 소화관호르몬으로, 위산 분비를 억제하고 인슐린 분비를 촉진한다.

★ **GIST** 위장관기질종양(위창자기질종양)
gastrointestinal stromal tumor
식도에서 직장까지의 소화관에 발생하는 간엽(중간엽, mesenchyme)계 종양 중 하나이다.

GIT 위장관(위창자길) gastrointestinal tract

GL 녹내장 glaucoma
안압 항진으로 인해 시신경이 장애를 입어 시야협착, 시력장애, 시신경변형 등이 생기는 진행성 안질환을 말한다.

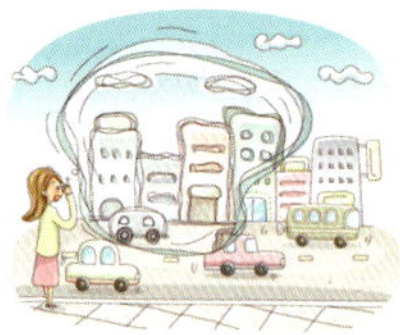

Glc 포도당, 글루코오스 glucose
동 Glu p.196

GlcN 글루코사민 glucosamine

당의 하나로, 뮤코다당, 당단백질의 성분이다. 갑각류의 껍질을 구성하는 키틴질(chitin)에 많이 함유되어 있다.

★ **Gln** 글루타민 glutamine

아미노산의 하나로, 산염기평형(acid-base equilibrium)을 조절하거나 혈중 암모니아의 담체(운반체, carrier)로서 역할을 한다.

★ **Glob** 글로불린 globulin

혈장 중 단백질의 하나이다. 항체는 면역글로불린이며, 여기에 포함된다.

★ **Glu** 포도당, 글루코오스 glucose

생체의 가장 중요한 에너지원이 되는 단당이다. 동 Glc p.195

GM 겐타마이신 gentamicin

아미노글리코시드(aminoglycoside)계 항균제

★ **GM-CSF** 과립구대식구집락자극인자(과립구큰포식세포집락자극인자)

granulocyte-macrophage colony-stimulating factor

활성화 대식세포(큰포식세포, macrophage), T세포 등이 생산하는 시토카인(cytokine)으로, 과립구나 대식세포 등의 전구세포 분화성숙을 촉진한다.

Gn 성선자극호르몬(생식샘자극호르몬, 고나도트로핀) gonadotropin

동 GTH p.201

★ **GN** 사구체신염(토리콩팥염) glomerulonephritis

단백뇨나 혈뇨, 부종과 고혈압 등의 증상을 나타내는, 급성또는 만성의 사구체 염증성 질환을 말한다.

★ **GNB** 그람음성간균 gram negative bacillus

그람염색에서 음성을 나타내는 가늘고 긴 세균을 말하며, 대장균, 티푸스균, 녹농균 등이 있다. 동 GNR

★ **GNC** 그람음성구균 gram negative coccus
그람염색에서 음성을 나타내는 구균을 말하며, 수막염균, 임균 등이 있다.

GNR 그람음성간균 gram negative rod 동 GNB

★ **Gn-RH** 성선자극호르몬분비호르몬(생식샘자극호르몬분비호르몬)
gonadotropin-releasing hormone
시상하부에서 분비되어 뇌하수체전엽에서 황체형성호르몬(luteinizing hormone, LH)과 난포자극호르몬(follicle stimulating hormone, FSH)이 분비되는 것을 촉진하는 펩티드호르몬을 말한다.

GOE 소기엔플루란마취 gas-oxygen-enflurane
흡입마취제인 소기(웃음가스, laughing gas)와 엔플루란을 병용한 마취법이다.

GOF 소기할로겐마취 gas-oxygen-flouthane
흡입마취제인 소기(웃음가스, laughing gas)와 할로겐을 병용한 마취법이다.

GOI 소기이소플루란마취 gas-oxygen-isoflurane
흡입마취제인 소기(웃음가스, laughing gas)와 이소플루란을 병용한 마취법이다.

Gonio 전방각경검사(앞방각보개검사) gonioscopy
전방각경(앞방각보개, gonioscope)을 이용한 녹내장 검사를 말한다.

Gono 임질 gonorrhea
임균(*Neisseria gonorrheae*)에 감염되어 발생하는 성병을 말한다.

★ **GOR** 일반수술실 general operating room
공조설비를 기준으로 한 청정도 등급 II의 청정구역에 해당하는 수술실로, 무균수술실은 고도 청결구역으로 청정도 등급 I에 해당한다.

GOS 소기세보플루란마취 gas-oxygen-sevoflurane
흡입마취제인 소기(웃음가스, laughing gas)와 세보플루란을 병용한 마취법이다.

★ **GOT** 글루탐옥살아세트산전달효소
glutamic oxalacetic transaminase
간기능 검사의 지표가 된다. 동 AST p.41

GOTS 대후두삼차신경증후군(큰뒤통수삼차신경증후군)
great occipital trigeminal syndrome
대후두신경(큰뒤통수신경, greater occipital nerve)이나 삼차신경(trigeminal nerve)이 관여하는 두통, 안와부통 등의 증상을 말한다.

GP 담창구(창백핵) globus pallidus(라)
운동조절에 관여하는 대뇌기저핵(바닥핵, basal ganglia)의 하나이다.

★ **GP** 일반의 general practitioner
전문의가 아닌 의사를 모두 일반의라고 한다. 그러나 대학병원에서 연구하는 기초의학 연구 교수 등이 아니라 보통은 개업의사들 중에서 전문의가 아닌 사람을 보통 일컫는다.

★ **GP** 전신불완전마비 general paresis
장기간 잠복감염(latent infection)해 있던 매독균(*Treponema pallidum*)에 의해 발병하는 수막뇌염으로, 인격변화, 지능저하 등으로 시작하여 치매 등의 정신증상과 함께 마비 · 경련이 진행되어 죽음에 이른다.

★ **GPB** 그람양성간균 gram positive bacillus
그람염색에서 양성을 나타내는 가늘고 긴 균으로, 파상풍균, 디프테리아균, 결핵균 등이 있다. 동 GPR

★ **GPC** 그람양성구균 gram positive coccus
그람염색에서 양성을 나타내는 구균으로, 황색포도구균, 연쇄구균, 폐렴구균 등이 있다.

GPR 그람양성간균 gram positive rod 동 GPB

★ **GPT** 글루탐피루빈산전달효소 glutamic pyruvic transaminase
간기능 검사의 지표가 된다. 동 ALT p.27

★ **GR** 성장지연(발육지연) growth retardation
발육이 정상보다 지연된 상태로, 태아에 대해서도 마찬가지이다.

GR 위절제술 gastrectomy, gastric resection
위의 부분절제와 전적출로 크게 나뉜다.

GRF 그리세오풀빈 griseofulvin
백선균 등의 표재성 진균에 대한 항진균제(antifungal)

★ **GRF** 성장호르몬분비호르몬
growth hormone-releasing hormone[factor] 동 GHRH p.194

★ **GS** 담석(쓸개돌) gallstone
간, 담관(쓸개관, bile duct), 담낭(쓸개주머니, gallbladder)에 생기는 결석을 말한다.

★ **GS** 태낭(태아주머니) gestational sac
임신 초기에 태아와 양수를 싸고 있는 주머니 모양의 구조물이다.

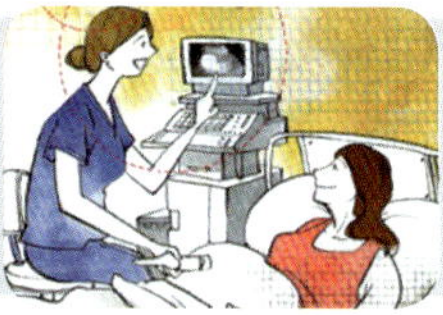

★ **GSD** 당원축적병(글리코겐축적병) glycogen storage disease
탄수화물의 합성과 분해를 정상적으로 행할 수 없는 선천성 대사이상증으로, 상염색체 열성 및 일부는 X염색체성 우성 형식으로 유전된다.

GSL 우각유착박리술 goniosynechialysis
폐색우각녹내장의 우각 유착부분을 잘라내는 수술이다.

★ **γ-SM** γ-세미노프로테인 γ-seminoprotein
전립선암의 종양표지자(tumor marker) p.375이다.

GSS 게르스트만 · 슈트로이슬러 · 샤잉커증후군
Gerstmann-Straussler-Scheinker Syndrome
프리온(prion) 단백질의 돌연변이(mutation)에 의해 연축성 대마비나 치매 등이 생기는 가족성 중추신경질환이며, 상염색체 우성의 유전형식을 취한다.

GST 금티오말산나트륨 gold sodium thiomalate
금을 약 50% 함유하는 항류마티스제(antirheumatic)

GT 위관 gastric tube

GT 위조루술(위창냄술) gastrostomy
경비 · 경구영양이 어려운 환자에게 위루(gastric fistula)를 조설하는 수술이다.

GTCS 전신성긴장간대발작 generalized tonic-clonic seizure
간질발작(epileptic seizure)의 하나로, 손발을 뻗는 긴장발작(tonic seizure)과 부들부들 떠는 간대발작(clonic seizure)이 일어나는 상태이다. 대발작이라고도 한다.

GTD 임신영양막질환 gestational trophoblastic disease
임신 시의 융모조직 증식에 유래하는 질환으로, 포상기태(포도송이기태, cystic mole), 침윤기태(invasive mole), 융모암(choriocarcinoma) 등이 있다.

GTF 내당인자 glucose tolerance factor
내당능 장애를 개선하는 크롬(chromium) 함유 물질

GTH 성선자극호르몬(생식샘자극호르몬) gonadotropic hormone
성선(생식샘, gonad)의 기능을 지배하여 성호르몬 분비를 촉진한다. 난포자극호르몬, 황체형성호르몬이 있다. 동 Gn p.196

★ **GTT** 당부하검사 glucose tolerance test
일정량(75g)의 포도당을 마시고 그 후의 혈당 상태를 조사하는, 당뇨병을 진단하기 위한 검사이다. 참 공복혈당의 기준 p.172

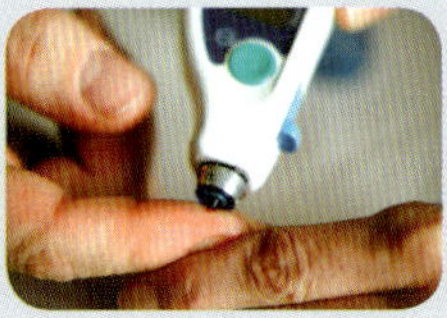

★ **GU** 위궤양 gastric ulcer
위산이나 펩신에 의해 위벽이 장애를 입어 결손이 생긴 병태이다.
동 UV p.506

GU 임균성요도염 gonococcal urethritis
성매개병(성병, sexually transmitted disease, STD p.463)의 하나로, 임균이 요도에 감염되어 남성은 요도염(urethritis), 여성은 자궁경부염(자궁목염, cervicitis)을 일으킨다.

★ **GVHD** 이식편대숙주병 graft-versus-host disease
장기이식에 동반하는 합병증으로, 이식된 장기에 포함된 림프구가 환자의 장기를 이물질로 간주하여 공격함에 따라 발생한다.
참 TA-GVHD(수혈관련이식편대숙주병) p.472

Gy 그레이 gray
방사선흡수선량(radiation absorbed dose)의 단위로, 1Gy=1J/kg이다.

★ **Gyn** 부인과학 gynecology
산부인과 질환을 치료하는 진료과를 말한다.

H

H H사슬, 중쇄(무거운사슬) heavy chain
면역글로불린(immunoglobulin)을 구성하는 폴리펩티드 가운데 분자량이 큰 것을 말한다.

★ **H** 수소의원소기호 hydrogen

H 히스티딘 histidine
염기성 필수아미노산

★ **HA** A형간염 p.238 hepatitis A
A형 간염바이러스(hepatitis A virus, HAV)에 의한 급성간염으로, 생수나 어패류를 통해 경구감염(입안감염, oral infection)된다. 대부분은 일과성이다.

HA A형간염항체 hepatitis A antibody
A형 간염항원에 대한 항체로, 감염 초기에는 IgM-HA, 치유 후에는 평생면역인 IgG-HA가 만들어진다.

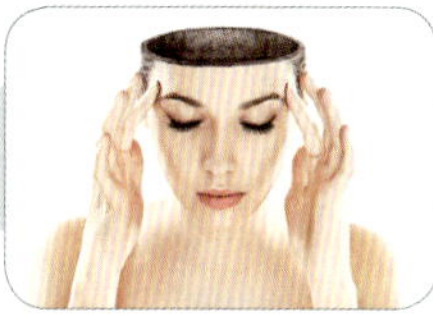

HA 두통 headache

HA 습관유산 habitual abortion
유산을 3번 이상 반복하는 것을 말한다.

HA-Ag A형간염항원 hepatitis A antigen
A형 간염바이러스(hepatitis A virus, HAV) 유래 항원으로, 감염 후 2~4주 일에 몸 밖으로 배출된다.

★ **HAART** 고활성항바이러스요법
highly active anti-retroviral therapy
항레트로바이러스제를 조합하여 바이러스의 증식을 억제하고 혈중 바이러스농도를 낮게 유지하는 AIDS 치료법이다.

★ **HACE** 고소뇌부종 high altitude cerebral edema
뇌에 부기가 생기는 진행성의 중추신경장애로, 급격하게 높은 장소로 이동함으로써 발생한다. 고산병(mountain disease)의 하나이다.

HADS HAD척도 Hospital Anxiety and Depression Scale
환자가 안고 있는 불안이나 공포의 대상을 파악하여 적절한 간호를 행하기 위해 정신상태를 평가하는 척도를 말한다.

HAI 간동맥내주입 hepatic arterial infusion
간동맥(hepatic artery)에 카테터를 삽입하여 병소에 직접 항암제(antitumor agent)를 투여하는 간암 약물요법을 말한다.

HAI, HAIT 혈구응집억제검사 hemagglutination inhibition test
적혈구응집능을 가진 바이러스의 항체가(antibody titer)를 측정하는 방법이다. 동 HIT p.215

HALS 손보조복강경수술 hand-assisted laparoscopic surgery
복강경(배안보개, laparoscope) 수술에서 수술자가 작은 절개창을 통해 한쪽 손(주로 왼손)을 복강 내에 삽입해서 보조하는 수술방식을 말한다.

★ **HAM** 사람T세포백혈병바이러스I형관련척수병증
HTLV-I associated myelopathy
사람T세포백혈병바이러스(human T-cell leukemia virus, HTLV)의 감염으로 하지마비, 배뇨 · 배변장애를 일으키는 척수염을 말한다.

★ **HANE** 유전성혈관신경성부종 hereditary angioneurotic edema
얼굴이나 팔다리, 기타 피부에 국소성 부종이 생기는 상염색체 우성의 유전성 질환이다. 목에 생기면 기도가 막혀서 호흡곤란에 빠진다.

hANP 사람심방나트륨이뇨펩티드 human atrial natriuretic peptide
심방에서 합성되어 혈중으로 분비되는 심장호르몬(hormocardiol)으로, 이뇨 · 혈관확장작용을 가진다. 심근표지자의 하나이다.

▶주요 심근표지자

약 어	의 미
ANP	심방나트륨이뇨펩티드(atrial natriuretic peptide) : 심방에서 합성되어 이뇨촉진, 혈관확장 · 혈압강하 작용을 가지는 펩티드호르몬이다.
AST (GOT)	아스파르테이트아미노전달효소(aspartate transaminase) : 간세포, 적혈구, 골격근 등에 분포하는 효소로, 세포가 괴사 · 파괴되어 혈중에 유출된다.
BNP	뇌나트륨이뇨펩티드(brain natriuretic peptide) : 심실에서 혈중으로 분리되어 이뇨작용, 혈관확장작용을 가지는 3가지 펩티드호르몬을 총칭하는 말이다.
CK	크레아틴키나아제(creatine kinase) : 골격근이나 심근, 뇌세포 등에 많이 함유되는 효소이다.
TN	트로포닌(troponine) : 근육의 수축 조절에 관여하는 단백질이다.
Mb	미오글로빈(myoglobin) : 분자 내에 햄을 1개 함유하는 근육의 산소운반단백질이다.
H-FABP	심장지방산결합단백(heart fatty acid binding protein) : 심근의 세포질에 다량으로 존재하는 단백질이다.
LDH	젖산탈수소효소(lactate dehydrogenase) : 포도당에서 에너지를 생산할 때 당을 분해하는 효소이다.

★ **HAV** A형간염바이러스 p.238 hepatitis A virus
A형 간염(hepatitis A)을 일으키는 바이러스로, 고온으로 가열하면 사멸된다.

★ **Hb** 헤모글로빈(혈색소) hemoglobin
적혈구 중의 철을 함유하는 단백질로, 산소의 운반을 담당한다. 태아는 성인 헤모글로빈보다 산소 친화성이 높은 태아 헤모글로빈을 가진다.

★ **HB** B형간염 p.238 hepatitis B

B형 간염바이러스(hepatitis B virus, HBV)에 의한 간염으로, 감염경로는 혈액, 산도, 성교 등이다. 급성일과성인 경우가 많으며 백신으로 예방이 가능하다.

HB-Ab 항HB바이러스항원항체

hepatitis B antibody, anti-HBV antigen antibody

B형 간염항원에 대한 항체로, HBS, HBC, HBe가 있다.

HB-Ag HB바이러스항원 hepatitis B antigen, HBV antigen

B형 간염바이러스의 항원으로, HBs, HBc, HBe가 있다.

★ **HbA1c** 헤모글로빈A1c hemoglobin A1c

혈관 내에서 헤모글로빈과 포도당이 결합한 것으로, 평균혈당치의 지표가 된다.

HbCo 일산화탄소헤모글로빈 carboxyhemoglobin

헤모글로빈이 일산화탄소와 결합한 것으로, 일산화탄소가 있으면 헤모글로빈과 산소의 결합이 방해를 받아 산소운반에 장애가 생긴다.

HBE 히스속전위도(히스다발전위도)

His bundle electrogram [electrocardiogram]

심장전도계통(cardiac conducting system)의 장애나 이상전위의 발생부위를 특정하기 위해 히스속(히스다발, His bundle)의 전위변화를 기록하는 전기생리학적 검사를 말한다.

★ **HBF** 간혈류량 hepatic blood flow

간동맥(hepatic artery)과 문맥(portal vein)의 2가지 혈관에 의한 혈류량을 말한다.

HbO 산화헤모글로빈(산화혈색소) oxyhemoglobin

헤모글로빈이 산소와 결합한 것을 말한다.

H

★ **HBO** 고압산소공급(고압산소투여) hyperbaric oxygenation
높은 기압환경 속에서 고농도의 산소를 공급하여 용해형 산소의 양을 늘림으로써 병태 개선을 꾀하는 치료법이다. 동 OHP p.341

★ **HBP** 고혈압 high blood pressure 동 HT p.223

★ **HBV** B형간염바이러스 p.238 hepatitis B virus
B형 간염(hepatitis B)을 일으키는 DNA 바이러스이다.

★ **HC** C형간염 p.238 hepatitis C
C형 간염바이러스(hepatitis C virus, HCV)에 의한 간염으로, 혈액을 통해 감염되며 대부분은 만성화하여 간경화(liver cirrhosis), 간암(hepatoma)으로 진행된다. 수혈 후 간염의 원인이었으나 항체검사 도입 후에는 격감하고 있다.

★ **HCC** 간세포암종 hepatocellular carcinoma
간세포(hepatocyte)에 유래하는 악성종양으로, B형 · C형 간염바이러스 감염에 의한 것이 90%를 차지한다.

HCD H쇄병, 중쇄병(무거운사슬병) heavy chain disease
클론증식(clonal expansion)한 형질세포가 면역글로불린 H사슬을 대량으로 생산하는 악성림프종 유사 질환으로, αH쇄병, γH쇄병, μH쇄병이 있다.

★ **HCG, hCG** 사람융모성성선자극호르몬
human chorionic gonadotropin
수태 직후부터 융모세포에서 분비되는 당단백호르몬으로, 초기 임신 판정에 이용된다.

HCL 모발상세포백혈병(털세포백혈병) hairy cell leukemia
만성림프구백혈병(chronic lymphocytic leukemia, CLL p.92)의 드문 유사 질환으로, 세포에 털 모양 돌기가 관찰된다.

★ **HCM** 비대심근병증(비대심장근육병증) p.92
hypertrophic cardiomyopathy
심근이 비정상적으로 비대하는 질환으로, 주로 좌심실벽의 현저한 비대를 특징으로 한다. 참 PMD(원발심근병증) p.379

★ **HCO_3^-** 중산탄이온의화학식 bicarbonate ion
혈액의 pH 조절에 주요한 완충제 역할을 하는 이온으로, 대사성 산염기평형(acid-base equilibrium)의 지표이다. 주로 신장 요세관(uriniferous tubule)에서 생산된다.

HCS, hcs 사람융모성소마토마모트로핀(젖샘자극호르몬)
human chorionic somatomammotropin
사람태반락토겐(사람태반젖샘자극호르몬, human placental lactogen)이라고도 한다. 동 HPL, hPL p.219

★ **Hct, hct** 적혈구용적률(헤마토크리트)
hematocrit
동 Ht p.223

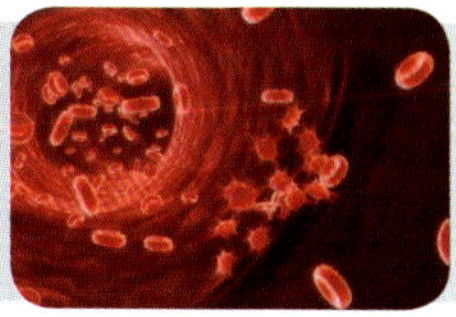

HCT, hCT 사람융모성갑상선자극호르몬(사람융모성갑상샘자극호르몬)
human chorionic thyrotropin
사람융모성성선자극호르몬(human chorionic gonadotrophin, HCG)과 유사하다. 갑상선자극호르몬(갑상샘자극호르몬, thyroid stimulating hormone, TSH)과 구조가 유사하며 갑상선자극작용이 있다.

HCTZ 히드로클로로티아지드 hydrochlorothiazide
티아지드(thiazide)계 이뇨혈압강하제

★ **HCU** 고도치료실 high care unit
ICU(집중치료실)과 일반병동의 중간에 위치하는 시설이다.

★ **HCV** C형간염바이러스 p.238 hepatitis C virus

C형간염(hepatitis C)을 일으키는 바이러스로, 혈액 중의 바이러스양이 적어 감염력은 약하다.

★ **HCVD** 고혈압성심혈관질환 hypertensive cardiovascular disease

고혈압에 동반하여 발생하는 동맥경화(arteriosclerosis)로 인한 심혈관질환을 말한다.

HD 탈출추간판(탈출척추원반) herniated disc

추간판(척추원반, intervertebral disc) 조직이 척주관으로 나와 신경을 압박해서 심한 통증이나 저림을 일으키는 상태를 말한다. 허리를 삐끗하는 원인은 근육피로에 따른 것으로, 탈출추간판과는 다르다.

동 HID p.215, 참 LDH p.272

HD 한센병 Hansen's disease

나병균(*Mycobacterium leprae*)에 의해 발생하는 만성감염병으로, 얼굴·손발의 변형, 고도의 피부증상을 동반한다.

HD 헌팅톤병 Huntington disease

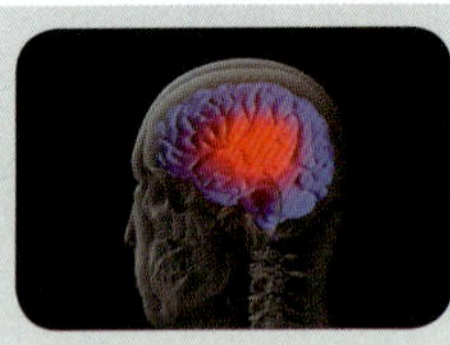

뇌의 병변 때문에 불수의운동, 인식력 저하, 정동장애 등의 증상이 나타나는 상염색체 우성의 염색성 질환이다.

★ **HD** 혈액투석 hemodialysis

혈액을 몸 밖으로 유도하여 투석막을 통해 물질을 제거한 후 체내로 되돌리는 혈액정화법이다.

▶주요 혈액정화법

명 칭	특 징
HD(hemodialysis) : 혈액투석	혈액을 몸 밖으로 유도하여 반투막으로 구성되는 투석기(dialyzer; 인공신장)로 혈액을 정화하고 다시 체내로 되돌리는 방법이다. 보통 주 3회 통원하여 1회 4~5시간 시행한다.
PD(peritoneal dialysis) : 복막투석	복막을 투석막으로 사용하여 체내에서 혈액을 정화하는 방법이다. 몸에 가해지는 부담이 적고 가정에서도 시행할 수 있다. 일반적으로는 CAPD(지속외래복막투석, continuous ambulatory peritoneal dialysis)이라는 방법이 시행된다.
HF(hemofiltration) : 혈액여과	투석액을 사용하지 않고 보충액을 주입해서 여과하는 방법이다. HD보다 혈장 삼투압 변화에 영향을 미치지 않기 때문에 순환동태가 불안정한 경우에 효과적이다. 이를 장기간 지속적으로 행하는 방법을 CHF(지속혈액여과, continuous hemofiltration)라고 한다.
HDF(hemodiafiltration) : 혈액투석여과	HD와 HF를 동시에 시행하는 방법이다. 전신상태가 나쁜 경우에는 장시간 지속적으로 행하는 CHDF(지속혈액투석여과, continuous hemodiafiltration)가 시행된다.

★ **HD** 호지킨병 Hodgkin's disease

호지킨림프종(Hodgkin's lymphoma)이라고도 하며, 악성림프종의 하나이다. 특수한 암세포를 특징으로 한다.

HDA 고밀도(농도)영역 high density area

X선의 흡수도가 높은 부분으로, X선 영상에서는 다른 영역보다 하얗게 보인다.

HDAC 시타라빈 대량요법 high does Ara-C

시타라빈(cytarabine)을 대량 투여하는 급성골수성백혈병의 치료법으로, 강화요법(consolidation therapy)이라고도 한다.

HDCY 시클로포스파미드대량요법 high dose cyclophosphamide

시클로포스파미드를 대량 투여하는 백혈병 치료법이다.

★ **HDF** 혈액투석여과 hemodiafiltration

혈액투석(hemodialysis, HD)과 혈액여과(hemofiltration, HF)를 동시에 시행하는 것으로, 둘의 장점을 겸비한 혈액정화법이다.

★ **HDL** 고밀도지질단백질

high density lipoprotein

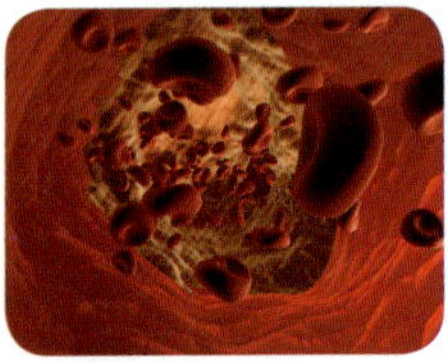

혈장 지질단백질의 하나로, 말초조직의 지질을 간으로 운반하며 좋은 콜레스테롤이라고도 불린다.

★ **HDL-C** 고밀도지질단백질-콜레스테롤

high density lipoprotein cholesterol

혈장의 HDL(고밀도지질당백질, high density lipoprotein)에 함유된 콜레스테롤의 농도를 말하며, 동맥경화(arteriosclerosis) 방지인자이다.

HDMTX 메토트렉세이트대량요법 high dose methotrexate

대사길항제(metabolic antagonist; 항악성종양제)인 메토트렉세이트 투여법을 말한다.

HDS 하세가와치매척도 Hasegawa dementia scale

주로 9가지의 질문으로 이루어진, 치매를 판단하는 간이진단법을 말한다.

HDV D형간염바이러스 p.238 hepatitis D virus

D형간염(hepatitis D)을 일으키는 바이러스로, B형간염바이러스(hepatitis D virus, HDV)가 없으면 증식할 수 없다.

HE E형간염 p.238 hepatitis E

E형간염바이러스(hepatitis E virus)에 의한 간염으로 경구감염(입안감염, oral infection)된다. 주로 개발도상국에서 발생하며 임산부의 사망률은 약 20%로 높다.

HE 간성뇌병증, 간성혼수 hepatic encephalopathy

간부전(간기능상실, hepatic failure)에서 관찰되는 의식장애로, 중증도에 따라 5단계로 분류된다. 혈중 암모니아농도나 아미노산비, 뇌파 소견 등이 지표가 된다. 참 CHE p.86

▶간성뇌병증에 의한 혼수도 분류

혼수도	상태
Ⅰ	수면 · 각성리듬의 주야역전, 흥분, 우울, 무관심 등
Ⅱ	가벼운 기면, 지남력장애, 계산 · 글쓰기 등의 장애, 퍼덕떨림(flapping tremor) 등
Ⅲ	기면, 놀람, 섬망(delirium) · 흥분 등
Ⅳ	혼수, 통증자극에 반응
Ⅴ	깊은 혼수, 모든 자극에 반응하지 않음

HE 경성삼출물 hard exudate

망막이나 혈관에서 누출된 성분이 망막에 침착한 것으로, 당뇨망막병증(diabetic retinopathy) 등에서 관찰된다.

HE, H&E 헤마톡실린-에오신 hematoxylin and eosin

조직 관찰을 위한 염색색소로, 핵은 헤마톡실린에 의해 남색으로, 세포질은 에오신에 의해 담홍색으로 염색된다.

Hem, Hemo 치핵 hemorrhoid

항문부위의 정맥이 울혈(congestion)을 일으켜 혹 모양이 된 것으로, 내치핵과 외치핵의 두 종류가 있다.

★ **hemi** 편마비(반신마비) hemiplegia

한쪽 팔다리의 운동마비를 말한다.

HEN 가정경장영양법 home enteral nutrition

경구섭취가 어려운 환자의 위나 장에 관을 삽입하여 영양을 흘려보내는 방법으로, 가정에서 시행되는 것을 말한다.

★ **HEPA filter** 고성능미립자제거필터(헤파필터)
high efficiency particulate air filter
병원체를 여과하는 필터로, 수술실에서는 외기를 여과하여 도입하고 실험실에서는 실내의 병원체 등을 여과하여 배기하는 데에 이용한다.

HER Ⅱ 사람상피세포증식인자수용체 Ⅱ 형
human epidermal growth factor receptor type Ⅱ
HER와 구조가 비슷한 단백질로, 유방암(breast cancer) 등에서 검출된다. HER Ⅱ를 과잉 발현하는 유방암(breast cancer)은 트라스투주맙(trastuzumab) 치료가 효과적이다.

★ **HES** 과다호산구증후군 hypereosinophilic syndrome
호산구(eosinophil)가 비정상적으로 증가하여 피부증상, 장기장애를 일으키는 증후군이다.

HEV E형간염바이러스 p.238 hepatitis E virus
E형간염(hepatitis E)을 일으키는 바이러스로, 생수나 생육 등을 통해 경구감염(입안감염, oral infection)된다.

★ **HF** 혈액여과(혈액거르기) hemofiltration
혈액여과기를 이용한 여과장치를 통해 혈액을 정화시키는 방법이다.
참 주요 혈액정화법 p.209

H-FABP 심장지방산결합단백 heart fatty acid-binding protein
심근 세포질에 존재하는 단백질로, 심근장애 시 바로 혈중으로 누출된다. 급성심근경색증(acute myocardial infarction)의 조기진단 표지자이다.
참 주요 심근표지자 p.204

HFAK 중공사형인공신장 hollow-fiber artificial kidney
투석장치 중 하나로, 원통의 용기 안에 가는 빨대 모양의 중공사막이 1만에서 2만 개 묶여 들어가 있다.

HFD 과대체중아 heavy for dates infant
임신기간에 비해 출생체중이 무거운 신생아를 말하며, 모체에 당뇨병이 있으면 태어나는 경우가 많다.

★ **HFJV** 고빈도제트환기 high frequency jet ventilation
인공호흡법의 하나로, 제트류를 기도에 흘려 넣어 환기하는 방법이다.

★ **HFMD** 수족구병(손발입병) hand-foot-mouth disease
유아 · 소아를 중심으로 관찰되는 엔테로바이러스(enterovirus) 감염병 중 하나로, 구강점막, 손이나 발 등에 수포가 나타나는 것이 주요 증상이다.

HFOV 고빈도진동환기 high-frequency oscillatory ventilation
인공호흡법 중 하나로, 생리적 호흡횟수 4배 이상의 환기횟수로 진동을 발생시킴으로써 환기를 행하는 방법이다.

HFS 수족증후군(손발증후군) hand-foot syndrome
항암제(antitumor agent) 부작용으로 손발에 나타나는 통증, 부기, 발적 등의 피부증상을 말한다.

HFV 고빈도환기 high-frequency ventilation
상당히 적은 1회 환기량과 현저하게 증가시킨 환기횟수로 시행하는 인공호흡(HFJV, HFOV)을 총칭하는 말이다.

Hg 수은의원소기호 hydrargyrum(라)

HG 임신포진(임신헤르페스) herpes gestationis
주로 임신 말기에 발병하며 부종성 홍반과 수포가 전신에 나타나는 질환이다.

HG 저혈당(증) hypoglycemia
정상 하한치 이하의 혈당치에서 관찰되는 신경증상으로, 당뇨병이나 경구 혈압강하제 복용 중에는 갑자기 혼수상태에 빠지는 경우도 있다.
동 hypo p.225

H

hG-CSF 사람과립구집락자극인자
human granulocyte colony-stimulating factor
과립구를 증가시켜 호중구의 기능을 높이는 작용이 있는 활성물질이다.

HGH 사람성장호르몬 human growth hormone
뇌하수체전엽에서 분비되며 뼈나 근육의 성장에 관한 작용과 대사촉진작용을 한다.

★ **HHD** 고혈압심장질환(고혈압심장병) hypertensive heart disease
장기간에 걸친 고혈압 때문에 좌심실벽이 비대해지고 심장기능에 이상이 생기는 질환이다.

HHM 악성체액성고칼슘혈증
humoral hypercalcemia of malignancy
악성종양이 생산하는 부갑상선호르몬 관련 단백(parathyroid hormone-related protein, PTHrP p.298)에 의해 칼슘의 골흡수나 신장에서의 흡수억제가 일어나 발병하는 고칼슘혈증을 말한다.

HHNC 고혈당성고삼투압성비케톤성혼수
hyperglycemic hyperosmolar nonketotic coma 동 HONK p.218

HHNKC 고삼투압성고혈당성비케톤성혼수
hyperosmolar hyperglycemic nonketotic coma 동 HONK p.218

HHS 시상하부 · 뇌하수체계 hypothalamic-hypophyseal system
시상하부호르몬의 분비를 통해 뇌하수체계 호르몬을 억제하는, 시상하부에서 뇌하수체에 걸친 신경 내분비계를 말한다.

★ **HI** 두부외상 head injury
머리에 외력이 가해짐으로써 생기는 두피, 두개골, 뇌 등의 손상을 말한다.

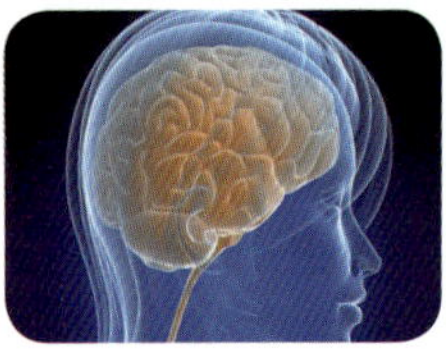

HID 추간판탈출(원반탈출) herniated intervertebral disc
동 HD p.208

HIE 저산소성허혈뇌병증 hypoxic ischemic encephalopathy
태아기나 분만 시에 뇌로 가는 산소가 부족하여 발생하는 신생아의 뇌신경장애이다.

HIH 고혈압성뇌내출혈 hypertensive intracerebral hemorrhage
고혈압 때문에 동맥경화(arteriosclerosis)가 진행되어 뇌내출혈을 일으키는 질환이다.

HIS 병원정보체계 hospital information system
병원 내의 다양한 부문 정보를 부문 간에 연결하여 전체로 통합한 컴퓨터화 정보시스템을 말한다.

HIT 가정수액요법 home infusion therapy
가정에서 약제나 영양제를 주입하는 방법으로, 정맥에 공급하는 가정중심정맥영양과 위장에 공급하는 성분영양 가정경관영양법이 있다.

★ **HIT** 혈구응집억제검사 hemagglutination inhibition test
동 HAI, HAIT p.203

★ **HIV** 사람면역결핍바이러스 human immunodeficiency virus
레트로바이러스(retrovirus)의 하나로, AIDS를 발병시키는 바이러스이다.

★ **H-J** 휴존스분류 Hugh-Jones classification
호흡곤란의 중증도 평가기준이다.

★ **HL** 고지질혈증 hyperlipidemia
혈액 중의 지질이 비정상적으로 많은 상태를 말한다.

HL 청력손실, 난청 hearing loss

★ **HLA** 사람백혈구항원 human leukocyte antigen
조직적합성 항원(histocompatibility antigen)의 하나로, 유전자에 의해 형태가 결정된다.

HLHS 좌심실형성부전증후군 hypoplastic left heart syndrome
좌심실계의 저형성을 일으키는 선천성 심장질환으로, 상행대동맥(오름대동맥, ascending aorta)의 저형성, 승모판·대동맥판의 폐쇄가 전형적이다.
참 주요 선천성 심장질환 p.480

HLP 고지방단백혈증 hyperlipoproteinemia
혈중 지질단백질의 농도가 비정상적으로 상승하는 병태이다.

HLP 할로페리돌 haloperidol
정신분열병(schizophrenia)에 대한 항정신병제

HLVS 좌심실저형성증후군 hypoplastic left ventricle syndrome
동 HLHS

HM, H.M. 손동작 hand movement
눈앞에서 손이 움직이는 방향을 판별할 수 있는가에 따라 시력을 나타내는 경우에 이용하는 단어이다.
참 CF, C.F.(안전수지) p.82, LP(광각) p.280

HM 심(장)잡음 heart murmur
정상적인 심음 이외에 발생하는 소리로, 기능성 심잡음과 병적 심잡음이 있다.

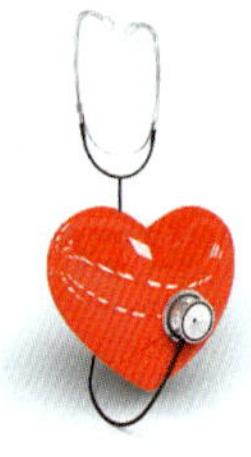

▶심(장)잡음의 종류

종류	특 징	의심되는 질환
수축기 박출잡음 (ejection murmur)	박출기에 발생하는 점증 · 점감성 잡음	폐동맥판협착, 대동맥판협착, 심방중격결손, 비대심근병증
수축기 역류잡음 (regurgitant murmur)	역류가 원인으로 발생하는 잡음. 전수축기를 통해 들림	심실중격결손, 승모판역류, 삼첨판역류
확장기 역류잡음	역류가 원인으로 발생하는 점감성 잡음	대동맥판역류, 폐동맥판역류
확장기 우르렁소리 (rumble)	협착 때문에 발생하는 저음의 잡음	승모판협착, 삼첨판협착

★ **HM** 편마비편두통 hemiplegic migraine
편두통과 함께 운동마비를 일으키는 질환이다.

★ **HMD** 유리질막병 hyaline membrane disease
폐포(허파꽈리, alveolus) 내측이 호산구의 막으로 덮여 호흡이 곤란해지는 질환으로, 미숙아에게서 관찰된다.

HMG, hMG 사람폐경성선자극호르몬(사람폐경생식샘자극호르몬)
human menopausal gonadotropin
폐경기 여성의 소변 중에 많이 함유되는 호르몬으로, 난포발육작용이 강하기 때문에 불임 치료에 이용된다.

HMG-CoA 히드록시메틸글루타릴보조효소A
hydroxy-methylglutaryl-coenzyme A
콜레스테롤 합성 전구체이다.

HMSN 유전성운동감각신경병증
hereditary motor and sensory neuropathy
말초신경질환의 하나로, 근육위축, 탈력 등을 일으키는 진행성 유전성 질환이다.

★ **HMV** 가정기계적조절환기 home mechanical ventilation

H&N 두부경부(머리와목) head and neck

HNKC 고삼투압성비케톤성혼수 hyperosmolar nonketotic coma
동 HONK

HNPP 유전성압박성신경병증
hereditary neuropathy with liability to pressure palsies
말초신경이 압박됨으로써 운동마비를 일으키는 상염색체우성(autosomal dominant, AD p.14)의 유전성 질환이다.

HOA 비대성골관절병증(뼈관절병증) hypertrophic osteoarthropathy
관절염, 곤봉손가락, 장관골 골막신생 등을 특징으로 하는 질환으로, 선천성인 경우와 호흡기 질환 등에 합병한 속발성인 경우가 있다.

★ **HOCM** 폐쇄비대심근병증(폐쇄비대심장근육병증) p.92
hypertrophic obstructive cardiomyopathy
비대심근병증(hypertrophic cardiomyopathy) 가운데 비대 부분이 심실상부의 유출로 부근에 있는 것이다.

Holter ECG 홀터심전도 Holter electrocardiogram
심전도의 기록을 장시간 할 수 있는 휴대용 기기를 말한다.

HONK 고삼투압성비케톤성고혈당혼수
hyperosmolar nonketotic hyperglycemic coma
당뇨병의 대사성 합병증으로, 현저한 고혈당, 고도 탈수, 혈장 고삼투압에 의해 생기는 혼수를 말한다. 동 HHNC, HHNKC p.214

★ **HOT** 가정산소요법 home oxygen therapy
만성호흡부전 환자가 가정에 산소공급기를 설치해서 산소흡입을 행하는 것을 말한다.
참 LTOT(장기산소요법) p.285

HP 병원 hospital

HP, Hp 위나선균, 헬리코박터필로리 *Helicobacter pylori*
위궤양, 십이지장궤양 원인균으로 판단되는 나선 모양의 그람음성 간균이다.

HP 혈액관류(법) hemoperfusion
혈액을 체외순환시켜서 활성탄 등의 흡착칼럼으로 불필요한 물질을 흡착시켜서 제거하는 혈액정화법이다.
참 주요 혈액정화법 p.209

HPF 고배율시야 high power field
현미경을 사용한 높은 배율의 시야를 말한다.

Hp-F 헤파린첨가신선혈액 heparinized fresh whole blood
혈액응고억제제인 헤파린(heparin)을 첨가한 신선한 혈액을 말한다.

HPG, hPG 사람뇌하수체성성선자극호르몬
human pituitary gonadotropin
뇌하수체전엽에서 분비되는 난포자극호르몬(follicle stimulating hormone, FSH p.184)과 황체형성호르몬(luteinizing hormone, LH p.274)을 합한 명칭이다.

HPL, hPL 사람태반락토겐(사람태반젖샘자극호르몬)
human placental lactogen
태반에서 생산되는 대표적인 호르몬으로, 모체의 당 · 지질대사를 통해 태아 발육에 관여한다. 태반기능의 지표이다.
동 HCS, hcs(사람융모성소마토마모트로핀) p.207

★ **HPLC** 고성능액체크로마토그래피
high performance liquid chromatography
용액 중의 유기화합물을 성분별로 분리해서 함유량을 측정하는 기기이다.

★ **HPN** 가정정맥영양법 home parenteral nutrition
가정에서 시행하는 정맥영양법으로, 고열량 점적으로 영양상태를 정상적으로 유지한다.

HPr 사람프로락틴 human prolactin
동 PRL p.389

HPS 비대유문협착증(비대날문협착증) hypertrophic pyloric stenosis
유문(날문, pylorus) 근육이 비대해짐에 따라 통과장애가 발생하여 분출성으로 구토하는 신생아의 선천성 소화기질환으로, 선천성 유문협착증(congenital pyloric stenosis)이라고도 한다.

★ **HPT** 부갑상선항진증(부갑상샘항진증) hyperparathyroidism
원발성은 부갑상선(부갑상샘, parathyroid gland)의 종양이나 과형성, 이차성은 장기간 투석 환자의 신장기능 저하가 주요 원인으로, 고칼슘혈증(hypercalcemia)이나 골다공증(뼈엉성증, osteoporosis)을 일으키는 질환이다.

HPT 헤파플라스틴시험 hepaplastin test
혈액응고검사의 하나이다.

HPV 간문맥 hepatic portal vein
소화관에서 모인 혈액이 간으로 흘러들어가는 부분의 혈관을 말한다.

★ **HPV** 사람유두종바이러스 human papilloma virus
주로 성행위를 통해 점막이나 상피에 감염을 일으키는 바이러스 무리이다. 자궁경부암(자궁목암, cervical cancer)의 원인이 되는 타입이 있으며 백신도 제조되고 있다.

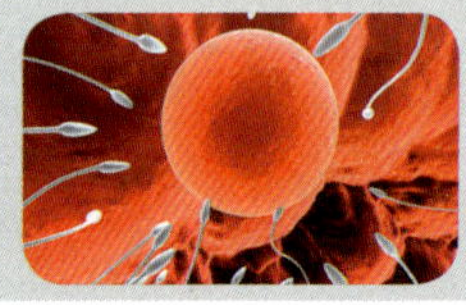

★ **HR** 심박수(심장박동수) heart rate
심장이 1분간 박동하는 횟수를 말한다.

★ **HRCT** 고해상컴퓨터단층촬영(술)
high-resolution computed tomography
얇은 슬라이스 두께(0.5mm), 다열화, 촬영시간 단축이 가능해진 고정밀 CT를 말한다.

HREH 고레닌본태고혈압 high-renin essential hypertension
레닌 · 앤지오텐신계가 고혈압의 유발원인과 병태에 중요하게 관여하는 악성고혈압을 말한다.

HRmax 최대심박수(최대심장박동수) maximum heart rate
운동부하 상승에 동반하여 증가하는 심박수 가운데 최대의 심박수를 말한다.

HRQOL 건강관련QOL health-related quality of life
환자의 신체기능, 정신기능 등도 고려한 의학 영역의 QOL을 말한다.

HRS 간신증후군(간콩팥증후군) hepatorenal syndrome
간경화(liver cirrhosis)나 신부전(콩팥기능상실, renal failure) 등 중증 간장애에 합병하는 급성신부전을 가리킨다.

★ **HRT** 호르몬대치치료 hormone replacement therapy
갱년기 장애나 호르몬 의존성 암(자궁체부암, 전립선암 등)에 대해 시행하는, 호르몬제를 이용한 치료법을 총칭한다.

HS 단순포진(단순헤르페스) herpes simplex
단순헤르페스바이러스(herpes simplex virus)의 감염으로 인한 피부질환으로, 구순헤르페스(입술헤르페스, herpes labialis)와 성기헤르페스(생식기헤르페스, genital herpes)로 크게 나뉜다.

HS 심기증(건강염려증) hypochondriasis
신경증(neurosis)의 하나로, 신체적 이상이 확인되지 않는 데에도 신체증상을 호소하며 중병으로 생각하는 것을 말한다.

HS 심(장)음 heart sound
박동에 동반하여 나타나는 심장의 물리적 소리를 말한다.

★ **HS** 유전구형적혈구증(유전공모양적혈구증) hereditary spherocytosis
용혈빈혈(hemolytic anemia)의 하나로, 적혈구막 성분인 스펙트린(spectrin)의 결손으로 적혈구가 공 모양이 되어 기능이 저하하는 상염색체열성(autosomal recessive , AR p.35)의 유전 질환이다.

HSAN 유전성감각및자율신경병증
hereditary sensory and autonomic neuropathy
말초신경질환 중 하나로, 감각소실과 발한 결여가 생기는 진행성 상염색체 우성의 유전성 질환이다.

HSCR 히르슈슈프룽병 Hirschsprung disease
장의 연동운동(꿈틀운동, peristaltic movement)을 담당하는 신경절세포가 결여되어 만성변비로 인해 대장이 확장되는 선천성 질환이다.

★ **HSCT** 조혈모세포이식 hematopoietic stem cell transplantation
백혈병(leukemia)이나 재생불량성빈혈(무형성빈혈, aplastic anemia) 환자에게 조혈모세포를 이식하는 치료법이다.

HSE 단순헤르페스뇌염 herpes simplex encephalitis
단순헤르페스바이러스(herpes simplex virus)의 감염으로 의한 뇌염으로, 급격한 발열, 경련발작 등이 일어나며 중증화하기 쉽다.

★ **HSG** 자궁난관조영술(자궁자궁관조영술)
hysterosalpingography
자궁이나 난관(자궁관, uterine tube)에 조영제(contrast media)를 주입하여 X선으로 촬영하는 검사로, 불임증 검사에 사용된다.

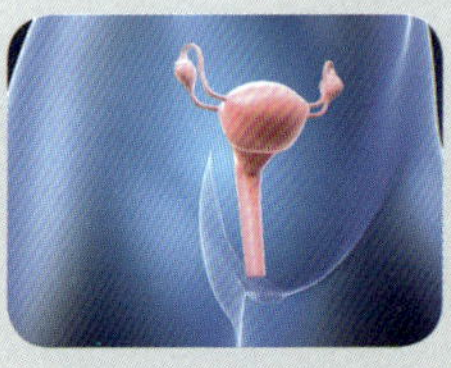

HSP 유전성강직대마비(유전강직하반신마비)
hereditary spastic paraplegia 동 FSP(가족성연축성대마비) p.184

★ **HSP** 헤노흐-쇤라인자색반 Henoch-Sch·nlein purpura
동 SHP p.449

★ **HSV** 단순헤르페스바이러스 herpes simplex virus
단순포진(단순헤르페스, herpes simplex, HS)을 일으키는 바이러스로, 1형은 구순헤르페스(입술헤르페스, herpes labialis) 등, 2형은 성기헤르페스(생식기헤르페스, genital herpes) 등의 원인이 된다.

★ **Ht** 신장(키) height

★ **Ht** 적혈구용적률(헤마토크리트) hematocrit
혈액 중에 차지하는 혈구성분의 비율로, 빈혈(anemia), 다혈증(plethora)의 지표이다. 동 Hct, hct p.207

★ **HT** 고혈압 hypertension
혈압이 정상범위를 넘어선 상태로, 높을수록 허혈성심장질환, 뇌졸중 등의 합병증 위험이 높아진다. 동 HBP p.206

HT 하버드탱크 Hubbard tank
물치료의 하나로, 근력저하가 있어도 누운 상태에서 과류욕, 기포욕을 할 수 있다.

5-HT 5-히드록시트립타민 5-hydroxytryptamine
세로토닌(serotonin)이라고도 하며 뇌 안의 신경전달물질이다.

★ **HTLV** 사람T세포백혈병바이러스 human T-cell leukemia virus
레트로바이러스(retrovirus)의 하나로, 1형은 성인T세포백혈병이나 HTLV1 관련 척수병증의 원인이 된다. 2형은 중남미의 마약 정맥주사자에게 많다.

HTO 근위경골절골술(몸쪽정강뼈자름술) high tibial osteotomy
O다리를 교정함으로써 통증을 줄이는 변형성 슬관절증(무릎관절증, gonarthrocace)의 치료법이다.

HTR 용혈성수혈반응(용혈성수혈부작용)
hemolytic transfusion reaction
수혈 후 24시간 이내에 일어나는 급성용혈성 부작용으로, 대부분은 ABO식 부적합수혈 직후에 발생하는 혈관내용혈(intravascular hemolysis)이다. 급성용혈성수혈반응(AHTR p.22)이라고도 한다.
참 DHTR(지연성용혈성수혈반응) p.125

HU 히드록시유레아, 히드록시카르바미드
hydroxyurea, hydroxycarbamide
만성골수성백혈병에 대한 항악성종양제

★ **HUS** 용혈요독증후군 hemolytic uremic syndrome
장출혈성 대장균 감염 시에 합병증으로서 발생하는 경우가 많은, 신장의 미세혈관 병변이다. 용혈빈혈, 혈소판감소, 급성신부전(콩팥기능상실, renal failure)을 주요 증상으로 한다.

HV 무지외반증(엄지발가락가쪽휨증) hallux valgus
엄지발가락이 새끼발가락 쪽으로 구부러지는 증상을 말한다.

HV 히스 · 심실시간 His-ventricular interval
히스속전위도(His bundle electrogram, HBE)에서 히스속전위인 H파에서부터 심실전위인 V파까지의 시간을 말한다. 흥분이 히스속(히스다발, His bundle)에서 심실근에 도달할 때까지의 시간이다.

HVA 호모바닐린산 homovanillic acid
도파민(dopamine)의 최종대사산물로, 신경모세포종(neuroblastoma) 등의 지표가 된다.

HVS 과다환기증후군 hyperventilation syndrome
스트레스나 불안 때문에 과호흡(hyperventilation)이 되어 헐떡임이나 현기증 등의 증상이 나타나는 질환이다.

★ **Hx** 병력 history
환자의 과거병력, 현재병력, 경과, 검사소견 등의 경력을 말하며, 진료 기록에 기록한다.

HX 조직구증X histiocytosis X
랑게르한스세포(Langerhans cell)의 증식과 침윤을 동반하는 질환을 총칭하는 말이다.

Hy 원시 hyperopia, hypermetropia
안구에 들어오는 평행광선이 망막 뒤쪽에서 초점을 맺는 상태이다.

Hy 히스테리 hysteria
일반적으로 심리적 스트레스가 가해짐으로써 신체기능에 장애가 생기는 정신질환을 말한다.

HYD 히드록시유레아, 히드록시카르바미드
hydroxyurea, hydroxycarbamide 동 HU

★ **hypo** 저혈당(증) hypoglycemia
동 HG p.213

★ **Hz** 헤르츠 hertz
주파수, 진동수의 단위이다.

★ **HZ** 대상포진(띠헤르페스) herpes zoster
첫 감염 시 수두(varicella)가 발병하고, 잠복감염이 활성화되면 통증을 동반하는 작은 수포가 신경 주행을 따라 띠 모양으로 생긴다.

HZV 대상포진바이러스 herpes zoster virus
첫 감염 시에 수두(varicella)를 일으키는 헤르페스바이러스(herpesvirus)이다. 치유 후에도 신경절 안에 잠복하여 계속 존재하며 다시 출현했을 때는 대상포진(띠헤르페스, herpes zoster)을 일으킨다.

I

I 회장(돌창자) ileum
공장(빈창자, jejunum)에서 이어지는 소장(작은창자, small intestine)의 일부로, 맹장(막창자, caecum)으로 연결된다.

IA 유발유산(유도유산) induced abortion
동 AA p.2

IA 인도시아닌그린형광안저조영술 indocyanine green angiography
정맥에 인도시아닌을 주사하여 안저카메라로 안저(눈바닥, ocular fundus)의 혈관을 촬영하는 검사이며, 당뇨망막병(증)(diabetic retinopathy), 연령관련황반변성(age-related macular degeneration, ARMD) 등에 적용된다. 참 ICG p.230

I/A 관류 · 흡인 irrigation/aspiration
환부에 관류액을 주입하여 제거조직과 함께 흡인하는 방법으로, 백내장수술에서 이용된다.

★ **IAA** 대동맥궁단절 interrupted aortic arch
대동맥궁(대동맥활, aortic arch) 일부가 완전히 결손되어 떨어져 있는 선천성 질환이다. 참 주요 선천성 심장질환 p.480

IAA 회장항문문합술 ileoanal anastomosis
궤양대장염(ulcerative colitis) 등에 대한 대장의 전적수술 중 하나이다. 치상선(치아선, dental line) 부분까지 점막을 절제해서 회장낭을 문합하는 방법으로, 직장점막이 남지 않기 때문에 재발 가능성은 없다.

★ **IABP** 대동맥내풍선펌프 intraaortic balloon pumping
심장기능이 저하했을 때 대동맥 내에 삽입한 풍선에 펌프 역할을 부여하여 심장의 펌프기능을 보조하는 치료법이다.

IADHS 항이뇨호르몬분비이상증
inappropriate antidiuretic hormone syndrome 동 SIADH p.449

★ **IADL** 수단적일상생활동작 instrumental activities of daily living
일상생활동작(ADL p.15)보다 복잡한 가사, 외출, 금전관리 등의 응용동작을 말하며, 노인의 사회환경에 대한 적응도를 평가하는 방법이다.

IAR 즉시형천식반응 immediate asthmatic reaction
천식반응 중 하나로, 발작이 15~20분 후에 가장 심해지고 1시간 정도면 잦아든다.

IARF 허혈성급성신부전(허혈성급성신장기능상실)
ischemic acute renal failure
쇼크나 신장동맥의 폐색으로 신장으로 가는 혈류가 저하되어 발생하는 신부전(콩팥기능상실, renal failure)을 말한다.

★ **IAS** 심방중격(심방사이막) interatrial septum
우심방과 좌심방 사이의 벽을 말한다.

IAV 간헐적보조환기 intermittent assisted ventilation
동 IMV p.241

IB 간접빌리루빈 indirect bilirubin
동 I-Bil p.228, 참 D-Bil p.118

★ **IB** 봉입체(포함체) inclusion body
세포 내에 형성되는 미세한 구조물로, 바이러스감염, 중금속중독, 봉입체근염(inclusion body myositis, IBM), 선천성 근병증(myopathy) 등 원인에 따라 집적되는 물질도 달라진다. 참 IC(봉입체결막염) p.229

IBA 골피질지수 index bone area
골밀도(뼈밀도, bone density)의 지표이다.

★ **IBD** 염증성장질환 inflammatory bowel disease
원인 불명의 설사, 혈변이 계속되는 질환을 총칭하는 말로, 궤양대장염(ulcerative colitis)과 크론병(Crohn's disease)이 있다. 젊은 성인에게서 많이 관찰된다.

I-Bil, I-BIL 간접빌리루빈 indirect bilirubin
간세포(hepatocyte)에서 처리되기 전의 글루쿠론산(glucuronic acid)과 결합하지 않은 빌리루빈을 말하며, 비포합형 빌리루빈이라고도 한다.
동 IB, 참 D-Bil p.118, T-Bil p.474

★ **IBL** 면역모세포성림프절병증 immunoblastic lymphadenopathy
중장년 남성에게 많은 T세포성 림프종으로, 피진(exanthem), 전신림프절종창, 간비대, 비장비대 등의 증상을 나타낸다.

IBM 봉입체근염 inclusion body myositis
근육으로 염증성 세포가 침윤되는 것이 특징이며, 근력저하, 근위축이 관찰되는 진행성 근육질환이다.

★ **IBS** 과민대장증후군 irritable bowel syndrome
기질적인 병변이 없이 통변이상이나 복부증상이 계속되는 증후군으로, 정신적인 자가관리를 통해 개선을 목표로 한다. 동 ICS p.231

IBW 표준체중, 이상체중 ideal body weight
신장(키)을 바탕으로 산출하는 건강한 체중을 말하며, BMI(신체비만지수, body mass index p.57)가 22일 때 표준체중이라고 본다.

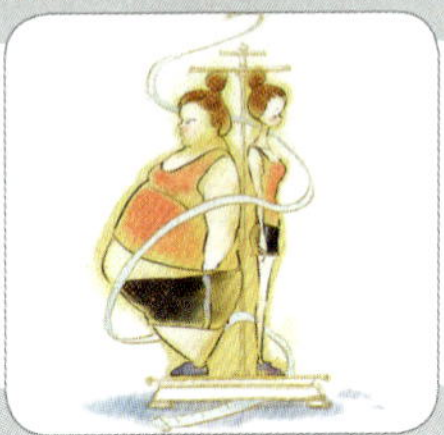

★ **i.c.** 식간 inter cibos(라)
처방전용어로, 식사와 식사 사이에 약을 복용하는 것을 말한다.

★ **IC** 간질성방광염(사이질방광염) interstitial cystitis
원인 불명의 염증이 방광에서 일어나 빈뇨, 방광통 등의 증상이 나타나는, 여성에게 많은 질환이다.

★ **IC** 간헐파행(간헐절뚝거림) intermittent claudication
걸으면 통증이나 저림으로 보행이 어려워지는데, 쉬면 다시 가능해지는 상태를 말한다. 폐쇄동맥경화(증)(arteriosclerosis obliterans)이나 요추척추관협착증(허리척추관협착증, lumbar spinal stenosis) 등이 원인 질환이다.

IC 봉입체결막염, 클라미디아결막염 inclusion conjunctivitis
성교나 산도 등을 통해 클라미디아(*Chlamydia*)에 감염되어 발병하는 질환으로, 일반적인 결막염 치료에 반응하지 않아 장기화된다.
참 IB(봉입체) p.227

★ **IC** 사전동의 informed consent
증상이나 치료방침에 대해 의료인이 환자에게 충분히 설명하고 그것을 환자가 이해하고 동의하는 것을 말한다.

IC 흡기용적(들숨용적) inspiratory capacity
안정 시의 최종 흡기위에서 더 가능한 최대흡기량을 말한다.

★ **ICA** 내경동맥(속목동맥) internal carotid artery
좌우 총경동맥(온목동맥, common carotid artery)에서 분지되는 동맥 중 하나로, 뇌로 혈액을 공급한다.

★ **ICA** 췌도세포항체(섬세포항체) islet cell antibody
췌도세포(섬세포, islet cell)에 대한 자가항체로, 1형 당뇨병의 지표가 된다.

ICCE 백내장낭내적출술 intracapsular cataract extraction
혼탁한 수정체를 모두 적출하는 백내장(cataract) 수술법이다.

★ **ICD** 국제질병분류 International Classification of Diseases
WHO에 의한 질병 통계를 위한 분류이다.

★ **ICD** 삽입형제세동기 implantable cardioverter defibrillator
중증 부정맥(arrhythmia)을 치료하기 위해 체내에 이식하는 제세동기를 말한다.

ICE 이포스파마이드 + 카보플라스틴 + 에토포시드
ifosfamide + carboplatin + etoposide
비호지킨림프종(non-Hodgkin's lymphoma)에 대한 병용화학요법

ICF 국제기능장애건강분류
International Classification of Functioning, Disability, and Health
WHO에 의한 생활기능과 장애에 관한 분류이다.

★ **ICF** 세포내액 intracellular fluid
체액 가운데 세포 내에 존재하는 것을 말한다.

★ **ICG** 인도시아닌그린 indocyanine green
간기능 · 순환기능검사나 안저검사에 이용되는 형광색소이다.

★ **ICH** 뇌내출혈 intracranial hemorrhage
뇌혈관이 파열하여 일어나는 출혈을 말한다.

★ **ICH** 두개내혈종(머리속혈종) intracranial hematoma
뇌 안 또는 뇌와 두개골 사이에 혈액이 고인 상태를 말한다.

★ **ICM** 특발성심근병증 p.92 idiopathic cardiomyopathy
병태에 따라 비대형과 확장형으로 크게 나뉘는 원인 불명의 심근질환이다. 동 IMD(허혈성심근장애) p.241

★ **ICN** 감염관리전문간호사 infection control nurse
감염병 대책을 위한 전문적인 교육과 인정을 받은 간호사를 말한다.

ICN 국제간호협의회 International Council of Nurses
세계 130개국 이상의 간호협회로 이루어진 단체로, 간호 종사자의 사회적 · 경제적 지위향상과 간호의 발전 등을 목적으로 한다.

ICP 감염대책실천자 infection control practitioner
감염병 대책을 행하는 전문가를 말한다.

★ **ICP** 두개내압(머리속압력) intracranial pressure
머리 내에 가해지는 압력을 말한다.

★ **IC-PC** 내경동맥 · 후교통동맥분지부(속목동맥 · 뒤교통동맥분지부)
internal carotid-posterior communicating artery
분지가 많은 대뇌동맥륜(대뇌동맥고리, cerebral arterial circle; 윌리스동맥륜) 안에 있으며 뇌동맥류(뇌동맥자루, cerebral aneurysm)의 3대 호발부위 중 하나이다.

★ **ICS** 과민대장증후군 irritable colon syndrome
동 IBS p.228

★ **ICS** 심장흥분전도계통 impulse conducting system
심장의 전기적 흥분 전도로를 말한다.

ICSA 췌도세포표면항체(섬세포표면항체) islet cell surface antibody
췌도세포막에 대한 자가항체로, 1형 당뇨병의 지표가 된다.

ICSI 세포질내정자주입
intracytoplasmic sperm injection
정자 1개를 난자의 세포질 안에 직접 주사하는 체외수정법을 말한다.

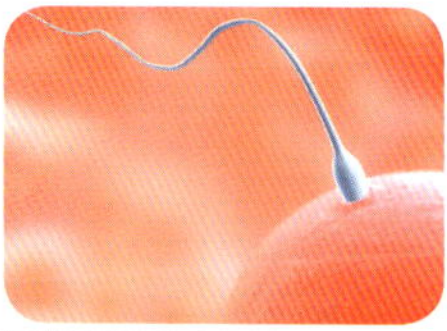

ICT 간접쿰즈검사 indirect Coombs test
혈액형 부적합부작용을 일으키는 불규칙항체(불완전항체) 검출검사로, 부적합수혈(incompatible blood transfusion)의 신생아용혈성 질환 예방에 도움이 된다. 참 CT(쿰즈검사) p.109

ICT 감염대책팀 infection control team
원내감염(병원감염, hospital acquired infection)으로부터 환자와 직원을 지키기 위해 의사, 간호사, 약제사, 임상검사기사 등이 활동하는 전문조직을 말한다.

ICT 관상동맥내혈전용해요법 intracoronary thrombolysis
관상동맥(심장동맥, coronary artery)의 혈전을 용해하는 치료법으로, 혈전용해제를 정맥 내에 투여하는 방법(IVCT p.251)과 관상동맥에 직접 투여하는 방법(PTCR p.396)이 있다.

ICT 두개내종양 intracranial tumor
머리 내에 발생하는 종양으로, 뇌실질 또는 그 이외의 뇌신경, 뇌척수막 등에 발생 또는 전이한 종양을 말한다.

ICT 수술전화학요법 induction chemotherapy
수술 전에 항암제(antitumor agent)를 투여하여 암세포를 축소시킨 다음 수술을 시행하는 방법이다.

★ **ICU** 집중치료실(중환자실) intensive care unit
위독한 환자의 치료를 고도 기술을 이용하여 집중적으로 행하는 부문을 말한다.

ID 면역결핍 immunodeficiency
면역기전의 기능부전으로 감염병에 대한 저항력이 저하한 상태로, 기능이 저하하는 계통에 따라 특이적인 것과 비특이적인 것으로 나뉜다. 또 면역계 자체에 결함이 있는 원발성과 다른 질환에 기인하는 속발성으로 나뉜다.

★ **ID** 피내주사(피부내주사)
intradermal injection, intracutaneous injection
약을 표피와 진피 사이에 투여하는 주사를 말한다.

▶주사의 종류

종 류	방 법
ID(intraderal injection) : 피내주사	표피와 진피 사이의 피내에 약물을 주입한다. 예) 투베르쿨린반응, 알레르기반응의 유무 판정 등
SC(subcutaneous injection) : 피하주사	피부와 근육층 사이의 피하조직 내에 약물을 주입하여 모세혈관에 흡착시킨다. 예) 인슐린주사 등
IM(intramuscular injection) : 근육(내)주사	모세혈관이 풍부한 근육 내 조직에 약물을 주입한다. 예) 약물의 자극성이 강한 경우, 흡수되기 어려운 약물인 경우 등
IV(intravenous injection) : 정맥(내)주사	정맥 내에 약물을 직접 주입한다. 즉효성이 있어 긴급을 요하는 경우에 유효하다. 쇼크나 부작용 등 위험도 크다.
IP(intraperitoneal injection) : 복강내주사	복강 내 장기와 복벽 사이에 약물을 주입한다.
기타	동맥 내 주사(항생물질이나 항암제, 조영제 등), 경막외강 내 주사(국소마취 등)는 의사가 시행한다.

I&D 절개 · 배농 incision and drainage
병소부분을 메스로 절개하여 그 안의 고름을 꺼내는 처치이다.

Id 유전형(이디오타입) idiotype
면역글로불린(immunoglobulin)이 각각 보유하고 있는 독자적인 항원결합부위에 따른 타입을 말한다.

★ **IDA** 철결핍빈혈 iron deficiency anemia
헤모글로빈을 합성하는 철이 부족함에 따라 발생하는 빈혈로, 젊은 사람이나 폐경 전 여성에게 많다.

★ **IDDM** 인슐린의존성당뇨병(1형 당뇨병)
insulin dependent diabetes mellitus
자가면역 때문에 췌장(이자, pancreas)의 β세포가 파괴되어 절대적인 인슐린 부족에 빠지는 질환으로, 대부분 20세 이후에 발병하며 원인은 밝혀지지 않았다. 인슐린 치료가 필수이다.

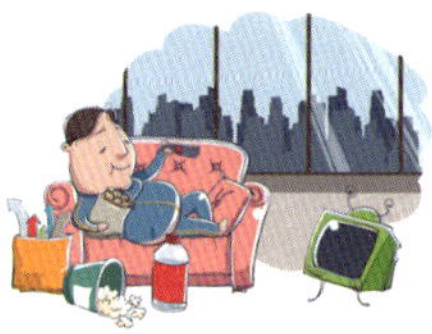

IDK 슬내장 internal derangement of knee
슬관절(무릎관절, knee joint)을 구성하는 뼈, 반월판, 인대 등의 외상에 따른 손상과 장애를 총칭하는 말이다.

IDL 중밀도지질단백질 intermediate density lipoprotein
간에서 저밀도지질단백질(low density lipoprotein, LDL)에 분해되는 대사 중간체로, 초저밀도지질단백질(very low density lipoprotein, VLDL)과 저밀도지질단백질(LDL)의 중간 밀도이다.

IDR 아이다루비신 idarubicin
안트라사이클린(anthracycline)계 항악성종양제, 골수성백혈병 치료에 이용한다.

★ **IDSEP** 사강부하호흡훈련법
increased dead space and expiratory pressure
COPD(만성폐쇄성폐질환, chronic obstructive pulmonary disease) 환자가 입오므리기 호흡을 쉽게 하기 위한 호흡보조기구이다.

IDU 이독수리딘 idoxuridine
단순헤르페스성 결막염 치료에 안연고나 점안제로서 이용하는 항바이러스제(antiviral agent)

IDV 인디나비르 indinavir
후천성 면역결핍증후군(AIDS) 치료에 이용하는 항바이러스제(antiviral agent)로, 단백질분해효소억제제(protease inhibitor)이다.

★ **IE** 감염심내막염 infective endocarditis
심장 내막에 미생물이 감염되어 발병하는 질환이다. 동 AIE p.23

★ **IEA** 하복벽동맥(아래배벽동맥) inferior epigastric artery
하복부의 근육 사이에 있는 동맥으로, 하복벽정맥(아래배벽정맥, inferior epigastric vein)과 함께 주행하면서 상복벽동맥(위배벽동맥, superior epigastric artery)으로 연결된다.

IEM 선천대사이상 inborn errors of metabolism

선천적으로 대사가 저해되는 유전성 질환으로, 페닐케톤뇨증(phenylketonuria, PKU), 크레틴병(cretinism) 등이 있다.

I/E ratio 흡기시간 · 호기시간비

inspiratory time/expiratory time ratio

인공호흡기에 관한 용어로, 공기가 폐로 들어오는 흡기시간(들숨시간, inspiratory phase time)과 공기가 폐에서 나가는 호기시간(날숨시간, expiratory phase time)의 비율을 말한다.

IF 면역형광(법) immunofluorescence

항체에 형광색소를 결합시켜 단백질의 발현 등을 형광영상으로 관찰하는 방법이다.

IFG 공복혈당장애 impaired fasting glucose

동 IGT(내당능장애) p.237

IFM 이포스파마이드 ifosfamide

다양한 고형 종양의 치료에 이용하는 항악성종양제

★ **IFN** 인터페론 interferon

바이러스증식 억제작용을 하는 시토카인(cytokine)으로, α, β, ω의 3종이 속하는 I형과 γ가 속하는 II형이 있다. α는 C형간염이나 다발골수종(multiple myeloma), β는 C형간염이나 다발경화증(multiple sclerosis) 등의 치료에 이용된다.

iFOBT, IFOBT 면역학적변잠혈검사

immuno fecal occult blood test

변잠혈검사 중 하나로, 사람헤모글로빈항체를 이용하여 잠혈 유무를 검출하는 방법이다.

★ **Ig** 면역글로불린 immunoglobulin

항체를 말한다. B림프구가 생산하는 단백질로, 체내에 침입한 이물질을 항원항체반응(antigen-antibody reaction)을 통해 인식해서 면역반응을 일으킨다.

▶사람면역글로불린(항체)의 종류

종류	Ig 점유율	특징
IgG	70~75%	혈액 중에 가장 많이 함유된 항체이다. 각종 항원(세균, 바이러스 등)에 대한 항체를 포함하고 있으며, 태반통과성이 있어 태아의 면역반응에 도움이 된다.
IgA	10~15%	장관 · 기도 등의 점막이나 초유 중에 많이 함유되어 있다. 국소에서의 세균이나 바이러스 감염 예방에 도움된다.
IgM	10%	세균이나 바이러스에 감염되었을 때 가장 먼저 만들어지는 항체로, IgM이 만들어진 후에 IgG가 만들어진다.
IgD	1% 이하	혈청 중에 미량 존재하지만, 임상적 의의는 불명하다.
IgE	극미량	천식이나 화분증(꽃가루병, pollinosis) 등의 알레르기를 일으키는 항체이다.

★ **IgA** 면역글로불린A immunoglobulin A

항체단백질의 하나로, 장관이나 기도 등의 점막이나 초유 중에 많이 함유되어 있으며 감염 예방에 도움된다.

참 사람면역글로불린(항체)의 종류

IgA-NP IgA신병증(IgA콩팥병증) IgA nephropathy

신장 사구체(토리, glomerulus)에 면역글로불린 A(IgA)가 침착하여 여과를 할 수 없게 되어 기능 저하를 일으키는 만성신장염(콩팥염, nephritis)이다.

★ **IgD** 면역글로불린D immunoglobulin D

항체단백질의 하나로, 혈청 중에 미량 존재하며 임상적 의의는 불분명하다. 참 사람면역글로불린(항체)의 종류

★ **IgE** 면역글로불린E immunoglobulin E

항체단백질의 하나로, 천식이나 화분증(꽃가루병, pollinosis), 아나필락시스반응(초과민반응, anaphylactic reaction) 등에 관여한다.

참 사람면역글로불린(항체)의 종류

IGF 인슐린유사성장인자 insulin-like growth factor

인슐린과 구조가 유사한 세포증식인자로, IGF-1과 IGF-2의 2종류가 있으며 정상적인 성장과 건강유지에 중요한 역할을 한다.

★ **IgG** 면역글로불린G immunoglobulin G

항체단백질의 하나로, 혈액 중에 가장 많이 함유된 면역글로불린이며 다양한 항원에 대한 항체를 가지고 있다.

참 사람면역글로불린(항체)의 종류

★ **IgM** 면역글로불린M immunoglobulin M

항체단백질의 하나로, 감염 시 가장 먼저 만들어지는 항체이다. 이어서 IgG, IgA가 만들어진다. 참 사람면역글로불린(항체)의 종류

★ **IGT** 내당능장애 impaired glucose tolerance

당뇨병 검사에서 정상형에도 당뇨병형에도 속하지 않는 군을 말한다. 2형 당뇨병을 발병하는 위험이 높으며 경계형 당뇨병이라고도 불린다. 동 IFG(공복혈당장애) p.235

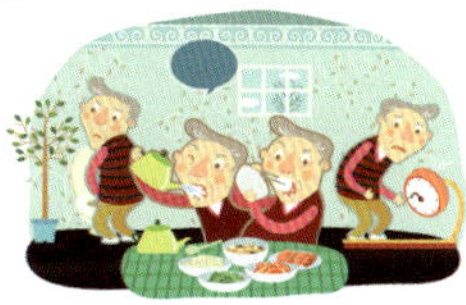

★ **IGTT** 정맥당부하검사 intravenous glucose tolerance test

포도당을 정맥에 투여하여 시행하는 부하검사로, 경구당부하검사에 비해 소화관 인자에 영향을 주지 않는 혈당반응을 조사할 수 있다.

동 IVGTT p.251

IH 서혜탈장(샅굴탈장) inguinal hernia

복막이나 장의 일부가 서혜부 근막 사이에서 탈출하는 질환이다.

IH 억제호르몬 inhibiting [inhibitory] hormone

호르몬의 혈중농도가 높은 경우, 호르몬균형을 조절하는 피드백 기전에 의해 분비되는 호르몬을 말한다.

★ **IH** 전염성간염 infectious hepatitis

감염에 의한 간의 염증을 말한다. 바이러스에 따른 것이 가장 많으며, 특히 감염률이 높은 것이 A형, B형, C형간염이다.

▶바이러스간염의 특징

종류	원인바이러스	바이러스형태	감염	발병
A형간염	HAV	RNA	경구	급성 간염이 많다.
B형간염	HBV	RNA	경피, 혈액, 산도	만성 간염, 전격간염이 많다.
C형간염	HCV	RNA	경피, 드물게 출산 시	만성 간염이 많다.
D형간염	HDV	RNA	경피, (혈액)	B형 간염바이러스 감염 하에 서만 감염된다.
E형간염	HEV	RNA	경구	대부분은 자연소실 · 치유된다. 임산부는 중증화되기 쉽다.

★ **IHBD** 간내담관(간내쓸개관) intrahepatic bile duct

간세포(hepatocyte)에서 분비되는 담즙(쓸개즙, bile)이 흐르는 총담관(온쓸개관, common bile duct) 가운데 간의 내부에 있는 부분을 말한다.

★ **IHBT** 부적합용혈성수혈(병)

incompatible hemolytic blood transfusion

혈액형 부적합수혈로 인해 혈관 안에서 생기는 용혈(hemolysis) 반응을 말한다.

★ **IHD** 허혈성심장질환 ischemic heart disease

관상동맥(심장동맥, coronary artery)의 협착이나 폐색으로 심근으로 가는 혈류가 억제되어 발생하는 질환을 총칭하는 말이다.

동 CAD(관상동맥질환) p.70

IHMS 이소니코틴산히드라디드메탄술폰산
isoniazid sodium methanesulfonate
항결핵제(antituberculosis drug)

★ **IHP** 특발성부갑상선저하증(특발성부갑상샘저하증)
idiopathic hypoparathyroidism
부갑상선호르몬(부갑상샘호르몬, parathyroid hormone)의 작용부전으로 인해 저칼슘혈증(hypocalcemia), 고인산혈증(hyperphosphatemia) 등을 일으키는 질환이다.

IHPH 간내문맥고혈압 intrahepatic portal hypertension
주로 간경화(liver cirrhosis) 때문에 간 내에서 문맥압이 비정상적으로 상승한 상태를 말한다. 간을 우회하는 측부혈행로가 형성되어 비장비대(지라비대, splenomegaly)나 식도정맥류(esophageal varix)가 형성된다.

★ **IHSS** 특발비후대동맥판하협착
idiopathic hypertrophic subaortic stenosis
심실중격(심실사이막, interventricular septum) 상부가 비후해져 좌심실 유출로가 협착하거나 승모판에 운동이상이 발생하는 질환으로, 현기증, 협심증(가슴조임증, angina pectoris), 돌연사를 일으키기 쉽다.

IICP 두개내압항진 increased intracranial pressure
머리 안의 압력이 비정상적으로 높아져 뇌 조직이 압박받는 상태이다. 진행되면 호흡장애, 서맥(느린맥, bradysphygmia), 의식장애 등을 일으킨다.

IIDM 인슐린비의존성당뇨병
insulin independent diabetes mellitus 동 NIDDM p.326

IIEF5 국제발기기능측정기준
international index of erectile function 5
ED(발기장애, erectile dysfunction)의 치료판정이나 선별에 이용되는 국제기준이다.

I

★ **IIP** 특발성간질폐렴(특발성사이질폐렴)
idiopathic interstitial pneumonia
폐포벽이 염증을 일으켜서 섬유화되어 호흡곤란이 발생하는 원인 불명의 난치병으로, 7종류의 질환이 포함된다.

★ **IL** 인터루킨 interleukin
시토카인(cytokine)의 하나로, 면역형성에 관여하는 림프구의 증식과 분열을 유도하는 인자이다.

★ **ILBBB** 불완전좌각차단(왼방실다발갈래차단)
incomplete left bundle branch block
심장전도계통(cardiac conducting system) 가운데 좌각(왼갈래, left bundle branch)이 장애를 입은 상태로, QRS폭이 0.1초 이상, 0.12초 미만인 것을 말한다.

★ **IM** 감염단핵구증 infectious mononucleosis
4살 무렵 이후에 EB바이러스(Epstein-Barr virus, EB p.143)에 처음 감염되면 발병하는 급성열성질환으로, 타액에 의한 감염이 많아 키스병이라고도 한다. 예후는 비교적 양호하다.

★ **IM** 근육(내)주사 intramuscular injection
약액을 근육 내에 투여하는 주사로, 흡수는 피하주사(피부밑주사, hypodermic injection)보다 빠르고 정맥내주사(intravenous injection)보다는 느리다. 참 주사의 종류 p.233

IMA 내흉동맥(속가슴동맥) internal mammary artery
동 ITA(내흉동맥) p.249

★ **IMA** 하장간막동맥(아래창자간막동맥) inferior mesenteric artery
복대동맥(배대동맥, abdominal aorta)에서 분지해서 왼쪽 아래로 주행하며 결장간막(잘록창자간막, mesocolon)으로 들어가는 동맥이다.

IMC 내막중막복합체 intimal-medial complex
혈관의 내막과 중막을 합한 것으로, 경동맥초음파에 의한 동맥경화(arteriosclerosis) 진단 시에 내막과 중막이 구별되지 않으면 그 복합체로서 두께를 측정한다.

★ **IMD** 허혈성심근장애 ischemic myocardial damage
동맥경화(arteriosclerosis)에 의한 협착이나 폐색으로 심근에 혈액이 공급되지 않아 일어나는 장애이다. 동 ICM(특발성심근병증) p.230

★ **IMF** 상악간고정술(위턱사이고정술) intermaxillary fixation
치과교정이나 악골골절에 대한 정복수술 후 교합을 올바른 위치에 고정하는 것을 말한다.

★ **^{131}I-MIBG** ^{131}I-메타요오드벤질구아니딘
^{131}I-metaiodobenzylguanidine
심장교감신경의 기능을 검사하는 영상검사인 섬광조영술(scintigraphy)을 이용하는 방사성요오드(radioiodine)의 표식화합물이다.

IMIP 이미프라민 imipramine
항우울제

★ **IMN** 감염단핵구증 infectious mononucleosis
동 IM p.240

IMT 인도메타신 indomethacin
강력한 비스테로이드항염증제(nonsteroidal antiinflammatory drug, NSAID)

★ **IMV** 간헐필수환기 intermittent mandatory ventilation
인공호흡기의 환기모드로, 환자의 자발호흡에 맞추어 일정 시간별로 강제환기를 상승시키는 방법이다. 동 IAV(간헐적보조환기) p.227

INAH 이소니코틴산 히드라지드(이소니아지드)
isonicotinic acid hydrazide 항결핵제(antituberculosis drug)

I

★ **IND** 임상시험용신약 investigational new drug
개발과정 최종단계의 임상시험에서 시험되는 신약을 말한다.

Inf 인푸시움 infusium
잘게 자른 식물 등의 생약을 물에 담가 추출한 약용성분으로, 한방의학이나 허브요법에서 이용된다.

★ **inj, Inj** 주사, 주입 injection

Innom 생리적잡음 innocent murmur
이상이 아닌 심장잡음으로, 대부분 소아에게서 들리며 성장하면 사라진다.

INO 핵간안근마비(신경핵사이눈근육마비)
internuclear ophthalmoplegia
한쪽 눈 또는 양쪽 눈에 내전(모음, adduction)장애가 있어 건강한 눈을 외전할 때에 병변쪽 안구에 수평성이 관찰되는 상태이다. 뇌염, 소규모 교뇌경색, 다발경화증(multiple sclerosis) 등에서 관찰된다.

★ **IN/OUT** 섭취 · 배설량 intake/output
IN은 수분이나 점적 등, OUT은 소변, 발한, 출혈 등이 해당한다.

▶성인 1일당 섭취 · 배설량

IN : 2,100~2,800㎖	OUT : 2,100~2,800㎖
• 음수 → 1,000~1,500㎖	• 소변 → 1,200~1,500㎖
• 식사 → 800~1,000㎖	• 대변 → 200~300㎖
• 대사수 → 350~500㎖	• 불감발한 → 1,000㎖

- 대사수는 섭취한 음식물의 영양소가 대사되어 생기는 수분이다.
- 불감발한(불감땀남, insensible perspiration p.253)은 발한 이외의 호기(날숨, expiration)나 피부에서의 수분상실을 말한다.

INR 국제표준화비율 international normalized ratio

혈액응고시간의 지표가 되는 프로트롬빈시간(prothrombin time, PT p.394)에 대해 검사기관 상호간의 차이를 보정하기 위한 PT의 국제적인 표준화비율을 말한다. 참 PT-INR p.398, ISI p.248

★ **INS** 특발성신증후군(특발성콩팥증후군) idiopathic nephrotic syndrome

원인 불명의 사구체기능저하로 인해 소변 중에 단백질이 누출되어 저단백혈증(hypoproteinemia)에 빠져 부종(edema)이나 고지질혈증(hyperlipidemia)을 일으키는 질환으로, 소아에게 많다. 대부분은 스테로이드 치료가 효과적이다.

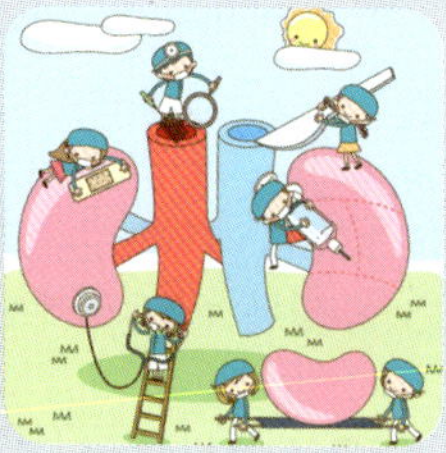

INVAGI 장중첩증(창자겹침증) invagination

장관 일부가 접혀서 연속부분의 장관으로 들어가는 원인 불명의 영유아 질환으로, 복통, 구토, 점액성 혈변 등의 증상을 나타내는 장폐색증(창자막힘증, ileus)의 하나이다.

★ **in vitro** 생체외, 시험관내 in vitro(라), in glass

생체에서 꺼낸 효소 등을 시험관 내에서 생체와 마찬가지로 기능 · 반응시킬 때에 이용하는 단어이다. 참 in vivo

in vivo 생체내 in vivo(라), in the living body

in vitro의 반대말로, 체내에서의 기능이나 반응에 대해 이용된다.
참 in vitro

IO 골내접근 intraosseous access

주로 경골(정강뼈, cnemis)의 골수강(뼈속질공간, marrow space) 내에 전용 바늘을 삽입하여 약물을 주입하는 방법으로, 영유아나 노인 등에서 정맥로 확보가 어려운 응급 시에 이용된다.

IO 장폐색(창자막힘) intestinal obstruction
장관의 내용물 이동이 장애를 받아 장내에 정체하게 되는 심각한 병태로, 발열이나 탈수, 복부팽만감 등을 동반하며 일레우스(ileus)라고도 한다. 동 BO p.58, 참 장폐색증의 종류와 증상 p.292

★ **IO** 하사근(아래빗근) inferior oblique muscle
안구의 방향을 바꾸는 외안근(바깥눈근육, extraocular muscle) 중 하나이다. 안구를 바깥쪽 위로 움직인다.

IOFB 안내이물(눈속이물) intraocular foreign body
눈 안에 먼지, 철가루 등의 이물이 들어간 것을 말한다.

IOH 특발성기립성저혈압 idiopathic orthostatic hypotension
누운 자세나 앉은 자세에서 갑자기 일어섰을 때 혈압이 저하해서 현기증이나 어지럼증, 실신 등을 일으키는 원인 불명의 증상이다.
동 OH(기립성저혈압) p.340

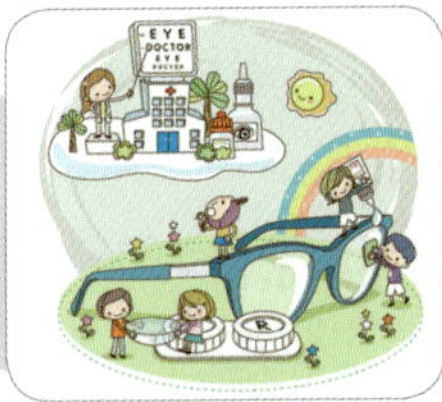

★ **IOL** 안내렌즈 intraocular lens
백내장(cataract) 수술에서 추출한 수정체를 대신하여 삽입하는 인공수정체를 말한다.

★ **ION** 특발성대퇴골두괴사(특발성넙다리뼈머리괴사)
idiopathic osteonecrosis of femoral head
대퇴골두(넙다리뼈머리, femoral head)에 영양을 제공하는 혈관이 허혈상태가 되어 대퇴가 괴사하는 원인 불명의 질환으로, 진행하면 인공골두나 인공고관절로 대체하는 수술이 필요하다.

ION 허혈시(각)신경병(증) ischemic optic neuropathy
시(각)신경(optic nerve)에 영양을 보내는 혈관의 순환장애 때문에 발생하는 시(각)신경의 경색으로, 한쪽 눈의 급격한 시력저하가 특징이다.

★ **IOP** 안압 intraocular pressure
각막과 수정체 사이를 채우는 방수(aqueous fluid)의 양으로 결정되는, 안구 내의 압력을 말한다.

★ **IORT** 수술중방사선치료 intraoperative radiotherapy
주로 췌장암(이자암, pancreatic cancer) 수술에서 절제할 수 없는 병소에 대해 방사선을 조사하는 치료법이다.

★ **IP** 간질폐렴(사이질폐렴) interstitial pneumonia
주로 폐포(허파꽈리, alveolus)의 격벽에 염증이 생기는 질환을 총칭하는 말이다.

★ **IP** 복강내주사(배막안주사) p.233 intraperitoneal injection
복강 내의 장기와 복벽 사이에 직접 약제를 주입하는 방법이다.

IPAP 흡기시기도양압 inspiratory positive airway pressure
자발호흡을 보조하기 위해 흡기(들숨, inspiration) 시에 기도 내에 공급되는 양압을 말한다.

IPC 간헐공기다리압박 intermittent pneumatic compression
수술 후 다리의 순환부전이 일어나는 심부정맥혈전증(깊은정맥혈전증, deep vein thrombosis, DVT p.140)의 예방으로서 장착하는 장치이다.

★ **IPF** 특발성폐섬유증 idiopathic pulmonary fibrosis
특발성간질폐렴(특발성사이질폐렴, interstitial pneumonia)의 하나로, 폐의 간질이 섬유화하여 단단하게 축소됨으로 인해서 호흡곤란을 일으킨다.

★ **IPH** 특발성문맥고혈압 idiopathic portal hypertension
간경화(liver cirrhosis) 등의 원인 질환이 없이 문맥압항진, 비장비대(지라비대, splenomegaly), 빈혈 등이 생기는 질환이다.

IPHP 복강내온열관류법 intraperitoneal hyperthermic perfusion
동 CHPP p.88

★ **IPJ, IP** 수지절간관절(손가락뼈사이관절) interphalangeal joint
손가락 중간에 있는 관절로, 관절분류에서는 한 방향으로만 신전이 가능한 접번관절(경첩관절, hinge articulation)을 말한다. 손발 모두 엄지에는 1개, 다른 손가락에는 2개가 있다. IP 관절이라고도 한다.

IPM/CS 이미페넴 · 실라스타틴 imipenem·cilastatin
카바페넴(carbapenem)계 항균제

★ **IPMN** 췌관내유두점액종양
intraductal papillary mucinous neoplasm
췌관(이자관, pancreatic duct) 확장에 동반하여 주로 유두 모양의 비침윤성 · 점액생산성 상피성 종양을 말한다.
참 MCN(점액성낭성종양) p.295

★ **IPPV** 간헐양압환기(법) intermittent positive pressure ventilation
인공호흡기의 환기모드로, 호기(날숨, expiration) 시에는 설정횟수만 간헐적으로 양압으로 하고, 호기(날숨, expiration) 시에는 압력을 대기로 개방한다.

iPSCs, iPS cell iPS세포, 유도만능줄기세포
induced pluripotent stem cells
만능세포의 하나로, ES세포(배아줄기세포, embryonic stem cell p.163)와 마찬가지로 많은 세포로 분화할 수 있는 분화 만능성과, 분열증식을 거쳐도 그것을 유지할 수 있는 자가복제능을 가진 세포를 말한다. 재생의료 · 신약개발에 그 응용이 기대된다.

IPSS 국제전립선증상점수 International Prostate Symptom Score
전립선비대(전립샘비대, prostatic hypertrophy)가 의심되는 환자에게 이용하는 앙케이트형식의 문진표로, 증상의 정도를 점수화해서 평가한다.

★ **IQ** 지능지수 intelligence quotient
지능의 발달정도를 나타내는 지수로, '정신연령÷생활연령×100'으로 나타낸다.

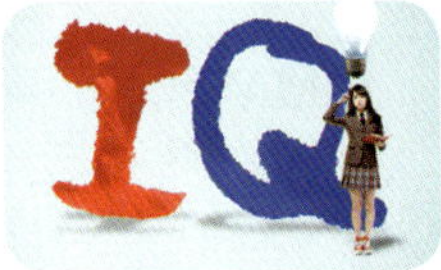

IR 불완전반응 incomplete response
항암제(antitumor agent) 표준 치료의 판정 기준용어이다. 항암제 치료 결과, '비표적 병변이 1개 이상 잔존 또는/혹은 종양표지자(tumor marker)가 정상 상한치 이상'이 된 경우를 말한다.

★ **IR** 하직근(아래곧은근) inferior rectus muscle
안구의 방향을 바꾸는 외안근(바깥눈근육, extraocular muscle)의 하나로, 안구를 밑 또는 안쪽으로 당기거나 바깥쪽으로 돌리거나 한다.

★ **IRBBB** 불완전우각차단 incomplete right bundle branch block
심장전도계통(cardiac conducting system) 가운데 우각(오른갈래, right bundle branch)이 장애를 입은 상태로, QRS폭이 0.1초 이상, 0.12초 미만인 것을 말하며, 건강한 사람에게서 관찰되기도 한다.

IRDNI 신생아특발성호흡곤란
idiopathic respiratory distress of newborn infant 동 IRDS

★ **IRDS** 특발성(신생아)호흡곤란증후군
idiopathic [infantile] respiratory distress syndrome
출생 시 폐가 미성숙해서 폐계면활성제(허파표면활정제, pulmonary surfactant) 생산이 불충분하여 호흡부전(호흡기능상실, respiratory failure)을 일으키는 질환이다. 모체당뇨병아, 미숙아, 제왕절개아에게 높은 빈도로 관찰된다. 동 IRDNI

★ **IRI** 면역반응인슐린 immunoreactive insulin
면역학적 판정법에 따라 측정된 혈중 인슐린농도로, 당뇨병의 지표가 된다.

IRMA 면역방사측정(법) immunoradiometric assay
방사성 동위체를 결합한 특이항체로 항원항체반응(antigen-antibody reaction)을 일으켜 목적 물질을 정량하는 방법이다. 직접법인지, 간접법인지, 경합반응을 이용하는지 등에 따라 여러 가지 방법이 있다.

IRRT 간헐적신대체요법 intermittent renal replacement therapy
신부전(콩팥기능상실, renal failure) 환자의 기능을 보조하기 위해 간헐적으로 시행하는 혈액정화법이다.

IRV 예비흡기량(들숨예비량) inspiratory reserve volume
안정흡기 후 더 가능한 최대의 흡기량을 말한다.

IS 특발성척주측만증(척주옆굽음증)
idiopathic scoliosis
원인 불명의 척주측만증으로, 사춘기 여아에게 가장 많이 발병한다. 예방법은 없고 중증화한 예는 수술이 필요한 경우도 있다.

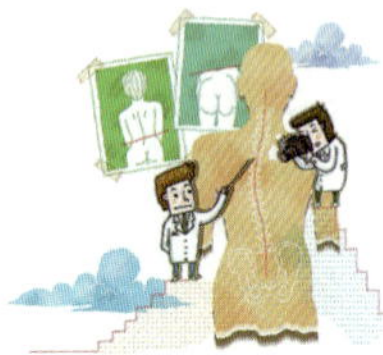

ISDN 질산이소소르비드 isosorbide dinitrate
협심증(가슴조임증, angina pectoris) 치료제

★ **ISF** 간질액(사이질액) interstitial fluid
세포 사이를 채우는 전해질, 호르몬, 영양분 등을 포함하는 액체로, 정상 시에는 체내수분량의 약 15%를 차지한다. 간질액이 증가한 상태가 부종(edema)이다.

ISI 국제민감도지수 international sensitivity index
혈장 항응고활성을 측정하는 트롬보플라스틴(thromboplastin) 시약의 감도에 대해 국제적인 호환성을 확보하기 위해 WHO의 표준품과 비교한 지수이다.

ISMN 일질산이소소르비드 isosorbide mononitrate
협심증(가슴조임증, angina pectoris) 치료제

ISO 이소플루란 isoflurane
흡입용 전신마취제

ISP 이세파마이신 isepamicin
아미노당(amino sugar)계 항균제

ISR 스텐트내재협착 in-stent restenosis
스텐트 유치 후 내막의 비후, 혈전 형성 등으로 인해 다시 혈전이 좁아지는 것을 말한다.

★ **ISS** 외상중증도점수 injury severity score
외상 환자의 구명 가능성을 산출하는 중증도 점수로, 외상의 생리학적 중증도, 해부학적 중증도, 연령의 3항목에 의거하여 산출한다.

IST 인슐린쇼크요법 insulin shock therapy
인슐린을 이용하여 인위적으로 저혈당(hypoglycemia)을 일으키는, 예전에 시행되던 정신분열병(schizophrenia) 치료법이다.

★ **ITA** 내흉동맥(속가슴동맥) internal thoracic artery
쇄골하동맥(빗장밑동맥, subclavian artery)에서 좌우로 각각 분지하여 흉골(복장뼈, sternum) 뒤쪽을 세로로 주행하는 동맥이다. 관상동맥(심장동맥, coronary artery) 우회술의 이식편(graft)으로서 이용된다.
동 IMA p.240

ITCZ 이트라코나졸 itraconazole
트리아졸(triazole)계 항진균제(antifungal)

★ **ITP** 특발성저혈소판지색빈병
idiopathic thrombocytopenic purpura
혈소판에 대한 자가항체(autoantibody)가 생산된 결과 혈소판이 감소해서 출혈경향을 일으키는 원인 불명의 자가면역질환이다.

★ **ITT** 인슐린부하검사 insulin tolerance test
인슐린을 투여하여 저혈당을 유발한 후 계속적으로 혈당치를 측정해서 성장호르몬(growth hormone, GH)이나 부신피질자극호르몬(부신겉질자극호르몬, adrenocorticotropic hormone, ACTH)의 양을 조사하는 분비자극시험이다.

★ **IU** 국제단위 international unit
미량이어서 중량을 잴 수 없는 비타민 등의 물질을 생체에 대한 효력으로 그 양을 나타내는 국제적 단위이다.

★ **IUD** 자궁내피임장치 intrauterine contraceptive device
자궁 내에 유치함으로써 수정이나 착상을 막아 피임하는 기구이다.

IUFD 자궁내태아사망 intrauterine fetal death
분만 전에 태아심박수, 운동 등의 생명현상이 완전히 소실되어 사망한 상태이다.

★ **IUGR** 자궁내성장지연 intrauterine growth retardation
임신주수에 맞는 발육이 태아에게서 관찰되지 않는 상태이다.

IUP 자궁내압 intrauterine pressure
자궁내강에 가해지는 압력으로, 임신 경과에 따라 변동하며 분만이 가까워지면 점차 높아지는 경향이 있다.

★ **IV** 정맥내주사 intravenous injection
약물을 정맥 경로로 투여하는 주사를 말한다. 참 주사의 종류 p.233

★ **IVC** 정맥담관조영술(정맥쓸개관조영술)
intravenous cholangiography
조영제(contrast media)를 정맥으로 점적 주입하여 담관(쓸개관, bile duct)으로 배설되는 상황을 보는 X선 검사이다.

★ **IVC** 하대정맥(아래대정맥) inferior vena cava
심장에서 하부의 정맥혈을 우심방으로 보내는 정맥의 본간이다.

IVCG 하대정맥조영(술) inferior venacavography
대퇴정맥(넙다리정맥, femoral vein)으로 조영제(contrast media)를 투여하여 촬영하는 X선 검사이다.

IVCT 경정맥적관상동맥혈전용해요법
intravenous coronary thrombolysis
혈전용해제를 정맥 내에 투여하여 관상동맥(심장동맥, coronary artery) 내의 혈전을 용해해서 혈류를 개선하는 치료법이다.

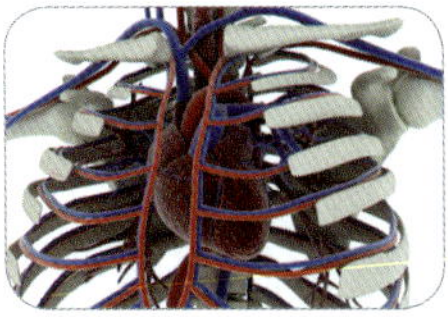

IV drip 정맥내점적주입 intravenous drip
동 DIV p.127

★ **IVF** 체외수정 in vitro fertilization
난자와 정자를 각각 채취하여 몸 밖에서 인공적으로 수정하는 방법이다. 불임치료나 심각한 유전질환을 가진 수정란의 착상전진단(preimplantation diagnosis)을 시행하는 경우 등에 이용되는 수정법이다.

IVF-ET 체외수정배아이식
in vitro fertilization and embryo transfer
IVF(체외수정)를 시행하여 수정한 수정란이 몸 밖의 배양액 내에서 난할(cleavage; 세포분열)을 시작한 것을 확인한 후 모체의 자궁에 이식하는 인공적인 임신법이다.

IVGTT 정맥당부하검사 intravenous glucose tolerance test
동 IGTT p.237

★ **IVH** 고열량수액, 중심정맥영양법 intravenous hyperalimentation
카테터를 중심정맥에 유치하여 고열량수액을 투여하는 방법으로, 가정에서도 시행할 수 있다.
동 TPN(완전비경구영양법) p.488

★ **IVH** 뇌실내출혈 intraventricular hemorrhage
뇌실 주위 또는 맥락총(맥락얼기, choroid plexus)의 혈관이 파열되어 뇌실 내에 혈액이 고인 상태이며, 미숙아에게서 많이 발병한다.

IVM 불수의운동 involuntary movement
손발의 떨림이나 안진(눈떨림, nystagmus) 등 자신의 의사와는 관계없이 신체에 나타나는 비정상적인 행동을 말한다.

★ **IVP** 정맥신우조영술(정맥깔때기조영술) intravenous pyelography
정맥에 조영제(contrast media)를 급속하게 주입해서 X선 촬영을 하여 신장이나 요관, 방광의 암이나 결석 등의 검사를 시행하는 방법이다.
참 DIP(점적신우조영술) p.127

★ **IVR** 인터벤션영상의학 interventional radiology
X선 투시나 CT 하에서 경피적으로 카테터 등을 삽입하여 치료하는 방법이다.

★ **IVS** 심실중격(심실사이막) interventricular septum
우심실과 좌심실 사이의 벽을 말한다.

★ **IVT** 정맥내혈전용해 intravenous thrombolysis
혈전용해제를 정맥 내에 점적으로 투여하여 폐색부위의 혈류를 개선하는 치료법으로, 즉효성이 높고, 뇌경색증(cerebral infarction)이나 심근경색증(myocardial infarction)의 응급치료에 이용된다.

★ **IVU** 정맥요로조영(술) intravenous urography

정맥으로 조영제(contrast media)를 주입하여 요관의 결석이나 암, 방광암 등의 검사를 하는 방법이다.

★ **IVUS** 혈관내초음파 intravascular ultrasound

고속 회전하는 초음파 탐촉자가 달린 카테터를 이용한 혈관 내 영상진단이다.

IW 불감성수분손실 insensible water loss

발한(땀남, perspiration)을 제외한 호기(날숨, expiration)나 피부에서의 수분상실을 말한다.

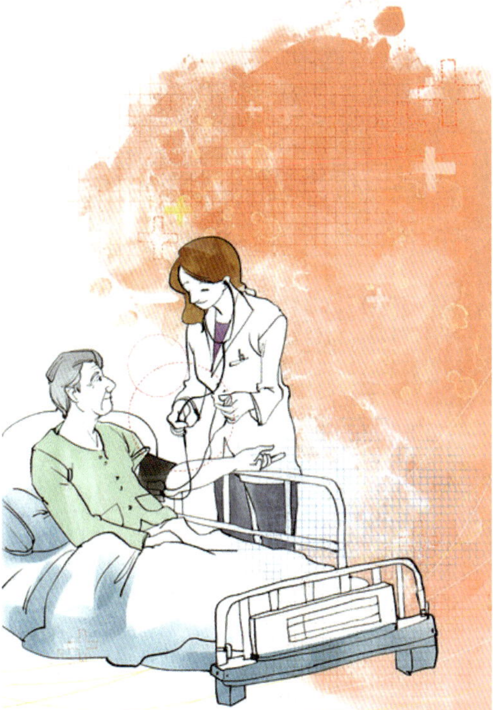

J

J 식도위이음부(식도위경계) esophagogastric junction
동 EGJ p.150

J chain J사슬, 연결사슬 joining chain
다량체를 형성하는 면역글로불린 IgM과 IgA의 다량체 형성과 세포외 분비에 필요한 폴리펩티드를 말한다.

★ **JCML** 연소성만성골수성백혈병
juvenile chronic myelocytic leukemia
2세 전후의 유아에게 자주 발생하는 만성골수성백혈병(chronic myelocytic leukemia, CML p.93)의 하나이다. 골수형성이상증후군(myelodysplastic syndrome, MDS p.298)의 하나인 연소성골수단핵구성백혈병(juvenile myelomonocytic leukemia, JMML)과 같은 종류로 다루어진다.

J Cr 재킷관 jacket crown
금속을 보강하지 않은 도재 또는 레진제의 피복물로, 의치를 말한다.

★ **JD, JDM** 연소성당뇨병 juvenile diabetes mellitus
자가면역에 의한 췌장소도(이자섬, pancreatic islet) β세포의 파괴로 인해 인슐린분비능이 고갈해서 일어나는, 연소자에게 발병하기 쉬운 당뇨병이다. 현재는 1형 당뇨병이라고 한다. 동 JOD p.256

★ **JE** 일본뇌염 Japanese encephalitis
모기가 매개하는 일본뇌염바이러스(Japanese encephalitis virus)에 의한 급성뇌염이다. 불현성 감염(무증상감염, inapparent infection)이 대부분이지만, 치사율이 높은 뇌염을 발병하기도 하며 백신으로 예방할 수 있다.

JEB 연접부수포성표피박리증(물집표피박리증)
junctional epidermolysis bullosa
구강점막, 기관, 피부 등에 수포와 미란을 일으키는 선천성수포성표피박리증의 병형 중 하나이다. 유·소아기에 발병하며 치사율이 높은 상염색체 열성의 유전성 질환이다.
참 EBS(단순형수포성표피박리증) p.144

JGA 사구체옆장치(토리곁장치) juxtaglomerular apparatus
사구체(토리, glomerulus)의 혈관 출입구 근처에 위치하는 여러 가지 세포로 이루어진 세포군으로, 사구체여과율(토리여과율, glomerular filtration rate, GFR)이나 혈압을 조절한다.

JGC 사구체옆세포(토리곁세포) juxtaglomerular cell
JGA(사구체옆장치) 구성세포의 하나로, 레닌(renin) 함유 과립을 보유하며 혈압이 저하되면 레닌을 혈중으로 방출하여 체액량이나 혈압을 조절한다.

JJ (하)악반사 jaw jerk
①악반사 : 뇌간(뇌줄기, brain stem)을 중추로 하는 반사로, 구개반사(입천장반사, palatal reflex)와 폐구반사(jaw closing reflex)가 있다. ②하악반사(턱반사) : 살짝 입을 벌린 아래턱 중앙을 가볍게 두드리면 교근(깨물근, masseter muscle)이 반사적으로 수축하는 반응으로, 삼차신경(trigeminal nerve)에 장애를 입으면 반사의 병적 항진이 나타난다.

JM 조사마이신 josamycin
마크롤라이드(macrolide)계 항균제

★ **JMML** 연소성골수단핵구성백혈병
juvenile myelomonocytic leukemia
소아 혈액종양의 하나로, 골수형성이상증후군(myelodysplastic syndrome, MDS p.298)으로 분류된다. 3세 미만에게 많이 발병하며, 말초혈과 골수에서 과립구와 단핵구가 증가한다. 간과 비장이 현저하게 커지는 것이 특징이다.

★ **JOD** 연소성당뇨병 juvenile onset diabetes mellitus
동 JD, JDM p.254

JP 연소성파킨슨병 juvenile parkinsonism
40세 이하에게서 관찰되는 파킨슨증후군으로, 중년 이후의 발병과 증상에 차이는 없고 가족성 발병이 많다.

JPC 방실접합부조기수축 junctional premature contraction
방실접합부 가까이에서 발생한 이소성 흥분에 의해 본래의 동리듬(굴리듬, sinus rhythm)보다 조기에 심박이 나타나는 부정맥(arrhythmia)을 말한다.

★ **JPD** 공장파우치 · 더블트랙재건법 jejunal pouch double tract
위절제 후 공장(빈창자, jejunum)을 주머니 모양으로 형성하여 위의 기능을 대용하는 위재건술 중 하나이다. 합병증이 없고 체중이나 식사량이 수술 전 상태로 쉽게 복귀된다.

★ **JRA** 소아류마티스관절염 juvenile rheumatoid arthritis
16세 이후에 발병하는 원인 불명의 만성관절염으로, 이완열(relaxation heat)과 분홍색 발진이 특징인 전신형, 지속성관절염이 특징인 관절형, 2차성의 증후성만성관절염이 있다. 현재는 연소성특발성관절염이라고도 불린다.

jt 관절 joint

JV 경정맥(목정맥) jugular vein
두경부에 있는 굵은 정맥으로, 내경정맥(속목정맥, internal jugular vein), 외경정맥(바깥목정맥, external jugular vein)이 있으며 뇌, 얼굴, 목 등의 혈액을 모아 심장으로 보낸다.

JVP 경정맥압(목정맥압) jugular venous pressure
순환혈액량을 평가하는 소견으로 수축기는 우심방, 확장기는 우심실의 압력을 반영하며, 우심부전(오른심장기능상실, right heart failure), 심장압전(심장눌림증, cardiac tamponade), 삼첨판협착증(tricuspid stenosis) 등에서 상승한다.

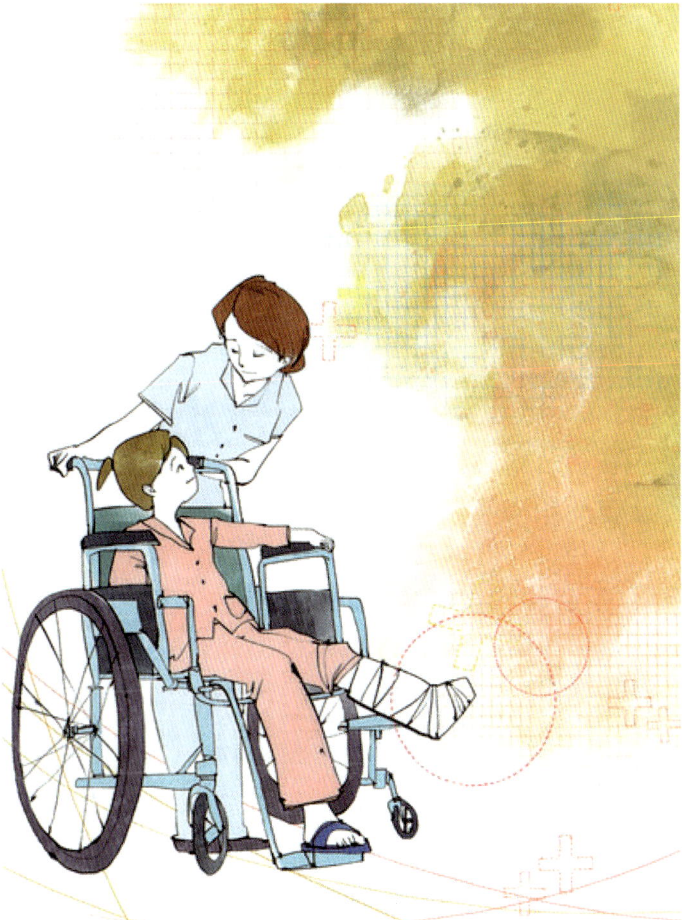

K

K ICG소실률(K : 청소율) plasma clearance rate of ICG
인도시아닌그린(indocyanine green, ICG p.230)을 정맥에 주사하여 시행하는 간기능검사로, 만성간염이나 간경화(liver cirrhosis) 진단에 유용하다. 혈장청소율이라고도 한다.

★ **K** 칼륨의원소기호 kalium
알칼리금속원소로, 체내 칼륨 대부분은 세포내액(intracellular fluid)에 존재하며 나트륨과의 균형에 의한 삼투압 유지, 혈압상승 억제, 정보전달 등에 관여하고 있다.

K 켈빈 Kelvin
절대온도의 단위이다.

KA, KAU 킹암스트롱단위 King-Armstrong unit
혈청 알칼리인산분해효소(alkaline phosphatase)의 활성과 산성인산분해효소(acid phosphatase)의 활성을 측정하는 데에 사용하는 단위이다.

KAFO 장하지보조기 knee-ankle-foot orthosis
다리 보조기 가운데 대퇴부에서 발끝에 이르는 것을 말한다. 뇌경색증(cerebral infarction) 등에 의한 마비로 인해 다리 전체를 지지하기 힘들 때 사용된다.

KAS 카츠적응척도 Katz adjustment scale
일상생활동작(ADL p.15)을 평가하는 방법 중 하나로, 카츠지수(Katz index)를 이용해서 레벨을 7단계로 채점한다.

kb 킬로베이스 kilobase
핵산을 구성하는 염기(base)의 연결길이 단위로, 1,000염기=1kb이다.

KC 각질세포(각질형성세포) keratinocyte

표피의 약 80%를 차지하는 각화세포(표피세포)이다. 피부의 수분유지와 장벽기능을 하며, 피부, 손발톱, 모발 등의 구성성분이 되는 케라틴(keratin)을 생산한다.

kcal 킬로칼로리, 대칼로리 kilocalorie

열량의 단위로, 1,000칼로리를 말한다.

K cell 살해세포 killer cell

표적세포의 장애활성을 가지는 면역담당세포를 총칭하는 말로, 세포독성살해T세포(cytotoxic killer T cell), 자연살해세포(natural killer cell) 등의 세포가 포함된다.

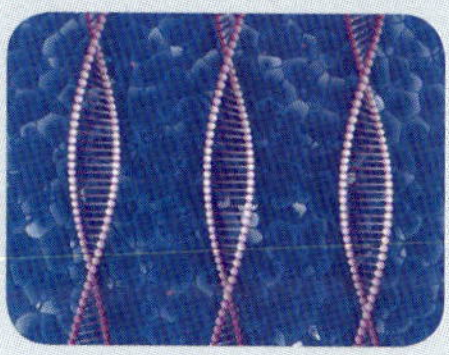

★ **KCL** 원추각막선(원뿔각막선) keratoconus line

원인 불명으로 각막이 돌출하는 원추각막(원뿔각막, conical cornea) 발병 시 관찰되는 각막 내의 미세한 선을 말한다.

KCS 건성각(막)결막염 keratoconjunctivitis sicca

눈물 분비량의 부족으로 각막과 결막이 만성적으로 건조해져 염증을 일으키는 안질환으로, 건성안(마른눈, dry eye)이라고도 한다.

KCZ 케토코나졸 ketoconazole

이미다졸(imidazole)계 항진균제(antifungal)로, 백선, 칸디다증, 어우러기(pityriasis versicolor), 지루성 피부염에 효과적이다.

KD 가와사키병 Kawasaki disease

동 MCLS(점액피부림프절증후군) p.295

KDM 카넨도마이신 kanendomycin

항균제

KFR 카이저-플라이셔고리 Kayser-Fleischer ring
각막 주위에 구리가 침착하여 형성되는 녹갈색 고리로, 생체 내에 구리가 과잉 침착하는 윌슨병(Wilson's disease)에 특유한 증상이다.

kg 킬로그램 kilogram
질량의 단위로, 1,000그램을 말한다.

17-KGS 17-케톤체생산스테로이드 17-ketogenic steroid
코티솔(cortisol)의 분비상태를 반영하며, 부신피질(부신겉질, adrenal cortex)의 기능 판정 지표가 된다.

KI 요오드화칼륨의화학식 potassium iodide
칼륨과 요오드로 이루어진 무기화합물로, 적정(titration) 반응에 널리 이용되며 갑상선 질환의 치료제로서도 사용된다.

KICU 신장질환집중치료실 kidney intensive care unit
위독한 신장질환 환자를 집중적으로 치료 · 간호하는 부문이다.

KJ 슬개(건)반사(무릎반사) knee jerk
동 PTR p.399

KM 카나마이신 kanamycin
아미노글리코시드(aminoglycoside)계 항균제

KNA 대한간호협회 Korean Nursing Association
국민건강증진을 위한 사업 및 간호사의 권익옹호와 국제교류를 통해 국가간호사업 발전에 기여하기 위하여 설립된 협회이다.

KP 각막(후면)침착물 keratic precipitate
포도막염(uveitis) 등에서 관찰되는 증상 중 하나로, 각막 뒤에 굳기름(mutton-fat)이라고 하는 플라크상 세포가 붙어 있는 것을 말한다.

KP 대한약전 the Korean Pharmacopoeia
의약품을 다루는 데에 있어 기준이 되는 법령 등을 수록한 책이다.

KP 점상각막염(점모양각막염) keratitis punctata
동 KPS

KPB 케토페닐부타존 ketophenylbutazone
피라졸론(pyrazolone)계 비스테로이드항염증제(nonsteroidal antiinflammatory drug, NSAID)

KPE 켈먼수정체유화(술) Kelman phacoemulsification
초음파 진동을 일으키는 튜브 기구를 수정체에 삽입하여 수정체를 파괴하고 그 파편을 빨아내어 백내장을 제거하는 수술법이다.
동 PEA(수정체유화흡인술) p.365

KPS 카노프스키수행도 Karnofsky performance status(scale)
환자의 일상생활동작을 평가하기 위한 척도로, 간병 정도에 따라 11단계로 평가한다.

KPS 점상표층각막염 keratitis punctata superficialis
콘텍트랜즈 등에 의해 생길 수도 있고, 건성안이나 안건염에 의해 발생할 수도 있다. 동 KP

KRC 대한적십자 Korean National Red Cross
적십자에 관한 조약과 국제적십자회의에서 결의한 인도적 임무를 달성하기 위해 설립된 특수법인이다.

★ **KS** 카포시육종 Kaposi's sarcoma
피부나 림프절에 생기는 악성 육종으로, AIDS 환자에게 발생하기 쉽다.

KS 클라인펠터증후군 Klinefelter's syndrome
X염색체수가 보통보다 1~3개 많은 성염색체 이상증후군이다. 여성형 유방증(gynecomastia), 무정자증(정자없음증, azoospermia), 경도의 정신발달지체가 특징이다.

17-KS 17-케토스테로이드 17-ketosteroid
17위에 케톤기를 가지는 스테로이드를 총칭하는 말로, 여성은 부신, 남성은 부신과 고환에 유래하는 남성호르몬의 대사산물이며, 부신피질(부신겉질, adrenal cortex)의 기능 지표가 된다.

KSS 컨스-세이어증후군 Kearns-Sayre syndrome
만성진행외안근마비(진행바깥눈근육마비, progressive external ophthalmoplegia)라고도 하며 외완근마비, 세포색소변성, 심전도차단을 3가지 징후로 한다. 미토콘드리아 DNA에 결실이 있다.

KTPP 진행성지장각피증
keratodermia tylodes palmaris progressiva
손가락 끝의 혈액순환이 나빠서 잘 쓰는 손의 손끝에서 손바닥으로 각화에 의한 균열이 확산되는 증상이다. 날씨가 추우면 더 심해진다.

KTSA 칸심볼시험 Kahn test of symbol arrangement
다양한 형태와 색의 물체를 배열하는 작업식 투영법 시험으로, 정신장애의 평가진단에 이용된다.

★ **KUB** 신장요관방광단순촬영(콩팥요관방광단순촬영)
kidney, ureter and bladder X-ray examination
결석 유무의 확인을 주목적으로 신장에서부터 요관, 방광까지 요로 전체를 살펴보기 위해 시행하는, 조영제(contrast media)를 사용하지 않는 단순 X선 촬영이다.

K vaccine 사백신(사멸백신) killed vaccine
불활성화백신(비동화백신, inactivated vaccine)이라고도 하며, 사멸한 병원체를 이용하는 백신이다. 참 L vaccine(생백신) p.285

KVO 정맥확보 keep vein open
정맥 내에 튜브를 유치해서 수액로를 확보하는 것을 말하며, 정맥내주사로확보, 정맥로확보라고도 한다.

KW 쿠겔베르그-웰란더병 Kugelberg-Welander disease
척추근(육)위축증(spinal muscular atrophy, SMA)의 3형으로 분류된다. 1세 6개월 이후에 발병하여 서서히 보행장애가 나타나며, 약 반수에서 SMN(survival motor neuron) 유전자의 변이가 관찰된다.

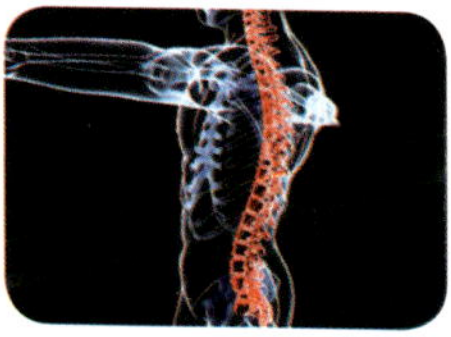

KW 키스-와그너분류 Keith-Wagener's classification
안저(눈바닥, ocular fundus) 소견에 따른 고혈압 분류법이다.

KW, KWs 킴멜스틸-윌슨증후군 Kimmelstiel-Wilson syndrome
당뇨신장병증(당뇨콩팥병증, diabetic nephropathy)에서 신증후군(콩팥증후군, nephrotic syndrome)을 일으키는 것을 말한다.

kymo 운동기록기(키모그래프) kymograph
사람이나 동물의 생리기능과 변동을 시간적 경과에 따라 기록하는 장치이다.

L

L L사슬, 경쇄(가벼운사슬) light chain
동 L chain p.270

L 류신 leucine
분지사슬을 가지는 필수아미노산 중 하나로, 거의 모든 단백질의 성분이다.

L 외측의(가쪽의) lateral

L 요추의, 요부의(허리의) lumbar

★ **L** 위하부 lower third of stomach
위의 영역구분 중 하나로, 위의 대만곡(큰굽이, greater curvature)과 소만곡(작은굽이, lesser curvature)을 3등분하고 그 대응점을 각각 연결해서 U(상부), M(중부), L(하부)로 나누는 분류법이다.
참 U p.497, M p.288

LA 국소마취 local anesthesia
의식이 있는 상태에서 부분적으로 통증을 제거하는 마취를 말한다.

LA 라텍스알레르기 latex allergy
천연고무(라텍스)에 대한 과민증을 말한다.

★ **LA** 유산(젖산) lactic acid
근육운동이나 일부 세균 등에서 글리코겐(당원, glycogen)의 혐기적 해당과정에서 생산되는 대사산물로, 혈중 유산 수치는 유산산증(젖산산증, lactic acidosis)의 지표가 된다.

★ **LA** 좌심방(왼심방) left atrium
심장의 4가지 방 중 하나로, 왼쪽 위에 있다. 폐정맥에서 유입된 산소가 풍부한 혈액을 좌심실로 보낸다.

LAA 좌심방이(왼심방귀) left atrial auricle
좌심방(왼심방, left atrium)의 일부로 주머니 모양으로 돌출해 있다.

★ **Lab** 검사실 laboratory
의료기사(medical technician)가 생리검사나 검체검사를 시행하는 부문으로, 실험실, 실습실의 의미도 있다.

LAC 복강경보조결장절제술 laparoscopic-assisted colectomy
복강경(배안보개, laparoscope) 하에서 시행하는 결장절제술로, 수술창이 작아서 회복이 빠르다.

LAC 장상지석고붕대(긴팔석고붕대) long-arm cast
팔꿈치 주변의 골절에 대해 상완부에서 손에 걸쳐 고정과 보호를 하기 위해 이용하는 것을 말한다.

LAD 좌심방직경(왼심방지름) left atrial diameter
심장초음파 등에서 측정하는 좌심방(왼심방, left atrium)의 지름을 말한다.

★ **LAD** 좌전하행지(왼내림앞가지) left anterior descending branch
관상동맥(심장동맥, coronary artery) 가운데 가장 굵은 혈관으로, 관상동맥은 좌전하행지와 우회선지(오른휘돌이가지, right circumflex branch), 우관상동맥으로 나뉜다.

★ **LAD** 좌축편위 left axis deviation
심전도(electrocardiogram, ECG) 상의 소견으로, 심장의 전기축 방향이 기순점에서 왼쪽 가로방향을 향하고 있는 상태이다.

L

LADG 복강경보조유문측위절제술
laparoscopic-assisted distal gastrectomy
복강경(배안보개, laparoscope) 하에서 위의 아래쪽을 절제하는 수술법을 말한다.

★ **LAH, LAHB** 좌각전지차단 left anterior hemiblock
심장전도계통(cardiac conducting system)의 좌각전지가 장애를 받는 상태를 말한다. 참 LPH(좌각후지차단) p.281

★ **LAM** 림프맥관평활근종증 lymphangioleiomyomatosis
림프관 주위 평활근(민무늬근육, smooth muscle)에 세포의 이상증식이 관찰되는 질환으로, 폐경 전 여성에 한정하여 발생한다.

lap 개복술 laparotomy
복벽(배벽, abdominal wall)을 절개하고 복강(배안, abdominal cavity)을 개방해서 시행하는 수술방법을 말한다.

★ **LAP** 류신아미노펩티드분해효소 leucine aminopeptidase
단백질분해효소의 하나로, 간·담도질환의 지표가 된다.

LAP 복경경검사(배안보개검사) laparoscopy
복강경(배안보개, laparoscope)을 이용하여 간, 담낭(쓸개주머니, gallbladder), 장 등의 질환을 진단하고 치료하는 것을 말한다.

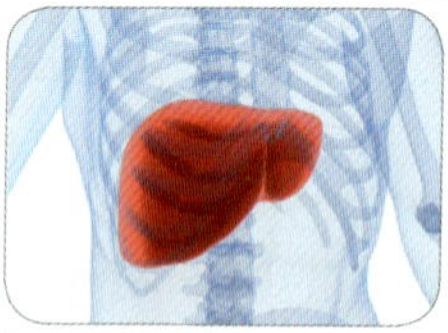

LAPC 렌암피실린 lenampicillin
페니실린(penicillin)계 항균제인 암피실린(ampicillin)의 전구물질

★ **Lap-C** 복강경담낭절제술(복강경쓸개절제술)
laparoscopic cholecystectomy
동 LC p.268

LAR 라텍스응집반응 latex agglutination reaction
특이항체와 결합한 라텍스 입자를 이용해서 면역복합체(immune complex)의 형성 여부로 항원을 검출하는 검사법으로, 류마티스인자(rheumatoid factor) 검출에도 이용된다.
동 LPAT(라텍스입자응고검사) p.281

★ **LAR** 저위전방절제 lower anterior resection
직장암 수술방법으로, 직장(곧창자, rectum)을 절제해서 문합하는 부위를 복막 반전부보다 밑으로 한다. 항문괄약근(항문조임근, anal sphincter)을 보존할 수 있다.

★ **LASIK** 레이저각막절삭성형술
laser-assisted(영) + in Situ(라) + keratomileusis(그)
각막의 곡률을 바꾸기 위해 엑시머레이저(excimer laser)를 각막 실질층에 조사하는 굴절교정수술이다.

L

L-ASP L-아스파라기나제 L-asparaginase
급성백혈병이나 악성림프종에 대한 항악성종양제

LATS 지속갑상선자극물질(지속갑상샘자극물질)
long-acting thyroid stimulator
갑상선(갑상샘, thyroid gland)을 자극하는 물질로, 갑상선자극호르몬(thyroid stimulating hormone, TSH p.491)보다 약해 장시간에 걸쳐 갑상선을 자극하여 갑상선호르몬을 분비시키는 자가항체(autoantibody)이며, 그레이브스병(Graves' disease)의 원인물질이다.

LAVH 복강경보조질식자궁절제술
laparoscopic-assisted vaginal hysterectomy
자궁의 상부인대를 복강경(배안보개, laparoscope) 하에서 절단한 후 질을 통해 하부인대를 절단해서 자궁적출, 질봉합을 하는 수술법이다.

★ **LBBB** 좌각차단(왼방실다발갈래차단) left bundle branch block
좌각(왼갈래, left bundle branch)의 자극전도계가 장애를 받아 히스속(히속다발, His bundle)의 자극이 좌각으로 전달되지 않는 상태이다. 우각차단과 달리 허혈성 또는 고혈압성 심장질환 등을 가진 경우가 많다.

LBM 제지방체중(지방뺀체중) lean body mass
체중에서 체지방을 뺀 근육, 뼈, 장기, 혈액 등의 총중량을 말한다.
동 FFM p.177

LBP 저혈압 low blood pressure
수축기혈압이 100mmHg 이하를 말하며, 일과성저혈압, 본태성저혈압(essential hypotension), 기립성저혈압(orthostatic hypotension), 증후성저혈압 등이 있다.

★ **LBP** 요통(허리통증) low back pain

★ **LBW, LBWI** 저체중출생아 low birth weight infant
출생 시 체중이 2,500g 미만인 신생아를 말한다.

★ **LC** 간경화(증) liver cirrhosis
만성간염이 장기화됨에 따라 간세포가 파괴와 재생을 반복하여 섬유화가 진행되어 간이 경화한 상태이다.

LC 복강경담낭절제술(복강경쓸개절제술)
laparoscopic cholecystectomy
복강경(배안보개, laparoscope)을 이용하여 복강에 경피적으로 작은 구멍을 여러 개 뚫어 담석(쓸개돌, biliary stone)을 담낭(쓸개주머니, gallbladder)채 적출하는 수술이다. 동 Lap-C p.266

LC 액체크로마토그래피 liquid chromatography
크로마토그래피의 하나로, 화합물을 분리하거나 정량하기 위해 이용되는 분석방법이다.

LC 폐암 lung cancer

폐에 발생하는 악성종양으로, 전 세계에서 사망률이 가장 높은 암이며 흡연은 최대의 위험인자이다. 비소세포폐암(non-small cell lung cancer), 소세포폐암(small cell lung cancer), 전이성폐암 등이 있다.

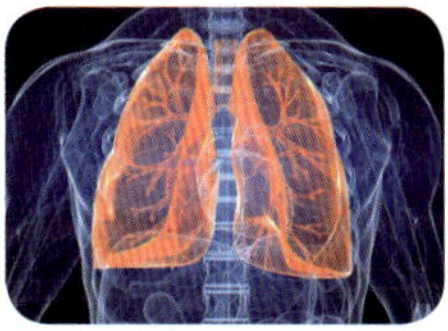

★ **LCA** 좌관상동맥(왼심장동맥) left coronary artery

심장에 산소와 영양을 공급하는 좌우 2개의 관상동맥(심장동맥, coronary artery) 중 하나로, 전하행지(내림앞가지, anterior descending branch)와 회선지(휘돌이가지, circumflex branch)로 나뉜다.

LCAP 백혈구제거요법 leukocytapheresis

궤양성대장염(ulcerative colitis)이나 류마티스관절염(rheumatoid arthritis, RA)의 치료법이다. 혈액을 몸 밖으로 꺼내어 비정상적으로 활성화한 백혈구를 제거한 다음 체내로 되돌리는 혈액정화법이다.

LCAT 레시틴-콜레스테롤아실전이효소

lecithin cholesterol-acyltransferase

간에서 분비되는 효소로, 콜레스테롤을 에스테르화한다. 지질대사이상, 간실질장애의 지표가 된다.

LCC 대세포암종(큰세포암종) large cell carcinoma

비소세포암(폐암)의 하나로, 대형세포에서 발생하며 비교적 전이가 빠르다.

★ **LCCA** 만발성소뇌피질위축증 late cortical cerebellar atrophy

척수소뇌변성증(spinocerebellar degeneration)의 하나로 비유전성이며, 소뇌성 운동실조를 주요 증상으로 한다.

★ **LCCA** 좌회선관상동맥(왼휘돌이심장동맥)

left circumflex coronary artery

좌관상동맥(왼심장동맥, left coronary artery)에서 분지하는 혈관으로, 심장 뒤쪽으로 주행한다.

L

LCCS 하부자궁경부제왕절개술(아래자궁목제왕절개술)
low cervical cesarean section
저부태반(바닥태반, fundal placenta)의 임신부가 진통 시에 태반박리를 일으킨 경우에 시행하는 출산방법이다.

LCDD 경쇄침착증, L사슬침착증 light chain deposition disease
형질세포의 클론이 단클론성 면역글로불린의 L사슬(경쇄)을 무질서하게 생산하여 주로 사구체(토리, glomerulus), 요세관(uriniferous tubule) 등에 침착하는 형질세포암이다.

LCFA 장쇄지방산(긴사슬지방산) long chain fatty acid
탄소수가 많고 사슬이 긴 지방산으로, 고급지방산이라고도 한다.
참 MCFA(중쇄지방산) p.294

L chain L사슬, 경쇄(가벼운사슬) light chain
면역글로불린을 구성하는 폴리펩티드 가운데 분자량이 작은 것을 말한다.
동 L p.264

LCL 복강경총담관결석제거술(복강경온쓸개관돌제거술)
laparoscopic choledocholithotomy
총담관결석증(온쓸개관돌증, choledocholithiasis)에 대한 복강경(배안보개, laparoscope) 하의 결석제거술을 말한다.

★ **LCL** 외측측부인대(가쪽곁인대) lateral collateral ligament
대퇴골(넙다리뼈, femur)과 비골(종아리뼈, fibula)을 연결하는 주요 인대 중 하나로, 슬관절(무릎관절, knee joint) 가쪽의 안정성을 유지한다.

LCM 린코마이신 lincomycin
린코마이신계 항균제로, 균의 발육억제작용을 하는 정균성 물질이므로 유효혈중농도를 유지할 필요가 있다.

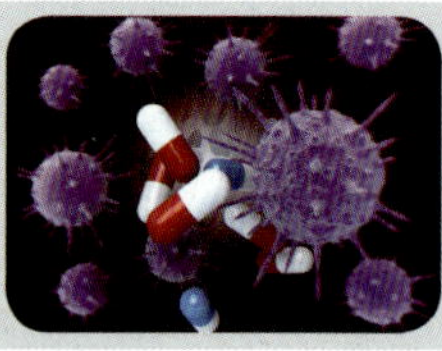

LCP 림프구성분채집(술) lymphocytapheresis
LCAP(백혈구제거요법 p.269)으로, 백혈구의 림프구만 제거하는 치료법이다.

LCT 장쇄트리글리세리드(긴사슬중성지방) long chain triglyceride
장쇄지방산(긴사슬지방산, long chain fatty acid)을 포함하는 3분자의 지방산과 1분자의 글리세린(glycerin)이 결합한 물질로, 중성지방의 하나이다.

LD 라임병 Lyme disease
참진드기가 매개하는 스피로헤타(*Spirochaeta*) 감염병이다. 이동홍반(erythema migrans)이나 신경증상으로 시작하여 중증화하면 수막염(meningitis), 관절염(arthritis) 등을 일으킨다.

★ **LD** 학습장애 learning disability
전반적인 지식발달이 늦지는 않으나 듣기, 말하기, 읽기, 쓰기 등 특정 능력의 습득과 사용에 현저한 어려움을 나타내는 장애이다.

★ **LD_{50}** 50%치사용량 lethal dose 50%
약물의 독성 지표로, 치사용량 단독으로도 사용되며 투여한 동물의 50%가 사망하는 양을 말한다.

★ **LDA** 저밀도(농도)영역 low density area
X선의 흡수도가 낮은 부분을 말한다.

LDAC 시타라빈소량요법 low dose Ara-C
항암제(antitumor agent)인 시타라빈(cytarabine, Ara-C)을 소량, 장시간 투여하여 완화(remission)를 얻는 급성골수성백혈병이나 골수형성이상증후군(myelodysplastic syndrome)의 치료법이다.

LDGL 과립림프구증가증
lymphoproliferative disease of granular lymphocytes
혈액 중 과립림프구의 증가가 지속되는 증상으로, T세포형과 NK세포형이 있다. T세포형은 교원병(콜라겐병, collagen disease p.131)을 발병하기 쉽고, NK세포형의 급성형은 치료에 저항성이 있다.

L

★ **LDH** 요추간판탈출(허리원반탈출) lumbar disc herniation
추간판(척추원반, intervertebral disc) 내부의 수핵이 튀어나와 신경을 압박해서 좌골신경통(궁둥신경통, sciatic neuralgia) 등을 일으키는 질환이다.
참 HD p.208

★ **LDH** 젖산탈수소효소 lactate dehydrogenase
포도당에서 에너지를 생산할 때 당을 분해하는 효소로, 간질환과 심장질환 등의 지표이다.

★ **LDL** 저밀도지질단백질 low density lipoprotein
혈장 지질단백질의 하나로, 이른바 나쁜 콜레스테롤이다. 간의 지방을 조직세포로 운반한다.

LDLA 저밀도지질단백질성분채집술
low density lipoprotein apheresis
체외순환(몸밖순환, extracorporeal circulation)에 의해 LDL을 흡착하여 제거하는 동맥경화성 질환 치료법이다.

LDL-C 저밀도지질단백질-콜레스테롤
low density lipoprotein cholesterol
혈중 LDL에 포함된 콜레스테롤로, 증가하면 혈관에 흡착하여 동맥경화(arteriosclerosis)의 원인이 된다. 생활습관병의 지표이다.

LDLT 생체간이식술
living donor liver transplantation
건강한 사람에게서 간 일부를 꺼내어 환자에게 이식하는 수술을 말한다.

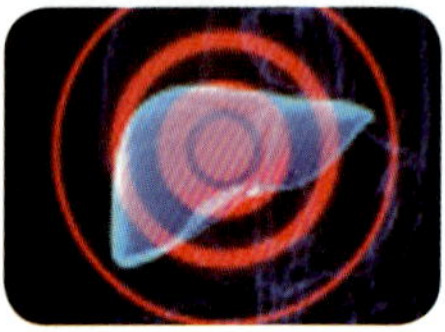

L-DOPA, L-dopa 레보도파, L-디히드록시페닐알라닌
levodopa, L-dihydroxyphenylalanine
도파민의 활성형 전구물질로, 파킨슨병(Parkinson's disease)의 치료제이다.

★ **LE** 홍반루푸스 lupus erythematosus
이리의 교상 유사 홍반이 출현하는 항핵항체(antinuclear antibody) 양성의 교원병으로, 여성에게 많고 가족성이며, 전신홍반루푸스(systemic lupus erythematosus, SLE p.452)와 원판모양홍반루푸스(discoid lupus erythematosus)가 있다.

LES 하부식도괄약근 lower esophageal sphincter
식도의 가장 하부에 있는 고리 모양의 근육으로, 위 내용물이 식도로 역류하지 않도록 작용한다.

LFD 부당경량아 light for date infant
재태주수보다 현저하게 체중이 가벼운 신생아를 말하며, 자궁내성장지연아라고도 한다.

LFLX 로메플록사신 lomefloxacin
뉴퀴놀론(new quinolone)계 항균제

★ **LFT** 간기능검사 liver function test
혈청성분을 분석함으로써 간의 기능을 조사하는 검사이다.

LGA 임신기간에비해큰신생아 large for gestational age
동 HFD(과대체중아) p.213

LGB 외측슬상체(가쪽무릎체) lateral geniculate body
시상후부(metathalamus)에서 아래로 돌출하는 1쌍의 작은 융기로, 받아들인 시각정보를 처리하여 대뇌피질(대뇌겉질, cerebral cortex)의 시각영역으로 전달한다.

LGIT 하부소화관 lower gastrointestinal tract
소장, 결장, 직장, 항문을 총칭하는 말이다.

L

LGL 대형과립림프구 large granular lymphocyte
아주르과립(azurophil granule)을 함유하는 대형 림프구로, 정상세포에서는 자연살해세포(natural killer cell, NK cell), 백혈병에서는 대과립림프구성 백혈병세포가 해당된다.

LGMD 지대근디스트로피(팔다리이음근디스트로피)
limb-girdle muscular dystrophy
진행근디스트로피(progressive muscular dystrophy)의 하나로, 상염색체열성유전(autosomal recessive, AR p.35)이 많고 주로 팔다리의 근위근이 장해를 받는다.

★ **LH** 황체형성호르몬 luteinizing hormone
뇌하수체전엽에서 분비되는 성선자극호르몬(생식샘자극호르몬, gonadotrophin)으로, 여성에서는 난소에, 남성에서는 고환에 작용한다. 뇌하수체, 난소, 성선(생식샘, gonad) 기능의 지표가 된다.

LHC 좌심카테터법(좌심도관법) left heart catheterization
대퇴동맥(넙다리동맥, femoral artery) 등에서 좌심실까지 카테터를 삽입하는 처치로, 좌심실조영이나 관상동맥조영에 사용된다. 보통 심카테라고도 한다.

LHF 좌심부전(왼심장기능상실) left-sided heart failure
좌심계의 기능이 저하되어 발생하는 혈압저하, 폐울혈(허파울혈, stethemia) 때문에 호흡곤란에 이르는 위험한 병태를 말한다.
동 LVF(좌심실부전) p.286

LHL 간좌엽절제술 left hepatic lobectomy
간의 왼쪽 영역 절제술을 말한다.

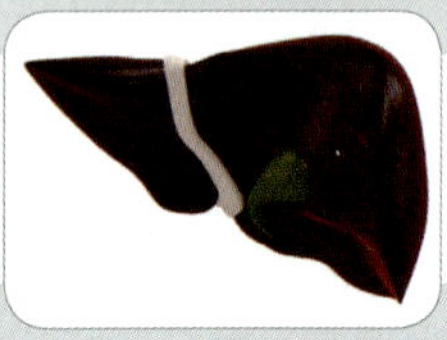

LHRF 황체형성호르몬분비인자
luteinizing hormone releasing factor 동 LHRH

★ LHRH 황체형성호르몬분비호르몬

luteinizing hormone-releasing hormone

시상하부에서 뇌하수체에 분비되는 호르몬으로, 황체형성호르몬(luteinizing hormone)과 난포자극호르몬(follicle stimulating hormone, FSH)의 분해를 촉진한다. 동 LHRF

▶주요 호르몬

내분비기관	호르몬	주요 작용
뇌하수체 전엽	성장호르몬(GH)	성장촉진
	갑상선자극호르몬(TSH)	갑상선호르몬의 분비촉진
	부신피질자극호르몬(ACTH)	부신피질호르몬의 생합성과 분비촉진
	난포자극호르몬(FSH)	난포의 성숙
	황체형성호르몬(LH)	난소에 작용하여 황체형성촉진
	프로락틴(PRL)	유선 발달, 유즙의 합성 · 분비촉진
뇌하수체 중엽	멜라닌세포자극호르몬(MSH)	색소침착 촉진
뇌하수체 후엽	옥시토신(OT)	자궁근수축
	항이뇨호르몬(ADH)	소변량 조절
송과체	멜라토닌(melatonin)	수면주기조절
갑상선	티록신(T_4)	대사량 제어, 열량 생산
	삼요오드티로닌(T_3)	
	칼시토닌(CT)	혈중 칼슘농도 저하
상피소체	갑상선호르몬(PTH)	혈중 칼슘농도 상승
췌장	인슐린	혈당치 저하
	글루카곤	혈당치 상승
부신피질	알도스테론	나트륨 재흡수, 칼륨배설촉진
	코티솔	항염증작용, 당대사제어 등
	디히드로에피안드로스테론 (DHEA)	약한 남성호르몬작용
부신수질	아드레날린(AD)	심박수증가, 승압작용, 혈당치 상승
	노르아드레날린(NA)	승압작용
난소	에스트로겐(E)	발정 유발, 이차성징 발현촉진
	프로게스테론(P)	임신 유지
자궁	사람융모성성선자극호르몬(hCG)	임신 초기의 황체 유지
	에스트로겐(E)	발정 유발, 이차성징 발현촉진
	프로게스테론(P)	임신 유지
고환	테스토스테론(T)	근육 증대, 성충동 증진, 이차성징 발현촉진 등

★ **LI** 레이저홍채절개(술) laser iridotomy

폐쇄각녹내장(closed angle glaucoma) 치료법으로, 홍채를 레이저로 절개함으로써 우각에서 배수가 잘 되게 하여 안압을 낮춘다.

LI 젖당불내성(젖당못견딤증) lactose intolerance

우유 등에 함유된 젖당을 포도당과 갈락토오스로 분해할 수 없어 설사 등의 증상을 일으키는 흡수불량증후군을 말한다.

Lin 도찰제(기름로션) liniment

액상 또는 진흙상으로 제조한 도포제로, 피부에 발라서 이용한다.

★ **linac** 선형가속기 linear accelerator

진공 중의 전자를 마이크로파로 직선적으로 가속하여 X선이나 전자선을 발생시키는 방사선 치료 장치를 말한다.

LIP 국소성장천공 localized intestinal perforation

회장(돌창자, ileum) 말단에 국한하여 천공이 발생하는 저체중 출생아의 질환이다.

★ **LIP** 림프간질폐렴(림프구사이질폐렴)

lymphoid interstitial pneumonia

특발성 간질폐렴(idiopathic interstitial pneumonia, IIP p.240)의 하나로, 림프구가 폐포(허파꽈리, alveolus) 사이에 축적하는 질환이며, 주로 자가면역 질환 환자나 소아 AIDS 환자에게서 관찰된다.

★ **Liq** 액체(액) liquor

액체, 수액, 뇌척수액 등을 가리킨다.

LKP 표층각막이식(술) lamellar keratoplasty

각막의 상피, 실질, 내피 3층 가운데 각막상피와 실질부를 제거한 다음 각막을 이식하는 방법으로, 침습은 적으나 시력 개선율은 낮다.

LLB 장하지보조기 long leg brace
대퇴부에서 발바닥까지를 지지하는 보조기로, 슬관절(무릎관절, knee joint), 족관절(발목관절, ankle joint)을 제어한다.

LLC 장하지석고붕대(긴다리석고붕대) long-leg cast
무릎 주변의 골절에 대해 대퇴부에서 발바닥까지를 고정 · 유지하기 위해 이용하는 장비이다.

LLL 좌하지(왼다리) left lower limb

★ **LLN** 정상하한 lower limit of normal
정상범위 내 아래의 한계치를 말한다.

★ **LLQ** 좌하복부(왼아래배부위) left lower quadrant

LLS 장하지부목(긴다리부목) long leg splint
대퇴부에서 발끝까지를 고정하는 부목으로, 골절부의 움직임을 방지하기 위해 이용한다.

LLWC 장하지보행석고붕대(긴다리보행석고붕대)
long-leg walking cast
보행 시의 부하가 환부에 가해지지 않도록 대퇴부에서 발바닥까지를 지지 · 고정하는 석고붕대를 말한다.

★ **lm** 내강(속공간), 루멘 lumen
몸안에 비어 있는 부분을 말한다.

LM 외측반월(가쪽반달) lateral meniscus
슬관절(무릎관절, knee joint) 바깥쪽에 위치하는 반월판을 말한다.

LM 루코마이신(키타사마이신) leucomycin [kitasamycin]
마크롤라이드(macrolide)계 항균제

L

★ **LMA** 후두마스크 laryngeal mask airway

끝에 팽창식 커프가 달린 기도확보용 튜브로, 커프를 후두까지 삽입한 다음 커프를 팽창시켜서 고정한다.

LMCT 복강경극초단파응고요법

laparoscopic microwave coagulation therapy

복강경(배안보개, laparoscope) 하에서 종양에 극초단파(마이크로파, microwave)를 조사하여 열응고시키는 간세포암 치료법이다.

LMDF 범발얼굴좁쌀루푸스(씨뿌림얼굴좁쌀루푸스)

lupus miliaris desseminatus faciei

조직적으로 육아종을 동반하는 피부염으로, 하안검을 중심으로 얼굴 좌우 대칭성으로 적색의 작은 구진이 다발하는 것이 특징이다.

★ **LMN** 하위운동신경원(아래운동신경세포) lower motor neuron

척수 내의 전각세포(앞뿔세포, anterior horn cell)에서 주행하여 상위운동신경원에서의 정보를 말단신경에 전달하여 근육을 움직이는 운동신경이다.

LMOX 락타목세프 latamoxef

옥사세펨(oxacephem)계 항균제

LMP 최종월경주기 last menstrual period

임신 전 최종월경이 시작된 첫날로, 이 날을 임신 0일로 하여 만 280일을 분만예정일로 계산한다.

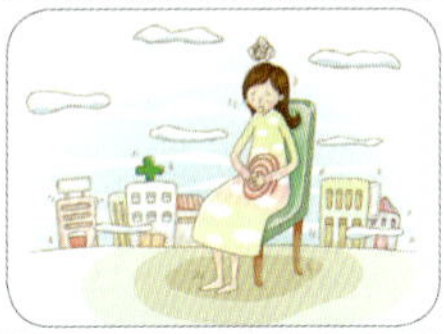

★ **LMT** 좌관상동맥주간부 left main coronary trunk

좌관상동맥(왼심장동맥, left coronary artery)이 전하행지와 회선지로 분지하기까지의 부분을 말한다.

LMWH 저분자량헤파린 low-molecular-weight heparin

혈액응고억제제로, 혈전치료나 혈액투석 등에 이용된다.

★ **LN** 루프스신장염(루푸스콩팥염) lupus nephritis
전신홍반루푸스에 합병하는 신장염으로, 중증이 되면 신증후군(콩팥증후군, nephrotic syndrome)을 일으킨다.

★ **LN** 림프절 lymph node
면역기관의 하나로, 림프관계 곳곳에 위치하여 이물이나 병원균 등을 포식하거나 면역응답을 행하여 생체를 방어한다. 세균감염 시에는 붓거나 커진다.

LNM 림프절전이 lymph node metastasis
암세포가 림프액과 함께 림프관 안으로 이동하여 림프절에서 증식해 전이소를 형성하는 것을 말한다.

LNT 렌티난 lentinan
표고버섯에서 추출한 다당체로, 재발 및 수술 불능의 위암(gastric cancer)에 테가푸르(tegafur)와 함께 사용하는 항악성종양제이다.

★ **LOC** 의식상실 loss of consciousness
의식이 없고 자극이나 호출에 반응이 없는 상태를 말한다.

LOH 헨레고리 loop of Henle
요세관(uriniferous tubule)의 중간부분으로 U자형이며, 하행각(내림다리, descending limb)에서 수분흡수를, 상행각(오름다리, ascending limb)에서 이온 재흡수를 행한다.

★ **LOM** 운동제한 limitation of motion
근육 · 관절계 질환, 운동뉴런의 장애 등으로 인해 팔다리의 가동범위에 제한이 나타나는 것을 말한다.

★ **LOS** 저박출량증후군 low output syndrome
심장의 수축력이 상당히 약해져서 충분한 양의 혈액이 전신으로 보내지지 않기 때문에 혈압이 낮아지는 상태를 말한다.

LOT 좌후두횡위 left occipitotransverse
태향(presentation)의 하나로, 태아의 등이 모체 왼쪽에 있는 정상적인 상태이다.

Lot. 로션제 lotion
제형의 하나로, 의약품을 물 중에 현탁하여 피부에 바르는 외용제이다.

LP 광각(빛인지) light perception
심한 약시로 명암을 판별할 수 있는 정도의 시력을 말한다.
참 CF, C,F.(안전수지) p.82, HM, H.H.(손동작) p.216

LP 속발전위 late potential
심실부정맥(ventricular arrhythmia)을 일으키는 진입발생의 기질을 나타내는 심근세포 유래의 전위이다.

★ **LP** 요추천자(허리천자) lumbar puncture
요추(허리뼈, lumbar vertebra) 추간공(척추사이구멍, intervertebral foramen)을 통해 척수강에 천자바늘을 삽입하는 것을 말하며, 수액채취나 요추마취 등에 시행된다.

LP 지질단백질 lipoprotein
지질과 단백질을 함유하는 물질로, 혈장 지질단백질은 4종류의 밀도가 다른 분획으로 분류되는 공모양 입자이며, 지질의 체내운반을 담당한다.

★ **LPA** 좌폐동맥(왼허파동맥) left pulmonary artery
우심실에서 나온 폐동맥이 좌우 2개로 분지한 후의 왼쪽 폐동맥을 말한다.

L-PAM 멜팔란 melphalan
항악성종양제로, 다발골수종(multiple myeloma)에서 사용된다. 그 밖에 백혈병, 악성림프종, 소아 고형암 등의 치료인 조혈모세포이식(stem cell transplantation)의 전처치제로서도 사용된다.

LPAT 라텍스입자응고검사 latex particle agglutination test
동 LAR(라텍스응집반응) p.267

LPH 리피드분해촉진호르몬, 리포트로핀
lipotropic (pituitary) hormone, lipotropin
뇌하수체에서 생산되는 펩티드호르몬으로, β-LPH는 γ-LPH와 엔도르핀(endorphin)으로 분해되며 지질의 분해와 동원작용을 한다.

LPH 좌각후지차단 left posterior hemiblock
심장전도계통(cardiac conducting system)의 좌각후지가 장애를 입은 상태로, 우각차단(right bundle branch block)과 합병하는 경우가 많고 허혈심장질환 등에서 관찰된다. 참 LAH(좌각전지차단) p.266

LPL 지질단백지질분해효소 lipoprotein lipase
혈액 중의 중성지방(트리글리세리드)을 유리지방산과 글리세롤로 분해하는 효소이다.

LPRC 백혈구제거적혈구 leukocyte poor red cell
특수한 필터를 이용하여 백혈구를 제거한 적혈구 제제를 말한다.

LPS 동결건조돼지피부 lyophilized porcine skin
피부손상부위의 일시적인 피복제로, 돼지껍질을 요소처리 후에 동결건조 · 멸균한 것이다.

★ **LPS** 지질다당질 lipopolysaccharide
그람음성 세균의 세포벽 구성성분 중 하나로, 감염 환자에게 패혈증(sepsis)을 일으키는 원인이 되는 당지질이다.

★ **L-P shunt** 요추복강션트 lumboperitoneal shunt
수두증(물뇌증, hydrencephalus)에 시행되는 단락술 중 하나로, 요추의 지주막하공간(거미막밑공간, subarachnoid space)에 카테터를 삽입하여 증상을 일으키는 여분의 뇌척수액을 복강으로 유도한다.

Lp-TAE 리피오돌경동맥색전술 lipiodol transarterial embolization
간세포암에 대한 수술로, 유성 조영제(contrast media)와 항암제(antitumor agent), 그리고 색전물질을 주입해서 종양에 영양을 공급하는 동맥을 막는 방법이다.

LPV/rtv 로피나비어 · 리토나비어 lopinavir·ritonavir
항바이러스제(antiviral agent)로, HIV 감염병에 사용된다.

LQTS QT연장증후군(긴QT증후군) long QT syndrome
심장에 기질적 질환이 없고 심전도 상에서 QT시간의 연장이 확인되는 증후군으로, 갑작스러운 의식소실이 발생하며 가족성 돌연사증후군이라고도 불리는 난치병이다.

LR 대광반사(빛반사) light reflex
빛 자극을 가하면 동공이 작아지는(축동, miosis) 반사를 말한다.

LR 분만실, 진통실 labor room

★ **LR** 외측직근(가쪽곧은근) lateral rectus muscle
안구의 방향을 바꾸는 외안근(바깥눈근육, extraocular muscle)의 하나로, 안구를 외전시킨다.

LRD 저잔류식이(저잔류음식) low residue diet
식이섬유가 적은 식사로, 소화관의 부담을 줄일 수 있다.

L-R shunt 좌우션트 left-to-right shunt
심방중격결손(심방사이막결손, atrial septal defect)이나 심실중격결손(심실사이막결손, interventricular septal defect) 때문에 좌심계에서 우심계로 혈액이 흘러들어가는 것을 말한다.

LS 복강경수술 laparoscopic surgery
복부에 뚫은 몇 개의 구멍으로 복강경(배안보개, laparoscope)이나 겸자류를 넣어 모니터영상을 관찰하면서 시행하는 수술이다.

L/S 레시틴/스핑고미엘린비 lecithin sphingomyelin ratio
양수 분석을 통한 태아의 폐 성숙도를 평가하는 지표이다. L/S비가 2.0 이상이면 성숙도는 충분하다.

LSA 렌즈핵선조체동맥 lenticulostriate artery
중대뇌동맥(중간대뇌동맥, middle cerebral artery)에서 나뉘어 대뇌기저핵(바닥핵, basal ganglia)을 관류하는 동맥이다.

LSA 좌쇄골하동맥(왼빗장밑동맥) left subclavian artery
가슴 상부를 주행하는 동맥으로, 대동맥궁(대동맥활, aortic arch)에서 직접 분지한다.

LSC 복강경담낭절제술(복강경쓸개절제술)
laparoscopic cholecystectomy
복강경(배안보개, laparoscope) 하에서 담낭(쓸개주머니, gallbladder)을 적출하는 수술로, 담석증(쓸개돌증, cholelithiasis), 담낭폴립(쓸개폴립, gallbladder polyp) 등의 외과적 수술을 말한다.

LSCS 요부척주관협착증(허리척주관협착증)
lumbar spinal canal stenosis
노화 등으로 척주관이 좁아져 그 안을 통과하는 신경이 압박을 받는 질환이다.

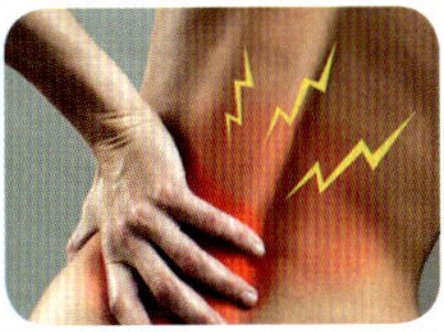

★ **LSH** 황체자극호르몬 lutein-stimulating hormone
뇌하수체전엽에서 분비되어 유선(젖샘, mammary gland)의 분화 · 발달, 유즙의 합성 · 분비를 촉진한다.

★ **LSS** 생명유지시스템 life support system
호흡, 순환, 대사 등 생명을 유지하는 기능이 저하한 경우에 그 기능을 보조하는 장치를 말한다.

LST 림프구자극검사 lymphocyte stimulation test
약제, 우유 등 특정 항원에 대한 지연형 알레르기검사로, 말초혈에서 분리한 림프구를 항원자극(antigenic stimulation)하여 증식 정도를 조사한다.

LSV 좌쇄골하정맥(왼빗장밑정맥) left subclavian vein
액와정맥(겨드랑정맥, axillary vein)에서 이어지는 혈관으로, 쇄골(빗장뼈, clavicle) 밑, 제1늑골(갈비뼈, costa) 위를 주행한다. 카테터삽입 등에 이용된다.

★ **Lt** 흉부하부식도 lower thoracic esophagus
흉강(가슴안, thoracic cavity) 내의 식도 가운데 기관분지부 아래에서 위식도접합부(gastroesophageal junction)까지를 2등분한 부위 중 아래를 말한다.

LT 류코트리엔 leukotriene
알레르기성 염증반응 등에 관여하는 화학전달물질로, 강력한 기관지평활근의 수축작용을 가진다.

LTA 기관내분무마취법 laryngotracheal anesthesia
마취제를 분무한 후두에 튜브를 입으로 삽입하여 기관에 직접 마취제를 분무하는 마취법이다.

★ **LTB** 후두기관성기관지염 laryngotracheal bronchitis
바이러스감염에 의한 크루프(croup)증후군의 병형 중 하나로, 급성인두협착 때문에 개가 짖는 듯한 기침, 애성(쉰소리, hoarseness), 호흡곤란 등을 나타낸다.

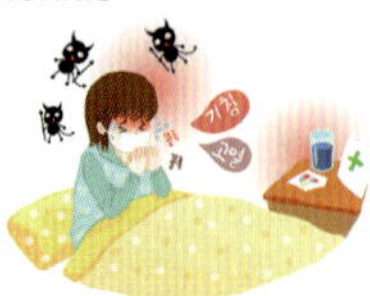

LTG 저안압녹내장 low tension glaucoma
안압이 정상임에도 불구하고 녹내장과 유사한 시야결손과 시신경장애가 관찰되는 병태이다.

LTH 황체자극호르몬 luteotropic hormone 동 LSH p.283

★ **LTOT** 장기산소요법 long-term oxygen therapy
만성호흡부전(호흡기능상실, respiratory failure) 환자에게 1일 15시간 이상에 걸쳐 가정에서 산소공급기를 이용하여 호흡보조를 하는 치료법이다.
참 HOT(가정산소요법) p.218

LTP 레이저섬유주성형(술) laser trabeculoplasty
우각에 있는 방수의 유출로[섬유주(그물, meshwork)]에 레이저를 조사하여 흐름을 좋게 하여 안압을 떨어뜨리는 녹내장 치료법이다.

★ **LUL** 좌상엽(왼위엽) left upper lobe

★ **LUQ** 좌상복부(오른위배부위) left upper quadrant

LUS 복강경초음파검사 laparoscopic ultrasonography
끝에 초음파 탐촉자를 장착한 복강경(배안보개, laparoscope)으로 시행하는 검사이다.

★ **LV** 좌심실(왼심실) left ventricle
심장의 4개 공간 중 하나로, 왼쪽 아래에 있으며 좌심방에서 오는 동맥혈을 대동맥으로 흘려보내는 부분이다.

LV 칼슘폴리네이트 calcium folinate
엽산 대사의 길항작용을 하는 항악성종양제인 메토트렉세이트(methotrexate)의 독성 경감제로 상품명은 류코보린(leucovorin)이다.

L vaccine 생백신 live vaccine
독성을 약하게 한, 살아 있는 세균이나 바이러스 그 자체를 이용하는 백신이다. 참 K vaccine(사백신) p.263

★ **LVAD** 좌심실보조인공심장 left ventricular assist device
동 LVAS

★ **LVAS** 좌심실보조시스템 left ventricular assist system
자신의 심장을 보존한 후 좌심실의 기능을 보조하게 하는 인공심장을 말한다.

★ **LVD** 좌심실직경 left ventricular dimension
심장초음파 등에서 측정하는 좌심실의 지름을 말한다.

LVEDP 좌심실확장말기압 left ventricular end-diastolic pressure
확장이 끝나서 수축이 시작되기 직전의 좌실내압을 말한다.

★ **LVET** 좌심실박출시간 left ventricular ejection time
좌심실에서 대동맥으로 혈류가 박출되는 시간을 말한다.

LVF 좌심실부전(왼심실기능상실) left ventricular failure
동 LHF(좌심부전) p.274

LVFX 레보플록사신 levofloxacin
퀴놀론(quinolone)계 항균제

★ **LVG** 좌심실조영술(오른심실조영술) left ventriculography
심장카테터를 좌심실로 넣어 조영제(contrast media)를 주입한 후 촬영하는 X선 검사이다.

★ **LVH** 좌심실비대(왼심실비대) left ventricular hypertrophy
고혈압, 심장판막증, 비대심근병증(비대심장근육병증, hypertrophic cardiomyopathy) 등이 원인으로 좌심실 벽이 비후한 상태이다. 심허혈로 인해 운동 시의 헐떡임이나 부정맥(arrhythmia)이 일어난다.

★ **LVOT** 좌심실유출로 left ventricular outflow tract
좌심실에서 대동맥으로 혈액이 흘러나가는 경로를 말한다.

★ **LVRS** 폐용적감소술 lung volume reduction surgery
COPD(만성폐쇄성폐질환, chronic obstructive pulmonary disease p.97)에 대한 치료법으로, 폐의 일부를 제거하여 횡격막(가로막, diaphragm)이나 호흡근의 움직임을 회복시킴으로써 호흡개선을 꾀한다.
동 VRS(용량감소술) p.521

Ly 림프구 lymphocyte
골수에서 생산되는 백혈구 중 하나로, 면역반응의 주역이다. 항체를 생산하는 B세포, 림포카인(lymphokine) 생산과 세포상해성 등을 가지는 T세포가 있다.

LZD 리네졸리드 linezolid
옥사졸리디논(oxazolidinone)계 항균제로, 메티실린 내성 황색포도구균(methicillin-resistant *Staphylococcus aureus*, MRSA), 반코마이신 내성 장구균(vancomycin-resistant *Enterococcus*, VRE) 등에 효과적이다.

LZM 용균효소(라이소자임) lysozyme
눈물이나 체액에 함유되어 있는 효소로, 용균반응(lytic reaction)을 통해 생체방어에 작용한다.

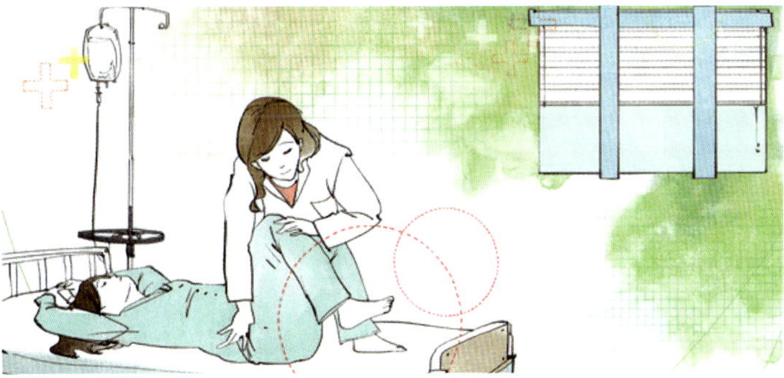

M

M 근육 muscle

M 승모판 mitral valve 동 MV p.315

M 악성 malignant

★ **M** 위중부 middle third of the stomach
위의 영역구분 중 하나로, 위의 대만곡(큰굽이, greater curvature)과 소만곡(작은굽이, lesser curvature)을 3등분하여 그 대응점을 각각 연결한 후 U(상부), M(중부), L(하부)로 나누는 분류법이다.
참 U p.497, L p.264

M 점막내에머문대장암 mucosa
대장암 분류 중 하나로, 종양이 점막 내에만 머무르고 점막하층(점막밑층, submucosa)까지는 이르지 않은 것을 말한다.

MA 거대적혈모구빈혈 megaloblastic anemia
비타민 B_{12} 또는 엽산의 결핍, 이용 장애가 원인으로 발생하는 빈혈로, 대적혈구성 빈혈을 띠며 적혈구의 크기가 변하여 변형적혈구(poikilocyte)가 증가한다. 동 PA(악성빈혈) p.350

MA 승모판폐쇄증 mitral atresia
선천성 심장질환 중 하나로, 상당히 드문 질환이다. 승모판이 막힌 상태이며, 보통은 좌심실 저형성증후군이나 대혈관전위(transposition of great vessels)를 동반한다. 참 주요 선천성 심장질환 p.480

★ **MAB** 최대안드로겐차단요법 maximal androgen blockade
전립선암(전립샘암, prostate cancer) 치료법으로, 전립선암은 안드로겐에 반응하기 때문에 고환 제거에 추가하여 항안드로겐제를 투여한다.

★ **MABP** 평균동맥압 mean arterial blood pressure
동 MAP p.290

★ **MAC** 최고산농도 maximum acid concentration
위액 중의 염산 최고농도를 말한다.

MAC 최소마취농도 minimum anesthetic concentration
통증자극을 가했을 때에 50%의 사람이 움직임을 나타내지 않는, 폐포(허파꽈리, alveolus) 내 흡입마취제의 농도를 말한다.

MAC 미코박테륨아비움복합체 mycobacterium avium complex
비결핵성 항산균증의 원인균으로, 폐에서 MAC증을 일으킨다.

MAHC 악성종양수반성고칼슘혈증
malignancy associated hypercalcemia
악성종양에 동반하여 나타나는 고칼슘혈증으로, 종양에서 분비되는 PTH(parathormone) 관련 단백질에 의한 골흡수 항진과 신장에서의 칼슘 재흡수 항진이 원인이 되는 경우가 많다.

★ **MALT** 점막연관림프조직 mucosa-associated lymphoid tissue
점막에서의 항원침입을 저지하는, 점막에 있는 면역계 조직이다.

★ **MAMMO** 유방촬영(술) mammography
유방의 X선 촬영법을 말한다.

MAO 모노아민산화효소 monoamine oxidase
미토콘드리아에 존재하며 모노아민 신경전달물질을 산화시키는 효소를 말한다.

MAO 최대산배출량 maximum acid output
위액검사에서 위액 분비를 활발하게 하는 가스트린(gastrin)을 주사한 후 최대한으로 분비되는 위액의 양을 말한다.
동 PAO p.353, 참 BAO(기저산배출량) p.50

MAOI 모노아민산화효소억제제 monoamine oxidase inhabator
모노아민산화효소의 작용을 억제하여 뇌 내 도파민(dopamine) 등의 물질을 증가시키는 작용을 하며, 항파킨슨제로서도 사용된다.

MAP 승모판고리성형(술) mitral annuloplasty
승모판기능부전(mitral insufficiency) 수술로, 판막대치술과 달리 자신의 판막을 남기고 재건하는 방법이다.

★ **MAP** 평균동맥압 mean arterial pressure
수축기혈압과 확장기혈압을 평균한 실효치를 말한다.

MAR 골수전이 bone marrow metastasis
악성종양의 TNM 분류에서 원격전이를 나타내는 용어 중 하나이다. 골수 내에 종양세포가 전이한 상태이다.

MARTA 다수용체표적화항정신병제
multi-acting receptor targeted antipsychotics
정신분열병(schizophrenia) 치료제로, 뇌 내의 도파민(dopamine), 세로토닌(serotonin) 등 많은 수용체에 대해 차단작용이 있으며 정신병의 증상 개선에 효과를 나타낸다.

★ **MAS** 양수대량흡인증후군 massive aspiration syndrome
태아가 분만 도중에 산소결핍상태가 되어 태변을 포함한 양수를 폐로 흡인하여 발생하는 호흡장애이다. 출산이 예정일보다 늦거나 태반기능이 나쁘면 신생아에게 발생하기 쉽다.

MAS 우유알칼리증후군 milk-alkali syndrome
위약이나 설사제로 마그네슘 제제를 복용하고 이와 함께 우유를 대량 섭취하여 고칼슘혈증(hypercalcemia)을 일으키는 것을 말한다. 권태감, 식욕부진, 다음, 다뇨, 구갈, 구토, 정서불안정 등의 증상이 나타난다.

MAS 태변흡인증후군 meconium aspiration syndrome
동 MAS(양수대량흡인증후군)

MAS 표출불안척도 manifest anxiety scale
불안의 정도를 측정하는 검사로, 테일러의 현재성 불안척도 등이 있다.

★ **MAS** 흡수장애증후군 malabsorption syndrome
영양소를 장에서 흡수할 수 없어 전신의 영양저하를 일으키는 증후군을 말한다.

★ **MAST** 쇼크바지 military antishock trousers
외상 등으로 쇼크에 빠졌을 때 다리에 착용시키는 바지 유사 기구를 말한다. 하반신으로 가는 혈류를 제한함으로써 혈압을 유지한다.
동 PASG p.356

MAT 다소성심방빈맥 multifocal atrial tachycardia
다수의 흥분이 심방 내에서 임의로 출현하여 일어나는 불규칙 조율로, 심박수>100회/분인 것을 말한다. 만성폐질환이 원인이 되는 경우가 많다.

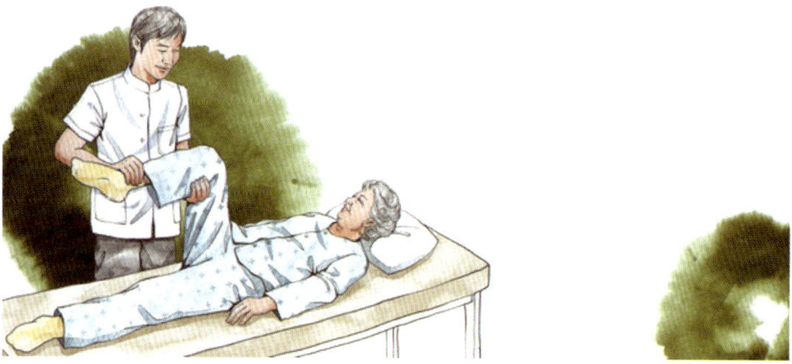

★ MA tube 밀러-애보트관 Miller-Abbott tube

장폐색증(창자막힘증, ileus) 진단에 사용되는 관이다. 장폐색 p.58, p.244에 대해 장관 안을 감압하기 위해 유치하는 튜브로, 장폐색 부위를 확장하거나 고여 있는 장관 내용물을 흡인한다.

▶장폐색증의 종류와 증상

종 류		증 상
기계적 장폐색증 (협착 · 폐색 등에 따름)	단순성장폐색증 (혈행장애를 동반하지 않음)	서서히 발병, 간헐적 복통, 오심 · 구토, 복부팽만, 배가스 · 배변의 정지, 장음 항진과 급속성 잡음
	복잡성장폐색증 (혈행장애를 동반)	급격한 발병, 지속적이고 심한 복통, 구토, 백혈구수의 증가, 쇼크증상, 장음 저하(대부분은 긴급수술이 필요)
기능적 장폐색증 (장의 운동장애 · 흡수저하 등에 따름)	마비성장폐색증	서서히 발병, 복부팽만, 구토, 배가스 · 배변의 정지, 장연동운동의 정지, 장음 저하
	경련성장폐색증	서서히 발병, 복부팽만, 주기적인 복통 · 구토, 배가스 · 배변의 정지

Mb 미오글로빈 myoglobin

주로 심근세포나 골격근세포에 포함된 헴단백으로, 적혈구의 헤모글로빈이 운반한 산소를 근육조직에서 받아들여 에너지 생산계로 공급한다. 근육세포가 붕괴되면 세포 밖으로 일탈하여 혈중에 유출된 다음 소변으로 배설된다. 참 주요 심근표지자 p.204

MB 밀워키보조기 Milwaukee brace

척주측만증(척주옆굽음증, scoliosis)을 교정하기 위해 경추(목뼈, cervical vertebra), 흉추(등뼈, thoracic vertebra), 요추(허리뼈, lumbar vertebra)를 제어하는 장치이다.

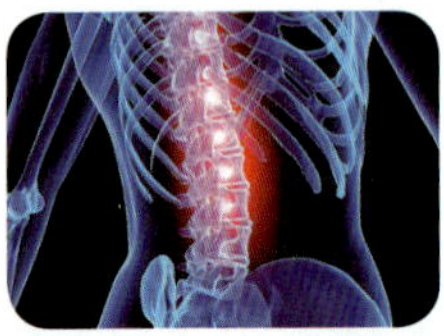

★ MBC 최대호흡용량 maximum breathing capacity

동 MVV p.316

MBDS 미세뇌손상증후군 minimal brain damage syndrome
미세한 뇌손상이 원인으로 판단되는 원인 불명의 소아 정신장애로, 현재는 ADHD(주의력결핍과다활동장애, attention deficit hyperactivity disorder p.15)가 진단명으로서 이용된다.

Mbl 골수모구(골수모세포, 뼈속질모세포) myeloblast
보통은 골수에만 존재하는 미분화 골수계 세포로, 백혈구의 과립구로 분화한다.

MBL 월경혈량 menstrual blood loss
1번의 월경기간 중 경혈량을 말한다.

MBP 주기저단백질(주요기초단백질) major basic protein
호산구 과립 안에 있는 강력한 살충물질로, 기생충에 대한 상해작용을 가진다.

★ **MBP** 평균혈압 mean blood pressure
동맥에 가해지는 혈압을 평균한 것으로, 수축기혈압과 확장기혈압에서 구한다. 계산식은 '평균혈압 = (수축기혈압 + 확장기혈압 × 2) ÷ 3'이다.

★ **MC** 구강관리 mouth care
구강 안을 청결하게 유지하는 것을 말한다.

MC 미세변화군 minimal change
동 MCNS p.295

MC 비만세포 mast cell
호염기성 과립을 가진 조직세포로, 즉시형 알레르기반응 등에 관여한다.

★ **MCA** 중대뇌동맥(중간대뇌동맥) middle cerebral artery
내경동맥(속목동맥, internal carotid artery)에서 나뉘며 대뇌의 외측면에 영양을 보내는 동맥이다. 후교통동맥(뒤교통동맥, posterior communicating artery)을 통해 후대뇌동맥(뒤대뇌동맥, posterior cerebral artery)과 연락한다.

McB 맥버니점 McBurney's point
급성충수염(급성막창자꼬리염, acute appendicitis)에서의 압통점으로, 오른쪽 상전장골극(위앞엉덩뼈가시, anterior superior iliac spine)과 배꼽을 연결하는 선을 3등분하여 오른쪽에서 1/3 지점을 말한다.

MCCU 이동CCU mobile coronary care unit
이동식 심장집중치료시설로, 지역의료기관에서 요청이 있을 때 전문의와 간호사 등이 동승하여 환자를 맞이하러 가는 차량을 말한다.

MCE 심근조영심초음파 myocardial contrast echocardiography
심장초음파검사 시에 초음파용 조영제(contrast media)를 이용하는 영상 진단법을 말한다.

MCFA 중쇄지방산(중간사슬지방산) medium chain fatty acid
탄소수 8~12개의 지방산으로, 코코넛유, 팜유 등에 함유되어 있다.
참 LCFA(장쇄지방산) p.270

MCFG 미카펑긴 micafungin
항진균제(antifungal)로, 심재성 진균증 치료에 사용된다.

M-C flap 근육피판(근육피부판) musculocutaneous flap
자가이식에 의한 결손부위의 재건을 위해 다른 부위에서 이식되는 근육을 말한다.

★ **MCH** 모자보건 maternal and child health
모성 및 영유아의 건강 유지와 증진을 꾀하기 위해 모성과 영유아에게 보건지도, 건강진단, 의료, 기타 조치를 마련하는 것을 말한다.

★ **MCH** 평균적혈구혈색소량 mean corpuscular hemoglobin
적혈구지수 중 하나로, 적혈구 1개당 헤모글로빈의 평균치이며, '평균적혈구혈색소량(pg)=헤모글로빈양(g/dL)÷적혈구수(10^6/μL)×10'이다.
참 MCV(평균적혈구용적) p.297, MCHC

★ **MCHC** 평균적혈구헤모글로빈농도

mean corpuscular hemoglobin concentration

적혈구지수 중 하나로, 각각의 적혈구용적에 대한 헤모글로빈양의 비를 %로 나타낸 것이며, '평균적혈구헤모글로빈농도(%)=헤모글로빈양(g/dL)/적혈구용적률(%)×100'이다.

참 MCV(평균적혈구용적) p.297, MCH

★ **MCL** 내측측부인대(안쪽곁인대) medial collateral ligament

대퇴골(넙다리뼈, femur)과 경골(정강뼈, cnemis)을 연결하는 인대로, 슬관절(무릎관절, knee joint) 안쪽의 안정성을 유지한다.

★ **MCLA** 점액피부림프절관절염

mucocutaneous lymph node arthritis

CMLS(급성열성점액피부림프절증후군, acute febrile mucocutaneous lymph node syndrome)에서 관찰되는 관절염을 말한다.

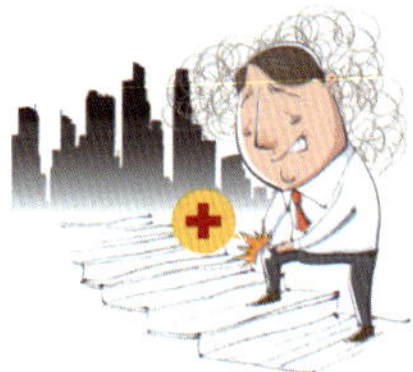

★ **MCLS** 점액피부림프절증후군

mucocutaneous lymph node syndrome

주로 영유아에게서 발병하는, 전신의 혈관이 염증을 일으키는 원인 불명의 질환으로, 가와사키병(Kawasaki disease, KD p.259)이라고도 한다.

★ **MCN** 점액성낭성종양 mucinous cystic neoplasm

췌낭성 종양의 하나로, 악성화되기도 하며 발견되면 수술 대상이 된다.

참 IPMN(췌관내유두점액종양) p.246

★ **MCNS** 미세변화신증후군(미세변화콩팥증후군)

minimal change nephrotic syndrome

사구체(토리, glomerulus)가 미세변화만 하는 신증후군(콩팥증후군, nephrotic syndrome)의 대표적인 질환이다.

MCNU 라니무스틴 ranimustine

항악성종양제의 하나로, 뇌종양 등에 사용한다.

MCOS 피부점막안증후군 mucocutaneous ocular syndrome
동 SJS(스티븐스-존슨증후군) p.450

★ **MCP** 중수지관절(손허리손가락관절)
metacarpophalangeal joint
손가락 이음부분에 있는 관절로, 중수골(손허리뼈, metacarpal bone)과 기절골(첫마디뼈, proximal phalanges) 사이에 있으며 MCP 관절이라고도 한다.

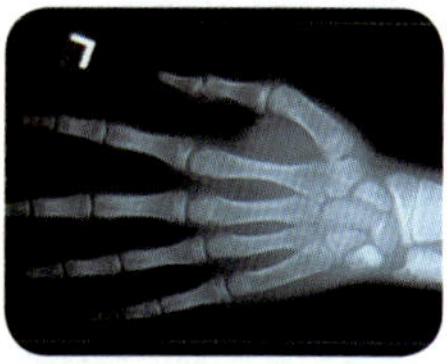

MCR 미크로노마이신 micronomicin
아미노글리코시드(aminoglycoside)계 항균제

M-CSF 대식세포집락자극인자(큰포식세포집락자극인자)
macrophage colony stimulating factor
골수전구세포에 작용하여 증식시킨 다음 과립세포(granule cell)와 대식세포(큰포식세포, macrophage)로 분화시키는 중요한 조혈인자이다.

★ **MCT** 극초단파응고요법 microwave coagulation therapy
간암에 대한 치료법으로, 전자파 중 하나인 극초단파(마이크로파, microwave)를 사용해서 물 분자를 진동시켜서 발열을 일으킨 다음 병변 조직을 괴사시킨다.

★ **MCT** 중쇄트리글리세리드(중간사슬중성지방)
medium chain triglyceride 동 MCFA(중쇄지방산) p.294

★ **MCTD** 혼합결합조직병 mixed connective tissue disease
교원병 중 하나로, 전신홍반루푸스(systemic lupus erythematosus, SLE), 경피증(pachyderma), 다발근염/피부근염(polymyositis/dermatomyositis, PM/DM) 등의 증상이 섞여 있는 질환이다. 참 주요 교원병 p.131

MCU 배뇨방광요도조영술 micturating cystourethrography
동 VCG p.513

★ **MCV** 운동신경전도속도 motor nerve conduction velocity
팔다리 근위와 원위부의 활동전위를 각각 도출하고 두 부위의 시간적 경과에 따른 차이로 두 점간 거리를 나누어 m/sec로 나타낸 것이다.
동 MNCV p.307

★ **MCV** 평균적혈구용적 mean corpuscular volume
적혈구지수 중 하나로 적혈구 1개의 평균용적을 말하며, '평균적혈구용적(μL)=적혈구용적률(%)÷적혈구수(10^6/μL)×10'이다.
참 MCH, MCHC p.294

MCZ 미코나졸 miconazole
항진균제(antifungal)로, 피부 · 점막의 진균증에 사용한다.

MD 근(육)디스트로피 muscular dystrophy
근섬유의 변성과 괴사를 주요 병변으로 하여 점차 근육위축과 근력저하가 진행되는 유전성 질환을 총칭하는 말이다.

★ **MD** 정신박약 mental deficiency
지능발달이 지체되어 사회생활을 잘 적응할 수 없는 상태로, 유전적인 것과 뇌장애에 따른 것이 있다.

★ **MD** 조울정신병(들뜸우울정신병)
manic-depressive psychosis
동 BPD(양극성장애) p.60

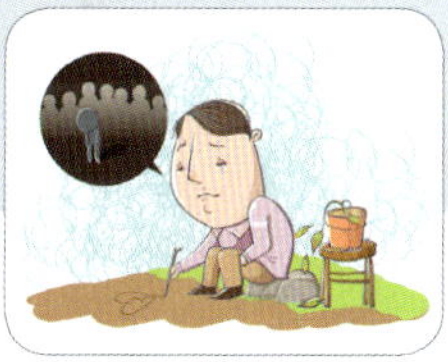

MD 주요우울증 major depression
중증의 우울증을 말한다.

MDI 계량흡입기 metered dose inhaler
누르면 일정량의 약제가 분무되는 스프레이식 흡입기를 말한다.

MDM 미데카마이신 midecamycin
마크롤라이드(macrolide)계 항균제

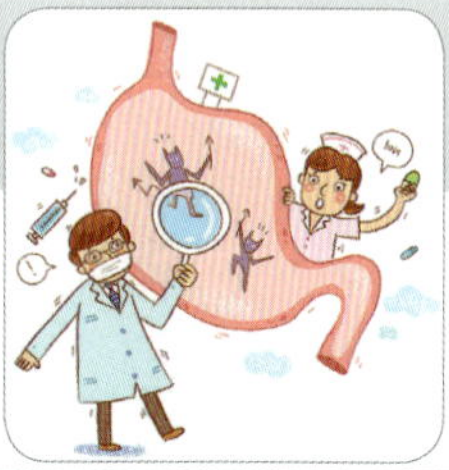

MDR 다약제내성 multidrug resistance
세균이 여러 항균제에 내성을 나타내는 것을 말한다.

★ **MDRP** 다약제내성녹농균
multidrug-resistant *Pseudomonas aeruginosa*
녹농균에 대한 강한 항균활성을 기대할 수 있는 플루오로퀴놀론(fluoroquinolone)계, 카바페넴(carbapenem)계 및 항녹농균용 아미노글리코시드(aminoglycoside)계 3계통의 항균제에 대해 내성을 획득한 녹농균을 말한다.

MDRTB 다약제내성결핵균 multidrug-resistant tuberculosis
리팜피신(rifampicin)과 이소니아지드(isoniazid) 모두에 내성을 가지는 결핵균을 말한다.

★ **MDS** 골수형성이상증후군 p.169 myelodysplastic syndrome
골수에 있는 조혈모세포(stem cell)에 원인 불명의 이상이 있어 정상적인 혈액세포를 생산할 수 없게 되는 질환으로, 노인에게 많고 급성백혈병으로 진행하는 경우가 많다.

★ **MEA** 다발성내분비선종증(내분비샘종증)
multiple endocrine adenomatosis 동 MEN

★ **MED** 최소유효량 minimal effective dose
약물에 기대되는 작용이 나타나는 최소의 양을 말한다.

★ **MEF** 최대호기유속(최고날숨유속) maximum expiratory flow
동 PEF p.365

MEG 자기뇌파검사(법) magnetoencephalography
뇌 안의 전기현상에 의해 생기는 미세자장을 머리 밖에서 측정하는 뇌 기능진단법이다.

★ **MEN** 다발내분비선종양(다발내분비샘종양)
multiple endocrine neoplasia
여러 내분비기관에 종양이 생기는 유전성 질환으로, 1형과 2형으로 나눌 수 있다. 동 MEA

★ **MEP** 최대호기압(최대날숨압) maximum expiratory pressure
호기 근력의 지표로, 총폐용량 수준에서 구강을 닫고 최대호기노력을 했을 때 발생하는 최대구강내압을 말한다. 참 MIP(최대흡기압) p.303

MEPM 메로페넴 meropenem
카바페넴(carbapenem)계 항균제

mEq 밀리그램당량 milliequivalent
전하와 mol(몰)을 통합한 단위가 당량(Eq)으로, 1Eq는 1mol의 전하를 나타낸다. 1mEq는 1/1000Eq로, 'mEq=mg/식량×가수=mmol×가수'가 된다.

mEq/ℓ 밀리그램당량/리터 milliequivalent per liter
1리터 중에 1밀리그램당량의 전해질이 녹아 있는 것을 말한다.

★ **MERRF** 매프 myoclonic epilepsy with ragged-red fiber
모계 유전하는 미토콘드리아병으로, 근(육)간대경련(myoclonus), 전신성 간질발작(epileptic seizure), 소뇌실조를 주요 증상으로 한다. '불균일적색 근섬유 근(육)간대간질증후군'으로 해석되기도 한다.

Met 메티오닌 methionine
필수아미노산의 하나로, 황산을 함유하는 소수성 아미노산이다.

meta, metas 전이 metastasis

MetHb 메트헤모글로빈 methemoglobin
적혈구에 포함되는 헤모글로빈 중 2가의 철이온이 산화되어 3가 철이온이 된 것으로, 산소결합 · 운동능력이 상실된다.

★ **METS** 대사당량 metabolic equivalents
활동 및 운동을 했을 때 안정상태 몇 배의 열량을 소비하고 있는가를 나타내는 수치이다.

★ **MF** 골수섬유증(뼈속질섬유증) myelofibrosis
골수에 섬유화가 일어나는 혈액질환이다.

MF 분열촉진인자 mitogenic factor
림프구분열촉진인자이다.

MFC 마이토마이신C + 플루오로우라실 + 시타라빈
mitomycin C + fluorouracil + cytarabine
위암(gastric cancer)에 대한 병요화학요법

★ **MFD** 최소치사용량 minimum fatal dose
사람 또는 동물을 죽음에 이르게 하는 물질의 최소량을 말한다.

★ **MFH** 악성섬유조직구종 malignant fibrous histiocytoma
팔다리(다리가 가장 많음)의 뼈 내부나 연부조직에 발생하는 악성종양으로, 매우 드물고 악성도도 높다.

MFICU 모체태아집중치료실
maternal fetal intensive care unit
합병증 임신이나 절박유산의 가능성이 높은 임산부를 관리 · 치료하는 부문을 말한다. 동 PICU p.372

MFR 최대유량 maximum flow rate(of urine)
소변유량을 측정할 때 얻어지는 수치 중 하나로, 전립선비대(전립샘비대, prostatic hypertrophy) 등에서 저하한다.

mg 밀리그램 milligram
1/1,000그램을 말한다.

★ **Mg** 마그네슘의원소기호 magnesium
효소의 작용을 활성화하는 필수미네랄로, 중상지방과 혈압을 낮추는 작용, 근육수축을 촉진하는 작용 등이 있다.

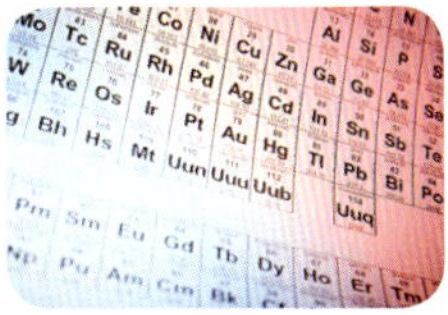

★ **MG** 중증근(육)무력증 myasthenia gravis
근육을 움직이는 신경전달물질인 아세틸콜린(acetylcholine)의 수용체가 자가항체(autoantibody)에 의해 장애를 받는 자가면역질환으로, 초기에는 안검하수(눈꺼풀처짐, blepharoptosis), 복시(겹보임, diplopia) 등의 증상이 나타난다.

μg 마이크로그램 microgram
1/1,000,000그램을 말한다.

★ **MGN** 막사구체신염(막토리콩팥염)
membranous glomerulonephritis 동 MN(막성신장병증) p.307

MGP 변연과립구풀 marginal granulocyte pool
혈관 내에서 혈관벽을 따라 천천히 이동하는 호중구의 한 무리로, 전신을 순환하는 순환과립구풀의 호중구가 감소하면 보충한다.
참 CGP(순환과립구풀) p.84

MG tube 위관 Margen tube

M

★ **MH** 악성고열 malignant hyperthermia
전신마취 중 또는 수술 후 흡입마취제(inhalation anesthetic)나 석시닐콜린(succinylcholine; 근이완제) 등이 원인이 되어 일어나는 체온의 비정상적 상승을 말하며, 치명적인 합병증이다.

MH 황반원공 macular hole
망막 중심부의 황반(macula)에 구멍이 뚫리는 안질환으로, 시력이 저하하고 시야중심이 잘 보이지 않게 된다.

MHA 미세혈관병증용혈빈혈 microangiopathic hemolytic anemia
미세혈관에서 적혈구 파괴가 일어나는 상태를 말한다. 혈전저혈소판자색반병(thrombotic thrombocytopenic purpura, TTP p.492), 용혈요독증후군(hemolytic uremic syndrome, HUS p.224), 파종혈관내응고(disseminated intravascular coagulation, DIC p.126) 등이 원인이 된다.

MHN 신생아용혈병 morbus haemolyticus neonatorum(라)
모자간에 Rh인자가 달라 혈액형부적합(blood group incompatibility)이 일어남으로써 황달이나 빈혈 등이 나타나는 병태로, 중증형인 경우는 태내에서 사망한다.

★ **MI** 심근경색증 myocardial infarction
허혈성심장질환의 하나로, 협착 등으로 관상동맥(심장동맥, coronary artery)의 혈류량이 저하하여 심근이 괴사(necrosis)에 빠지는 상태이다.

MIC 마이토마이신C + 이포스파마이드 + 시스플라틴
mitomycin C + ifosfamide + cisplatin
폐암에 대한 병용화학요법

★ **MIC** 최소(발육)저지농도 minimum inhabatory concentration
미생물의 발육을 저지하는 데에 필요한 항미생물물질의 최소농도를 말하며, 항생물질의 항균력을 나타낼 때 이용된다.

MID 다발경색치매 multi-infarct dementia
작은 경색이 반복하여 일어나는 다발성뇌경색에 의한 치매로, 지능 일부가 현저하게 저하하는 경우가 많다.

MIF 이동저지인자 migration inhibition factor
활성화 T림프구에서 분비되는 림포카인(lymphokine)으로, 대식세포(큰포식세포, macrophage)의 이동을 제어함으로써 염증부위에 대식세포를 집중시켜 염증반응이나 면역반응을 일으킨다.

MIF 최대흡기유속(최대들숨유속) maximum inspiratory flow
숨을 충분히 내뱉은 다음 힘껏 들이마실 때의 유량을 말한다.

MINO 미노사이클린 minocycline
테트라사이클린(tetracycline)계 항균제

MIP 최대흡기압(최대들숨압) maximum inspiratory pressure
폐쇄계 회로를 향해 가장 세게 들이마실 때에 발생하는 압력을 말한다.
참 MEP(최대호기압) p.299

mist 합제 mistura
수성현탁제

MIT 대식세포이동저지검사(큰포식세포이동저지검사)
macrophage migration inhibition test
세포성 면역기능검사법의 하나로, 감작 T세포가 방출한 MIF(이동저지인자, migration inhibition factor)에 의해 대식세포(큰포식세포, macrophage)의 확장이 축소하는 것을 이용하는 방법이다.

MIT 마이토마이신C mitomycin C
항악성종양제 동 MMC p.305

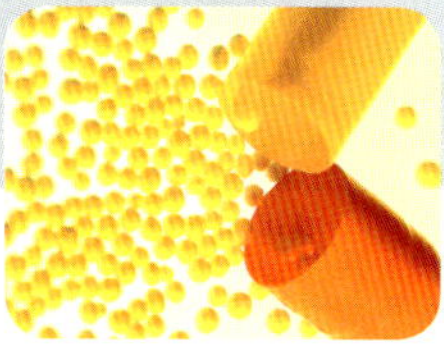

MIT 미톡산트론 mitoxantrone
항악성종양제

M

mixt 혼합물, 합제 mixture
배합약제

MKM 미카마이신 mikamycin
스트렙토그라민(streptogramin)계 항균제

★ **mL, mℓ** 밀리리터 milliliter
1/1,000리터를 말한다.

★ **ML** 악성림프종 malignant lymphoma
림프계 조직에 발생하는 악성종양으로, 호지킨림프종(Hodgkin's lymphoma)과 비호지킨림프종(non-Hodgkin's lymphoma)으로 크게 나뉜다.

MLC 혼합림프구배양 mixed lymphocyte culture
공여자 유래와 수용자 유래의 림프구를 혼합배양해서 이식 후의 거부반응(rejection reaction)과 생착률을 예측하는 검사이다.

★ **MLD** 이염성백질디스트로피(이염색백색질장애)
metachromatic leukodystrophy
리소좀효소(lysosomal enzyme)인 아릴설파타제 A(arylsulfatase A)의 결손으로 뇌와 신장 등에 설파티드(sulfatide)가 축적되고 신경섬유의 탈수초(말이집탈락, demyelination)를 일으켜 중추 · 말초신경장애를 일으키는 질환이다. 영유아기에 일어나는 것과 청년 · 성인기에 일어나는 것이 있다.

★ **MLF syndrome** 내측종속증후군(안쪽세로다발증후군)
medial longitudinal fasciculus syndrome
안구의 공동운동인 내측종속(안쪽세로다발, medial longitudinal fasciculus)이 장애를 입어서 발생하는, 안구 내의 내외전 운동장애를 말하며, 핵간안근마비(신경핵사이눈근육마비, internuclear ophthalmoplegia)라고도 한다.

MLG 척수조영(술) myelography
지주막하공간(거미막밑공간, subarachnoid space)에 조영제(contrast media)를 주입해서 시행하는 X선 촬영검사를 말한다.

MLL 혼합형백혈병 mixed lineage leukemia
골수성과 림프성 2종류의 백혈병이 혼합된 2계통 혼합형과 1개의 백혈구세포가 2가지 성격을 함께 가진 이중 표현형이 있다.

★ **MLNS** 급성점막피부림프절증후군, 가와사키병
acute mucocutaneous lymph node syndrome
영아와 소아에게서 발생하는 급성혈관염을 말한다.
동 MCLS(점액피부림프절증후군) p.295

mM 밀리몰 millimole
용액 중의 물질량 단위로, 1/1,000몰(mole)이다.

Mm 근육(복수) musculi(라)

MM 내측반월(안쪽반달) medial meniscus
슬관절(무릎관절, knee joint) 안쪽의 반월판을 말한다.

★ **MM** 다발골수종 multiple myeloma
골수 중의 형질세포(plasmacyte)가 종양화하여 비정상적인 항체를 생산하기 때문에 면역력이 떨어지는 질환으로, 권태감, 빈혈, 뼈의 통증 등이 관찰된다.

★ **MM** 악성흑색종 malignant melanoma
멜라닌색소(melanin pigment)의 침착세포로 이루어진 흑색종양을 말한다.

MMA 중경막동맥(중간뇌막동맥) middle meningeal artery
접형골(나비뼈, sphenoid bone)을 지나 두개강 안으로 들어가 뇌경막(뇌경질막, cranial dura mater)에 혈액을 공급하는 동맥이다.

MMC 마이토마이신C mitomycin C
항악성종양제 동 MIT p.303

M

MMD 모야모야병 moyamoya disease
뇌저부에 있는 내경동맥(속목동맥, internal carotid artery) 종말부가 좌우 모두 협착해 있어서 비정상적인 혈관이 그물 모양으로 신생하는 질환이며, 윌리스동맥륜폐색증이라고도 한다.

MMF 미코페놀산모페틸 mycophenolate mofetil
면역억제제(immunosuppressant)

★ **mmHg** 밀리미터수은주 millimeter of mercury
혈압측정에 사용하는 압력 단위이다.

MMI 티아마졸 1-methy-2-merucaptoimidazole [thiamazole]
항갑상선제(antithyroid drug)

★ **MMM** 골수화생을동반하는골수섬유증
myelofibrosis with myeloid metaplasia
골수의 섬유화가 일어나는 진행성 만성질환으로, 비장비대(지라비대, splenomegaly)와 빈혈이 주요 증상이다.

MMPI 미네소타다면인성검사
Minnesota multiphasic personality inventory
질문지법에 의한 성격판단시험을 말한다.

MMR 홍역 · 유행성이하선염 · 풍진혼합백신
measles-mumps-rubella combined vaccine
홍역, 유행성이하선염, 풍진의 3종 혼합백신을 말한다.

MMSE, MMST 간이정신상태검사
mini-mental state examination [test]
치매의 선별검사법이다.

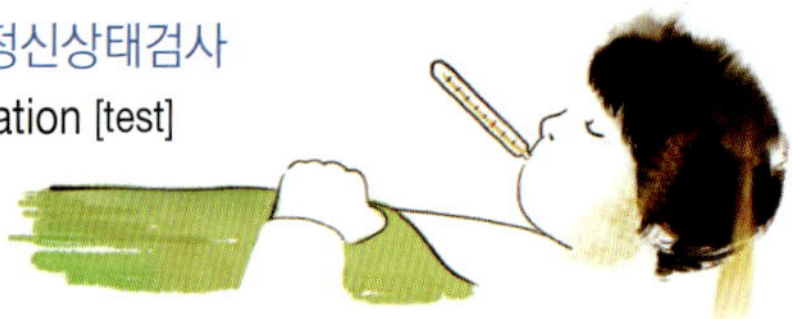

★ **MMT** 도수근력검사 manual muscle test
손으로 부하를 가함으로써 어느 정도의 근력이 있는지를 판정하는 검사이다.

★ **MMV** 강제분시환기 mandatory minute volume ventilation
환자의 분시환기량(minute ventilation)이 일정치 이하가 되면 인공호흡기가 설정된 강제환기를 시작하는 환기방식을 말한다.

★ **MN** 막성신장병증(막성콩팥병증) membranous nephropathy
만성으로 경과하는 신증후군(콩팥증후군, nephrotic syndrome)의 대표적 질환으로, 40대 이후 발병하는 질병이며 60~70대에 많다. 10% 정도에 위암, 폐암, 대장암 등이 합병되며 약 30%는 신부전(콩팥기능상실, renal failure)에 이른다. 동 MGN(막사구체신염) p.301

MNCV 운동신경전도속도 motor nerve conduction velocity
동 MCV p.297

★ **MND** 운동신경원병(운동신경세포병) motor neuron disease
운동을 지배하는 신경계통만 장애를 입어 만성적으로 진행하는 질환으로, 근육위축과 근력저하가 주체이며, 근위축측삭경화증(amyotrophic lateral sclerosis, ALS p.26)이 대표적이다.

MOB 요추다회수술예 multiply operated back
여러 차례 수술해도 증상이 개선되지 않는 요통을 말한다.

★ **MOD** 성인발병당뇨병 maturity-onset diabetes
인슐린 비의존형 당뇨병으로, 현재는 2형 당뇨병이라고 불린다.

MODS 다발성장기부전증후군 multiple organ dysfunction syndrome
외상, 대수술, 대량출혈 등에 의해 여러 주요 장기가 동시에 또는 연속해서 기능장애를 일으키는 증후군이다.

MODY 가족성소아당뇨병 maturity-onset diabetes of young
상염색체 우성유전의 소아당뇨병으로, 원인 유전자가 6종류 동정되어 있다. 비만하지 않은 인슐린분비부전을 특징으로 하며 원칙적으로 인슐린저항성은 확인되지 않는다.

★ **MOF** 다장기부전 multiple organ failure
호흡기, 심장, 간, 신장 등 생명유지에 필요한 장기의 유지가 동시에 장애를 받은 상태를 말한다.

★ **mol** 몰 mole
용액 중 물질량의 단위를 가리킨다.

Mole, H-mole 포상기태(포도송이기태) hydatidiform mole
임신 직후부터 융모세포가 비정상적으로 증식하는 질환으로, 태아성분의 유무에 따라 완전포상기태(완전포도송이기태, complete hydatidiform mole)와 부분포상기태(부분포도송이기태, partial hydatidiform mole)로 분류된다.

MP 근전위 muscle potential
근육을 움직일 때에 생기는 활동전위를 말한다.

MP 다산부 multipara
이미 출산을 여러번 경험한 여성을 말한다.

★ **MP** 중수지관절(손허리손가락관절) metacarpophalangeal joint
동 MCP p.296

MP 멜팔란 + 프레드니솔론 melphalan + prednisolone
다발골수종(multiple myeloma)에 대한 병용화학요법

6-MP 6-메르캅토프린 6-mercaptopurine
항악성종양제

★ **Mø** 대식세포(큰포식세포) macrophage
백혈구의 하나로 탐식작용을 하는 대형 세포를 말한다.

★ **MPA** 주폐동맥 main pulmonary artery
우심실(오른심실, right ventricle)에서 나오는 동맥으로, 주기관지의 앞쪽에 위치하며 주간부에서 좌우로 분지한다.

MPA 초산메드록시프로게스테론 medroxyprogesterone acetate
대표적인 합성 황체호르몬제로, 무월경, 월경주기이상, 월경량이상 외에 고용량으로 유방암, 자궁체부암 등의 치료에 사용한다.

★ **MPAP, mPAP** 평균폐동맥압 mean pulmonary arterial pressure
폐동맥압의 평균수치로, 스완간즈카테터(Swan-Ganz catheter p.447)로 측정한다.

MPD 골수증식질환 myeloproliferative disorder
조혈모세포의 이상으로 적혈구, 백혈구, 혈소판이 종양성으로 증식하는 질환군을 말하며, 골수섬유증, 만성골수성백혈병, 원발성혈소판혈증 등이 있다.

★ **MPGN** 막증식사구체신염(막증식토리콩팥염)
membranoproliferative glomerulonephritis
혈관사이세포(메산지움세포, mesangial cell)와 기질의 증가, 사구체 모세혈관벽의 비후 · 이중화를 특징으로 하는 신장염을 총칭하는 말이다.

MPI 모즐리성격검사 Maudsley personality inventory
성격경향(외향성 · 내향성)과 신경증 경향을 측정하는, 설문지법에 의한 성격검사를 말한다.

MPI 심근관류확산영상 myocardial perfusion imaging
심장 핵의학검사의 하나로, 각종 방사성 약제를 이용하여 단층촬영(SPECT, PET)을 시행하여 심근 내의 혈류상태를 영상화하는 것이다.

MPL 멜팔란 melphalan
항악성종양제

MPN 혈관간세포증식사구체신염(혈관사이질증식토리콩팥염)
mesangial proliferative glomerulonephritis
만성신장염의 하나로, IgA신장병증(IgA콩팥병증, IgA nephropathy) 이외의 다양한 신장염을 총칭하는 말이다. 혈뇨나 단백뇨가 있으며 신장생검에서 사구체(토리, glomerulus)의 혈관사이세포(메산지움세포, mesangial cell) 증가(증식)가 확인된다. 동 PGN(증식사구체신염) p.369

MPO 골수세포형과산화효소 myeloperoxidase
주로 호중구에 포함되어 있는 효소로, 과산화효소(H_2O_2)와 염소이온(Cl^-)에서 차아염소산(HOCl)을 생산하는 반응을 촉매하며 항균 · 항바이러스작용을 가진다.

MPP 증식유리체망막병증 massive periretinal proliferation
망막 표면에 얇은 섬유성 막이 유착되는 안질환으로, 사물이 변형되어 보이거나 시력저하가 일어난다.

MPP 폐렴미코플라스마
mycoplasma pneumonia
세균과 바이러스의 중간 성상을 가지는 미코플라스마에 감염되어 발병하는 폐렴을 말한다.

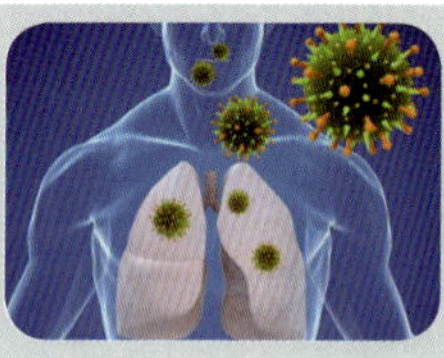

MPPV 악성지속성위치현기증
malignant persistent positional vertigo
머리의 위치에 따라 안진(눈떨림, nystagmus)과 회전현기증(rotary vertigo)을 일으키는 병태를 말하며, 뇌간(뇌줄기, brain stem)이나 소뇌의 작은 출혈이나 경색에 기인한다. 방치하면 뇌출혈이나 뇌경색증으로 발전한다.

MPQ 맥길통증질문지 McGill pain questionnaire
환자의 통증 종류, 성질을 측정하는 질문지이다.

★ **MPS** 점액다당류증(뮤코다당류증) mucopolysaccharidosis
리소좀효소(lysosomal enzyme; 점액다당류를 분해하는 효소)의 결손으로 글리코사미노글리칸(glycosaminoglycan, GAG)이 세포 내에 축적하여 다양한 조직에 장애를 일으켜서 생명을 위협하기도 하는 진행성 · 유전성 대사성 질환을 말한다.

MR 내측직근(안쪽곧은근) medial rectus muscle
안구의 방향을 바꾸는 외안근(바깥눈근육, extraocular muscle) 중 하나로, 안구를 안쪽으로 움직인다.

★ **MR** 승모판역류 mitral regurgitation
승모판이 제대로 닫히지 않아 수축기에 좌심실에서 좌심방으로 혈액이 역류되는 질환으로, 승모판폐쇄부전이라고도 한다.

★ **MR** 의료정보담당자 medical representative
의료 종사자를 방문하여 자사 제품에 관한 정보를 제공하거나 수집하는 제약회사 전문 직원을 말한다.

★ **MR** 정신지체 mental retardation
동 MD(정신박약) p.297

★ **MRA** 악성류마티스관절염 malignant rheumatoid arthritis
기존 류마티스관절염(RA)에 추가하여 혈관염(맥관염, vasculitis) 등의 관절외증상이 관찰되는 난치성 또는 중증의 임상병태를 말한다.

★ **MRA** 자기공명혈관조영술 magnetic resonance angiography
자기공명영상(MRI)을 이용하여 조영제(contrast media)를 사용하지 않고 혈관만 선명하게 영상화하는 검사법으로, 뇌동맥류(뇌동맥꽈리, cerebral aneurysm)나 폐쇄성 동맥질환을 비롯한 뇌혈관장애 검사에 사용된다.

MRC 자기공명뇌수조조영술 magnetic resonance cisternography
MRI 장치를 사용하여 뇌수조(cistern)를 촬영하는 검사이다.

★ **MRCP** 자기공명담췌관조영술(자기공명쓸개이자조영술)

magnetic resonance cholangiopancreatography

MRI를 이용하여 조영제(contrast media)를 사용하지 않고 췌 · 담관상을 얻을 수 있는 검사법이다.

★ **MRDM** 영양실조관련당뇨병 malnutrition-related diabetes mellitus

영양실조에 기인하는 당뇨병으로, 열대 개발도상국에서 많이 관찰된다.

★ **MRI** 자기공명영상 magnetic resonance imaging

강한 자장과 전자파를 이용하여 체내 물분자에 포함되는 수소원자의 움직임으로 신체의 단면을 촬영하는 검사법이다. CT와 달리 방사능 피폭이 없는 장점이 있다.

★ **mRNA** 전령RNA, 메신저RNA, 전령리보핵산

messenger ribonucleic acid

유전체 DNA를 주형으로 하는, 단백질 합성을 위한 정보를 가진 RNA 분자이다.

★ **MRS** 핵자기공명분광법 magnetic resonance spectroscopy

자기공명현상을 이용해서 생체 내의 대사물질을 비침습적으로 측정하는 방법이다.

★ **MRSA** 메티실린내성황색포도구균

methicillin-resistant *Staphylococcus aureus*

페니실린(penicillin)계 항균제인 메티실린에 내성을 가지는 황색포도구균으로, 보통은 다약제내성을 가지며 감염성 증가 상태의 환자에게서는 치료가 어려운 경우가 있다.

MRSE 메티실린내성표피포도구균

methicillin-resistant *Staphylococcus epidermidis*

메티실린에 약제 내성을 획득한 표피포도구균으로, 황색포도구균보다 독성은 약하다.

MRV 매분호흡량 minute respiratory volume
1분당 공기흡입량을 말한다.

★ **MS** 다발경화증 multiple sclerosis
탈수초성 질환의 하나로, 시력장애, 감각이상 등 대부분의 신경증상이 관찰되며 완화와 재발을 반복하는 것이 특징이다.

★ **MS** 메니에르증후군 Meniere's syndrome
내이(속귀, inner ear)의 림프부종이 원인으로 현기증, 이명, 난청 등이 나타나는 질환이다.

★ **MS** 승모판협착(증) mitral stenosis
승모판이 협착하여 좌심방에서 좌심실로 혈액이 흐르기 어려워지는 질환이다. 대부분 소아기나 청년기에 걸린 류마티스열(rheumatic fever) 후유증으로서 발병한다.

MS 아침경직(아침강직) morning stiffness
류마티스관절염(rheumatoid arthritis) 증상의 하나로, 아침에 일어난 직후에 몸이 경직되어 생각대로 움직이지 않는 상태를 말한다.

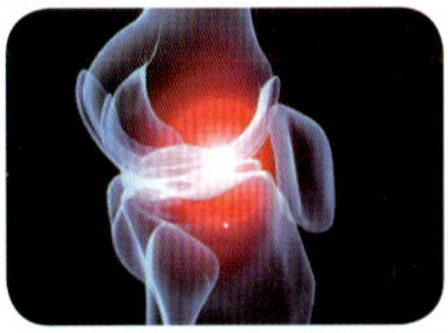

★ **MSH** 멜라닌세포자극호르몬 melanocyte stimulating hormone
뇌하수체중엽에서 분비되는 호르몬으로, 멜라닌세포(melanocyte)에서의 멜라닌 합성을 촉진한다.

★ **MSN** 간호학석사 master of science in nursing
간호계열 대학의 석사과정을 수료한 자를 말한다.

MSOF 다계통장기부전 multiple system organ failure
동 MOF p.308

★ **MSQ** 정신상황질문지 mental status questionnaire
치매의 선별질문지를 말한다.

★ **MSR** 승모판협착및역류증 mitral stenosis and regurgitation
승모판이 완전히 닫히지 않아서 좌심실의 혈류가 좌심방 쪽으로 역류하고 있는 상태이다.

★ **MSSA** 메티실린감수성황색포도구균
methicillin sensitive *Staphylococcus aureus*
페니실린(penicillin)계 항균제 메티실린에 대해 감수성을 나타내는 황색포도구균을 말하며, 병원성에 있어서는 메티실린 내성 황색포도구균(MRSA)과 명확한 차이가 없다.

★ **MSU** 중간뇨 midstream specimen of urine
소변검사 시에 처음과 끝의 소변을 피하고 중간 소변만 채취하는 채뇨법으로, 외요도나 질 유래 성분의 혼입을 막을 목적으로 이용한다.

MSUD 단풍시럽뇨병 maple syrup urine disease
3종류 필수아미노산 등의 대사가 억제되어 일어나는 선천성 질환으로, 소변이나 땀에 특유한 단풍시럽 냄새가 나서 이러한 이름이 붙었다.

MSVR 최고위액분비량 maximal secretion volume rate
위액검사에서 분비자극제를 투여하여 얻을 수 있는 위액의 최대량을 말한다.

★ **MSW** 의료사회사업가 medical social worker
의료에 관한 사회복지 전문직을 말하며, 사회복지사 자격을 가지는 경우가 많다.

★ **Mt** 흉부중부식도 middle trathoracic esophagus
기관분지부 아래에서 위식도접합부(gastroesophageal junction)까지를 2등분한 부위의 위쪽을 가리킨다.

★ **MT** 임상병리사 medical technologist
질병의 예방이나 진단, 치료를 돕기 위해 환자의 혈액, 소변, 체액, 조직 등을 이용하여 각종 의학적 검사를 수행하고 분석하는 사람이다.

★ **MTH** 젖샘자극호르몬
mammotrophic hormone
유선(젖샘, mammary gland)의 발달과 모유분비를 촉진하는 호르몬으로, 임신 후기부터 수유기에 증가한다.

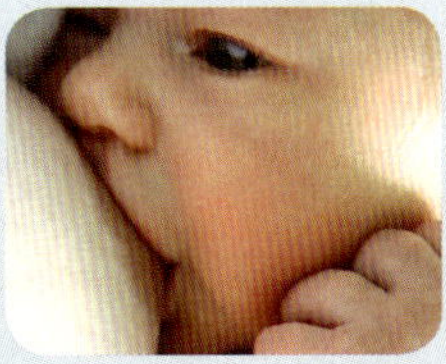

MTX 메토트렉세이트 methotrexate
항악성종양제

muc 점액성선암종(점액성샘암종) mucinous adenocarcinoma
점액성분을 형성하는 암으로, 위암, 대장암, 유방암 등에서 관찰된다.

MUP 무피로신 mupirocin
메티실린 내성 황색포도구균(MRSA p.312)을 제균할 목적으로 비강 내에, 또 소아의 농가진(고름딱지증, impetigo) 치료 목적으로 환부 피부에 연고로서 바른다.

MV 분당호흡량 minute volume
인공호흡기 용어로, 1분당 환기량을 나타내며, 1회 환기량(mL/회)×환기횟수(회/분)이다.

★ **MV** 승모판 mitral valve
심장의 좌심방과 좌심실 사이에 있으며 혈액이 역류하는 것을 막고 있다.
동 M p.288

M-VAC 메토트렉세이트 + 빈블라스틴 + 독소루비신 + 시스플라틴
methotrexate + vinblastine + doxorubicin + cisplatin
방광암에 대한 병용화학요법. M-VAC요법

★ **MVD** 미세혈관감압술 microvascular decompression
삼차신경통, 안면경련 등의 외과적 치료법으로, 질환의 원인이 되는 신경의 혈관압박을 제거하는 방법이다.

MVO_2 심근산소소비량 myocardial oxygen consumption
심장박동 시에 심장근육이 소비하는 산소량을 말하며, 심장기능의 지표가 된다.

MvOS 혼합정맥혈산소포화도 mixed venous O_2 saturation
동 $S\bar{v}O_2$ p.466

★ **MVP** 승모판탈출증 mitral valve prolapse
심장의 수축기에 승모판의 첨판(leaflet)이 좌심방 쪽으로 부푸는 것을 말하며, 특발성 점액종(myxoma) 유사 병변이 가장 일반적인 원인이다.

★ **MVR** 승모판대치(술) mitral valve replacement
승모판협착(mitral stenosis)이나 승모판역류(mitral regurgitation)의 치료법으로, 기능을 하지 않게 된 승모판을 인공판막으로 대체하는 방법이다.

★ **MVV** 최대수의환기량 maximum voluntary ventilation
호흡기능검사 항목 중 하나로, 최대환기를 가장 빠르게 12초간 계속한 호흡량을 5배하여 분시환기량으로서 표시한다. 폐의 예비력검사로서 중요하다. 동 MBC p.292

M-W syndrome 말로리-바이스증후군 Mallory-Weiss syndrome
심한 구토를 일으킨 결과 복강내압과 식도내압이 상승하여 위식도접합부(gastroesophageal junction)의 점막이 찢어져 출혈을 일으키는 병태이며, 음주 후 구토 등이 원인이 된다.

6MWT 6분보행검사 six-minute walk test
자신의 속도로 6분간 걸을 수 있는 최장거리를 측정하는 검사로, 이 거리에서 운동능력을 평가한다.

My 근시 myopia
안구에 들어오는 평행광선이 망막 전방에서 초점을 맺어버리는 상태이다.

★ **MYD** 근(육)긴장디스트로피 myotonic dystrophy
상염색체우성유전(autosomal dominant, AD p.14)의 진행성 근위축증으로, 근육긴장퇴행위축이라고도 하며, 근육의 강직과 특유의 다계통 장기장애를 나타낸다. 남녀 모두에게서 발병한다.

Myelo 척수조영(술) myelography
동 MLG p.304

myoma 자궁근종 uterine myoma
자궁근층에 발생하는 양성종양으로, 발육에는 여성호르몬이 관여하기 때문에 폐경 후에는 퇴축하여 작아진다.

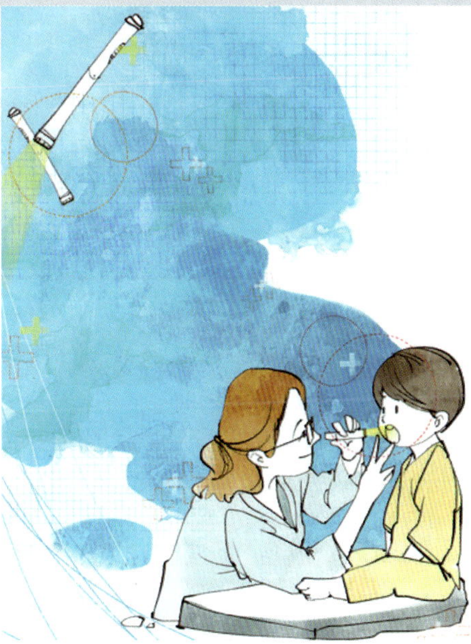

M

N

★ **N** 신경 nerve

뇌와 척수를 포함하는 중추신경계(central nervous system)와 감각신경이나 운동신경을 포함하는 체성신경(몸신경, somatic nerve)과 자율신경(autonomic nerve)으로 이루어지는 말초신경계(peripheral nervous system)가 있으며, 체내의 정보전달을 담당한다.

▶신경계의 분류

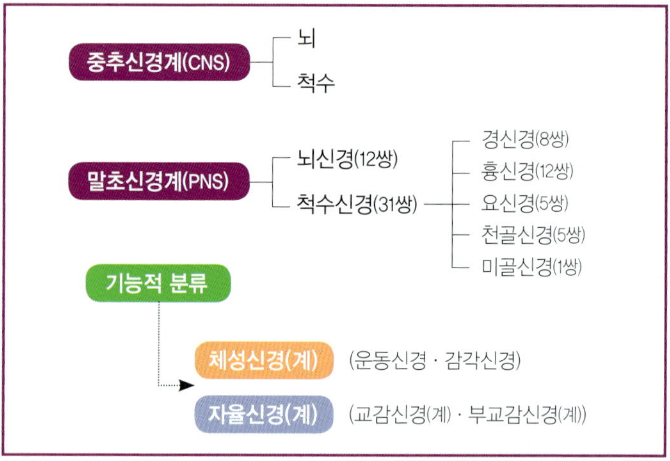

★ **Na** 나트륨의원소기호 natrium

알칼리금속원소로, 세포외액(세포바깥액, extracellular fluid)에 많이 존재하며 체액의 농도 조절, 혈압유지 등에 작용한다.

NA 괴사혈관염 necrotizing angiitis

결절다발동맥염(polyarteritis nodosa, PN p.380)이나 전신홍반루푸스(systemic lupus erythematosus, SLE p.452) 등에서 관찰되는, 혈관의 섬유소모양괴사(피브린모양괴사, fibrinoid necrosis)나 염증세포의 침윤을 동반하는 혈관염이다.

NA 날리딕스산 nalidixic acid
퀴놀론(quinolone)계 항균제

★ **NA** 노르아드레날린 noradrenaline
교감신경에서 신경절이후섬유(postganglionic fiber)의 신경전달물질로, 카테콜아민(catecholamine)의 하나이다.

NA 핵산 nucleic acid
유전물질로서 세포에서 빼놓을 수 없는 고분자이며, 생체 내에는 디옥시리보핵산(deoxyribonucleic acid, DNA)과 리보핵산(ribonucleic acid, RNA)이 있다.

★ **NAD** 니코틴아미드아데닌디뉴클레오티드
nicotinamide adenine dinucleotide
호흡대사에서 수소의 수용체가 되는 산화환원효소(oxidoreductase)의 보조효소이다.

NAD 이상이확인되지않음 nothing abnormal detected

NAFLD 비알코올성지방간 non-alcoholic fatty liver disease
음주력이 없는 사람이 편중된 식생활이나 운동부족으로 간에 지방 침착을 일으킨 병태를 총칭하는 말이다.

★ **NAI** 영양평가지수 nutritional assessment index
식도암(esophageal carcinoma) 환자의 수술 전, 수술 후 영양관리를 위해 4가지 측정치를 조합하여 지표화한 것이다.

★ **NANDA** 북미간호진단협회
North American Nursing Diagnosis Association
간호진단의 기준이나 분류를 하고 있는 국제협회이다.

NAP 신경활동전위 nerve action potential
신경계에서 정보전달을 위해 사용되는, 자극에 의해 세포막에 생기는 전기신호를 말한다.

★ **NAP** 호중구알칼리인산분해효소 neutrophil alkaline phosphatase
호중구가 세균 등을 탐식 · 살균하기 위한 효소로, NAP 점수는 만성골수성백혈병에서 낮은 수치를 나타내어 진단의 지표가 된다.

★ **NASH** 비알코올성지방간염 non-alcoholic steatohepatitis
음주력이 없음에도 불구하고 알코올성 간장애와 비슷한 병태를 나타내는 질환이다.

★ **NB** 신경모세포종 neuroblastoma
예후가 매우 불량한 소아암 중 하나로, 대부분은 부신수질(부신속질, adrenal medulla)이나 교감신경간(교감신경줄기, sympathetic trunk)에서 발생한다.

NB 신생아 newborn

N-B 비 · 담도튜브(코쓸개길튜브) naso-billiary tube
비담도배액술(코쓸개길배액술, nasobiliary drainage)에서 담즙(쓸개즙, bile)을 코를 통해 몸 밖으로 유도하는 튜브이다.

NBAS 신생아행동평가척도 newborn behavior assessment scale
신생아가 주위 환경에 반응하는 방식을 알아보기 위해 감각반응, 반사와 운동수준, 달래지는 정도, 사회적 상호작용의 4개 하위영역에 대한 신생아의 개별적인 행동의 차이를 평가한다.
동 BNBAS(브라젤턴신생아행동평가법) p.58

NBM 금식 nothing by mouth
검사나 치료를 위해 음식을 먹지 않는 것을 말한다.

NBN 신생아실 newborn nursery
감염병 등을 예방하기 위해 일시적으로 신생아를 수용하여 관리하는 곳을 말한다.

NBP 비세균성인두염 nonbacterial pharyngitis
바이러스성 인두염으로, 주로 아데노바이러스(adenovirus)에 감염되어 발생하며, 인두를 중심으로 염증이 관찰된다.

n.c. 교정불능 non corrigent
시력검사에서 기입하는 방법으로, 어떠한 렌즈로도 교정할 수 없는 경우에 사용한다.

NC 특기할만한사항없음 non-contributory
과거병력 등의 환자정보나 간호경과를 기록할 때 특별히 기록할 것이 없을 때 사용하는 관용어이다.

NCCHD 비청색성선천성심장질환
non-cyanotic congenital heart disease
청색증(cyanosis)을 일으키지 않는 선천성 심장질환을 총칭하는 말로, 심방중격결손(심방사이막결손, interatrial septal defect), 심실중격결손(심실사이막결손, interventricular septal defect), 심내막융기결손(endocardial cushion defect) 등이 있다. 참 주요 선천성 심장질환 p.480

NCI-CTC 국립암연구소공통독성기준
National Cancer Institute-Common Toxicity Criteria
항암제(antitumor agent) 때문에 발생하는 다양한 유해사상을 중증도에 따라 0~4의 5단계로 분류한 기준으로, 미국국립암연구소에 의해 만들어졌다.

NCL 신경지방갈색소증 neuronal ceroid lipofuscinosis
장기에 지방갈색소(라이포푸신, lipofuscin)가 축적되어 운동장애, 경련 등의 신경증상이 진행되는 상염색체 열성 유전병이다.

N

NCLM 결절성피부루푸스점액증
nodular cutaneous lupus mucinosis
SLE(전신홍반루푸스, systemic lupus erythematosus p.452)에 관찰되는 피부 증상의 특수형으로, 피부에 결절성 점액이 침착하는 것이다.

NCN 모반세포모반, 색소성모반 nevus cell nevus
모반세포(nevus cell)의 비정상적인 증식으로 형성되는 색소반으로, 작은 것이 점이다. 크고 털이 있는 것은 악성흑색종(malignant melanoma)을 발병하기 쉽다.

N-CPAP 경비적지속기도양압
nasal continuous positive airway pressure
말초기도가 협착해 있는 호흡부전 환자에게 마스크로 코에서 송기하여 폐기량을 확보하는 호흡요법이다. 수면무호흡증후군(sleep apnea syndrome) 치료에 사용된다.

NCT 비접촉안압계 noncontact tonometer
동 PT(공기안압계) p.394

NCU 신경외과집중치료실 neurosurgical care unit
신경외과 및 뇌혈관외과의 중증 환자나 두부외상으로 뇌외과수술을 한 후의 환자를 집중해서 관리 · 치료하는 부문이다.
동 NICU(신경외과집중치료실) p.326

NCV, NCVS 신경전도속도 nerve conduction velocity (study)
말초신경장애의 유무와 정도를 판정하기 위해 말초신경을 전기자극하여 행하는 검사이다.

ND 간호진단 nursing diagnosis
건강문제나 생명과정에 관한 환자의 반응을 임상적으로 판단하여 간호 목표를 달성하기 위해 필요한 선택을 하기 위한 정보이다.

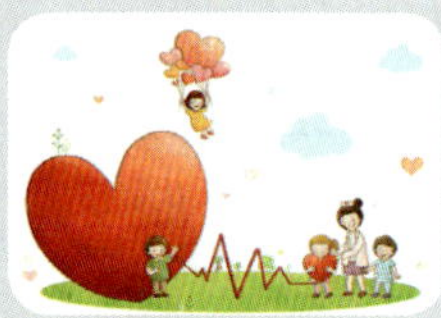

ND, nd 검출할수없음, 검출되지않음 not detectable [detected]

ND 신경성난청 nerve deafness
소리를 전달하는 신경경로에 장애가 생겨 청력이 저하하는 병태이다.

NDFX 나디플록사신 nadifloxacin
뉴퀴놀론(new quinolone)계 항균제로, 화농성 피부질환의 외용 도포제로서 사용된다.

★ **NDI** 신장기원요붕증(콩팥기원요붕증)
nephrogenic diabetes insipidus
신장기능의 저하로 소변을 농축할 수 없게 되어 희석된 소변이 과잉으로 생산되거나 다뇨(심한 구갈)가 나타나는 것을 특징으로 하는 질환으로, 선천성과 후천성이 있다.

NEAA 비필수아미노산 nonessential amino acid
인체를 구성하고 있는 20종류의 아미노산 가운데 체내에서 합성 가능한 11종류의 아미노산을 총칭하는 말이다.

★ **NEC** 괴사성소장대장염(괴사작은창자큰창자염)
necrotizing enterocolitis
미숙한 장관에 생긴 혈류장애에 세균 등의 감염병이 추가되어 장이 광범위하게 괴사하는 후천성 질환으로, 저체중 출생아에게 많다.

★ **NED** 질환소견없음 no evidence of disease

NEFA 비에스테르화지방산 non-esterified fatty acid
동 FFA(유리지방산) p.176

NERD 비미란성위식도역류질환 nonerosive reflux disease
식도에 미란이나 궤양이 관찰되지 않으면서 위액 역류나 가슴쓰림 등의 위식도역류병(gastroesophageal reflux disease) 증상이 나타나는 질환을 말한다.

NESS 비내분비성저신장증 non-endocrine short stature
성장호르몬의 이상을 원인으로 하지 않는 저신장을 총칭하는 말로, 특발성 저신장, 태내발육부전성 저신장, 가족성 저신장이 있다.

★ **NET** 신경자극검사 nerve excitability test
표정근의 근전위 변화를 측정하여 안면신경마비(얼굴신경마비, facial palsy) 부위를 조사하는 검사이다.

Neutro 호중성백혈구 neutrophilic leukocyte
백혈구 중에서 반수 이상을 차지하는 혈구세포로, 세포질에 중성 염색성을 나타내는 과립을 포함한다. 탐식능, 유주능 등 감염방어를 위한 다양한 기능을 가진다.

★ **NF** 신경섬유종증 neurofibromatosis
상염색체 우성의 유전성 난치병으로, I형은 폰레클링하우젠병(von Rechlinghausens disease)이라고 불리며 피부에 신경섬유종이나 색소반을 일으킨다. II형은 청신경종양(acoustic tumor)이 주요 특징이며 빈도는 낮다.

NF, nf 신경잔섬유(신경필라멘트)
neurofilament
신경세포에 분포하는 실 모양의 구조로, 세포골격(세포뼈대, cytoskeleton)으로서 기능하고 있다.

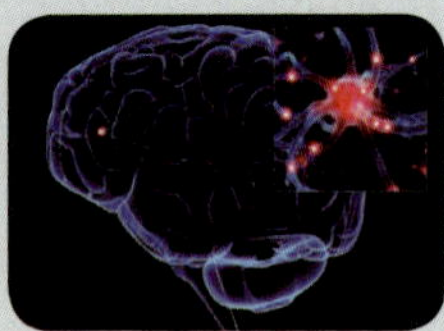

NF 중성지방 neutral fat
글리세롤과 지방산 결합물로 피하지방 주요 성분의 에너지저장물질이다. 최적범위는 '<100mg/dL' 또는 '1.1mmol/L'이다.

NFLD 신경섬유층결손 nerve fiber layer defect
녹내장 증상 중 하나로, 시신경유두부(optic disk)에서 부채 모양으로 신경섬유의 결손이 생기는 것이다. 대부분은 그 부위에 일치하는 시야장애가 확인된다.

NFLX 노르플록사신 norfloxacin
뉴퀴놀론(new quinolone)계 항균제

NFV 메실산넬피나비어 nelfinavir mesilate
항바이러스제(antiviral agent)로 HIV 감염병에 이용한다.

ng 나노그램 nanogram
질량의 단위로 10억분의 1그램이다.

NGB 신경성방광 neurogenic bladder
배경 질환에 따라 증상이 다양하며, 빈뇨나 요실금 등의 축뇨장애, 배뇨곤란이나 요폐 등의 배출장애가 있다.

★ **NG tube** 코위영양관, 코위관
nasogastric tube
코를 통해 위에 유치하는 튜브로, 경관영양 외에 수술 전의 내용물 흡인에도 사용된다.

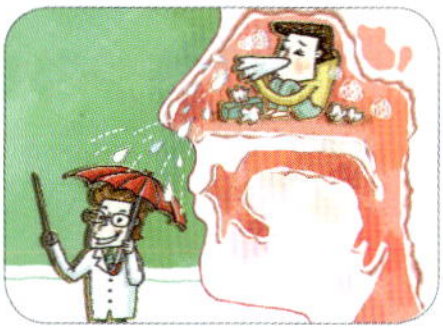

NGU 비임균성요도염 nongonococcal urethritis
임균(*Neisseria gonorrhoeae*) 이외의 병원미생물 감염으로 발생하는 요도염을 말하며, 클라미디아(*Chlamydia*)에 의한 경우가 많다.

★ **NH_3** 암모니아의화학식 ammonia
장관이나 신장에서 생산되고 간에서 요소로 대사되어 신장에서 배설되는 아미노산 대사물이다. 점막자극성, 신경독성을 가진다.

★ **NHL** 비호지킨림프종 non-Hodgkin lymphoma
호지킨림프종(호지킨병) 이외의 모든 악성림프종을 말한다.

NHS 신생아간염증후군 neonatal hepatitis syndrome
신생아의 간에 발생하는 염증 질환을 총칭하는 말로, 간내담즙정체(간내쓸개즙정체, intrahepatic cholestasis)를 일으킨다.

★ **NIC** 간호중재분류 Nursing Interventions Classification
간호중재를 실제 간호행동에 대해 체계화한 것을 말한다.

NICU 신경외과집중치료실 neurosurgical intensive care unit
신경외과 및 뇌혈관외과의 중증 환자나 두부외상으로 뇌외과수술을 한 후의 환자를 집중해서 관리 · 치료하는 부문이다.
동 NCU(신경외과집중치료실) p.322

★ **NICU** 신생아집중치료실 neonatal intensive care unit
저체중 출생아나 어떠한 질환을 가진 신생아를 집중적으로 관리 · 치료하는 부문이다.

★ **NIDDM** 인슐린비의존성당뇨병
non-insulin-dependent diabetes mellitus
유전 소인에 비만, 운동부족 등의 발병인자가 추가하여 인슐린의 작용이 불충분해지기 때문에 발생하는 당뇨병으로, 2형 당뇨병이라고도 한다.
동 IIDM p.239

NIHF 비면역성태아수종 nonimmune hydrops fetalis
모체와 태아간 혈액형부적합 이외의 원인으로 태아의 전신에 부종 또는 흉수 · 복수가 관찰되는 증후군을 말한다.

NIV 비침습적양압환기 non-invasive positive ventilation
동 NPPV p.331

NK 뉴로키닌 neurokinin
뇌 내에 분포하는 타키키닌(tachykinin)계에 속하는 신경펩티드의 한 무리로, 물질 P(substance P), 뉴로키닌 A 등이 함유된다. 통증 전달, 구토 유발과 염증반응의 촉진 등에 작용한다.

NK-1 뉴로키닌1 neurokinin 1
신경펩티드 중 하나로 물질 P(substance P)의 주요 수용체이다. 물질 P(substance P)에 결합함으로써 통증전달, 구토유발과 염증반응의 촉진 등이 일어난다.

★ **NK cell** 자연살해세포 natural killer cell
림프구의 10~20%를 차지하는 세포로, 암세포나 바이러스감염세포에 대한 상해활성을 가진다.

★ **NLA** 신경이완마취(법) neuroleptanesthesia
신경차단제와 진통제를 함께 사용하여 환자의 의식을 남겨둔 채로 진통작용을 발휘시키는 마취법이다.

NLF 비순구(코입술주름) nasolabial fold
비익(콧방울, ala nasi)에서 구각(입꼬리, oral angle)에 걸쳐 생기는 주름으로 법령선이라고도 한다.

NLP 광각없음 no light perception
암실에서 밝은 빛을 동공에 쐬어도 밝기를 구별하지 못하는 시력을 말하며, 실명으로 판단된다.

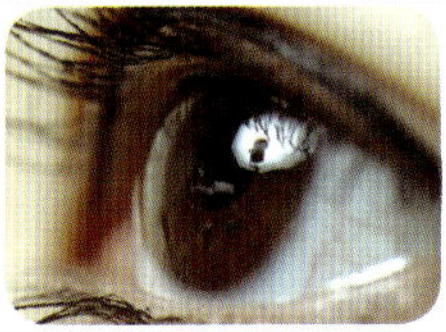

NLR 비루선반사(코눈물반사) nasolacrimal reflex
슬플 때나 눈에 먼지가 들어갔을 때 등 어떠한 자극에 대해 눈물이 나오는 반사를 말한다.

nM 나노몰농도 nanomolar
용액 안에 포함되는 물질량의 단위로, 10억분의 1몰농도를 말한다.

NM 네오마이신, 프라디오마이신 neomycin, fradiomycin
아미노글리코시드(aminoglycoside)계 항균제

N

NME 괴사용해이동홍반 necrolytic migratory erythema
글리카곤종증후군(glucagonoma syndrome)의 3대 증상 중 하나로, 표피상층의 괴사를 동반하는 홍반이나 수포가 체간에서 말초로 확산되는 것을 말한다.

NMJ 신경근(육)이음부 neuromuscular junction
운동신경섬유가 근육섬유와 접합하는 부분으로, 신경근시냅스(신경근연접, neuromuscular synapse)를 말한다.

NMR 신생아사망률 neonatal mortality rate
생후 28일 미만 영아의 사망률을 말한다.

★ **NMR** 핵자기공명 nuclear magnetic resonance
동 MRI(자기공명영상) p.312

NMS 신경이완제악성증후군 neuroleptic malignant syndrome
향정신제(psychopharmaceutical)의 심각한 부작용으로, 급격한 고열, 발한, 의식장애, 진전 등이 생기며 방치하면 죽음에 이를 가능성이 있다.

NMS 신경매개성실신 neurally mediated syncope
신경의 반사로 야기되는 일과성 의식소실을 말한다. 대부분은 전조증상으로 오심, 구토, 두근거림, 식은땀 등의 증상이 나타난다.

★ **NMSCT** 비골수파괴성줄기세포이식
nonmyeloablative stem cell transplantation
이식편대백혈병(graft versus leukemia) 효과로 백혈병을 치료하기 위해 대량의 항암제(antitumor agent) 투여를 피하고 면역억제제(immunosuppressant)에 의한 전조치로 이식을 시행하는 방법이다.

★ **NMU** 신경근단위 neuromuscular unit
1개의 운동신경세포와 그것이 지배하는 근섬유군으로 이루어진 한 무리의 기능단위를 말한다.

NN 신경초종(신경집종) neurinoma
신경축삭을 싸는 초(sheath; 슈반세포)에서 발생하며 대부분은 양성의 말초 신경계 종양이다.

NNT 치료필요수 number needed to treat
1명의 치료 효과를 올리기 위해 필요한 치료 환자수를 말한다.

NO 산화질소의화학식 nitric oxide
혈관내피세포 등에서 생산되는 강력한 혈관확장물질이다.

NO 아산화질소 nitrous oxide
전신마취에 이용되는 가스 중 하나이다.

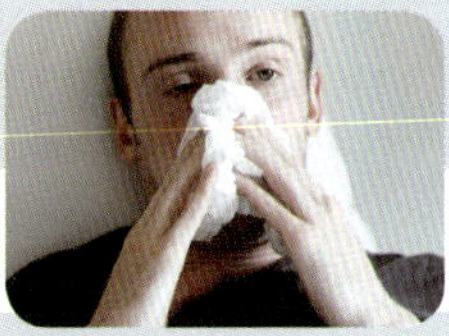

NO 코막힘 nasal obstruction

NOAEL 무독성량 no observed adverse effect level
인체에 유해한 영향을 미치지 않는 최대 투여량을 말하며, 약학용어이다.

★ **NOC** 간호결과분류 Nursing Outcomes Classification
간호에 기대되는 목표와 그 평가를 체계화한 것이다.

★ **NOMI** 비폐색성장간막경색증(비폐색성창자간막경색증)
nonocclusive mesenteric infarction
주간 동정맥에 기질적 폐색이 없음에도 불구하고 장관에 넓은 허혈과 괴사를 일으키는 예후가 나쁜 질환을 말한다.

NP 간호계획 nursing care plan
환자의 문제해결을 위해 간호진단에 의거하여 입안 · 작성하는 간호활동의 계획이다.

N

NP 비용종(코폴립) nasal polyp
만성부비동염(chronic sinusitis)에 합병하는 경우가 많으며, 비후한 점막이 염증성 증식성 종괴가 되어 코로 호흡하기 어려워진다.

NP, np, n.p 이상없음 no particular

★ **NPC** 비인두암종(코인두암종) nasopharyngeal carcinoma
상인두(코인두, epipharynx)에 발생하는 악성도 높은 암으로, 초기증상으로서 코나 이관의 폐색을 나타낸다.

NPD 니만-픽병 Niemann-Pick disease
상염색체 열성의 유전성 지질대사장애로, 산성 스핑고미엘린분해효소(acid sphingomyelinase, ASM)의 결손으로 요절하는 A형, ASM 활성이 낮고 간비대(hepatomegaly)나 호흡곤란을 발병하는 B형, NPC유전자 이상으로 발육 · 지능장애가 나타나는 C형이 있다.

NPD 야간복막투석 night peritoneal dialysis
가정에서 취침 중에 시행하는 자동복막투석(automated peritoneal dialysis, APD p.32)을 말한다.

NPE 신경심리학적검사 neuropsychological examination
뇌와 마음의 관계를 연구하는 신경심리학의 검사로, 심리학실습이나 검사, 행동관찰 등을 시행한다. 특히 뇌를 손상한 환자를 대상으로 한다.

NPH NPH인슐린 neutral-protamine-Hagedorn insulin
프로타민(protamine)을 첨가해서 결정화함으로써 흡수시간을 연장한 중간형 인슐린으로, 최고점 조정이 어렵기 때문에 특효형으로 대체되고 있다.

★ **NPH** 정상압수두증(정상압물뇌증) normal pressure hydrocephalus
치매, 보행장애, 요실금을 동반하는, 뇌압항진이 관찰되지 않는 수두증(물뇌증, hydrocephalus)으로, 보통은 노인에게 많이 발생한다.

★ **NPH** 추간판탈출(원반탈출) necleus pulposus herniation
동 HD p.208, 참 LDH p.272

★ **NPL** 신생물 neoplasm
세포가 자율적으로 증식하여 숙주의 기능이나 생명을 저해하는 데에 이르는 것을 말한다.

★ **NPO** 금식 non per os(라), nothing per os
검사나 치료를 위해 일절 음식을 금하는 것을 말한다.

NPPV 비침습적양압환기(법)
non-invasive positive pressure ventilation
기관삽관이나 기관절개를 하지 않고 코마스크나 마우스피스를 이용하여 시행하는 양압환기를 말한다.

NR 정상범위 normal range

★ **NREM** 논렘수면 nonrapid eye movement sleep
뇌전도 상에서 δ파와 같은 늦은 진동수의 뇌파가 우세하게 나타나는 시기의 수면을 말하며, 깊이 잠든 상태이다.

NRI 영양위험도 nutritional risk index
소화기암 환자의 영양상태로부터 수술 위험도를 추정하는 지수로, 'NRI=10.7Alb + 0.0039Lymph + 0.11Zn - 0.044Age'(Alb : 혈청알부민치, Lymph : 총림프구수, Zn : 아연, Age : 연령)이다.

NRM 대봉선핵(큰솔기핵) nucleus raphe magnus(라)
교뇌(다리뇌, pons)에 있으며 배뇨중추의 하나이다. 축뇨명령에 관여한다.

NRS 수치평가척도 p.510 numeral rating scale
통증척도의 하나로, 통증의 10점 표현법이다.

★ **Ns** 간호사 nurse

★ **NS** 전문간호사 nurse specialist
특정 간호 분야의 지식과 기술이 뛰어나고 상담, 교육, 연구 등의 역할을 수행하는 간호사를 가리킨다.

★ **NS** 신증후군(콩팥증후군) nephrotic syndrome
단백뇨, 저단백혈증(hypoproteinemia), 부종, 고지질혈증(hyperlipemia)이 나타나는 신장질환으로 원발성인 것과 당뇨병이나 교원병이 배경에 있는 이차성인 것이 있다.

NSAIDs 비스테로이드항염증제
nonsteroidal antiinflammatory drugs
스테로이드 구조를 갖지 않은 항염증제를 총칭하는 말이다.

★ **NSD** 비중격만곡증 nasal septal deviation
좌우 비강(코안, nasal cavity)을 나누는 비중격(코사이막, nasal septum)이 심하게 휘어 있어서 코막힘, 콧물과다 등이 나타나는 질환이다.

★ **NSE** 뉴런특이에놀라아제 neuron-specific enolase
소세포폐암(작은세포허파암, small cell lung cancer), 신경모세포종(neuroblastoma), 갑상선수양암(medullary thyroid cancer)의 종양표지자(tumor marker p.375)이다.

NSFTD 정상만기자연분만
normal spontaneous full-term delivery
임신 37~42주에 자연스럽게 진통이 시작되어 최대한 의료의 힘을 빌리지 않고 정상적인 경과를 거치는 질식분만을 말한다.

NSGCT 비정상피종성배세포종양
nonseminomatous germ cell tumor
고환암의 비정상피종(nonseminoma) 타입이다. 정상피종(seminoma)보다 신속하게 성장 · 확대하는 경향이 있다.

NSIDS 미연형영유아돌연사증후군
near sudden infant death syndrome
건강상 문제가 없는 영유아가 돌연사의 가능성이 있는 부정맥(arrhythmia), 무호흡(apnea) 등의 상태로 발견되어 죽음에 이르지 않은 것을 말한다.

NSR 정상동리듬(정상굴리듬) normal sinus rhythm
동 SR p.459

★ **NST** 비수축검사 nonstress test
태아의 건강함을 알기 위해 모체의 복벽에 모니터를 장착해서 시행하는 태아심박수 모니터링이다.

NST 영양지원팀 nutrition support team
환자에게 적합한 영양관리를 시행하는 의료팀으로, 의사나 간호사, 관리영양사, 약제사, 재활훈련 의료진과 임상병리사 등으로 구성된다.

NSU 비특이요도염 nonspecific urethritis
성매개병(sexually transmitted disease, STD p.463)의 하나로, 주로 임균, 클라미디아, 미코플라스마 등에 의해 야기된다.

NT 신경전달물질 neurotransmitter
뇌 안에서 신경세포 간의 정보전달을 매개하는 물질로, 도파민(dopamine), 노르아드레날린(noradrenalin) 등 50종류 이상이 확인되고 있다.

NTD 신경관결손(신경관결함) neural tube defect
신경관(뇌 · 척수 아래)이 만들어지는 임신 22~28일 무렵에 생기는 이분척추(척추갈림증, spina bifida)나 무뇌증(뇌없음증, anencephaly) 등의 태아의 선천성이상을 말한다.

NTG 니트로글리세린 nitroglycerin
관상동맥확장제로, 혈관을 강력하게 넓혀서 혈류를 개선하여 협심발작을 방지한다.

N

★ **NTG** 정상안압녹내장 normal tension glaucoma
안압이 정상임에도 불구하고 시신경위축, 시야협착 등 녹내장 증상이 출현하는 안질환을 말한다.

NTL 네틸마이신 netilmicin
아미노글리코시드(aminoglycoside)계 항균제

★ **NTN** 신독성신장염(콩팥독성콩팥염) nephrotoxic nephritis
신독성을 가지는 약물에 의해 야기되는 신장염을 말한다.

★ **NUD** 비궤양성소화불량 nonulcer dyspepsia
궤양 등의 이상이 관찰되지 않는 기능성 위장증을 말하며, 대부분은 과식, 스트레스 등에 따른다.

N&V, NV, N/V 구역및구토 nausea and vomiting
구역은 구토 전에 일어나는 구역질을 말하고, 구토는 위 내용물을 내뱉는 것을 말한다.

★ **Nv** 나안시력(맨눈시력) naked vision
안경이나 콘택트렌즈 등의 시력교정 기구를 사용하지 않는 경우의 시력을 말한다.

NVD 시신경유두혈관신생 disc neovascularization
눈 안의 혈액순환이 나빠져서 시신경유두(optic disk)에 비정상적인 혈관이 새롭게 생기는 병형으로, 당뇨망막병증(diabetic retinopathy)에서 발병하기 쉽다.

NVG 신생혈관녹내장 neovascular glaucoma
당뇨병 환자 특유의 녹내장으로, 홍채나 우각에 신생혈관이 출현하여 안압이 상승한다.

NWB 비체중부하 non-weight bearing
다리골절 후 등에 기구를 사용해서 다리에 체중이 가해지지 않도록 하는 것을 말한다.

Ny 안진(눈떨림) nystagmus
불수의적으로 안구가 떨리는 것을 말한다. 눈이나 뇌, 신경계의 질병이 원인 것과 극도의 긴장상태일 때에 생기는 생리적인 것이 있으며, 안구진탕이라고도 한다.

★ **NYHA** 뉴욕심장학회분류 New York Heart Association classification
NYHA(뉴욕심장학회)에 의한 심부전(심장기능상실, heart failure)의 중증도 분류로, 심부전의 중증도를 자각증상에 따라 4단계로 분류한 것이다.

NYS 니스타틴 nystatin
항진균제(antifungal)의 하나로, 칸디다증(candidiasis)에 사용한다.

NZP 니트라제팜 nitrazepam
벤조디아제핀(benzodiazepine)계 최면진정제로, 수면증이나 간질발작에 이용한다.

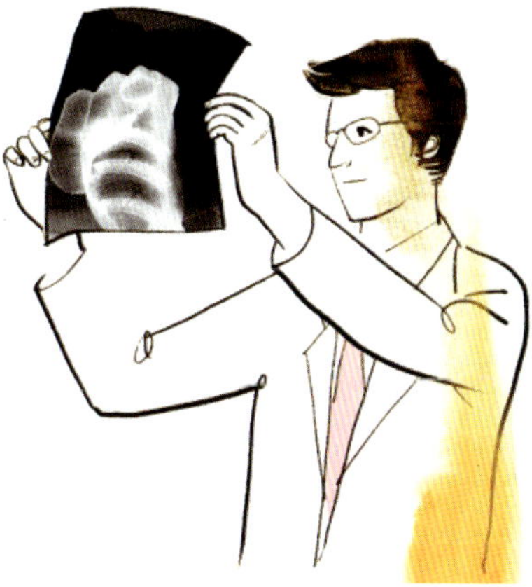

O

O-157 장출혈성대장균 O157 *Escherichia coli*
O형 표면항원(surface antigen)을 가지는 157번째에 발견된 병원성 대장균으로, 일부에 베로독소(verotoxin)를 가지며 장출혈성 대장염을 일으키는 균종이 있다.

★ **O_2** 산소의원소기호 oxygen

O2 양안(두눈) both eyes

★ **OA** 경구영양 oral alimentation
입으로 영양을 섭취하는 것을 말한다.

★ **OA** 골관절염(뼈관절염) osteoarthritis
관절연골의 마찰로 통증이나 부기가 생기고 서서히 관절이 변형을 일으키는 질환을 말한다. 명확한 원인이 없는 일차성과 상처나 염증 후에 생기는 이차성으로 나뉜다.

★ **OA** 기립단백뇨 orthostatic albuminuria
소아에게서 관찰되는 생리적 단백뇨로, 누운 자세에서는 단백뇨가 나오지 않지만, 일어서는 등의 체위변경 시에 나온다.

★ **OAB** 과활동방광 overactive bladder
요의절박감을 중심으로 주야간의 빈뇨, 절박요실금(절박찔끔증, 절박새기증, urge incontinence)이 관찰되는 질환이다.

OAG 안동맥조영(술) ocular angiography
경동맥(목동맥, carotid artery)에서 안동맥(눈동맥, ophthalmic artery)으로 조영제(contrast media)를 주입해서 행하는 X선 촬영검사를 말한다.

★ **OALL** 전종인대골화증(앞세로인대뼈되기증)

ossification of anterior longitudinal ligament

척주 전면을 세로로 주행하는 전종인대(앞세로인대, anterior longitudinal ligament)가 골화하여 식도나 신경을 압박해서 연하장애, 운동 · 감각마비를 일으키는 질환이다. 척수신경의 압박증상은 없다.

참 OPLL(후종인대골화증) p.344

OAP 안동맥압 ophthalmic artery pressure

망막중심동맥(central retinal artery)의 동맥압으로, 망막동맥압을 말한다.

★ **OA-PICA** 후두동맥 · 후하소뇌동맥문합술(뒤통수동맥 · 뒤아래소뇌동맥연결술)

occipital artery-posterior inferior cerebellar artery anastomosis

뇌동맥류 등에서 시행되는, 후두동맥과 후하소뇌동맥을 문합하는 우회술(bypass)을 말한다.

Ob 사위 oblique

안위(눈위치, eye position)가 기본적으로 벗어나 있으나 양안시의 이상은 없는 것을 말한다. 내사위(esophoria), 외사위(exophoria), 상하사위가 있다.

OB 잠혈(잠재혈액) occult blood

소변이나 대변에 혼입된, 육안으로는 보이지 않는 미량의 혈액을 말한다. 신장이나 요도, 장에 염증이나 암이 있으면 양성이 된다.

★ **OB/GYN** 산과 · 부인과 obstetrics and gynecology

★ **OBS** 기질성뇌증후군 organic brain syndrome

뇌의 기질적 병변 또는 신체질환에 의한 뇌기능장애로 정신질환을 일으키는 것을 말한다.

★ **OC** 경구피임제(먹는피임제) oral contraceptive

일반적으로 필이라고도 불리는 내복용 호르몬제인 임신예방약을 말한다.

참 OCH(경구피임호르몬) p.338

OC 난소암 ovarian cancer

난소의 상피세포에서 발생하는 악성종양을 말한다.

OC 산과적결합경(출산앞뒤지름) obstetrical conjugate

초음파에 의한 골반측정 시 천골갑각(promontory of sacrum)에서 치골결합(두덩결합, pubic symphysis) 후면까지의 가장 짧은 거리를 말한다. 출산 시의 아두골반불균형(머리골반불균형, cephalopelvic disproportion)의 지표가 되는 수치이다.

OCCB 잠혈검사 occult blood

소변 · 대변에 미량의 출혈이 포함되어 있지 않은가를 조사하는 검사이다.

★ **OCD** 강박장애(강박병)

obsessive-compulsive disorder

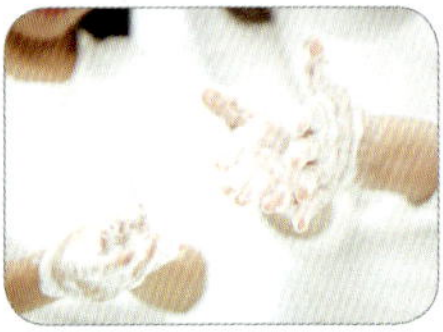

강박관념(compulsive idea)이나 강박행위(compulsion; 손 씻기를 몇 번이고 반복하는 등)로 인해 일상생활이나 사회생활에 지장을 일으키는 정신장애이다.

★ **OCD** 박리골연골염(박리뼈연골염) osteochondritis dissecans

슬관절(무릎관절, knee joint)과 고관절(엉덩관절, coxal articulation) 등의 관절 중에 연골조직이 벗겨져 떨어지는 질환이다.

OCH 경구피임호르몬 oral contraceptive hormone

경구피임제에 포함되는 여성호르몬으로, 난포호르몬(estradiol), 황체호르몬(luteal hormone)의 2가지가 있다. 참 OC(경구피임제) p.337

OCPD 강박인격장애 obsessive-compulsive personality disorder

완벽을 너무 추구하는 나머지 사고에 유연성이 없고 사회에 잘 적응할 수 없는 것이 특징인 정신장애이다.

★ **OCR** 두위두부반사(눈머리반사) oculocephalic reflex
외력으로 머리를 흔들면 안구의 움직임이 늦어지고 안구방향이 두위와 반대로 향하는 반사를 말한다. 의식장애가 있으며 뇌반사(cranial reflex)나 외안근(바깥눈근육, extraocular muscle)의 손상을 동반하는 경우는 소실된다.

OCT 광간섭단층영상 optical coherence tomography
근적외선을 이용해서 망막의 단층검사(3차원 영상해석)를 시행하는 장치이다.

OCT 옥시토신부하검사 oxytocin challenge test
옥시토신(oxytocin)으로 자궁수축을 일으켜 태아심박의 변동으로부터 진통 스트레스에 태아가 잘 견디는가를 조사하는 검사로, 태아예비능 시험이다. 참 OT(옥시토신) p.347

OCU 분만감시장치 obstetric care unit
분만 시 임산부의 진통과 태아의 심박수를 연속해서 감시하는 장치이다.

★ **OD** 기립성조절장애 orthostatic disturbance
기립현기증, 현기증을 주요 증상으로 하며 소아에게 자주 발생하는 자율신경기능장애(dysautonomia)의 하나이다.

★ **OD** 우안(오른쪽눈) oculus dexter(라)
참 OS(좌안) p.346

★ **ODC** 산소해리곡선 oxygen dissociation curve
산소분압과 헤모글로빈의 산소포화도 관계를 나타낸 그래프이다.

ODG 핍지교종(희소돌기아교세포종) oligodendroglioma
대부분은 성인의 뇌에 발생하는 신경아교종(glioma)의 하나로, 약 반수는 전두엽(이마엽, frontal lobe)에 발생하고 두통과 경련발작을 일으킨다.

O

★ **ODT** 밀봉붕대요법 occlusive dressing technique

창상치료법으로, 상처부위를 창상피복재로 완전히 덮어 밀봉하여 습윤환경을 유지하는 것을 말한다. 약제의 경피흡수율을 높게 유지할 수 있다.

OE 외이염(바깥귀길염) otitis externa

외이도(바깥귀길, external auditory canal)에 염증이 생기는 질환으로 외이도염(바깥귀길염, otitis externa)이라고도 한다.

OF 안저(눈바닥) ocular fundus

안구 내부의 깊은 곳으로, 동공 안에 있는 부분이다. 혈액을 육안으로 관찰할 수 있는 유일한 부위이다.

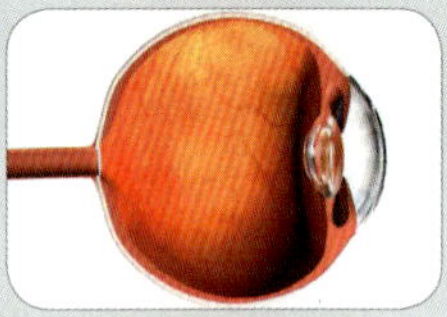

OFLX 오플록사신 ofloxacin

뉴퀴놀론(new quinolone)계 항균제

★ **OGI** 불완전골형성(불완전뼈형성) osteogenesis imperfecta(라)

골형성 성분인 I형 콜라겐의 유전자이상으로 뼈의 취약성을 나타내는 상염색체 우성의 유전성 질환을 말한다. 신생아에게 치명적인 최중증형 II형을 포함하며 4가지로 나뉜다.

★ **OGTT** 경구포도당부하검사 oral glucose tolerance test

당뇨병 진단법의 하나로, 공복 시에 일정량(보통 75g)의 포도당 수용액을 복용하여 부하 전, 부하 후 30분마다 2시간까지의 혈당치를 측정해서 당뇨병을 진단한다. 참 FBS(공복혈당) p.172

★ **OH** 기립성저혈압 orthostatic hypotension

갑자기 일어섰을 때에 현기증 등의 저혈압 증상이 나타나는 것을 말한다.
동 IOH(특발성기립성저혈압) p.244

OHA 경구혈당강하제 oral hypoglycemic agent

2형 당뇨병에서 혈당치를 정상화시키는 약물을 총칭하는 말이다.

17-OHCS 17-히드록시코르티코스테로이드
17-hydroxycorticosteroid
코티솔(cortisol) 등의 글루코코르티코이드(glucocorticoid) 대사물로, 소변을 모아서 측정하며 부신에서의 코티솔 생산의 지표가 된다.

OHI 구강위생지수 oral hygiene index
구강의 청소상태를 평가하는 지수로, 잔사지수(debris index, DI)와 치석지수(calculus index, CI)가 있으며 각각 4단계로 평가한다.

★ **OHP** 고압산소요법 oxygen under high pressure
동 HBO p.206

OHS 개심수술(심장절개수술) open heart surgery
심장 병변에 대해 인공심폐에 의한 체외순환을 확립해서 심장을 절개하고 육안 하에서 수술을 시행하는 방법이다.

OHS 비만저환기증후군 obesity hypoventilation syndrome
만성의 고탄산혈증(hypercapnia)을 동반하는 비만증으로, 수면 시 무호흡(apnea)을 동반하는 예가 많은 난치병이다.

O

★ **OHSS** 난소과잉자극증후군 ovarian hyperstimulation syndrome
난소유발제의 부작용으로 난소비대, 복수저류, 혈액농축 등의 증상이 출현하는 증후군이다.

★ **OI** 기회감염 opportunistic infection
건강한 사람에게는 해가 되지 않는 약독균에 면역력이 저하되면 감염되어 질병을 일으키는 것을 말한다.

OI 옥시토신분만유도 oxytocin induction
분만유발 또는 분만촉진을 위해 자궁수축제로서 옥시토신 제제를 이용하는 것을 말한다. 참 OT(옥시토신) p.347

Oint 연고 ointment

★ **OJ** 폐쇄황달 obstructive jaundice
담즙(쓸개즙, bile) 유출로가 막혀 십이지장(샘창자, duodenum)으로 담즙이 배설되는 데에 장애가 나타남으로써 생기는 황달을 말한다.

OKN 시선이동안진(눈운동눈떨림) optokinetic nystagmus
눈앞을 연속적으로 통과하는 물체를 눈으로 쫓을 때에 출현하는 안진을 말한다.

OL 올레안도마이신 oleandomycin
마크롤라이드(macrolide)계 항균제

★ **OLF** 황색인대골화증 ossification of ligamentum flavum
동 OYL p.348

OM 중이염(가운데귀염) otitis media
세균 및 바이러스 감염에 의해 발생하는 중이(가운데귀, middle ear)의 염증으로, 급성, 만성, 삼출성과 진주종성이 있다.

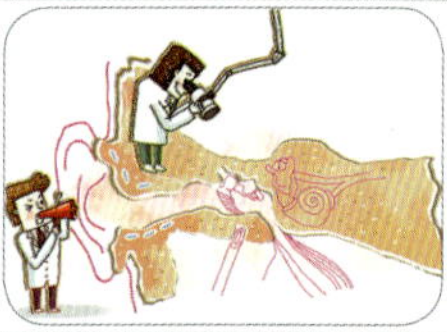

★ **OMA** 급성중이염(급성가운데귀염) otitis media acuta
동 AOM p.31

OMD 기질정신장애(기질정신병) organic mental disorder
외상, 뇌경색증 등 뇌의 기질적인 병변에 따른 정신질환을 말하며, 의식장애, 섬망(delirium) 등이 나타난다.

★ **OME** 삼출중이염 otitis media with effusion
고실(tympanum)에 점막에서 삼출된 액체가 고이는 중이염(가운데귀염, otitis media)을 말한다.

★ **OMI** 진구성심근경색증(오래된심근경색증)
old myocardial infarction
발병 후 30일 이상 경과한 심근경색증을 말한다.

OML, OM line 안와외이도선(눈확귀구멍선) orbitomeatal line
안와 중심과 외이도 중심을 연결하는 선으로, 머리 CT에서 촬영 기준선이 된다.

OMPC 만성화농성중이염 otitis media purulenta chronica
급성중이염에서 발생한 고막천공이 악화한 병태이다.

OMVC 직시하승모판교련절개술
open mitral valve commissurotomy
승모판협착(mitral stenosis) 수술로, 인공심폐장치를 사용하여 심정지상태에서 심장의 판막입구를 직접 절개하여 자신의 판막을 보존하고 협착을 넓히는 수술이다.

★ **ON** 골괴사(뼈괴사) osteonecrosis
골조직세포가 사멸하여 파괴된 상태이다.

★ **ON** 시(각)신경 optic nerve
망막이 받은 빛 자극을 뇌에 전달하는 신경섬유의 모임으로, 제2뇌신경이다.

ON 시(각)신경염 optic neuritis
시신경이 염증을 일으켜 사물이 잘 보이지 않게 된 상태이다.

★ **ONBD** 수술중비담즙배액술 operative nasal bile drainage
수술 중 코를 통해 담관(쓸개관, bile duct)에 튜브를 넣어 담즙(쓸개즙, bile)을 배출시키는 것을 말한다.

OOB 보행가 out of bed

OP 골다공증(뼈엉성증) osteoporosis
뼈의 형성보다도 흡수가 많아서 골밀도(뼈밀도, bone density)가 감소하여 뼈가 물러 잘 부러지는 상태를 말한다.

★ **OP, Op** 수술 operation

OP 외래환자 outpatient

OPCA 올리브교뇌소뇌위축(올리브다리뇌소뇌위축)
olivopontocerebellar atrophy
척수소뇌변성(spinocerebellar degeneration)의 하나로, 운동실조를 중심으로 하는 다계통 위축증을 말한다.

★ **OPCAB** 무인공심폐관상동맥우회술
off pump coronary artery bypass

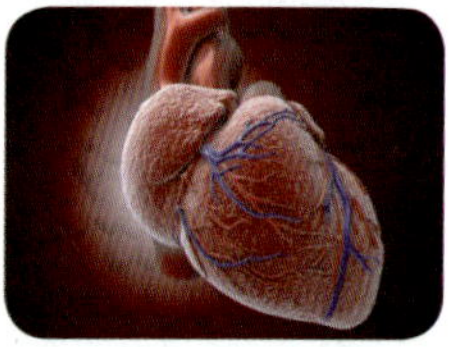

인공심폐장치를 사용하지 않고 심장이 박동한 채로 시행하는 관상동맥우회술을 말하며, 출혈이나 심장에 가해지는 부담, 수술 후 합병증 등이 적고 수술 후 회복이 빠르다.

Oph 검안경(눈보개) ophthalmoscope
동공을 통해 안저(눈바닥, ocular fundus)를 검사하는 기구이다.

★ **OPLL** 후종인대골화증(뒤세로인대뼈되기증)
ossification of posterior longitudinal ligament
척추 후면을 세로로 주행하는 후종인대(뒤세로인대, posterior longitudinal ligament)가 골화하여 신경을 압박함으로써 발생하는 질환이다.
참 OALL(전종인대골화증) p.337

OPV 폴리오경구백신 oral poliovirus vaccine
폴리오바이러스(poliovirus)에 감염되어 발생하는 소아마비를 예방하는 백신으로, 경구와 주사의 2종류가 있다.

★ **OR** 수술실 operating room

★ **ORIF** 관혈적정복및내고정술
open reduction and internal fixation
전위가 있는 골절을 수술을 통해 정복하여 스크류나 플레이트 등을 이용해서 체내에서 고정하는 처치이다.

ORN 수술실간호사 operating room nurse
수술을 중심으로 한 간호를 전개하는 간호사로, 소독간호사, 순환간호사, 마취간호사의 3가지 역할이 있다.

ORT 경구수액요법 oral rehydration therapy
구토와 설사 때문에 발생하는 탈수(dehydration)에 대해 당염분용액이나 곡물을 기본으로 한 영양용액을 경구적으로 보충함으로써 예방 · 치료하는 방법이다.

★ **ORT** 시각교정사(시기능훈련사) orthoptist
양안시 기능 장애자에 대해 의사의 지시 하에 교정훈련과 필요한 검사를 하는 전문기술자이다.

★ **Ortho** 정형외과 orthopedics

★ **OS** 개방음(열림음) opening snap
승모판협착(mitral stenosis)의 가장 특징적인 증상으로, 승모판 전첨(앞첨판, anterior cusp)이 열리면서 생기는 고조음이다.

O

★ **OS** 골육종(뼈육종) osteosarcoma

골형성세포에 유래하는, 10대에 많은 악성골종양으로, 무릎 부근의 장골(긴뼈, long bone)에서 발병하기 쉬우며 재발률이 높다.

★ **OS** 좌안(왼쪽눈) oculus sinister(라)

참 OD(우안) p.339

★ **OSAS** 폐쇄수면무호흡증후군

obstructive sleep apnea syndrome

SAS(수면무호흡증후군, sleep apnea syndrome)의 폐쇄형으로, 비만, 편도비대, 골격이상 등으로 인해 수면 시에 상기도가 막혀 호흡할 수 없게 되어 발생한다.

★ **OSCE** 객관구조화진료시험

objective structured clinical examination

임상실습이나 모의환자와의 면접을 통해 기본적인 임상능력을 평가하기 위한 시험이다.

Osm, OSM 삼투압농도(오스몰농도) osmolarity

용매가 반투막을 통과하여 저농도 쪽에서 고농도 쪽으로 확산하는 압력을 말한다.

★ **Osm, OSM** 삼투압의단위(오스몰) osmol

1M의 이상용액과 동등한 삼투압이 1osm이다. 보통 체액 · 혈액과 생리식염수의 삼투압은 동등하다.

OSM 온코스타틴M oncostatin M

조혈, 면역과 대사 등에서 중요한 역할을 하는 다기능 시토카인(cytokine)이다.

★ **OSTEO** 골수염(뼈속질염) osteomyelitis

세균감염으로 발생하는 골수(뼈속질, bone marrow)의 염증을 말한다.

OT 수술실 operating theatre

OT 옥시토신 oxytocin
뇌하수체후엽에서 분비되는 호르몬으로, 출산 시에 자궁수축, 유즙분비를 촉진한다.

★ **OT** 작업요법(작업치료사) occupational therapy [therapist]
의사의 지시 하에 제반 기능의 회복과 유지 발전을 촉진하는 작업활동을 통해 치료 · 훈련하는 것을 말한다. 그것을 업무로서 지원하는 사람이 작업치료사이다.

OTC 옥시테트라사이클린 oxytetracycline
테트라사이클린(tetracycline)계 항균제

★ **OTC** 일반의약품 over the counter drug
일반인이 의사의 처방전 없이 구입할 수 있는 의약품을 말한다.

OW 난원창(안뜰창) oval window
내이(속귀, inner ear)와 고실(mesotympanum)을 연결하는 작은 구멍으로, 전정창이라고도 하며 소리의 입구이다.

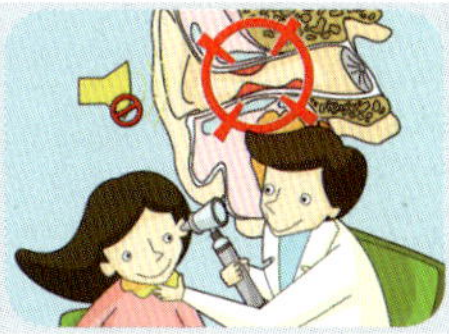

O/W 수중유적형 oil in water
물속에서 유지(milk fat)가 작은 입자(지방방울)가 되어 분산하는 유화액을 말한다. 참 W/O p.528

Ox 산화제 oxidant
광화학반응을 통해 대기 중에 배출된 산화성 물질을 총칭하는 말로, 광화학스모그의 원인물질이다.

OX, OXY 옥시토신 oxytocin
동 OT

O

★ **OYL** 황색인대골화증(황색인대뼈되기증)
ossification of yellow ligament
척주인대골화증 중 하나로, 척주 후방에 있는 황색인대(yellow ligament)에 칼슘이 침착되어 골화함으로써 골수를 압박하는 질환이다.
동 OLF p.342

Oz 온스 ounce
야드 · 파운드법의 질량단위를 말한다.

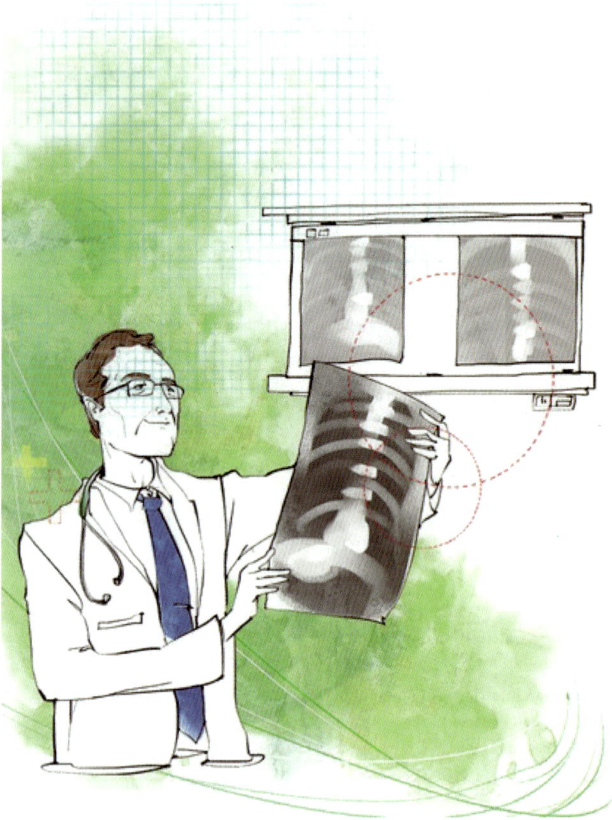

P

★ **P** P파 P-wave

심전도(electrocardiogram, ECG p.145)의 한 파형으로, 심방의 흥분을 나타낸다.

P 단백질 protein

약 20종의 아미노산(amino acid)이 결합한 고분자화합물로, 생물체의 주요 구성요소 및 조절물질의 하나이다. 조직상 단순단백질(simple protein)과 결합단백질(conjugated protein)로 분류된다.

★ **P** 맥박 pulse

심장이 혈액을 내보낼 때 발생하는 동맥의 박동을 말한다.

★ **P** 인의원소기호 phosphorus

체내에서 칼슘에 이어 그 다음으로 많은 미네랄로, 세포막이나 DNA의 주요 구성성분이며, 인산화합물인 ATP(adenosine triphosphate)는 생체의 에너지원이다.

P 임신 pregnancy

P 출산부, 경산횟수 para

출산 경험을 나타내는 연결형으로, 다산부(multipara), 2회 경산부(duipara), 3회 경산부(tripara) 등이 있다.

P 프로게스테론(황체호르몬) progesterone

배란 후 난포(follicle)가 황체화되면서 분비되며 수정란(fertilized egg)의 착상이나 임신 지속에 관여한다.

P 혈장 plasma

혈액에서 혈구성분을 뺀 것으로, 응고인자를 포함한다.

★ **PA** 심방압 atrial pressure
심방에서 심실로 들어가려는 압력으로, 보통은 약어로 AP라고 한다.
참 RAP(우심방압) p.412

PA 아민복합체 polyamide
합성수지로, 투석막으로 이용된다.

PA 악성빈혈 pernicious anemia
혈액 속에 거대적아구 · 거대적혈구가 결핍되고, 골수에서 적혈구 파괴가 가속화되는 빈혈을 말한다.
동 MA p.288

PA 원발알도스테론증 primary aldosteronism
부신피질(부신겉질, adrenal cortex)에서 알도스테론이 과잉 분비됨에 따라 일어나는 질환으로, 부신(콩팥위샘, adrenal gland)에 종양이 생기고 혈압이 상승한다.

PA 파라티푸스 paratyphoid A
파라티푸스 A균에 감염되어 발병하는 전신성 질환으로, 경도의 서맥(느린맥, bradysphygmia), 장미진(roseola), 비장비대(지라비대, splenomegaly)가 특징적이다. 외국 여행자의 감염 예가 많다.

★ **PA** 폐동맥(허파동맥) pulmonary artery
우심실에서 나와서 폐로 혈액을 보내는 동맥을 말한다.

★ **PA** 폐동맥판폐쇄(증) pulmonary atresia
폐동맥판(허파동맥판, pulmonary valve)이 완전히 닫혀 있는 선천성 심장질환이다. 참 주요 선천성 심장질환 p.480

★ **PA** 프로카인아미드 procainamide
항부정맥제

PA 피로미드산 piromidic acid
퀴놀론계 항균제로 요로감염병에 이용되는 경우가 많다.

★ **PAB** 폐동맥밴딩 pulmonary artery banding
폐동맥고혈압(허파동맥고혈압, pulmonary hypertension)의 진행을 막기 위해 폐동맥을 단단히 조여서 폐로 흘러들어 가는 혈류량을 줄이는 수술로, 유아기 폐동맥고혈압에 대해 시행된다.

PAC 소아구진성선단피부염(소아구진말단피부염)
papular acrodermatitis of childhood
B형 간염바이러스(HBV p.206) 또는 EB바이러스(EBV p.144)의 감염으로 얼굴이나 엉덩이, 팔다리 등에 구진 또는 소수포가 생기는 소아질환으로, 지아노티-크로스티증후군(Gianotti-Crosti syndrome)이라고도 한다.

★ **PAC** 심방기외수축 premature atrial contraction
정상적인 박동이 일어나기 전에 심방에서 비정상적인 전기적 흥분이 발생하고, 필요 이상의 박동이 나타나는 부정맥(arrhythmia)을 말한다.
동 APB, APC p.32

★ **PAC** 시클로포스파미드 + 독소루비신 + 시스플라틴
cyclophosphamide + doxorubicin + cisplatin 동 CAP p.72

PACG 원발성폐색각녹내장 primary angle-closure glaucoma
우각이 홍채(iris)에 의해 막혀 방수 배출이 어려워 안압이 상승함에 따라 나타나는 녹내장을 말한다.

★ **$PaCO_2$** 동맥혈이산화탄소분압
partial pressure of arterial carbon dioxide
혈액 속에 용해되어 있는 이산화탄소량을 분압으로 표시한 것이다.

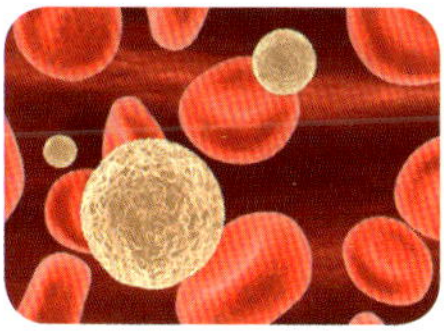

P

P_ACO_2 폐포기이산화탄소분압
partial pressure of alveolar carbon dioxide
폐포 내의 이산화탄소량을 분압으로 표시한 것이다.

PACU 마취후회복실 postanesthesia care unit
수술 후 환자를 수용하는 장소로, 회복실(recovery room)이라고 부르기도 한다. 환자의 전신상태를 관찰한 후 일반병동으로 옮긴다.

★ **PAD** 경피적농양배액술 percutaneous abscess drainage
피부를 천자하여 카테터를 삽입하고 체외로 고름을 배출하는 치료법이다.

PAD 말초동맥질환 peripheral arterial disease
손발에 있는 혈관의 동맥경화로 혈류가 원활하지 않아 저림과 통증, 궤양, 괴사 등을 일으키는 질환이다.

★ **PAF** 진행성자율신경기능부전증 progressive autonomic failure
자율신경이 진행성으로 장애를 받는 질환이다.

★ **PAF** 혈소판응집인자 platelet-aggregating factor
혈소판의 응집을 담당하는 인자를 총칭하는 말로, 혈관투과성 항진작용, 혈압강하작용도 있다.

★ **PAG** 골반동맥조영(술) pelvic arteriography
자궁암 등에 카테터를 이용하여 종양 부위의 동맥을 조영제로 나타내는 방법으로, 색전술(embolization)을 동시에 시행하는 경우가 있다.

★ **PAG** 골반혈관조영(술) pelvic angiography
조영제를 주입하여 골반강(골반안, pelvic cavity)(자궁혈관)을 X선으로 촬영하는 검사이다.

★ **PAG** 폐동맥조영(폐혈관조영(술)) pulmonary angiography
조영제를 주입하여 폐혈관을 X선으로 촬영하는 검사이다.

★ **PAH** 파라아미노마뇨산 paraaminohippuric acid
체내에서 분해되지 않고 주로 근위요세관에서 배출되기 때문에 신장기능을 검사하는 약제로 사용되는 물질이다.

★ **PAI-1** 플라스미노겐활성인자억제제1
plasminogen activator inhabator 1
섬유소용해계를 억제하는 폴리펩티드(polypeptide)의 주요 인자로 섬유소용해 항진, 억제상태의 지표가 된다.

pal 심계항진(두근거림) palpitation
심장의 박동을 비정상적으로 강하게 느끼는 상태를 말한다.

PAM 과요오드산메테나민은염색
periodic acid-methenamine-silver stain
과요오드산 메테나민은을 이용한 염색법으로, 신장의 사구체(토리, glomerulus) 모세관기저막(모세관바닥막, canaliculus basement membrane)을 염색하는 데 이용된다.

PAM 프랄리독심 2-pralidoxime
유기인제(organo phosphorus)의 해독제이다.

★ **PAO** 최대산배출량 peak acid output
동 MAO p.289

★ **PaO_2** 동맥혈산소분압 arterial oxygen tension
혈액 속에 용해되어 있는 산소량을 분압으로 표시한 것이다.

P_AO_2 폐포산소분압(허파꽈리산소부압)
partial pressure of alveolar oxygen
폐포(허파꽈리, pulmonary alveolus) 내의 산소량을 분압으로 표시한 것이다.

pap 유두상선암종(유두모양샘암종) papillary adenocarcinoma
선암종 형태의 하나로, 유두 모양의 세포증식이 특징이다.

Pap Pap분류 Papanicolaou classification
세포진의 진단기준으로, 현재는 그다지 사용되지 않는다.

Pap 유두종 papilloma
사람유두종바이러스(human papilloma virus, HPV)의 감염으로 발생하는 양성상피성종양(epithelial tumor)을 총칭하는 말로 파필로마, 사마귀라고도 한다.

★ **PAP** PAP(파파니콜로)염색 Papanicolaou stain
세포표본염색법의 하나로, 박리한 세포나 천자 및 흡입으로 채취한 세포를 바로 습고정(wet fixation)하여 염색하는 것이다. 핵염색에는 헤마톡실린(hematoxylin)액, 세포질 염색에는 OG6액 · EA50액을 사용하고 암 등의 염색법으로 널리 사용되고 있다.

★ **PAP, Pap** 원발성비정형폐렴
primary atypical pneumonia
일반 세균과는 다른 미코플라스마(*Mycoplasma*)나 클라미디아(*Chlamydia*) 등의 감염에 의한 폐렴으로, 미코플라스마가 원인의 30~40%를 차지한다.

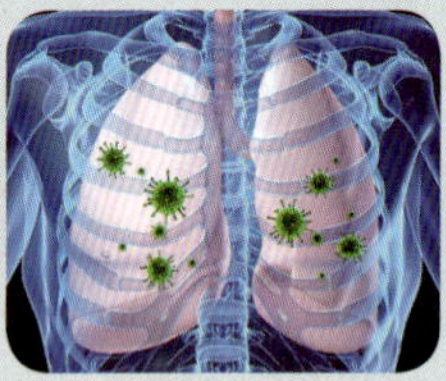

★ **PAP, pap** 전립선산인산효소(전립샘산인산효소)
prostatic acid phosphatase
전립선(전립샘, prostate)에서 생산되는 효소로 전립선질환의 지표가 된다.

★ **PAP** 폐동맥압 pulmonary arterial pressure
폐동맥의 혈압으로 폐동맥확장기압(pulmonary arterial diastolic pressure, PADP)이라고도 한다.

PAPM/BP 파니페넴 · 베타미프론 panipenem · betamipron
카바페넴(cabapenem)계 항균제

★ **PAPVC** 부분폐정맥연결이상
partial anomalous pulmonary venous connection
4개 있는 폐정맥(허파정맥, pulmonary vein)의 일부에 환류장애가 발생하여 우심방으로 돌아오는 선천성 심장질환(congenital heart disease p.480)이다.

PAR 폐세동맥저항 pulmonary arteriolar resistance
폐동맥(허파동맥, pulmonary trunk) 말초 세동맥(arteriole)의 혈관저항으로, 세동맥은 중막의 근섬유가 발달해 있기 때문에 저항혈관(resistance vessel)이라고 한다.

★ **para** 출산부, 산부 para
여성의 산과력을 일컫는 말의 연결형으로, 생존할 수 있는 아이를 임신한 횟수를 표시하기 위하여 숫자를 붙여서 사용한다. 만삭-조산-유산-생존아이수로 표기한다.

★ **para** 하반신마비 paraplegia
양쪽 다리의 마비를 말한다.

P

PAS 주변홍채앞유착 peripheral anterior synechia
녹내장(glaucoma)으로 동공연(동공가장자리, pupillary margin)이 전체적으로 유착되고 홍채 주변부가 우각(linea angle)에 눌려져 유착된 상태를 말한다.

PAS 파라아미노살리실산 para-aminosalicylic acid
항결핵제(antitubercular agent)이다. 결핵치료제로는 거의 사용되지 않지만 다제내성 결핵(multiple drug resistance tuberculosis, MDR TB)에는 효과적이며 다른 항결핵제와 병용된다.

PAS 파스(PAS)염색 periodic acid Schiff stain
과요오드산(periodic acid)과 쉬프시약(Schiff's reagent)을 사용하여 주로 다당류 등 당원을 물들이는 염색으로, 급성백혈병, 적혈구계 질환의 진단에 이용된다.

PASA 원발성후천성철적혈모구빈혈
primary acquired sideroblastic anemia
비정상적인 철침착이 미토콘드리아 안에서 발생하여 조혈장애가 일어나면서 생기는 빈혈이다. 골수이형성증후군(myelodysplastic syndrome, MDS p.298) 중 환상철적혈모구(고리철적혈모구, ringed sideroblast)를 동반하는 불응성빈혈이다. 동 RARS(환상철적혈모구불응성빈혈) p.413

PASG 쇼크바지 pneumatic antishock garment
동 MAST p.291

Past 파스타제 pasta
의약품의 분말을 연고보다 다량으로 함유한 외피용 약제이다.

★ **PAT** 발작성심방빈맥 paroxysmal atrial tachycardia
심방을 기점으로 돌발적으로 시작해서 끝나는 빈맥(빠른맥, tachycardia)이다.

Path 병리학 pathology
질병을 관찰 및 분류하여 병인과 성립기전을 연구하는 학문이다.

PAV 프로카바진 + 니무스틴 + 빈크리스틴
procarbazine + nimustine hydrochloride (ACNU) + vincristine
뇌종양에 대한 병용화학요법

Paw 기도내압 airway pressure
기도 내에 가해지는 압력을 말한다.

★ **PAWP** 폐동맥쐐기압(허파동맥쐐기압)
pulmaonary artery wedge pressure
풍선카테터를 정맥계에서 폐동맥(허파동맥) 말초까지 진행시켜 풍선을 팽창시킨 상태에서 카테터 끝의 구멍에 가하는 압력이며, 좌심방압(left atrial pressure)을 반영한다. 동 PCP(폐모세혈관압) p.361, PCWP(폐모세혈관쐐기압) p.362, PWP p.404, WP p.528

★ **PB** 파라핀욕 paraffin bath
온열요법의 하나로, 파라핀에 손이나 발을 담그고 파라핀의 두꺼운 막을 만들어 환부의 온도를 높이는 것이다.

PB 페노바르비탈 phenobarbital
항간질제(antiepileptic)

★ **PBC** 원발성담즙성간경화(원발쓸개관간경화)
primary biliary cirrhosis
간내 담관(쓸개관)에 생긴 염증으로 담관폐쇄(obturation of bile duct)가 발생하고 만성간내 담즙울체(cholestasis)를 나타내며, 진행되면 간경화(hepatic cirrhosis)에 이르는 질환이다.

★ **PBF** 폐혈류량 pulmonary blood flow
우심실(오른심실, right ventricle)에서 폐로 흐르는 폐동맥(허파동맥, pulmonary artery)의 혈류량이다.

PBI 화상예후지수 prognostic burn index
화상지수(화상면적과 중증도에서 산출)에 연령을 더한 수치로, 80~100은 중증, 100~120은 구명곤란, 120 이상은 치명적인 것으로 본다.
참 BI p.56

PBP 가성구마비(거짓숨뇌마비) pseudobulbar palsy
병변이 연수(숨뇌, myelencephalon)보다 상위의 신경에 있는 상위신경세포장애로, 연수에서 나오는 신경이 마비되고 연하장애(dysphagia)를 특징으로 한다.

P

PBP 문맥압 portal blood pressure
혈류를 간으로 운반하는 문맥의 혈압을 말한다.

★ **PBSCT** 말초혈줄기세포이식
peripheral blood stem cell transplantation
모든 혈관세포로 분화할 수 있는 조혈간세포가 화학요법 후나 G-CSF(과립구집락자극인자, granulocyte colony-stimulating factorp p.191) 투여 후에 골수에서 말초혈로 유출되는 점을 이용해서 이들을 채취하여 이식하는 치료법이다.

PBSH 말초혈줄기세포채취 peripheral blood stem cell harvest
PBSCT(말초혈줄기세포이식)를 위해 기증자(donor)의 말초혈에서 조혈간세포를 채취하는 것을 말한다.

PC 갈색세포종(크롬친화세포종) pheochromocytoma
부신수질에서 유래하는 종양으로, 고혈압, 당뇨병을 일으킨다. 대개는 양성으로 제거하면 치유되지만, 10%는 재발하거나 전이되는 악성의 난치성 질환이다.

PC 광응고(술) photocoagulation
레이저광을 망막의 병변부에 조사해서 열로 응고하는 치료법으로, 레이저광응고요법이라고도 한다.

PC 단백질C protein C
간에서 합성되는 혈액응고 저지인자로, 선천성 혈전성 소인의 지표가 된다.

★ **PC** 일차의료 primary care
1차 의료, 초기치료

★ **PC** 체위변경 position change
욕창, 혈행장애, 통증, 감각마비 등을 예방하기 위해 정기적으로 체위를 바꾸는 것을 말한다.

★ **PC** 췌장암 pancreatic cancer
췌장(이자)에서 발생한 악성종양을 말한다.

★ **PC** 폐모세혈관(허파모세혈관) pulmonary capillary
폐포 표면의 세포를 그물모양으로 둘러싸고 있는 모세혈관을 말한다.

PC 혈소판농축물 platelet concentrate
혈액성분을 채혈하여 채취한 혈소판을 혈장에 부유시킨 혈액제제이다.

★ **p.c.** 식후 post cibum(라)
처방전 용어로, 식후에 약을 복용하는 것을 말한다.

PCA 자가조절진통 patient controlled analgesia
통증을 느꼈을 때 환자 스스로 주입펌프를 조작하여 진통제를 투여하는 방법이다.

★ **PCA** 후대뇌동맥(뒤대뇌동맥) posterior cerebral artery
뇌저동맥(뇌바닥동맥, basilar artery)이 좌우로 분지하여 형성되며 대뇌반구의 외측면에 영양을 보내는 혈관이다.

★ **PCD** 세포예정사 programmed cell death
예정된 세포사를 말하며 괴사(necrosis)와는 달리 자기를 제거함으로써 세포수를 조정하거나 형태를 형성한다. 세포자멸사(apoptosis)라고도 한다.

PCF 인두결막열 pharyngoconjunctival fever
아데노바이러스 감염병(adenovirus infection)의 하나로 풀열(pool fever)이라고도 하며, 발열, 인두염, 결막염을 주요 증상으로 한다.

PCG 벤질페니실린 benzylpenicillin
페니실린(penicillin)계 항균제로 최근에는 그다지 사용되지 않는다.

★ **PCG** 심음도 phonocardiogram
심장의 활동을 발생하는 소리와 진동으로 파악하는 것으로, 심음계를 이용하여 기록한다.

P

PC-HLA 혈소판농축물 HLA platelet concentrate HLA
혈소판 제제의 수혈을 반복하는 과정에서 항혈소판항체가 생긴 환자에게 사용하는, 환자와 적합한 HLA형 혈소판으로 만든 성분수혈제제이다.

★ **PCI** 경피적관상동맥개입술(피부경유오른심장동맥개입술)
percutaneous coronary intervention
협착된 관상동맥(심장동맥, coronary artery)을 확장하기 위해 피부를 통해 카테터를 삽입하고 협착부에 스텐트(stent)를 유치하는 심장카테터치료를 말한다.

PC-IOL 후방렌즈 posterior chamber intraocular lens
백내장 등의 치료를 위해 홍채 뒤의 후방에 삽입하는 안내렌즈(인공수정체)를 말한다.

★ **PCK** 다낭신장(뭇주머니콩팥) polycystic kidney
낭성신장질환의 하나로, 요세관 벽이 팽창하여 다수의 주머니가 생기는 유전성 질환이며, 상염색체 열성과 우성의 2가지 유형이 있다.

★ **PCL** 후십자인대(뒤십자인대) posterior cruciate ligament
슬관절(무릎관절, knee joint) 강내 후부에 있으며 대퇴골과 경골을 연결하여 안정성을 유지하는 인대이다.

★ **PCM** 단백질열량영양실조 protein calorie malnutrition
동 PEM(단백질열량영양장애) p.366

★ **PCNSL** 원발성중추신경계림프종
primary central nervous system lymphoma
뇌 내에 발생하며, B세포 유래의 비호지킨림프종(non-Hodgkin lymphoma)이 많다. 노인이나 면역력이 저하되었을 때 자주 발생하며 치매, 마비가 나타난다.

PCO 후낭혼탁, 후발백내장 posterior capsule opacification
수정체를 감싸는 낭 뒤에서 증식한 상피세포가 비대해져 혼탁이 생기는 백내장으로, 백내장수술 후에 발생하기 쉬우며 연령이 많아질수록 발병률이 높아진다.

★ **Pcom** 후교통동맥(뒤교통동맥) posterior communicating artery
내경동맥(속목동맥, internal carotid artery)에서 분지하여 후대뇌동맥(뒤대뇌동맥, posterior cerebral artery)과 합류해서 윌리스동맥환(arterial circle of willis)을 형성한다.

★ **PCOS** 다낭성난소증후군 polycystic ovarian syndrome
호르몬 분비이상으로 배란장애가 일어나 난소(ovary) 내에 여러 개의 난포가 쌓이는 질환이며 월경이상(emmeniopathy), 불임증(수정불능, infertility)의 원인이 된다.

★ **PCP** 주폐포자충폐렴
pneumocystis carinii pneumonia
주폐포자충(*Pneumocystis carinii*)에 의한 진균감염병으로 면역력이 저하되었을 때 발병하는 폐렴이다.

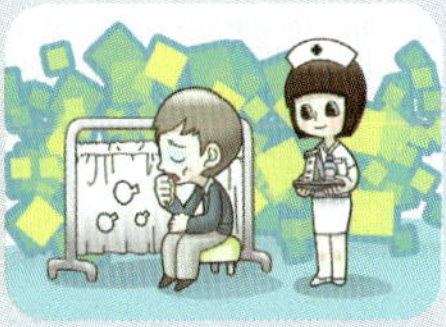

PCP 폐모세혈관압 pulmonary capillary pressure
동 PAWP p.357

★ **PCPS** 경피적심폐보조장치
percutaneous cardio pulmonary support
주로 중증심부전 등 급성기 심폐보조에 사용하는 인공심폐장치로, 원심펌프와 막형 인공폐를 이용해 대퇴동 · 정맥으로 송탈혈을 시행한다.

★ **PCR** 중합효소연쇄반응 polymerase chain reaction
DNA나 RNA의 특정 부분을 신속하게 증폭시키는 수법으로, 클로닝(cloning)을 대체하는 방법으로도 널리 이용된다.

P

PCS 담낭절제술후증후군 postcholecystectomy syndrome
담낭절제술 후 담석이 남아 있어 담도의 운동이상이 일어나고 담석발작 유사 증상이 지속되는 질환이다.

★ **PCS** 문맥대정맥션트 portacaval shunt
문맥고혈압(portal hypertension)에 시행하는, 문맥의 혈류를 하대정맥(아래대정맥, inferior vena cava)으로 흘려보내는 문맥감압술이다.

PCT 완화의료팀 palliative care team
환자나 가족에게 완화간호를 제공하는 의사나 간호사, 임상심리사 등으로 구성된 전문집단이다.

★ **PCU** 완화의료병동 palliative care unit
말기 환자의 신체적 고통을 완화시키고 정신적으로 지원하는 것을 목적으로 하는 시설이다.

★ **PCV** 압력조절환기 pressure control ventilation
인공호흡기의 환기모드 중 하나로, 호기압(날숨압, expiratory pressure)과 호기시간(날숨시간, expiratory phase time)을 설정하여 흡기시간(들숨시간, inspiratory phase time) 내에는 그 압력을 유지하는 방식이다.

★ **PCWP** 폐모세혈관쐐기압 pulmonary capillary wedge pressure
동 PAWP p.357

PCZ 프로카바진 procarbazine
항악성종양제

PD 동공간거리 pupillary distance
오른쪽 눈의 동공(검은색 눈의 중심)에서 왼쪽 눈의 동공까지의 거리를 말한다.

★ **PD** 복막투석 peritoneal dialysis
자신의 복막을 여과장치로 사용하여 노폐물을 제거하는 투석방법이다.
참 주요 혈액정화법 p.209

★ **PD** 진행 progressive disease
암의 치료효과 판정기준 용어로, 표적 병변이 20% 증가해 있는 것을 말한다.

PD 체위배액(술) postural drainage
해부적 구분에 기반해서 체위를 변경하여 기도 내 분비물을 효율적으로 객출하는 것을 말한다.

★ **PD** 췌십이지장절제술(이자샘창자절제술) pancreaticoduodenectomy
췌두부(이자머리부)와 십이지장(샘창자)의 전체 길이에 대해 담낭 · 담관 등을 절제하는 수술로, 췌두부, 담관, 십이지장 및 십이지장유두부 등의 악성종양에 적용된다.

★ **PD** 파킨슨병 Parkinson's disease
도파민(dopamine)이 눈에 띄게 감소하고 진전(떨림, tremens)이나 특유의 자세이상을 일으키는 질환으로 진전마비(paralysis agitans)라고도 한다.

P

PD 픽병 Pick disease
전두엽과 측두엽의 뚜렷한 위축을 특징으로 치매를 발생시키는 신경질환이다. 지적기능 저하가 초기에 나타나는 알츠하이머병(Alzheimer's disease)과 달리 인격장애, 정서장애가 초발증상으로 나타난다.

★ **PDA** 동맥관개존증(동맥관열림증) patent ductus arteriosus
대동맥과 폐동맥을 연결하는 동맥관이 출생 후에도 닫히지 않는 선천성 심장질환을 말한다. 참 주요 선천성 심장질환 p.480

PDE 포스포디에스테라제 phosphodiesterase
인산에스테르가수분해효소로, PDE억제제는 cAMP·cGMP가 분해되는 것을 억제하기 때문에 심부전 등 다양한 질환의 치료에 이용된다.

★ **PDGF** 혈소판유래성장인자 platelet-derived growth factor
혈액이 응고될 때 혈소판에서 분비되는 펩티드로, 세포증식작용으로 창상치유에 관여하는 인자이다.

PDPH 경막천자후두통 post-dural puncture headache
경막천자 구멍에서 뇌척수액이 새어나오기 때문에 뇌척수액압이 저하되어 천자 후 30분만에 나타나는 두통으로, 일어섰을 때 심해지고 3주간 지속되기도 한다. 동 PLPHA(요추천자후두통) p.377

★ **PDR** 증식당뇨망막병(증) proliferative diabetic retinopathy
당뇨망막병(증)이 진행된 단계로, 유리체출혈(vitreous hemorrhage)이나 망막박리(retinal detachment)로 인해 고도의 시력저하를 일으킨다.

★ **PDS** 태반기능부전증후군 placental dysfunction syndrome
태반기능이 저하되어 태아에게 가는 영양이나 산소공급이 부족하여 발육불량, 가사상태를 일으키는 증후군으로, 임신고혈압(pregnancy-induced hypertension, PIH p.373), 신장염 등의 임산부나 고령출산의 경우에 발생하기 쉽다.

★ **PDT** 광역학요법 photodynamic therapy
암에 다량으로 모이는 헤마토포르피린(hematoporphyrin) 등의 광감수성 독성물질을 레이저조사로 반응시켜 암세포를 파괴하는 치료법이다. 정상세포에는 저침습의 치료법으로, 노인황반변성(age-related macular degeneration)이나 초기 폐암, 표재성 식도암, 표재성 조기위암 등의 치료에 사용된다.

★ **PE** 건강진단 physical examination
신체적인 발육상황이나 영양 및 건강상태를 조사하는 것을 말한다.

★ **PE** 폐기종 pulmonary emphysema
폐포가 확장되어 파괴되는 질환으로, 호흡곤란, 천명(쌕쌕거림, wheeze), 기침이 주요 증상이다.

★ **PE** 폐색전증(허파색전증) pulmonary embolism
동 PTE(폐동맥혈전증) p.397

★ **PE** 혈장교환 plasma exchange
혈액에서 혈장을 분리 및 폐기하고 새로운 혈장을 추가하여 체내로 되돌림으로써 불필요한 물질을 제거하거나 필요성분을 보충하는 치료이다.

PEA 무맥성전기활동 pulseless electrical activity
심정지 중 하나로, 심전도 상에는 파형이 보이지만 맥박이 만져지지 않는 상태를 말한다.

★ **PEA** 수정체유화흡인술 phaco-emulsification and aspiration
혼탁한 수정체를 초음파로 파쇄 · 유화하여 흡인 제거하는 백내장 수술법이다.

PECT 양전자방출컴퓨터단층촬영
positron emission computerized tomography
동 PET p.368

★ **PEEP** 호기말양압 positive end expiratory pressure ventilation
인공호흡기의 환기모드이며, 폐포의 허탈을 방지하기 위해 호기말에 일정한 양압을 가하여 기도내압이 0이 되지 않도록 하는 것을 말한다.

★ **PEF** 최대호기유량(최대날숨유량) peak expiratory flow
충분히 숨을 들이마신 후 힘껏 내뱉었을 때의 가장 빠른 유량을 말하며, 천식 환자의 일상관리에 이를 측정하는 최대호기량측정기(peak flow meter)가 사용된다. 동 Vmax p.518, PFR(최대기류량) p.368

P

★ **PEG** 공기뇌조영(술) pneumoencephalography
CT나 MRI가 보급되기 전에 시행되던 두개내질환 검사법으로, 뇌척수강 안을 기체(산소 등)로 대체하여 X선으로 촬영하는 것이다.

★ **PEG** 경피적내시경위조루술(피부경유내시경위창냄술)
percutaneous endoscopic gastrostomy
내시경을 이용하여 복벽과 위에 누공을 조성하는 수술로, 점적주입을 하지 않아도 영양공급이 가능하다.
참 PEJ(경피적내시경장루조루술)

PEG-IFN 베타인터페론 polyethylene glycol-interferon
기존의 인터페론에 폴리에틸렌글리콜(polyethylene glycol, PEG)를 결합시켜 혈액 속에 머무는 시간을 연장시킨 것으로 C형간염치료제이다.

★ **PEIT** 경피적에탄올주입요법(피부경유에탄올주입요법)
percutaneous ethanol infusion therapy
초음파 유도 하에 피부를 통해 종양을 천자하고 에탄올을 주입하여 괴사시키는 간암 치료법을 말한다.

PEJ 경피적내시경장루조루술
percutaneous endoscopic jejunostomy
내시경을 이용해 복강 밖에서 장에 누공을 뚫고 영양튜브를 삽입하여 복벽에 고정하는 수술을 말한다. 참 PEG(경피적내시경위루조루술)

★ **PEM** 단백질열량영양장애 protein energy malnutrition
단백질과 열량의 섭취부족에 따른 저영양상태를 말한다.
동 PCM p.360

PEmax 최대호기압 maximum expiratory pressure
동 MEP p.299

PEO 진행성외안근마비(진행바깥눈근육마비)
progressive external ophthalmoplegia
안검하수(눈꺼풀처짐증, ptosis)에 이어서 진행성 안구운동장애를 일으키는 안질환으로, 미토콘드리아병의 하나이며 만성진행성외안근마비(만성진행바깥눈근육마비, chronic progressive external ophthalmoplegia: CPEO)라고도 한다.

PEP 페플로마이신 peplomycin
항악성종양제로 블레오마이신(bleomycin) 유도체이며 폐독성이 경감되고 항종양작용이 증가한다.

★ **PER** 단백질효율비 protein efficiency ratio
단백질의 영양가를 판정하는 방법의 하나로, 실험동물(보통 마우스, 래트)에 단백질을 먹이고 그 성장을 지표로 하여 단백질의 영양가를 평가한다.

Per 치주염(치아주위조직염) periodontitis
치주병균이 부착하여 발생한 치은염이 진행하여 다른 치주조직으로까지 염증이 확산된 상태를 말한다.

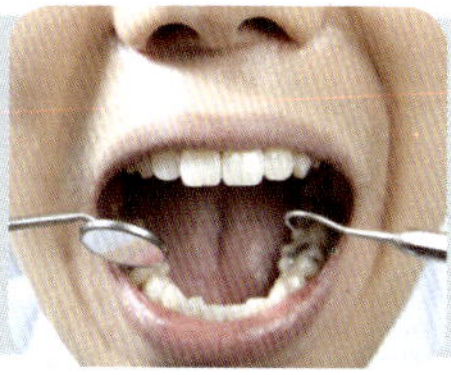

Perico 치관주위염, 지치주위염 pericoronitis
사랑니 주위가 세균에 감염되어 일어나는 염증이다.

PERT 백일해 pertussis
백일해균(*Bordetella pertussis*)에 의한 호흡기 감염병의 하나로, 경련성 기침발작이 특징이다.

PES 거짓비늘증후군 pseudoexfoliation syndrome
동공연(동공가장자리, pupillary margin), 수정체 표면에 흰색 침착물이 가루상태로 쌓이는 것으로, 이것이 원인으로 낙설녹내장(비늘녹내장, exfoliation glaucoma)이 발생하며 낭성녹내장(cystic glaucoma)이라고도 한다.

★ **PET** 양전자방출단층촬영술 positron emission tomography
양전자를 방출하는 방사성물질을 정맥에 주입하고 세포의 활동을 영상화하는 촬영법이다.
동 PECT p.365

PFA 난관채유착(자궁관술유착) perifimbrial adhesion
난소에서 배출된 난자를 난관(자궁관) 속에 집어넣는 활동을 하는 난관채(자궁관술, fimbria)가 유착되어 닫혀버린 상태를 말하며 불임의 원인이 될 수 있다.

PFC, PFCS 태아순환지속증
persistent fetal circulation syndrome
동 PPHN(신생아폐동맥고혈압존속증) p.386

★ **PFD** 췌외분비기능검사 pancreatic function diagnosis
췌외분비효소 중 하나인 키모트립신(chymotrypsin)의 분비능력을 조사하는 검사로, 합성기질 BT-PABA을 복용한 후 6시간 동안 소변을 모아 장내 분해산물 PABA의 요중배설률을 측정한다.

PFO 난원공개존(열린타원구멍) patent foramen ovale
출생 후에 닫히는 심방중격(심방사이막, atrial septum)에 열려 있는 구멍(난원공)이 닫히지 않고 남아 있는 상태를 말한다.

★ **PFR** 최대기류량 peak flow rate
동 PEF(최대호기유량) p.365

PFS 압력요류검사 pressure flow study
배뇨 시 하부요로기능을 평가하기 위하여 배뇨근압(방광내압-복압)과 요류율을 동시에 측정하는 검사이다.

PFSS 폐기능상태척도 pulmonary functional status scale
만성호흡부전 환자를 대상으로 한, 기능적 활동에 중점을 둔 평가척도를 말한다.

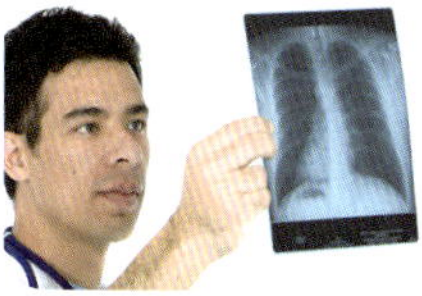

★ **PFT** 폐기능검사 pulmonary function test
폐활량계(spirometer) 등의 검사기기를 이용하여 환기기능의 수준을 조사하는 검사이다.

★ **pg** 피코그램 picogram
질량의 단위로 1조분의 1그램을 말한다.

★ **PG** 괴저화농피부증(괴저고름피부증) pyoderma gangrenosum
농포, 수포로 발생하며 급속하게 궤양화하면서 확대되는 피부질환을 말한다.

★ **PG** 프로스타글란딘 prostaglandin
아라키돈산(arachidonic acid)에서 합성되는 생리활성물질로, 20종 이상이 보고되고 있으며 혈압상승 및 강하, 자궁근의 수축, 말초신경작용 등 다양한 생리작용을 나타낸다.

★ **PGI2** 프로스타글란딘I2 prostaglandin I2
혈관확장작용, 항혈전작용을 가지며 프로스타사이클린(prostacycline)이라고도 한다.

★ **PGN** 증식성사구체신염(증식토리콩팥염)
proliferative glomerulonephritis
동 MPN(혈관간세포증식사구체신염) p.310

PGR 정신전류반사 psychogalvanic reflex
정신적 자극을 주었을 때 정신적 동요가 감염 활동을 촉진시켜 피부의 전기저항으로 나타나는 것을 말한다.

P

PGTT 프레드닌병용포도당부하시험
prednisolone-glucose tolerance test
미리 프레드니솔론(prednisolone)을 복용하여 경구포도당부하시험(oral glucose tolerance test, OGTT p.340)을 시행하는 방법으로, 전당뇨병(prediabetes) 환자를 예민하게 검출할 수 있지만 현재는 거의 시행하지 않는다.

PGU 임질후요도염 postgonococcal urethritis
임균 감염병 치료에서 임균이 검출되지 않아도 다른 혼합감염균이 잔존하여 이들에 의해 요도염이 지속되는 병태를 말하며, 클라미디아(*Chlamydia*)에 의한 것이 많다.

★ **pH** 수소이온농도 pondus Hydrogenii(라)
수소이온농도(산성 · 알카리성의 지표)의 역수를 상용대수로 나타낸 값을 말한다. 7이 중성이고 그 이하는 산성, 그 이상은 알칼리성이며 동맥혈의 정상범위는 7.36~7.44이다.

★ **PH** 과거병력 past history
환자가 과거에 걸렸던 질병이나 치료법에 관한 정보를 말한다.
동 Px p.404

PH 전립선비대(전립샘비대) prostatic hypertrophy
노화에 따른 선조직의 증식으로 전립선(전립샘, prostate)이 비대해져 배뇨장애를 일으키는 질환이다.

★ **PH** 폐동맥고혈압(허파동맥고혈압) pulmonary hypertension
폐동맥 내의 혈압이 과도하게 높아져서 폐동맥의 평균압력이 25mmHg 이상인 병태를 말하며 호흡곤란, 피로감, 흉통 등을 보인다.

★ **Ph_1** 필라델피아염색체 philadelphia chromosome
염색체 9번과 22번의 상호전좌(reciprocal translocation)에 의해 절단점에 bcr-abl융합유전자를 가지는 작은 이상염색체이다. 만성골수성백혈병과 일부 급성림프성백혈병에서 관찰된다.

★ **PHA** 고유간동맥 proper hepatic artery
총간동맥(온간동맥, common hepatic artery)의 분지로, 우간동맥과 좌간동맥으로 분류되며 간내로 들어간다.

PHC 원발(성)간암종 primary hepatic carcinoma
간세포에서 발생한 암으로, 간세포암이 약 90%를 차지한다.

★ **PHC** 일차보건의료 primary health care
모든 사람의 자주적인 참가를 보증하고 현실적, 과학적, 비용적으로 허용이 가능하며 필수적인 보건의료를 말한다.

Phe 페닐알라닌 phenylalanine
필수아미노산 중 하나이다.

★ **PHN** 대상포진후신경통 postherpetic neuralgia
대상포진이 치유된 후에도 통증이 남아 있는 것으로, 바이러스에 의한 신경장애를 말한다.

PHN 공중보건간호사 public health nurse
보건교육에 종사하는, 국가자격을 가진 전문직을 말한다.

PHP 가성부갑상선저하증(거짓부갑상샘저하증)
pseudohypoparathyroidism
부갑상샘호르몬의 분비는 유지되지만 표적 장기가 선천적으로 반응하지 않기 때문에 저칼슘혈증(hypocalcemia)이나 고인혈증(hyperphosphatemia) 등을 일으키는 질환이다.

PHP 원발부갑상선항진증(원발부갑상샘항진증)
primary hyperparathyroidism
부갑상선의 이상으로 부갑상선호르몬이 과잉 분비되는 질환으로, 고칼슘혈증, 골다공증, 요로결석 등이 발생한다.

P

PHPV 일차유리체증식증 persistent hyperplastic primary vitreous
보통은 발달 과정에서 소실되는 일차유리체와 거기에 포함된 혈관이 사라지지 않고 남아 있는 병태를 말한다.

PHT 문맥고혈압 portal hypertension
간경화 등으로 문맥의 혈류가 장애를 받아 문맥압이 상승한 상태로, 식도·위정맥류, 비장비대 등의 이차적으로 발병하는 질환도 포함한 개념이다.

PHT 페니토인 phenytoin
항간질제로, 대발작의 주요 치료제이다.

PI 미숙아 premature infant
동 LBW, LBWI(저체중출생아) p.268

★ **PI** 현재병력 present illness
현재 질병의 증상이나 지금에 이르기까지의 경위, 받은 치료 및 그 효과에 관한 정보를 말한다.

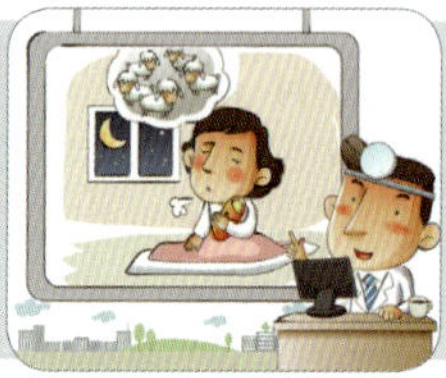

★ **PICA** 후하소뇌동맥(뒤아래소뇌동맥)
posterior inferior cerebellar artery
추골동맥(척추동맥, vertebral artery)에서 분지하여 소뇌에 영양을 공급하는 3개의 동맥 중 가장 큰 혈관을 말한다.

★ **PICC** 말초삽입형중심정맥카테터
peripherally inserted central catheter
말초정맥을 천자하여 카테터를 삽입하고 상대정맥(위대정맥, superior vena cava)까지 진행시켜 유치하는 방법으로, 항암제나 수액을 정맥에 투여할 때 이용한다.

★ **PICU** 소아집중치료실 pediatric intensive care unit
난치병을 가진 소아나 구급차로 이송되어 온 위독한 소아를 수용하는 집중치료시설이다.

PICU 정신과집중치료실 psychiatric intensive care unit
급성기 정신질환의 행동제한을 포함한 집중관리 또는 내과질환을 합병하는 정신질환 환자를 집중적으로 치료하는 시설이다.

PICU 주산기집중치료실 perinatal intensive care unit
동 MFICU p.300

PID 혈장철소실률 plasma iron disappearance rate
철대사이상, 조혈기능 및 빈혈진단의 지표로, 59Fe로 표식한 구연산제이철을 정맥에 주입하여 측정하는 것을 말한다.

★ **PID** 골반염증질환 pelvic inflammatory disease
성매개병(STD p.463)의 하나로, 자궁, 난소, 난관(자궁관) 등에서 발생하는 감염병을 총칭하는 말이다.

★ **PIE** 호산구성증가성폐침윤 pulmonary infiltration with eosinophilia
말초혈에서의 호산구 증가와 폐로의 침윤이 관찰되는 폐질환을 총칭하는 말이다.

PIF 최대흡기유속(최대들숨유속) peak inspiratory flow
인공호흡기에 일정시간 내에 보내지는 흡기(들숨)의 최대속도를 말한다.

PIF 프로락틴분비억제인자 prolactin inhibiting factor
시상하부의 신경분비세포에서 생산되어 프로락틴의 분비를 억제하는 인자이다. 동 PIH

★ **PIH** 임신고혈압 pregnancey-induced hypertension
임신 20주 이후부터 분만 후 12주까지 나타나는 고혈압과 요단백을 중심으로 하는 병대이다.

PIH 프로락틴억제호르몬 prolactin inhibiting hormone
동 PIF

P

pil. 환약(알약) pilula(라)

PImax 최대흡기압(최대들숨압) maximum inspiratory pressure
동 PIP

★ **PIP** 근위지간관절 proximal interphalangeal joint
손의 관절 중 밑동에 가까운 쪽의 관절을 말하며 PIP관절이라고도 한다.

PIP 최대흡기압(최대들숨압) peak inspiratory pressure
인공호흡 중 기도 내에 가해지는 최고압력을 말한다. 동 PImax

PIPC 피페라실린 piperacillin
페니실린(penicillin)계 항균제

PIPD 후하췌십이지장동맥(뒤아래이자샘창자동맥)
posterior inferior pancreatic duodenal artery
상장간막동맥(위창자간막동맥, superior mesenteric artery)에서 분지하여 후복막(배막뒤공간, retroperitoneum)에서 췌두(이자머리, head of pancreas)를 상행하는 동맥을 말한다.

PIPS 경피적하대정맥 · 문맥단락술
percutaneous inferior vena cava-to-portal vein shunt
간경화에 따른 문맥압항진에 대해 경피적으로 카테터를 삽입하고 하대정맥(inferior vena cava)과 문맥(portal vein)을 연결함으로써 항진한 문맥압을 낮추는 수술이다.

PISP 페니실린저감수성폐렴구균
penicillin insensitive resistant *Streptococcus pneumonia*
페니실린 내성이 중등도인 폐렴구균이다.

★ **PIT** 혈장철교대율 plasma iron turnover rate
체내 철동태 지표 중 하나로, 조혈조직이나 망내계로 들어가는 혈액 속의 철의 양을 말한다. 건강한 사람은 0.4~0.8mg/dL/body/일이다.

★ PIVKA-Ⅱ 비타민K결핍유도단백

protein induced by vitamin K absence Ⅱ

비타민 K가 결핍되었을 때 생산되는 단백질(이상 프로트롬빈)로, 비타민 K결핍, 간세포암 종양표지자(tumor marker p.375)의 하나이다.

▶ 주요 종양표지자

종양표지자	대상이 되는 주요 암	기준치
AFP	간세포암	10ng/mℓ 이하
βHCG	자궁경암, 자궁체부암, 난소암	0.2ng/mℓ 이하
CA125	폐암, 유방암, 이자암, 난소암	폐경 전 여성 : 40U/mℓ 이하 폐경 후 여성 · 남성 : 25U/mℓ 이하
CA19-9	담도암, 이자암	37U/mℓ 이하
CEA	폐암, 담도암, 유방암, 위암, 이자암, 대장암	5.0ng/mℓ 이하
CYFRA	폐편평상피암	2.0ng/mℓ 이하
γ-Sm	전립선암	4.0ng/mℓ 이하
NSE	폐소세포암, 신경아세포종, 갑상선수양암	10ng/mℓ 이하
PIVKA-Ⅱ	간세포암	40mAU/mℓ 미만
PSA	전립선암	4.0ng/mℓ 미만
SCC	편평상피암(자궁경부암, 식도암, 난소암, 폐암, 두경부암, 피부암 등)	1.5ng/mℓ 이하

P

PIXE 입자선여기X선분광법 particle induced X ray emission

고속의 이온빔을 표적에 조사하면 이차방사선이 발생하는 원리를 이용한 초미량원소 분석법이다.

PJC 방실접합부조기수축 premature junctional contraction

방실결절(atrioventricular node; 심방과 심실을 연결한 곳)에서 생기는 부정맥을 말한다.

★ PJ drainage 췌공장문합카테터(이자빈창자연결카테터)

pancreato-jejunostomy drainage [catheter], pancreatojejunostomy drainage

췌두십이지장절제술(이자머리샘창자절제술) 후, 췌공장문합부에 유치한 드레인에서 췌액(이자액)을 배출하는 방법이다.

★ **PKN** 파킨슨증 parkinsonism
파킨슨증후군이라고도 한다. 파킨슨병의 특징인 진전, 근고축, 종종걸음, 무동 등의 증상이 나타나는 질환으로, 증상 자체를 의미하는 경우도 있다.

PKP 전체층각막이식(술) penetrating keratoplasty
각막의 상피 · 실질 · 내피 3개 층을 모두 이식하는 방법이다.

★ **PKU** 페닐케톤뇨증 phenylketonuria
혈중 페닐알라닌 농도가 상승하고 뇌의 발달이 장애를 받는 상염색체 열성의 선천성 대사이상증으로, 선별검사를 통해 쉽게 발견되며 저페닐알라닌식사가 효과적이다.

pl 흉막(가슴막), 늑막 pleura
폐의 표면과 흉곽 내면을 감싸는 얇은 막을 말한다.

PL 속임약(플라세보) placebo
진짜 약처럼 보이지만 약리작용이 없는 가짜 약을 말하며, 환자를 안정시키기 위해서나 임상시험의 이중맹검법에서 사용된다.

★ **PL** 플라스민 plasmin
단백질분해효소의 하나로, 피브린, 피브리노겐을 분해하여 혈전을 용해하는 작용을 한다.

PL-B 폴리믹신 B polymyxin B
폴리펩티드계(polypeptide) 항균제

★ **PLF** 후측방융합술 posterior-lateral fusion
요추(허리, lumbar) 후방에서 나사를 넣어 고정한 후 자가골을 이식하여 보강하는 수술로 요추하수증, 척주관협착증(spinal stenosis) 등에 적용한다.
참 PLIF

PLGE 단백상실성위장증 protein losing gastroenteropathy
알부민(albumin) 등의 혈장단백질(plasma protein)이 소화관 내에 다량으로 누출되어 저단백혈증(hypoproteinemia)을 일으키는 질환을 일컫는 말이다.

★ **PLIF** 후방요추간융합술 posterior lumbar interbody fusion
요추(허리, lumbar) 후방에서 변형된 추간판을 제거하고 거기에 자가골이나 인공골을 삽입하는 수술로, 요추하수증 등에 적용한다. 참 PLF

PLL 전림프구성백혈병 prolymphocytic leukemia
만성림프성백혈병의 하나로, 혈액과 골수 안에서 연약한 백혈구(전림프구)가 과잉으로 증식하는 질환이다. B세포형과 T세포형이 있는데 모두 예후는 불량하다.

★ **PLL** 후종인대(뒤세로인대) posterior longitudinal ligament
척추 후면을 따라 세로로 주행하는 띠 모양의 인대로, 척주를 고정시킨다.

PLPHA 요추천자후두통 post-lumbar puncture headaches
동 PDPH(경막천자후두통) p.364

PLS 장기소생술 prolonged life support
기본소생술(BLS), 전문소생술(ALS)에 이어서 뇌소생을 지향하는 응급처치로, 저체온요법(뇌소생), 각종 약제의 사용, 집중치료 등이 이루어진다.

★ **PLSVC** 지속성좌상대정맥
persistent left superior vena cava
태아기의 심장 형성과정에서 우상대정맥(오른상대정맥)과 하나가 되어야 할 좌상대정맥(왼상대정맥)이 그대로 남아 있는 선천성 심장질환이다.
참 주요 선천성 심장질환 p.480

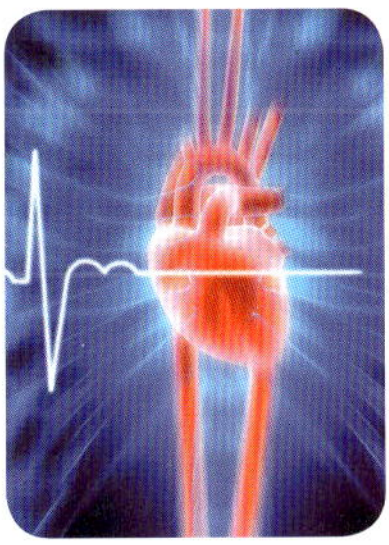

★ **PLT, plt** 혈소판 platelet
혈액 속의 원판 모양 유형성분으로, 골수에서 생산되고 지름은 2~5㎛이다. 보통은 혈액 1㎕에 20~30만 개 정도 존재하며, 혈관이 손상되었을 때는 혈액응고작용으로 지혈이나 혈관보호를 한다 .

★ **PM** 다발근육염(여러근육염) p.131 polymyositis
만성염증성질환으로 교원병의 하나이다. 근육의 염증이나 변성 때문에 주로 근력저하, 근육통이 나타난다.

PM 소발작 petit mal(프)
간질발작의 하나로, 갑자기 일어나는 의식의 짧은 중단을 말한다.

★ **PM** 심박조율기 pacemaker
심장에 전기자극을 주는 장치로, 체내 이식형과 일시적으로 사용하는 체외식이 있다.

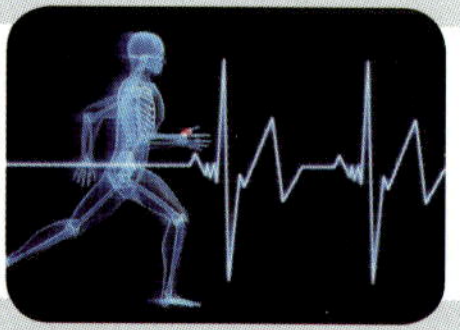

PM 조기폐경 premature menopause
40세 미만의 이른 시기에 월경이 없어지는 것을 말하며, 조기난소부전이라고도 한다.

★ **PMA** 진행척수성근(육)위축증 progressive muscular atrophy
전신의 근력저하와 근위축이 서서히 진행되는 질환으로, 신경성인 것과 근원성인 것이 있다.

PMA 하악전방이동스플린트 prosthetic mandibular advancement
수면 시 호흡장애에 대한 치료법으로, 하악을 앞으로 이동시키는 구강장치(스플린트)를 장착하여 기도를 확보하는 방법이나 그 기구를 말한다. 하악전방고정술, 구강내장치, 슬립스플린트라고도 한다.

★ **PMC** 위막성장염(거짓막대장염)

pseudomembraneous colitis

약제 기인성 장염의 하나로, 항균제 투여로 장내세균총의 균교대가 일어나 물설사가 나타난다. 대장점막에 피브린(fibrin)이나 괴사조직으로 이루어진 황백색의 위막이 발생하고 90% 정도는 디피실균이 원인이다.

참 PNE(위막성괴저성장염) p.382

★ **PMCT** 경피적극초단파응고법

percutaneous microwave coagulation therapy

간암의 치료법으로, 초음파 유도 하에 경피적으로 가는 막대 모양 전극(stick electrode)을 종양에 찔러 마이크로파를 발생시켜 열응고를 시키는 방법이다.

★ **PMD** 원발성심근질환 primary myocardial disease

특발성심근질환(idiopathic myocardial disease)이라고도 하고, 원인 불명의 심근질환이다. DCM(확장심근병증) p.120, HCM(비대심근병증 p.207, RCM(제한심근병증 p.416)이 있다.

참 심근병증에 관련한 주요 약어 p.92

★ **PMD** 진행근(육)디스트로피 progressive muscular dystrophy

유전적인 이상으로 근육세포의 괴사가 진행되어 근력저하가 생기는 질환을 일컫는 말이다.

★ **PMI** 심근경색중후증후근 postmyocardial infarction syndrome

심근경색증이 발병하고 수주일 후에 일어나는 심막염으로, 드레슬러증후군(Dresslers syndrome)이라고도 한다.

★ **PMI** 주술기심근경색, 수술중심근경색

perioperative myocardial infarction

관상동맥우회술(심장동맥우회술, coronary artery bypass graft)에서 인공심폐(artificial heart lung)를 사용하면 드물게 발생하는 합병증 중 하나이다.

P

★ **PML** 진행다초점백(색)질뇌병(증)
progressive multifocal leukoencephalopathy
JC바이러스의 기회감염에 의해 발병하며, 대뇌백질 전체에 병소가 생기고 시상장애, 운동마비, 지남력 저하가 나타난다.

★ **PMNL** 다형핵백혈구 polymorphonuclear leukocyte
과립구(granulocyte)라고도 하며, 호중구(neutrophil), 호산구(eosinophil), 호염기구(basophil)가 있다.

PMPC 피브메실리남 pivmecillinam
페니실린계(penicillin) 항균제

PMR 류마티스성다발성근육통 polymyalgia rheumatica
몸통과 가까운 부분의 근육에 격렬한 통증이나 뻣뻣함을 동반하는 원인 불명의 염증성 질환으로, 60세 이상의 노인에게 많이 나타난다.

PMR 피마리신 pimaricin
각막진균증에 사용되는 항진균제

★ **PMS** 월경전증후군 premenstrual syndrome
생식 연령의 여성에게 일어나는, 배란 후부터 월경 개시일까지의 신체 각 부위 통증이나 정신적으로 불안정한 상태를 말하며 월경 후에 사라진다.

★ **PMS** 폐경후증후군 postmenopausal syndrome
에스트로겐(estrogen)의 분비저하로 요통, 하복부통, 질분비물의 이상 등이 나타나는 증후군이다.

★ **PN** 결절다발동맥염(결절여러동맥염) polyarteritis nodosa
전신의 중 · 소동맥에 염증이 발생하는 질환으로, 출혈, 혈전형성으로 장기기능이 손상된다.

★ **PN** 비경구적영양 parenteral nutrition
입으로 섭취할 수 없는 경우에 지속정맥주입으로 영양을 보충하는 것을 말한다.

▶ 영양투여경로

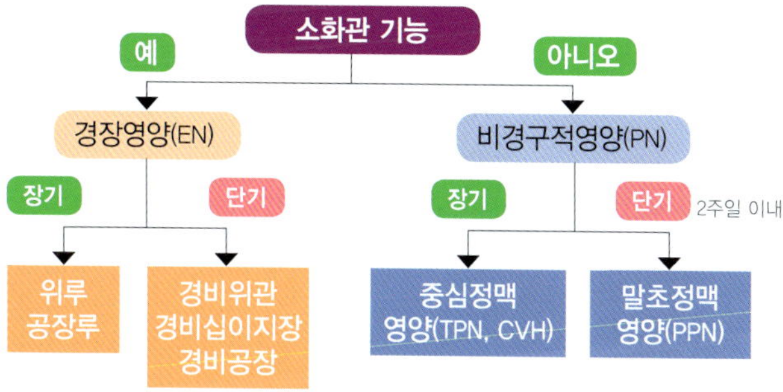

- 장기간의 중심정맥영양은 장점막의 위축에 의해 장내세균 등이 혈중으로 침입할 위험이 있으므로 가능하면 생리적 영양투여경로(경장영양)를 병용할 필요가 있다.

★ **PN** 신우신염(깔때기콩팥염) pyelonephritis
방광염에서 요로의 역행성 감염으로 생긴 신우 · 신장실질의 세균감염병이다.

PNC 피부결절다발동맥염 polyarteritis nodosa cutanea
피부병변을 중심으로 하는 PN(결절다발동맥염)으로 진피에서 피하조직에 걸쳐 괴사성 혈관염을 일으키는 것이다.

★ **PND** 발작(성)야간호흡곤란 paroxysmal nocturnal dyspnea
취침 후 갑자기 발생하는 호흡발작으로, 상체를 일으키면 진정되는 중증 심부전 증상이다.

PNE 위막성괴저성장염

pseudomembranous necrotizing enterocolitis

위막성장염이 진행되어 중증의 괴저성 염증을 일으킨 것이다.

참 PMC(위막성장염) p.379

★ **PNET** 원시신경외배엽종양 primitive neuroectodermal tumour

상당수는 5세 이하 소아의 대뇌에서 발생하는 난치성 종양이다.

PNF 고유감각신경근육촉진

proprioceptive neuromuscular facilitation

뇌성마비나 뇌경색증의 재활을 위해 미국에서 개발된 물리요법의 하나로, 근육의 신장, 운동저항, 관절의 견인 및 압축을 통해 정상적인 반응을 획득하는 방법이다.

★ **PNH** 발작성야간헤모글로빈뇨, 발작성야간혈색뇨

paroxysmal nocturnal hemoglobinuria

용혈빈혈 중 하나로, 후천적 유전자이상을 가진 조혈간세포가 증식하여 보체에 의한 혈관내용혈을 발생시킨다. 이른 아침의 헤모글로빈뇨가 특징적이다.

★ **PNI** 예후영양지수 prognostic nutritional index

수술위험도를 예측하기 위해 혈청 알부민 수치에서 수술 전의 저영양 상태를 평가하는 지수를 말한다.

★ **PNL** 경피적신쇄석술 percutaneous nephrolithotomy

등에 뚫은 구멍으로 내시경을 신장까지 삽입하여 결석을 부수고 제거하는 수술이다.

PNP 말초신경병(증) peripheral neuropathy

대사이상이나 감염, 약제의 부작용 등이 원인으로, 감각장애, 운동장애, 자율신경장애가 나타난다.

★ **PNS** 경피적신루설치술 percutaneous nephrostomy
등에서 신우까지 피부를 통해 카테터를 삽입하여 소변을 배출시키는 수술이다.

★ **PNS** 말초신경계 p.318 peripheral nervous system
뇌신경, 척수신경으로 구성된다. 감각기관에서의 자극을 중추신경에 전달함과 동시에 중추신경으로부터의 명령을 말초조직으로 전달한다.

PNS 부교감신경계 parasympathetic nervous system
교감신경과 길항적으로 작용함으로써 체내 환경의 항상성을 유지하는 자율신경계로, 안정상태에서 우위로 작용한다.
참 신경계의 분류 p.318

PNS 부비동염(코곁굴염) paranasal sinusitis
부비동(코곁굴, paranasal sinuse) 점막이 염증을 일으켜 고름이 고이는 질환으로, 축농증이라고도 한다.

PNT 펜타마이신 pentamycin
마크롤라이드(macrolide)계 항균제

PO 인공심장폐장치 pump oxygenator
심장수술을 할 때 심장이 정지되어 있는 동안 순환(심장)과 호흡(폐) 기능을 대행하는 의료기기를 말한다.

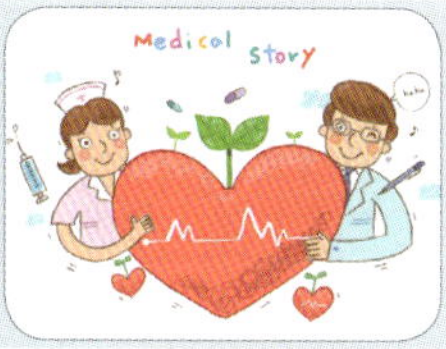

★ **PO, P/O** 수술후의 post operative

★ **P.O., p.o.** 경구 per os(라)

★ **PO_2** 산소분압 partial pressure of oxygen
혼합되어 있는 기체의 압력 중 산소가 차지하는 압력을 말한다.

P

Po 폴립(용종) polyp
융기성 종양으로, 점막에 생기는 종기이다.

POAG 원발개방각녹내장 primary open angle glaucoma
우각은 개방되어 있지만 섬유주대(trabecular meshwork)가 막혀 있어 방수의 흐름이 나쁘기 때문에 안압상승을 일으키는 녹내장을 말한다.

POB 페녹시벤자민 phenoxybenzamine
강압제

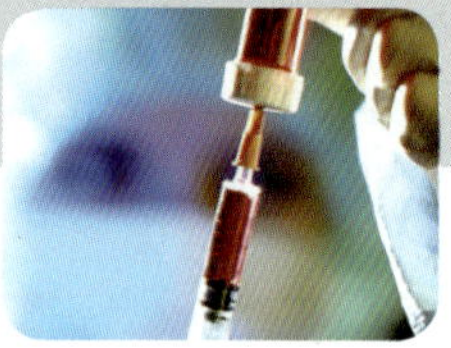

★ **POD** 수술일수 post operative day
수술 후 경과한 날짜 수를 말한다.

★ **Polio** 회색질척수염(소아마비) poliomyelitis
폴리오바이러스에 의한 급성감염병으로, 입을 통해 감염되고 척수의 회백질이 염증을 일으키는 소아에게 많은 질환이다.

Por 저분화선암종 poorly differentiated adenocarcinoma
선세포에 발생하는, 조직 분화도가 낮은 암이다.

★ **POS** 문제지향형시스템 problem-oriented system
환자가 안고 있는 문제를 중심으로 파악하여 진료계획을 세워 의료를 시행하는 시스템이다.

Posm 혈장삼투압 plasma osmolality
물과 혈장을 반투막 사이에 두고 전체의 용질농도를 일정하게 하기 위해 반투막에 가해지는 압력을 말하며, 정상치는 285~295mOsm/kg이다.

PP 맥압(맥박압) pulse pressure
확장기와 수축기의 혈압 차이를 말한다.

PP 주기성사지마비(주기마비) periodic paralysis
팔다리의 근력저하와 마비가 발작성으로 반복하는 가역성 질환으로, 혈중 칼륨농도에 따라 나타나는 증상이 약간 다르다.

PP 혈장관류 plasma perfusion
혈액정화요법의 하나로, 혈장분리기로 분리한 혈장성분을 흡착제나 필터로 관류시켜 병인물질만 제거하고 혈액과 함께 체내로 돌아오게 하는 방법이다.

PPA 순형폐동맥판폐쇄(증) pure pulmonary atresia
우심실의 폐동맥판이 완전히 닫힌 상태인 선천성 심장질환으로, 출생시부터 심부전이나 무산소발작을 나타내고, 프로스타글란딘 E1을 투여하거나 수술적 대응이 필요하다. 참 주요 선천성 심장질환 p.480

PPA 피페미드산 pipemidic acid
퀴놀론계 항균제

PPC 단계적환자관리 progressive patient care
환자를 진료과목과 상관없이 증상과 간호의 필요도에 따라 집중간호, 보통간호, 자가간호, 장기간호, 가정간호, 외래환자간호 등으로 나누고, 효율적으로 간호활동을 전개하는 관리 시스템이다.

★ **PPD** 정제투베르쿨린 purified protein derivative of tuberculin
결핵균 배양액을 멸균한 후에 추출한 단백질 유도물을 말한다.

★ **PPD** 착상전진단 preimplantation diagnosis
유전성 질환이나 유산의 가능성을 조사하기 위하여 체외수정을 해서 유전자나 염색체를 검사하는 것으로 수정란진단이라고도 한다.

PPDR 증식전당뇨망막병증 preproliferative diabetic retinopathy
증식망막병증의 전구단계에서 망막혈관이 심하게 막히는 병태이다.

PPE 개인보호장비 personal protective equipment

감염예방을 위하여 주로 의료종사자가 착용하는 장갑, 마스크, 가운, 캡, 앞치마, 고글 등의 보호장비를 말한다.

PPF 혈장단백분획(혈장단백분율) plasma protein fraction

혈장제제 중 하나로, 알부민 농도가 4.4w/v% 이상이고, 함유 단백질 80% 이상이 알부민인 등장알부민제제이다. 바이러스 안전대책으로서 가열처리된다.

PPG 유문보존위절제술(날문보존위절제술)

pylorus preserving gastrectomy

위 중부의 조기위암에 시행되는 유문륜(pyloric ring; 위의 출구)을 남겨두는 위절제술로, 담즙의 역류나 덤핑(dumping)증상을 방지할 수 있다.

PPH 뇌하수체후엽호르몬 posterior pituitary hormone

뇌하수체 후엽에서 분비되는 호르몬으로, 항이뇨호르몬(ADH)이나 옥시토신 등이 있다. 참 주요 호르몬 p.275

★ **PPH** 분만후출혈 postpartum hemorrhage

분만 직후에 일어나는 이상출혈로, 태반잔류(retained placenta), 자궁파열(uterine rupture), 이완출혈(atonic bleeding), 경관열상(cervical laceration)에 의해 발생한다.

★ **PPH** 원발(성)폐고혈압증 primary pulmonary hypertension

폐동맥의 압력이 지속적으로 높아지고 심장과 폐에 장애가 발생하는 원인 불명의 질환으로, 노동을 할 때 호흡곤란으로 초발하고 진행되면 우심부전(right heart failure)이 된다.

★ **PPHN** 신생아폐고혈압지속증

persistent pulmonary hypertension of the newborn

출생 후 폐동맥의 혈관저항이 높게 유지되면서 폐고혈압을 일으키는 질환으로, 과거에는 태아순환지속증(PFC p.368)이라고 불렸다.

PPI 양성자펌프억제제 proton pump inhabator
위벽세포의 양성자펌프에 작용하여 위산분비를 억제하는 약제이다.

PPL 평면부수정체절제(술) pars plana lensectomy
백내장수술로, 수정체 절제를 모양체 편평부에서 시행하는 것을 말한다.

★ **ppm** 100만분율 parts per million
비율을 나타내는 단위로 100만분의 1을 의미한다.

PPN 말초정맥영양 peripheral parenteral nutrition
장을 통한 영양섭취가 충분하지 못한 환자에게 말초의 정맥에서 영양을 보충하는 방법이다.
참 PN(비경구적영양) p.381, TPN(완전비경구영양) p.488

PPP 수장족저농포증(손발바닥고름물집증) palmoplantar pustulosis
손바닥과 발바닥에 작은 수포와 농포가 반복적으로 나타나는 난치성 피부질환이다.

PPPC 페녹시프로필페니실린 phenoxypropyl penicillin [propicillin]
페니실린(penicillin)계 항균제

★ **PPPD, PpPD** 유문보존췌두십이지장절제술(날문보존이자샘창자절제술)
pylorus-preserving pancreatoduodenectomy
유문륜을 포함한 위 전체와 십이지장을 2~3cm 남겨두는 췌두십이지장절제술(이자샘창자절제술)이다.

PPRF 방정중교뇌망상체(중심곁다리뇌그물체)
paramedian pontine reticular formation
주시중추(gaze center)의 하나로 수평방향의 안구운동을 제어한다.

PPS 말초폐동맥협착(말초허파동맥협착) peripheral pulmonary stenosis
폐동맥 좌우로 분지되는 끝에 협착이 나타나는 선천성 심장질환이다.

★ **PQ** PQ시간 PQ time
심전도의 P파에서 Q파까지의 시간으로, 심방에서 일어난 흥분이 심실로 전달될 때까지의 시간을 말한다.

pQCT 말단골정량적전산화단층촬영법
peripheral quantitative computed tomography
CT를 이용한 골다공증 진단을 위한 골밀도 측정법이다.

Pr 노안 presbyopia
노화에 따른 수정체의 탄력이 떨어지면서 눈의 조절기능이 저하되어 가까운 물체가 보이지 않게 되는 것을 말한다.

PR PR간격 PR interval
동 PQ p.388

PR 맥박수 pulse rate
말초의 동맥이 1분간 박동하는 횟수를 말한다.

★ **PR** 부분관해(유효) partial response
암의 치료효과가 있어 암이 축소된 것을 말한다. 항암제 표준치료 판정기준에서는 종양이 30% 이상 축소된 상태가 4주간 지속되는 경우이다.

PR 폐동맥역류(허파동맥역류) pulmonic regurgitation
우심실(오른심실)이 확장됨과 동시에 닫혀 있는 폐동맥판이 정확하게 닫혀지지 않아 폐동맥에서 우심실로 혈액의 역류가 일어나는 질환이다.

★ **PRA** 혈장레닌활성도 plasma renin activity
혈장 속 안지오텐신(angiotensin)의 생산속도를 측정함으로써 레닌(renin ; 안지오텐신을 생산하는 단백질)의 동태를 파악하는 검사이다.

PRC 적혈구농후액 packed red cells
혈액에서 혈장을 원심분리로 제거하고 적혈구만 보존용으로 농축한 수혈제제로, 농후적혈구라고도 한다.

★ **PRCA** (진정)적혈구계무형성(증) pure red cell aplasia
골수에서 적혈구계 세포만 생산이 저하되어 중증의 빈혈을 일으키는 질환으로, 급성과 만성으로 분류된다.

★ **pre-medi** 마취전투약 preanesthetic medication
환자의 불안을 경감 및 진정시키고, 기도 내 분비물을 감소시키며, 통증의 역치를 올릴 목적으로 수술 전에 투여하는 약제이다.

★ **PRF** 프로락틴분비인자 prolactin releasing factor
시상하부의 신경분비세포에서 생산되어 프로락틴의 분비를 촉진하는 인자이다.

PRK 굴절교정레이저각막절제(술) photorefractive keratectomy
레이저를 이용한 근시교정수술 중 하나로, 각막의 표면을 깎는 방법이다.

★ **PRL** 프로락틴 prolactin
뇌하수체전엽에서 분비되는 호르몬으로, 유선자극호르몬, 황체자극호르몬(LSH p.283)이라고도 하며 유선 발달, 유즙 분비, 황체 자극 등에 관여한다.

PRM 파로모마이신 paromomycin
아미노글리코시드계 항균제로, 장관아메바증(intestinal amebiasis) 치료에 이용된다.

★ **PROG** 악전돌증(턱나옴증) prognathism
음식을 씹을 때 하악이 상악보다 앞으로 돌출되어 있는 부정교합의 한 형태로, 반대교합이라고도 한다.

P

★ **PROM** 조기양막파열 premature rupture of membrane
진통이 시작되지 않은 단계에서 일어나는 양막파열을 말한다.

PRP 범망막광응고(술) panretinal photocoagulation
당뇨망막병증에 시행되는 레이저치료로, 신생혈관의 소실과 망막증의 진행을 방지할 목적으로 광범위하게 조사한다.

★ **PRP** 심부담도 pressure rate product
심박수×수축기혈압치를 말하며, 이 수치가 심근 산소소비량에 비례하기 때문에 심장에 대한 부하강도의 지표가 된다.

PRP 후복막기종(공기후복막증) pneumoretroperitoneum
십이지장(샘창자), 상행결장(오름잘록창자, ascending colon) · 하행결장(내림잘록창자, descending colon) 등의 천공으로 후복막강(배막뒤공간)에 가스가 고이는 상태를 말한다.

PRSP 페니실린내성폐렴구균
penicillin-resistant *Streptococcus pneumoniae*
그람양성구균에 효과적인 항생물질인 페니실린에 대해 약제내성을 획득한 폐렴구균이다. 건강한 사람의 비인두(코인두, nasal part of pharynx)에 상재하며 국부에 염증이 발생하면 감염증상을 보인다.
참 PSSP(페니실린감수성폐렴구균) p.393

PRVC 압력보정종량식환기
pressure regulated volume control ventilation
인공호흡기의 환기모드로, 1회 필요 환기량을 넣기 위해 흡기압을 자동적으로 설정하는 것을 말한다.

PS 광자극 photic stimulation
광감수성을 조사하는 뇌파검사로, 광자극에 의해 유발되는 간질발작(광과민성발작) 진단법이다.

★ **PS** 유문협착증(날문협착증) pyloric stenosis
위의 출구가 유문근의 비후로 협착되어 있어 내용물의 통과장애가 일어나는 질환으로, 궤양의 반흔이나 종양, 선천성인 경우가 있다.

PS 활동도(수행도) performance status
환자의 전신상태를 일상생활동작(activities of daily living, ADL p.15)의 수준에 따라 평가하는 지표로, 0~4의 5단계로 분류하며 주로 암환자에게 사용된다.

★ **PSA** 전립선특이항원(전립샘특이항원) prostate-specific antigen
전립선에서 분비되며 정액이나 혈액 속에 들어있는 당단백의 하나로, 전립선암 종양표지자(tumor marker p.375)이다.

★ **PSC** 원발경화담관염(원발경화쓸개관염)
primary sclerosing cholangitis
담관에 생긴 미만성염증과 섬유화에 의해 협착 · 폐색이 발생하고, 담즙의 흐름이 나빠지면서 최종적으로 간경화를 일으키는 질환이다.

★ **PSC** 후낭하백내장 posterior subcapsular cataract
백내장의 한 병형으로, 혼탁부위가 수정체의 뒤쪽인 것을 말한다.

★ **PSD** 정신신체질환 psychosomatic disease
심신을 일원적으로 연구하는 심신의학의 대상 질환으로, 정신적인 영향을 심하게 받았을 때 나타나는 신체질환(기질적 장애 · 기능적 장애)을 일컫는 말이다.

★ **PSE** 부분적비장동맥색전술 partial splenic embolization
저침습의 비장기능항진증(지라기능항진증, hypersplenism) 치료법으로, 비장동맥의 분지에 카테터를 삽입하여 색전물질을 유치함으로써 부분비경색(partial splenic infarction)을 일으키는 것을 말한다.

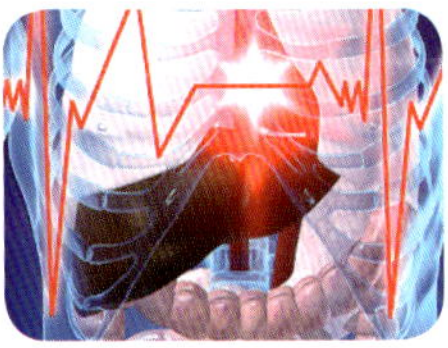

PSG 수면다원검사 polysomnography

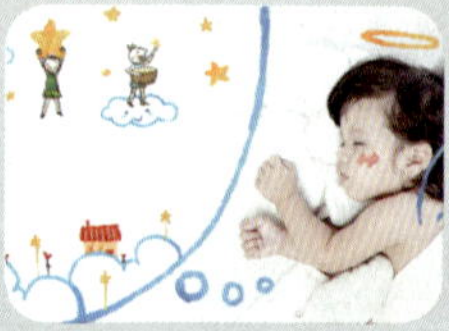

수면 중의 뇌파, 안전도(electrooculogram), 근전도, 안구운동, 호흡 등을 기록하면서 수면 상태를 종합적으로 평가하는 검사로, 수면장애를 진단하는 데 이용된다.

PSL 프레드니솔론 prednisolone

대표적인 합성부신피질호르몬제제로, 항염증작용이나 면역억제작용 등의 약리작용이 있으며, 자가면역질환, 악성림프종 등 다양한 질환의 치료에 널리 이용된다.

★ **PSM** 정신신체의학 psychosomatic medicine

인간은 마음과 몸이 일체를 이루는 것이라는 기본이념에 따라 모든 질환을 심신의 양면에서 종합적으로 파악하고 진단과 치료를 하는 의학이다.

PSMA 진행척수성근(육)위축증

progressive spinal muscular atrophy 동 SPMA p.459

PSO 심상성건선 psoriasis vulgaris

염증성 각화증의 하나로 분류되는 피부질환이며, 인설(비늘, scale)을 동반한 각화성 홍반이 전신, 특히 머리나 팔꿈치, 무릎에 많이 발생한다.

★ **PSP** 진행핵상마비 progressive supranuclear palsy

보행장애, 자세이상, 안구운동장애 등을 나타내는 파킨슨병 관련 질환의 하나로, 진행이 빠르고 일상생활동작(ADL p.15)의 저하속도는 파킨슨병보다 빠르다.

PSP 페놀설폰탈레인시험 phenolsulfonphthalein test

색소(페놀설폰탈레인)을 정맥에 주입하고 그 요중 배설량을 측정함으로써 신장기능을 조사하는 검사이다.

★ **PSPD** 후상췌십이지장동맥(뒤위이자샘창자동맥)
posterior superior pancreaticoduodenal artery
위십이지장동맥에서 분지하여 췌두(이자머리)를 하행하는 동맥을 말한다.

PSS 생리식염수 physiological salt solution
체액과 동일한 삼투압인 0.9% 염화나트륨수용액을 말하며 점적이나 주사의 기본 재료, 세정제로 사용한다.

★ **PSS** 진행전신경화증 progressive systemic sclerosis
전신성경피증(systemic scleroderma)이라고도 하며, 관절, 근육, 힘줄 등의 만성범발성결합조직의 교원병이다. 환자에 따라서는 거의 진행되지 않는 사람도 있어 현재는 '진행성'을 붙이지 않은 경우가 많다.

PSSP 페니실린감수성폐렴구균
penicillin sensitive *Streptococcus pneumoniae*
항생물질인 페니실린에 감수성을 보이는 폐렴구균을 말한다.
참 PRSP(페니실린내성폐렴구균) p.390

PSST 욕창상태판정용도구 pressure sore status tool
욕창상태를 평가하기 위한 체크항목과 채점표를 말한다. 크기, 깊이 등 13개 항목을 각각 5단계로 평가하는 것으로 종합점수가 높을수록 욕창 상태는 나쁘다.

PS test 판크레오지민-세크레틴검사 pancreozymin-secretin test
췌외분비기능 검사법 중 하나로, 췌액분비를 촉진하는 호르몬인 판크레오지민과 세크레틴을 정맥에 주입한 후 췌액을 채취하여 시행한다. 현재는 세크레틴 단독시험이 많이 이루어진다.
참 PZ p.404, S test p.463

PSTI 췌분비성트립신억제제 pancreatic secretory trypsin inhabator
트립신의 단백분해작용에 의한 자가용해(autolysis)를 방지하는 단백질로, 췌장(이자)에서 분비되며 염증이나 종양표지자(tumor marker)로서도 유용하다.

★ **PSV** 압력보조환기 pressure support ventilation

인공호흡기의 환기모드로, 환자의 자발호흡에 맞추어 설정한 압력에 기도내압(airway pressure)을 유지하는 것이다.

★ **PSVT** 발작성심실상성빈맥(발작성심실위빠른맥)

paroxysmal supraventricular tachycardia

갑자기 맥박이 빨라졌다가 돌연 정상적인 맥박으로 돌아오는 발작성 빈맥으로, 대부분은 리엔트리(reentry)에 의해 발생한다.

★ **PSW** 정신과사회복지사 psychiatric social worker

정신보건복지사라고도 하며, 정신장애인이 안고 있는 문제를 해결하기 위해 주로 생활적인 측면에서 접근하는 국가자격을 가진 전문가이다.

★ **Psy** 정신과 psychiatry

Pt 환자 patient

PT 공기안압계 pneumatic tonometer

압축한 공기를 한쪽 눈에 불어넣고 만지지 않은 상태에서 안압을 측정하는 장치이다. 동 NCT(비접촉형안압계) p.322

★ **PT** 물리치료(사) physical therapy [therapist]

장애인의 기본적인 동작능력을 회복시키기 위해 운동요법이나 전기자극 등의 의학적 재활치료를 시행하는 것이다. 물리치료사는 그것을 실천하는 국가자격을 가진 전문가이다.

★ **PT** 프로트롬빈시간 prothrombin time

지혈기능에서 중심적인 역할을 하는 프로트롬빈의 외인계 응고능을 조사하는 검사로, 간기능검사의 하나로도 측정된다.

참 INR p.243, PT-INR p.398

★ **PTA** 경피경혈관혈관성형술(피부경유혈관경유혈관성형술)
percutaneous transluminal angioplasty
피부를 통해 풍선카테터를 혈관 협착부위까지 삽입하고 그곳에서 풍선을 팽창시켜 혈관을 확장하는 수술이다.

PTA 순음청력검사 pure tone audiometry [average]
청력검사의 가장 기본적인 것으로, 주파수가 다른 소리를 들려주고 기도 및 골도청력을 측정하는 검사이다.
참 청력검사에 관한 주요 약어 p.59

★ **PTA** 외상후건망 post-traumatic amnesia
두부외상 후 기억이 일정기간 상실되는 것을 말한다.

PTA 편도주위농양(편도주위고름집) peratonsillar abscess
급성편도염이 악화되거나 치료가 충분하지 않을 때 염증이 편도 주위에까지 미치는 것을 말한다.

PTAC 경피적풍선대동맥판절개술
percutaneous transluminal aortic commissurotomy
대동맥판협착증 수술로, 피부를 통해 삽입한 풍선카테터를 이용해 협착된 판막 입구를 벌리는 수술이다.

★ **PTAD** 경피경간농양배액술(경피경간고름집배액술)
percutaneous transhepatic abscess drainage
초음파 유도 하에 경피경간적으로 배액튜브를 농양에 삽입하여 농양을 배출하거나 세척하는 것이다. 참 PTBD, PTCD p.400

PTB 슬개건부하(무릎힘줄부하) patellar tendon bearing
슬개건(무릎힘줄)을 중심으로 한 기전으로 체중을 지지함으로써 환부에 가해지는 체중을 경감시키는 것을 말한다.

P

★ **PTBD** 경피경간담관배액술(피부경유간경유쓸개관배액술)

percutaneous transhepatic biliary drainage

경피경간적으로 담관(쓸개관, bile duct)에 드레인을 삽입하여 담즙을 배출하는 치료법이다. 동 PTCD

★ **PTC** 경피경간담관조영술(피부경유간경유쓸개관조영술)

percutaneous transhepatic cholangiography

피부를 통해 간에 카테터를 삽입하고 조영제를 주입하여 담관(쓸개관)을 X선으로 촬영하는 방법이다.

★ **PTCA** 경피경관적관상동맥성형술(피부경유혈관경유심장동맥확장술)

percutaneous transluminal coronary angioplasty

관상동맥(심장동맥) 협착부에 풍선카테터를 삽입하여 풍선을 팽창시키고 협착부를 확장시키는 치료법이다.

PTCC 경피경간담도조영술(피부경유간경유쓸개길조영술)

percutaneous transhepatic cholecystography

경피경간적으로 간내담관을 천자하고 조영제를 주입하여 담도계의 영상을 촬영하는 검사이다.

★ **PTCD** 경피경간담도배액술(피부경유간경유쓸개길배액술)

percutaneous transhepatic cholangio drainage 동 PTBD

PTCL 경피경간담도경쇄석술

percutaneous transhepatic cholangioscopic lithotomy

간내결석증 수술. 경피경간적으로 담도경(쓸개관보개, cholangioscope)을 담관(쓸개관)에 삽입하여 담석을 부수는 수술이다.

★ **PTCR** 경피경간적관상동맥혈전용해술

percutaneous transluminal coronary recanalization

카테터를 이용해 관상동맥(심장동맥) 안에 직접 혈전용해제를 넣어 혈전을 녹이는 치료법이다.

★ **PTCRA** 로터블레이터

percutaneous transluminal coronary rotational atherectomy

카테터 끝에 설치한 다이아몬드 미립자 코팅 팁을 고속으로 회전시켜 혈관협착을 형성하는 죽종을 깨부수는 기구이다. PTCA(경피경간적관상동맥성형술)에 사용된다.

★ **PTCS** 경피경간담도경검사

percutaneous transhepatic cholangioscopy

경피경간적으로 담도경을 담관에 삽입하고 담도 내부를 관찰하여 조직을 채취하는 검사이다.

★ **PTE** 폐동맥혈전증(허파혈전색전증)

pulmonary thromboembolism

대개는 다리의 정맥에서 박리된 혈전에 의해 폐동맥이 막혀 발생하는 질환이다. 동 PE(폐색전증) p.365

PTEG 경피경식도위관삽입술

percutaneous trans-esophageal gastro-tubing

초음파 관찰을 통해 경부에서 식도를 뚫고 위 · 소장에 영양튜브를 유치하는 경부식도루조성술이다.

ptery 익상편(군날개) pterygium

결막조직이 내안각에서 각막 위로 증식하는 양성질환을 말한다.

★ **PTGBD** 경피경간담낭배액술(피부경유간경유쓸개배액술)

percutaneous transhepatic gallbladder drainage

경피경간적으로 담낭(쓸개, gallbladder)에 드레인을 삽입하여 담즙을 배출하는 치료법이다.

★ **PTH** 부갑상선호르몬, 상피소체호르몬 parathyroid hormone

부갑상샘(상피소체)에서 분비되는 펩티드호르몬으로, 혈중 칼슘농도를 정상으로 유지하는 작용을 한다.

P

PTH 수혈후간염 post-transfusion hepatitis

수혈로 몸속에 들어온 바이러스에 의한 급성감염병으로, 대개는 B형 또는 C형간염바이러스에 의한 것이지만 수혈 전 검사로 안전성이 큰 폭으로 향상되었다.

★ **PTHrP** 부갑상선호르몬관련펩티드

parathyroid hormone-reated protein

정상일 때도 소량으로 생산되지만 악성종양에서는 대량으로 생산되는 경우가 있다. 부갑상선호르몬수용체와 결합하여 고칼슘혈증(hypercalcemia)에 관여한다.

PT-INR 프로트롬빈시간국제표준비율

prothrombin time International Normalized Ratio

프로트롬빈시간은 의료기관에 따라 검사치에 차이가 있어 그것을 해소하기 위해 고안된 표준비율이다. 동 INR p.243

★ **PTMC** 경피적경정맥적승모판교통부절개술

percutaneous transvenous mitral commissurotomy

승모판협착(mitral stenosis) 수술로, 대퇴정맥에서 승모판까지 카테터를 삽입하여 풍선을 팽창시키고 판막 유합부를 벌려 협착을 해소한다.

★ **PTO** 경피경간식도정맥루색전술

percutaneous transhepatic obliteration

경피경간적으로 카테터를 위정맥에 삽입하고 색전물질을 채워서 정맥루로 흐르는 혈류를 폐쇄하는 수술이다.

★ **PTP** 경피경간문맥조영술 percutaneous transhepatic portography

경피경간적으로 카테터를 문맥에 삽입하고 조영제를 주입하여 시행하는 영상검사로, 문맥고혈압 검사법으로 유용하다.

★ **PTP** 압박포장 press through package

정제(tablet)나 캡슐의 포장형식으로, 손가락 끝으로 세게 눌러 꺼내는 PTP포장시트를 말한다.

PTPC 경피경간문맥카테터법
percutaneous transhepatic portal catheterization
경피경간적으로 카테터를 문맥에 삽입하고 문맥조영, 문맥압측정, 문맥혈의 시간적분석 등을 시행하는 방법이다.

★ **PTPE** 경피경간문맥색전술
percutaneous transhepatic portal embolization
간을 절개하기 전에 간부전(간기능상실, hepatic failure)에 대한 대책으로 시행하는 수술이다. 초음파 관찰을 통해 문맥 안에 카테터를 삽입하고 색전하여 잔존 예정부의 보상성비대(compensatory hypertrophy)를 도모하는 방법이다.

★ **PTR** 슬개건반사(무릎힘줄반사) patellar tendon reflex
심부건반사(deep tendon reflex)의 하나로, 슬개건(무릎힘줄)이 타박상을 입었을 때 대퇴사두근(넙다리네갈래근, quadriceps femoris muscle)이 수축하여 무릎관절이 늘어나는 척수반사(spinal reflex)를 말한다.

★ **PTRA** 경피경관적신혈관(동맥)성형술
percutaneous transluminal renal angioplasty
신혈관성 고혈압 치료법으로, 신동맥 협착부를 풍선카테터를 사용해서 넓히고 스텐트(stent)를 삽입하여 혈류를 회복시키는 수술이다.

★ **PTSD** 외상후스트레스장애 post traumatic stress disorder
재해나 사고, 전쟁 등 스트레스의 한계를 넘는 경험을 한 후에 일어나는 심신장애를 말한다.

PTSMA 경피적중격심근소작술
percutaneous transluminal septal myocardial ablation
폐색비대심근병증 수술로 카테터를 사용해서 순에탄올로 중격심근을 소작 및 괴사시키는 것이다.

★ **PTT** 부분트롬보플라스틴시간 partial thromboplastin time
부분트롬보플라스틴과 칼슘을 첨가한 혈장의 응고시간으로, 내인성 응고활성의 지표가 된다.

P

PTU 프로필티오우라실 propylthiouracil
갑상선항진증 치료제

PTX 부갑상선제거술 parathyroidectomy
부갑상선항진증에 행해지는, 병적으로 비대해진 선조직을 적출하는 수술이다.

PTX 파클리탁셀 paclitaxel
항악성종양제

PUFX 프룰리플록사신 prulifloxacin
뉴퀴놀론계 항균제로, 전구약물(prodrug)형이며 병소로 이행하기 쉽다.

pul, pul 치수염(속질염) pulpitis
치아 심부 치수강의 염증으로, 대개는 우식(충치)에 의해 일어나지만 신경이 많고 감각이 예민한 부분의 염증이라서 통증이 심하다.

★ **Pulv.** 산제, 분말 pulvis(라)

punc 천자 puncture
세포 채취, 체액 및 고름을 배출하기 위해 바늘을 혈관이나 체강, 내장에 꽂는 것을 말한다.

PUPPP 임신성소양성팽진구진반(임신가려움팽진구진반)
pruritic urticarial papules and plaques of pregnancy
임신 후반기에 주로 하복부에 생기는 심한 가려움을 동반하는 두드러기성 구진으로, 처음 임신할 때 발병하는 경우가 많다.

Pur 푸린 purine
세포 내 핵산 구조의 일부가 되는 복소환식화합물(헤테로고리화합물, heterocyclic compound)의 하나로, 간에서 대사, 분해되어 요산이 된다.

Pura 요도압 pressure of urethra
요도 내강의 확장에 저항하는 힘으로, 배뇨기능검사에서는 요도에 삽입한 가는 관을 빼내면서 연속적으로 측정한다.

★ **PUVA** 소랄렌자외선요법 psoralen ultraviolet A therapy
건선이나 아토피성 피부염 등에 시행하는 광화학요법 중 하나로, 광감수성의 소랄렌 유도체를 복용하거나 환부에 바른 후 장파장자외선을 조사하여 면역억제나 색소형성을 촉진시킨다.

★ **PV** 문맥 portal vein
복강 내의 정맥혈이 간으로 유입되는 혈관을 말한다.

★ **PV** 진성적혈구증가증(참적혈구증가증) polycythemia vera
만성골수증식성 질환의 하나로, 골수 내 조혈간세포의 이상 때문에 적혈구가 과잉생산되거나 순환혈액량이 증가하는 질환을 말한다.

★ **PV** 폐동맥판(허파동맥판) pulmonary valve
폐동맥(허파동맥)이 우심실(오른심실)에서 나오는 부분에 있으며, 확장기에 혈액의 역류를 방지한다.

P

★ **PV** 폐정맥(허파정맥) pulmonary vein
폐에서 가스교환을 마친 동맥혈을 심장의 좌심방(왼심방)으로 운반하는 정맥이다.

★ **PVC** 심실기외수축(조기심실수축) premature ventricular contraction
정상적인 박동이 일어나기 전에 발생하는 심실수축을 말하며, 심실을 기원으로 하는 비정상적인 전기활동의 결과로 나타난다. 노인에게 많이 보이지만 자주 발생하지 않는다면 치료는 필요하지 않다.
동 VES p.516, VPC p.520

★ **PVC** 폴리염화비닐 polyvinyl chloride
의료현장에서 많이 사용하는 합성수지 중 하나로, 성분에 들어있는 가소제의 고환 · 생식발생에 대한 독성이 설치류에서 확인되었기 때문에 대체재료 개발이 추진되고 있다.

$P\bar{v}CO_2$ 혼합정맥혈이산화탄소분압
partial pressure of mixed venous carbon dioxide
폐동맥혈 속에 용해되어 있는 이산화탄소량을 분압으로 나타낸 것으로, 정상치는 46mmHg이다. 참 $P\bar{v}O_2$

PVD 후부유리체박리(후유리체박리) posterior vitreous detachment
노화로 유리체가 줄어들어 망막에서 유리체가 박리되는 현상을 말한다.

★ **PVG** 공기뇌실조영(술) pneumoventriculography
공기나 산소 등의 기체를 이용해서 시행하는 뇌실의 X선 조영법으로, 현재는 거의 이루어지지 않는다.

★ **PVL** 뇌실주위백질연화증 periventricular leukomalacia
조산아에게 보이는 특징적인 뇌장애로, 혈관의 미숙성, 뇌혈류의 저하 때문에 뇌실 주위 백질에 연화가 발생하여 뇌성마비의 원인이 된다.

$P\bar{v}O_2$ 혼합정맥혈산소분압 partial pressure of mixed venous oxygen
폐동맥혈 속에 용해되어 있는 산소를 분압으로 나타낸 것으로 정상치는 40mmHg이다. 참 $P\bar{v}CO_2$

PVPC 피밤피실린 pivampicillin
페니실린(penicillin)계 항균제

PVR 증식유리체망막병(증)
proliferative vitreoretinopathy
당뇨망막병증의 악화나 망막박리수술에서 구멍의 폐쇄가 불완전한 경우에 섬유성 세포가 망막 표면이나 유리체 내에 증식해서 막을 형성하고 그 막이 줄어들어 망막박리를 일으키는 질환이다.

PVR 폐동맥판치환술 pulmonary valve replacement
폐동맥판의 폐쇄부전 및 협착에 대한 치료법으로, 손상된 판막을 인공판막으로 바꾸는 수술이다.

★ **PVR** 폐혈관저항 pulmonary vascular resistance
폐혈관계의 혈류에 대한 저항으로, '(평균폐동맥압－평균좌심방압) ÷ 심박출량'으로 산출한다.

PVS 색소침착융모결절윤활막염
pigmented villonodular synovitis
관절(주로 팔꿈치관절) 내부에 있는 윤활막이 융모상, 결절상으로 증식하는 질환이다.

PVS 폐동맥판협착증 pulmonary valve stenosis
폐동맥판이 협착을 일으켜 우심실(오른심실)에서 폐(허파)로 혈액이 흐르는 질환이다.

★ **P-V shunt** 복강정맥션트 peritoneovenous shunt
난치성 복수 치료법으로, 역류방지판막이 달린 튜브로 복강과 쇄골하정맥(빗장밑정맥, subclavian vein) 등을 연결하여 복수를 정맥으로 배출한다.

★ **PVT** 발작성심실빈맥 paroxysmal ventricular tachycardia
심실의 일부에서 이상흥분이 자주 나타나는 것으로, 발병이나 정지도 갑자기 일어난다.

P

★ **PVTE** 문맥내종양색전 portal vein tumor embolism
간세포암(hepatoma)이나 전이성 간종양의 침윤으로 문맥이 폐색을 일으키는 병태를 말한다.

★ **PWB** 부분하중 partial weight bearing
골절 등으로 다리에 체중을 가하는 데 제한이 있어 체중의 일부를 더하는 것을 말한다.

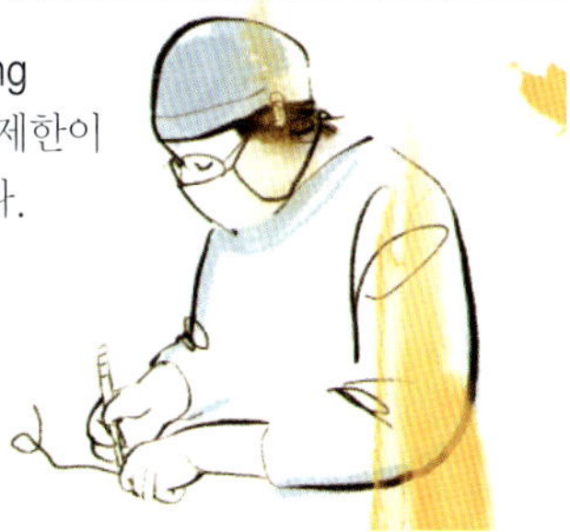

PWI 관류강조영상 perfusion-weighed image
조영제를 주입하면서 연속으로 촬영하여 혈류 동태를 시간의 변화에 따라 나타내는 MRI로, 관류가 저하되어 있는 영역을 알 수 있어 뇌경색증의 조기진단이 가능하다.

PWP 폐동맥쐐기압 pulmonary wedge pressure
동 PAWP p.357

Px 과거병력 past history
동 PH p.370

★ **PX** 기흉(공기가슴증) pneumothorax
폐나 기관지의 손상으로 공기가 흉강으로 새어나와 폐가 허탈한 상태가 되는 질환이다.

PZ 판크레오지민 pancreozymin
동 CCK p.78

PZA 피라진아미드 pyrazinamide
항균제로, 결핵의 초기치료에 병용되는 전구약물(prodrug)이다.

PZD 투명대절개 partial zona dissection
현미수정(micro insemination) 방법의 하나로 채취한 난자의 투명대에 구멍을 뚫고 정자를 난핵에 주입하여 침입을 조장하는 방법이다.

PZFX 파주프록사신 pazufloxacin
뉴퀴놀론계 항균제

PZI 프로타민아연인슐린 protamine zinc insulin
인슐린에 프로타민(protamine; 어류의 정소에 들어있는 염기성 단백질)과 소량의 아연을 첨가하여 작용지속시간이 긴 인슐린제제이다.

Q

Q Q열 query fever

리케차(*Rickettsia*)의 하나인 콕시엘라(coxiella)에 의해 발생하는 사람과 동물에 공통된 열성 감염병으로, 급성Q열은 갑작스런 고열, 근육통 등 인플루엔자와 유사한 증상으로 시작된다.

★ **Q** Q파 Q-wave

심전도의 파형으로, 심실에 전달된 흥분을 말하며 가장 먼저 발생한 심실중격의 흥분을 나타낸다.

Q 양 quantity

★ **q.a.d** 격일 quaque altera die(라)

동 q.o.d p.412

q.a.m. 매일아침 quaque ante mendiem(라)

처방전 용어로 매일 아침에 복용하는 것을 말한다.

QAS 퀴델알레르기검사 Quidel allergy screen

알레르기성 질환의 예방 및 치료를 위해 시행하는 알레르겐검색법이다.

Qave 평균요류율 average urinary flow rate

단위시간당 소변 유량의 평균치를 말하며, 전립선비대(prostatic hypertrophy) 진단에 유용하다.

★ **QB, Qb** 혈류량 quantity of blood flow

혈액투석에서 단위시간당 혈액의 유량을 말한다.

★ **QC** 품질관리 quality control

요구에 맞춘 제품의 품질을 일정 수준으로 안정 및 향상시키기 위한 다양한 관리활동을 말한다.

QCA 정량적관상동맥조영(술)
quantitative coronary angiography
관상동맥조영술을 이용하여 관상동맥의 혈관경(협착경)이나 길이를 컴퓨터로 측정하는 방법이다.

QCT 정량적골염량측정법 quantitative computed tomography
골염량(골밀도)을 조사하는 방사선 CT검사이다.

QD, Qd 투석액유량 quantity of dialysis fluid
혈액투석에서 단위시간당 투석액의 유량을 말한다.

QF 대퇴사두근(넙다리네갈래근) quadriceps femoris muscle
대퇴골(넙다리뼈, femur)에 연결된 근육으로 대퇴직근(넙다리곧은근, rectus femoris muscle), 외측광근(가쪽넓은근, vastus lateralis), 중간광근(중간넓은근, vastus intermedius), 내측광근(안쪽넓은근, vastus medialis)의 4가지 근육으로 구성되어 있다. 동 quad p.409

★ **q.i.d** 1일4회 quarter in die(라)
처방전 용어로, 하루에 4회 약을 복용하는 것을 말한다.

Qmax 최대요류율 maximum flow rate
단위시간당 소변 유량의 최대치를 말하며, 전립선비대 진단에 유용하다.

QMI Q파경색 Q-wave myocardial infarction
심근경색이 발생했을 때 심전도상에 나타나는 비정상적인 Q파로, 심근괴사(myocardial necrosis)를 반영한다.

Q-n 유비퀴논 ubiquinone
보조효소 Q라고도 하며, 미토콘드리아 내막에 존재하는 전자전달물질의 하나로 생체 내의 산화환원반응에 관여한다.

★ **q.o.d.** 격일 quaqua altera die(라)
처방전 용어로, 하루 걸러서 약을 복용하는 것(every other day)을 말한다.

★ **QOL** 삶의질, 생명의질 quality of life
삶의 질 향상을 목표로 하는 개념으로, 생명 연장이 우선이 아니라 환자의 입장에서 생활과 인생의 질적 향상을 생각하는 것을 말한다.

QOUH 궤양치유의질 quality of ulcer healing
궤양에 의한 손상부위의 회복정도가 재발에 영향을 미칠 수 있는 점에서 재발이 없는 조속한 치유를 의미한다.

★ **Qp/Qs** 폐 · 체혈류비 ratio of pulmonary to systemic blood flow
폐혈류량과 전신으로 운반되는 혈류량의 비율을 나타낸 것으로, 정상은 1이며 심장질환의 수술 대상을 판단하는 지표가 된다.

QPA 폐동맥혈류량 pulmonary arterial flow
우심실(오른심실)에서 폐(허파)로 운반되는 혈류량을 말한다.

★ **QRS** QRS파 QRS-wave
심전도의 파형으로, 심실에 흥분이 전달되어 심장이 수축하는 것을 나타낸다.

Qs 충분량 quantum sufficit

★ **QS** QS간격 QS interval
심전도에서 Q와 S의 간격을 말하며, 심실기외수축(ventricular extrasystole), 각차단(bundle branch block) 등 좌실 내 전도이상을 평가하는 데 유용하다.

★ **QS** QS패턴 QS pattern
심전도상의 소견으로, QRS파 중 R파가 없거나 R파에 증가와 고조의 불량이 보이는 것으로, 심근경색증에 동반되는 변화를 말한다.

Q

Qsan 해부학적단락량 anatomic shunt flow
심장테베시우스혈관, 기관지정맥 등 폐에서 가스교환을 하지 않고 동맥혈로 흘러들어가는 혈류량을 말한다.

QSE 대퇴사두근유연운동(넙다리네갈래근유연운동)
quadriceps setting up exercise
대퇴사두근(넙다리네갈래근)을 단련시키는 운동요법으로, 변형무릎관절증의 무릎통증을 개선하거나 인공무릎관절 전치환술을 시행한 후의 훈련으로서 시행한다.

QSP 생리학적단락량 physiologic shunt flow
폐포에서의 가스교환에 관여하지 않는 폐혈류량과 해부학적 단락량의 총합을 말한다.

★ **QS/Qt** 폐내단락률 right to left shunt ratio
폐포에서 가스교환에 관여하지 않는 정맥혈이 그대로 좌심방(왼심방)으로 환류하는 비율로, 좌우단락률이라고도 한다.

qt 쿼트 quart
액량의 단위

★ **Qt** 심박출량 total blood flow
동 CO p.96

★ **QT** QT시간 QT interval
심전도에서 Q파 시작부터 T파 종료까지의 간격으로, 심실근의 흥분이 개시된 후 종료될 때까지의 시간을 나타낸다.

Q-test 퀘켄스테트시험 Queckenstedt test
양쪽 경정맥(목정맥, jugular vein)을 세게 압박하여 뇌척수액압을 의도적으로 올리는 시험으로, 두개 내에 폐색부위가 있으면 압박하더라도 뇌압에는 거의 영향을 미치지 않는다.

quad 대퇴사두근(넙다리네갈래근) quadriceps
동 QF p.406

★ **quad** 사지마비 quadriplegia
뇌 또는 척수손상으로 팔다리에 운동마비가 있는 상태를 말한다.

QUS 정량적초음파법 quantitative ultra-sound
골밀도 측정법으로, 초음파가 뼈 안을 빠져나가는 속도를 측정해서 뼈를 평가하는 것으로 피폭 없이 시행할 수 있다.

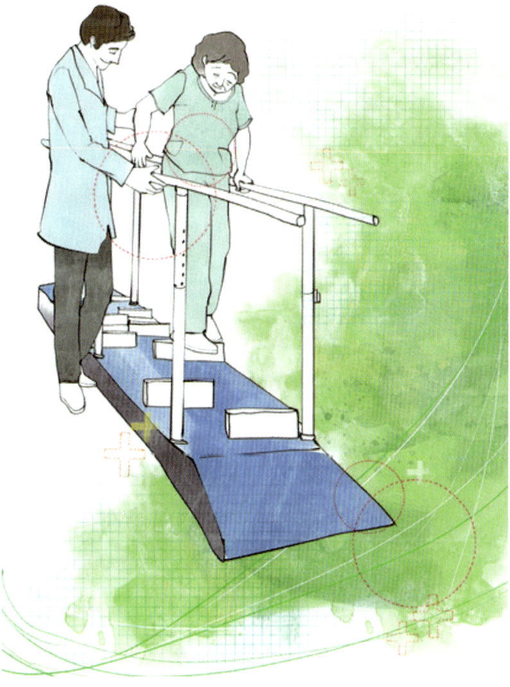

R

★ **R** R파 R-wave

심전도의 파형으로, 심방의 수축을 나타낸다.

R 내성, 약제내성 resistance

자신에게 어떤 작용을 나타내는 약제에 대해 미생물 등이 항생성을 가지는 것으로, 이를 통해 약제는 효과가 없거나 효력이 잘 나타나지 않게 된다.

R 리케차 rickettsia

미생물의 하나이며 그람음성균(gram-negative bacterium)과 비슷한 리케차과 균이다. 보통은 구형 또는 막대형이며, 절족동물을 매개로 발진티푸스(typhus fever) 등을 일으킨다.

★ **R** 호흡 respiration

★ **Ra** 상부직장(상부곧창자) rectum above the peritoneal reflection

직장의 3구분 중 하나로, 제2천추(제2엉치뼈, sacrum) 하연(아래모서리, inferior margin) 높이에서 복막 반전부까지의 창자를 말한다.

★ **RA** 류마티스관절염 rheumatoid arthritis

면역이상으로 일어나는 전신성 염증성 질환으로, 관절에 통증과 부종이 생기고 관절의 기능장애, 변형을 일으키며 여성에게 많다.

★ **RA** 불응성빈혈 refractory anemia

골수이형성증후군(MDS p.298)의 하나로, 골수 조혈기능의 이상으로 혈구감소가 일어나는 질환이다.

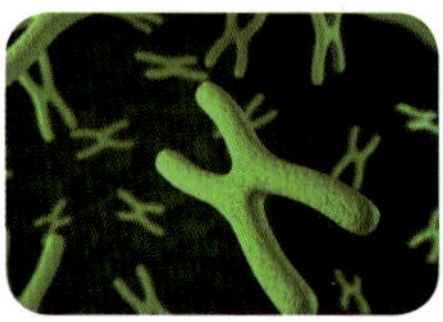

RA 요골동맥(노동맥) radial artery
상완동맥(위팔동맥)에서 분지하여 팔오금에서 손바닥에 걸쳐 주행하는 동맥을 말한다.

★ **RA** 우심방(오른심방) right atrium
심장의 4개 공간 중 하나로, 오른쪽 위에 있는 심방이다. 전신에서 돌아온 혈액이 흘러들어가는 곳으로 여기에서 우심실(오른심실)로 보내진다.

RAA 우심이(오른심방귀) right atrial appendage
우심방 안에 있는 정삼각형의 돌출부를 말한다.

★ **RAD** 우축편위 right axis deviation
심전도상의 소견으로 심장의 전기축 방향이 기준점에서 오른쪽 방향으로 향해 있는 상태이며, 우심실비대(right ventricular hypertrophy) 등에서 나타나는 파형이다.

Rad Dx 방사선학적진단 radiological diagnosis
X선 촬영, CT 등의 방사선을 이용한 영상진단을 말한다.

★ **RAEB** 모세포과다불응성빈혈
refractory anemia with excess of blasts
골수이형성증후군(MDS p.298)의 하나로, 골수(bone marrow)와 말초혈 속의 모세포(미숙한 혈액세포)의 비율이 높은 것(5~20%)을 말한다.

RAEB-T 형질전환을동반한모세포과다불응성빈혈
refractory anemia with excess of blasts in transformation
골수이형성증후군(MDS p.298)의 하나로, 골수에서의 모세포 비율이 20%를 넘고, 급성골수성백혈병(acute myeloid leukemia, AML)으로 이행한 것을 말한다.

★ **RAG** 신동맥조영술 renal arteriography
신동맥에 카테터를 삽입하고 조영제를 주입해서 시행하는 X선 촬영이다.

R

RAH 우심방비대(오른심방비대) right atrial hypertrophy
우심방(오른심방)에 부담이 가해져서 비대와 확장을 일으킨 상태로, 폐고혈압, 선천성 심장질환, 만성폐질환 등에서 나타난다.

RAHA 류마티스관절염적혈구응집반응
rheumatoid arthritis hemagglutination
혈청 속의 류마티스인자(RF)를 검출하는 방법의 하나로, 현재는 거의 이용되지 않지 않는다.

RAIU 방사성요오드섭취율 radioactive iodine uptake test
방사성요오드를 경구섭취하여 갑상선으로 흡수되는 비율을 조사하는 갑상샘기능검사로, 그레이브스병(Graves' disease)이 있으면 요오드 수치가 상승한다.

★ **RALS** 원격조작후장진법 remote afterloading system
내부 방사선 치료의 원격조작장치로, 캡슐에 밀봉된 방사성물질을 악성종양 조직 안에 넣어 방사선을 조사하는 치료를 시행한다.

RAO 관골구회전골절술(볼기뼈절구회전골절술)
rotational acetabular osteotomy
구개형성부전(acetabular dysplasia)에 대한 수술로, 관절낭과 연골을 붙인 상태에서 구개를 골절시켜 회전시킴으로써 고관절(엉덩관절)을 재건하는 방법이다.

RAP 반복성복통 recurrent abdominal pain
적어도 3개월에 3회 이상 일어나는 복통으로, 학령기 아이에게 많이 관찰되며 신체적 원인이 있는 것과 없는 것으로 분류된다.

★ **RAP** 우심방압(오른심방압) right atrial pressure
우심방(오른심방)의 압력으로 우심방에서 우심실로 들어가려는 압력을 나타내며, 중심정맥압과 같은 의미이다.

RAPA 류마티스관절염수동응집반응

rheumatoid arthritis passive agglutination

혈청 속의 류마티스인자(rheumatoid factor, RF)를 검출하는 방법 중 하나로, RAHA를 대신하는 비교적 새로운 측정법이다.

RAPD 상대적입력동공반사이상(비교들신경동공결손)

relative afferent pupillary defect

좌우 눈의 대광반응(action to light)을 비교하는 검사로, 빛 자극을 주었을 때 건강한 눈은 축동(miosis)하는 데 반해, 아픈 눈은 산동하는 대광반사(빛반사, light reflex) 이상을 말한다.

★ **RARS** 환상철적혈모구성불응성빈혈

refractory anemia with ring sideroblast

환상철적혈모구(ring sideroblast)를 동반한 불응성빈혈로, 골수이형성증후군(myelodysplastic syndrome p.298)의 하나이다. 철을 이용한 혈색소를 생산하지 못하고 빈혈을 나타낸다. 동 PASA p.356

★ **RAS** 레닌앤지오텐신계 renin-angiotensin system

혈압조절이나 전해질 균형 유지에 관여하는 호르몬계로, 활성화하면 혈압을 상승시킨다.

RAS 망상체활성계 reticular activating system

뇌간의 백질과 회백질이 혼재한 조직인 망상체에서 대뇌피질(대뇌겉질, cerebral cortex) 전체로 흥분을 전달하여 각성과 의식을 유지하는 경로를 말한다. 여기에 이상이 있으면 의식장애가 발생한다.

동 ARAS p.36

RAS 신동맥협착 renal artery stenosis

죽상동맥경화(atherosclerosis)나 섬유성 물질의 형성으로 동맥벽에 비후 및 경화가 일어나고, 부분적인 협착이 생기는 질환으로 고혈압을 일으킨다.

RAS 재발성아프타구내염(재발아프타입안염)
recurrent aphthous stomatitis
원형 또는 타원형의 얕은 궤양(aphtha)이 구강점막에 반복하여 발생하는 병태이다.

★ **RAST** 방사알레르기항원흡착검사 radioallergosorbent test
방사선동위원소를 이용하여 알레르겐과 특이적으로 결합하는 IgE항체를 조사하여, 그 결과로 원인 알레르겐을 특정하는 검사이다.

★ **RA test** 류마티스인자테스트 rheumatoid arthritis test
류마티스관절염 시험으로, 류마티스인자(rheumatoid factor, RF p.420)의 양을 조사하는 검사이다.

★ **Raw** 기도저항 airway resistance
기도 안을 공기가 통과할 때 생기는 저항으로, 협착이 있으면 기도저항은 커진다.

★ **Rb** 하부직장(하부곧창자)
rectum below the peritoneal reflection
직장(곧창자)을 3부분으로 구분한 것 중 하나로, 복막 반전부에서 치골직장근(두덩곧창자근) 부착부 상연(위모서리, superior border)까지의 장관을 말한다.

RB 레귤러베벨 regular bevel
주삿바늘의 종류이며, 바늘 끝의 잘린 단면이 긴 형으로 잘려진 각도가 12°인 것을 말한다. 피하주사, 근육주사, 정맥주사 등에 이용한다.
참 주사의 종류 p.233

RB 망막모세포종 retinoblastoma
망막에 발생하는 악성종양으로, 영유아에게 많은 유전성 질환이며 양쪽 눈에 생기는 경우와 한쪽 눈에만 생기는 경우가 있다.

★ **RBBB** 우각차단(오른갈래차단) right bundle branch block
우각의 자극전도계가 장애를 받아 히스속(히스다발, His bundle)에서의 자극이 우각으로 전달되지 않는 상태를 말한다.

★ **RBC** 적혈구산정 red blood cell count
적혈구 수를 측정하는 것으로, 측정치가 낮은 경우에는 빈혈을 의심할 수 있다.

★ **RBE** 상대적생물학적효과 relative biological effectiveness
γ선 · 전자선이 생물학적 효과를 거두기 위해 필요한 흡수선량을 기준의 하나로 삼고, 다른 방사선이 생물학적 효과를 얻기 위해 필요한 흡수선량을 수치로 표시한 것이다.

★ **RBF** 신혈류량 renal blood flow
신장으로 흐르는 혈액량을 말하며, 1분당 1,000㎖ 전후의 혈액이 흘러들어간다.

★ **RC** 직장암 rectal cancer
직장에 발생하는 암으로 초기증상은 하혈과 혈변이며, 진행하면 변통장애를 보인다. 동물성 지방은 촉진인자(accelerator)라고 하고 식물성 섬유나 불포화지방산은 예방인자(preventaive factor)라고 한다.

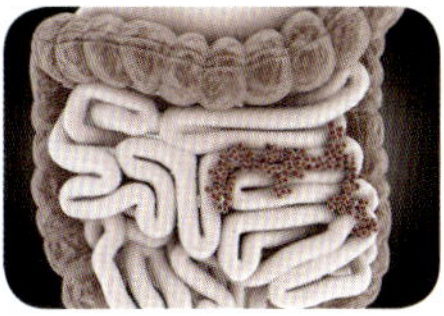

RC 호흡중추 respiratory center
호흡운동을 지배하는 신경중추(nerve center)로, 연수(숨뇌, myelencephalon)에서 교뇌(다리뇌, pons)에 걸쳐 있으며 호흡근을 지배하는 운동신경세포를 제어한다.

★ **RCA** 우관상동맥(오른심장동맥) right coronary artery
심장으로 혈액을 보내는 좌우 2개의 관상동맥(심장동맥) 중 하나로, 심장의 오른쪽을 주행한다.

rCBF 국소대뇌혈류량 regional cerebral blood flow
뇌 표면의 국소 혈류량으로, 이 측정치는 뇌혈관장애의 감별진단 및 병태파악에 유용하다.

★ **RCC** 신장세포암종(콩팥세포암종) renal cell carcinoma
신장(콩팥)의 요세관 상피에 발생하는 악성종양을 말한다.

RCC 우관상첨판 right coronary cusp
심장의 대동맥판을 구성하는 3개 판막첨판 중 하나로, 우관상동맥(오른심장동맥)을 나와 있다.

RCC 적혈구농축액 red cell concentrate
전체 혈액에서 필터나 원심조작으로 백혈구와 혈장 대부분을 제거한 후 보존액을 첨가한 혈액제제이다.

RCCP 우관상첨판돌출 right coronary cusp prolapse
대동맥 우관상첨판이 심실중격결손(심실사이막결손, interventricular septal defect)에 의해 지지되지 않아 우실 쪽으로 탈출하는 상태를 말한다.

RCF 근관충전 root canal filling
치근(치아뿌리, dental root)을 치료할 때 치수(치아속질, dental pulp)를 제거한 근관 안에 세균 등의 침입을 방지할 목적으로 충전제를 빼곡하게 채우는 방법이다.

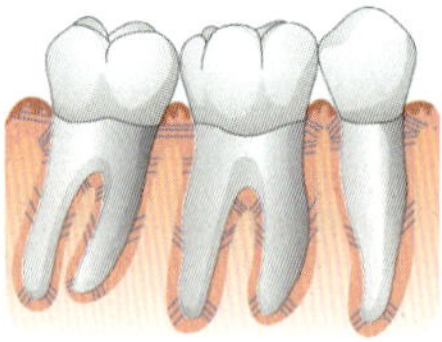

★ **RCM** 제한심장근육병증 restrictive cardiomyopahy
심실의 수축기능은 정상으로 비대나 확대도 보이지 않지만, 심실의 근육이 딱딱하고 확장부전이 되는 심장질환을 말한다.
참 심근병증에 관련한 주요 약어 p.92

RC-MAP MAP첨가적혈구농축액
red cells-mannitol, adenine, phosphate
전체 혈액에서 백혈구와 혈장 대부분을 제거한 후 MAP액(적혈구보존액)을 첨가한 혈액제제로, 맵(MAP)이라고 부른다.

★ **RCS** 세망세포육종(그물세포육종) reticulum cell sarcoma
주로 다른 부위에서 암의 전이로 골수 세망조직에 발생하는 악성림프종으로, 병변부위에 통증, 부기 등이 생기고 골절이 되기 쉽다.

★ **RC sign** 적색징후 red color sign
식도정맥류(esophageal varix)의 내시경소견으로, 정맥류가 진행되어 표면에 발적이 보이는 것으로 정맥류파열의 위험이 높음을 나타낸다.

★ **RCT** 근관치료 root canal treatment
치아의 신경 및 뿌리를 치료하는 것을 말한다.

★ **RCT** 무작위대조시험 randomized controlled trial
임상시험 등에서 이루어지는 방법으로, 데이터의 편차을 줄이기 위하여 피험자를 무작위로 실험군과 대조군으로 나누어 비교하는 것을 말한다.

★ **RCU** 중증호흡집중치료실 respiratory care unit
중증 폐감염병이나 간질성폐렴(pneumonitis)의 급성악화 등 중증 호흡기 장애에 대해 집중치료 및 간호를 하기 위한 부문이다.

RCU 적혈구철이용률 red cell iron utilization
투여한 59Fe(구연산 제이철) 중 몇 %가 적혈구에 흡수되었는지를 나타내는 것으로, 빈혈 감별의 지표가 된다.

RCV 적혈구용적 red blood cell volume
빈혈검사의 하나로, 적혈구 1개의 용적을 말하며 적혈구 크기의 지표가 된다.

R

★ **RD** 망막박리 retinal detachment

안저(눈바닥, ocular fundus)의 신경망막이 망막색소 상피세포에서 박리되어 유리체 속에 떠오르는 안질환을 말한다.

RD 레이노병 Raynaud disease

레이노현상(raynaud's phenomenon; 추위, 정동에 의한 손가락의 청색증, 좌우대칭의 냉감 등) 중 원인불명인 것을 말한다.

RDC 급성파열형고관절증 rapidly destructive coxarthropathy

대개는 정상적인 고관절(엉덩관절)에서 발병하고, 약 6개월에서 1년만에 고관절 및 뼈의 파괴가 진행하는 질환으로, 60세 이상에서 많이 발병한다.

★ **RDS** 호흡곤란증후군 respiratory distress syndrome

폐포를 팽창시킨 상태로 유지하는 표면활성물질(surfactant)의 결핍으로 폐포가 확장부전을 일으켜 나타나는 호흡장애로, 조산아에게서 관찰된다.

RE 레티놀당량 retinol equivalen

비타민 A의 양을 나타내는 단위로, 화학적으로 비타민 A는 레티노이드(retinoid)라고 부른다.

RE 역류성식도염 reflux esophagitis

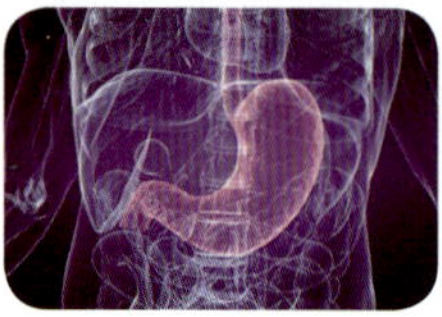

강한 산성의 위산이나 십이지장액이 식도로 역류하여 식도에 점막 미란(까짐, erosion), 염증이 생기는 질환이다.

REAL REAL분류

Revised European American Lymphoma Classification

악성림프종을 B세포성, T/NK세포성, 호지킨림프종(Hodgkin lymphoma)으로 분류하는 분류법으로, 최근에는 다시 형태, 면역, 유전자, 임상 등의 관점을 추가하여 개선한 새로운 WHO분류가 일반화되고 있다.

★ **REE** 안정시에너지소비량 resting energy expenditure
식후 2시간 이상이 경과한 후에 편안한 자세로 의자에 앉았을 때의 에너지소비량으로, 기초에너지소비량(BEE)의 약 120%라고 한다.

ref. 문헌 reference

ref 반사 reflex
특정 자극에 대해 무의식적으로 일어나는 생리적 반응으로, 정상에서는 나타나지 않는 반사를 병적반사라고 한다.

rem 렘 roentgen equivalent man
방사선의 선량당량(dose equivalent)을 나타내는 오래된 형식의 단위로 100rem=1Sv p.465이다.

★ **REM** 렘수면 rapid eye movement sleep
얕은 수면으로 뇌전도에서 보면 θ파가 우세하게 나타나고 각성 시와 같은 진폭을 나타내는 시기의 수면이다. 역설수면(paradoxical sleep)이라고도 한다.

★ **RES** 세망내피계(그물내피계통) reticuloendothelial system
이물질을 탐식하는 생체 방어계로, 림프동(림프굴, lymph sinus), 간의 굴모양혈관(sinusoid), 비장의 정맥동(정맥동굴, sinus venosus) 등, 세관의 내면을 감싸는 세포로 이루어진 조직으로 다양한 작용을 한다.

RESIM 소생훈련용생체시뮬레이터 resuscitation simulator
심폐소생술강습에서 기술을 습득하기 위한 연습용 기구를 말한다.

Ret 망상적혈구(그물적혈구) reticulocyte
적혈모구가 성숙하여 세포핵이 막 빠져나온 미숙한 적혈구로, 망상적혈구의 증가는 적혈구 생산 항진의 지표가 된다.

R

RETRO 레트로바이러스 retrovirus
역전사효소(reverse transcriptase)와 유전물질로서의 RNA를 가지고 감염세포 내에서 자신의 DNA를 합성하여 증식하는 바이러스를 일컫는 말이다. 암을 일으키는 바이러스가 많다.

RF 호흡부전(호흡기능상실) respirataory failure
급성또는 만성으로 호흡기능이 저하되고 고탄산가스혈증 또는 저산소혈증을 일으킨 상태이다.

RF 신부전(콩팥기능상실) renal failure
신기능(콩팥기능)이 저하된 상태로, 급격하게 저하되는 급성신부전(급성콩팥기능상실, acute renal failure)과 서서히 저하되는 만성신부전(만성콩팥기능상실, chronic renal failure)으로 분류된다.

RF 라디오파 radiofrequency wave
전자파의 하나로, 의료에 사용되고 있는 라디오파는 300kHz~6MHz의 고주파 전류이다.

★ **RF** 류마티스인자 rheumatoid factor
IgG의 Fc부분에 대한 자가항체(autoantibody)로, 류마티스관절염 환자의 약 80%에서 혈청 류마티스인자가 양성으로 나타난다.

★ **RF** 류마티스열 rheumatic fever
A군 용혈성연쇄구균(용혈사슬알균)에 감염된 후 2~3주일이면 발열, 관절염, 심장염 등이 합병하는 전신성 염증질환이다.

RF 레진충전 resin filling
우식(충치) 부분을 깎은 후 치과용 플라스틱 복합레진(컴포지트레진)을 메우는 치료법이다.

★ **RFA** 고주파절제 radiofrequency ablation
고주파를 내보내는 바늘(전극)을 종양에 삽입하여 고열로 괴사시키는 방법이다.

RFP 리팜피신 rifampicin
항결핵제(antituberculosis drug)

rh 건성수포음(삑삑거림) rhonchus
부잡음(폐잡음)의 하나로, 단속성건성수포음과 연속성건성수포음이 있다.

RH 망막출혈 retinal hemorrhage
망막에 출혈을 일으키는 것을 말하며 안저출혈(눈바닥출혈)이라고도 한다. 고혈압, 동맥경화, 당뇨병, 신장질환 등 다양한 원인으로 발생한다.

RHC 우심카테터(오른심장카테터) right heart catheterization
심장카테터 검사를 할 때 우심방(오른심방), 우심실(오른심실)을 경유하여 카테터를 삽입하는 방법이다.

★ **RHD** 류마티스성심장질환 rheumatic heart disease
류마티스열로 심장에 염증이 생기고 심장판막이 두꺼워져 판막에 기능장애를 일으키는 심장질환이다.

RHF 우심부전(오른심장기능상실) right heart failure
우심실(오른심실)의 기능저하로 정맥계에 울혈이 나타나는 상태로, 대개는 좌심부전(LHF)에 이어서 발생한다. 동 RVF(우심실부전) p.432

Rh factor Rh인자 rhesus factor
적혈구 안에 있으며 혈액형을 결정하는 인자 중 하나이다.

★ **RI** 방사성동위원소 radioisotope
동일한 원소에서 중성자 수가 다른 동위원소 중 시간이 지나면서 방사선을 발생시키는 것이다.

RI 속효성인슐린 regular insulin
당뇨병 치료에 사용되는, 빠른 작용을 하는 인슐린제제를 말한다.

★ **RIA** 방사면역측정법 radioimmunoassay
방사성원소로 표식한 항원 또는 항체를 이용해서 항원항체반응으로 미량의 생체성분양을 측정하는 방법이다.

★ **RICES** 안정 · 냉각 · 압박 · 거상 · 지지/고정
rest, icing, compression, elevation, support [stabilization]
상처가 없는 외상의 응급처치를 말한다.

★ **RIND** 가역성허혈성신경장애
reversible ischemic neurological deficit
뇌의 혈액순환이 악화되면서 신경탈락징후를 보이지만 24시간 이상 지속되다가 3주 이내에 회복된다.

★ **RIST** 방사성면역흡착검사 radioimmunosorbent test
방사선표식면역글로불린(IgE)을 사용해서 혈중농도를 측정하고 알레르기의 정도를 평가하는 검사이다.

RIT 적혈구철교체율 red cell iron turnover rate
적혈구 속의 철이 헤모글로빈 합성을 위해서 하루에 몇 차례 교체되는지를 나타내는 것으로, 빈혈을 감별하는 지표가 된다.
동 EIT p.422

★ **RK** 방사상각막절개술(부챗살각막절개술) radial keratotomy
근시의 굴절 교정수술로, 각막에 외과적 조작을 가함으로써 시력을 개선하는 방법이다.

RKM 로키타마이신 rokitamycin
마크롤라이드계(macrolide) 항균제

RLF 수정체후부섬유증식증(수정체뒤섬유증식) retrolental fibroplasia
미숙한 망막혈관의 증식성 병변으로 미숙아에게 발생하며 현재는 미숙아망막병증(retinopathy of prematurity, ROP p.425)이라고 부른다.

RLH 반응성림프세망세포증식 reactive lymphoreticular hyperplasia
위의 만성적인 염증을 기반으로 림프구나 세망세포(reticular cell)가 종양성 증식을 보이는, 양성과 악성의 경계에 위치하는 질환이다.

RLN 반회신경(되돌이후두신경) recurrent laryngeal nerve
미주신경(vagus nerve)에서 갈라진 신경으로 후두의 운동, 호흡, 발성에 관여한다.

★ **RLS** 하지불안증후군 restless legs syndrome
근질근질한 불쾌감이나 통증이 다리를 중심으로 나타나며 수면장애의 요인이 되는 증상이다. 하지정지불능증후군이라고도 한다.

★ **RMR** 안정시대사율 resting metabolic rate
안정된 상태에서 소비되는 에너지량을 말한다.
참 BMR(기초대사율) p.57

★ **Rn** 라돈 radon
라듐에서 발생하는 희가스(rare gas)원소로, 방사선원으로 이용되었지만 현재는 코발트 등으로 대체되고 있다.

★ **RN** 등록간호사 registered nurse
주로 미국에서 사용되는 간호사 호칭으로, 시험에 합격한 간호사를 말한다.

RN 역류신증(역류콩팥신증) reflux nephropathy
소변이 방광에서 요관 · 신우로 역류함으로써 신우신염(깔때기콩팥염, pyelonephritis)이 만성화되고 염증이 신장실질(콩팥실질)에 영향을 주어 기능저하를 일으키는 질환이다.

RN 재생결절 regenerative nodule
간세포의 괴사와 재생을 반복하는 만성간염으로, 재생에 동반하여 섬유에 의해 새롭게 형성된 결절이다. 위소엽이라고도 한다.

★ **RNA** 리보핵산 ribonucleic acid
핵산 중 당부분에 리보오스(ribose)를 함유하는 것을 일컫는 말로, DNA의 유전정보를 전사하여 단백질 합성의 주형이 되거나 단백질합성을 조절하는 광범위한 기능을 가진다.

★ **RND** 근치적경부곽청술(근치목수술) radical neck dissection
두경부암의 경부림프절 전이에 대한 림프절 제거 시에 주변 혈관이나 신경, 근육도 함께 절제하는 제거술이다.

RNP 리보핵산단백질 ribonucleoprotein
RNA과 강하게 연결된 단백질복합체로, 단백질합성이나 RNA의 성숙에 관여한다.

RO 역삼투 reverse osmosis
여과막을 사이에 두고 삼투가 행해질 때 삼투압에 거슬러서 농도가 높은 용액 쪽에 커다란 압력을 가해서 농도가 낮은 쪽으로 용매를 이동시키는 것을 말한다.

★ **RO, R/O** 제외진단 rule out
비슷한 질병과 감별하기 어려운 경우에 검사를 통해 가능성이 없는 질환을 제외하고 최종적으로 해당 질병이라고 범위를 좁히는 진단방법이다.

RO 현실감각훈련 reality orientation
치매 환자를 대상으로 혼란상태 경감, 인지능력 개선을 목적으로 행해지는 훈련이다.

★ **ROD** 신장성골형성장애(콩팥뼈형성장애) renal osteodystrophy
장기간 인공투석을 하는 환자에게 많이 관찰되는 뼈장애로, 신장기능 저하에 따라 골대사에 이상이 생겨 골절, 뼈의 변형, 관절통 등이 발생한다. 투석골증이라고도 한다.

★ **ROI** 관심영역 region of interest
영상처리상의 방법으로, 측정하고자 하는 장기나 부위의 범위를 설정하는 것을 말한다.

★ **ROM** 관절가동범위 range of motion
관절을 움직일 수 있는 범위를 말한다.

★ **ROME** 관절가동범위훈련 range of motion exercise
관절연골의 구축을 예방하거나 치료하고 관절기능을 정상화할 목적으로 시행하는 물리치료사에 의한 훈련을 말한다.

★ **ROMT** 관절가동범위검사 range of motion test
팔다리를 움직여서 각 관절이 움직이는 범위를 측정하는 평가법이다.

R on T 알온티 R on T
심실기외수축 p.401의 하나로, 심실기외수축의 QRS파가 선행수축의 T파에 중첩되는 현상이며 심실세동을 일으키기 쉽다.

★ **ROP** 미숙아망막병증 retinopathy of prematurity
미숙아에게 일어나는 망막혈관의 증식성 병변으로, 조산으로 망막혈관이 미발달함에 따라 발생하지만 고농도의 산소투여도 한 원인이 된다.
동 RLF(수정체후부섬유증식증) p.422

Ror 로르샤흐검사 Rorschach's test
투영법으로 분류되는 성격검사로, 좌우대칭의 잉크 번짐(로르샤흐 카드)이 무엇으로 보이는지를 묻는 검사이다.

★ **ROS** 체계별문진 review of system
의료면접에서 중요한 증상에 대해 각 기관별로 체크리스트형식으로 청취하는 것으로, 징후를 간과하지 않기 위해 실행한다.

R

ROSC 심박재개 return of spontaneous circulation
심폐정지 상태에서 심장이 다시 박동을 시작하는 것을 말한다.

ROT 우후두횡위 right occipitotransverse position
태위(presentation)의 하나로, 태아의 등이 모체 오른쪽에 있는 상태를 말한다.

★ **RP** 역행성신우조영술(역방향깔때기조영술)
retrograde pyelography
신우, 요관에 결석이나 암이 의심될 때 시행하는 X선 검사로, 방광내시경과 카테터를 사용해 조영제를 역방향으로 주입하여 촬영한다.

RP, Rp 처방전 recipe
의사가 결정한 약의 용량 · 용법, 또 그것을 지시하는 서류를 말하며, 처방전에 따라 약제사가 조제한다. 동 Rx p.432

★ **RPA** 우폐동맥(오른허파동맥) right pulmonary artery
우심실(오른심실)에서 나온 폐동맥(허파동맥)이 대동맥궁(대동맥활, aortic arch)이 파여진 부위에서 좌우 두 갈래로 갈라진 것 중 오른쪽 동맥을 말한다.

RPE 망막색소상피 retinal pigment epithelium
10층으로 이루어진 망막의 가장 바깥쪽에 있는 층을 말한다.

RPED 망막색소상피박리 retinal pigment epithelial detachment
망막색소상피 아래에 물이 고이고 망막의 색소상피층이 맥락막에서 박리되는 안질환을 말한다.

★ **RPF** 신혈장류량(콩팥혈장류량) renal plasma flow
단위시간당 신장(콩팥)을 흐르는 혈장량으로, PAH(파라아미노마뇨산 p.353) 등으로 측정한다.

RPF 이완골반저부 relaxed pelvic floor
이완된 골반저근육으로, 임신 · 출산으로 이완되는 경우가 많고 소변이 새어나와 요실금을 일으킨다.

★ **RPGN** 급속진행사구체신염(급속진행토리콩팥염)
rapidly progressive glomerulonephritis
갑자기 발병하여 급격하게 병태가 악화되는 사구체신염(토리콩팥염)으로 단기간에 신부전에 빠진다.

RPR 신속혈장리아긴검사 rapid plasma reagin test
매독의 선별검사로 매독혈청진단법이다.

★ **RQ** 호흡지수 respiratory quotient
생체에서 소비된 산소량에 대한 이산화탄소의 생산량 체적비율로, 호흡률이라고도 한다.

★ **RR** 방사선효과 radiation response
방사선이 생체에 미치는 영향을 말한다.

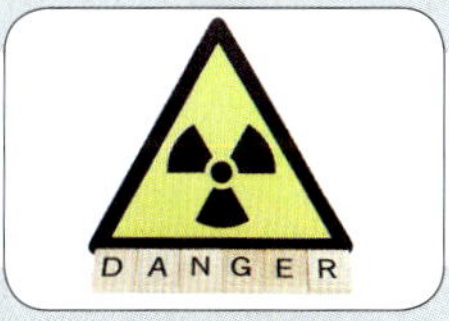

RR 호흡수 respiratory rate
1분간의 호흡횟수를 말한다.

★ **RR** 회복실 recovery room
수술 후 환자가 마취에서 깨어날 때까지 전신상태를 관찰하면서 대기하는 방을 말한다.

★ **R-R** RR간격 R-R interval
심전도에서 R파에서 다음의 R파까지의 간격을 말하며 심박수 평가에 이용된다.

R

RRA 방사선수용체측정법 radioreceptor assay
RIA(방사표식면역측정법 p.422)에서 이용하는 항체를 대신해서 생리적 수용체를 사용한 측정법이다. 측정원리는 RIA와 동일하며 생리학적 활성을 파악할 수 있다.

RRD 열공망막박리 rhegmatogenous retinal detachment
안구의 움직임으로 망막이 당겨졌을 때 열공이 생기고, 거기에서 액화 액화유리체가 망막 아래로 들어가 망막이 벗겨지는 안질환이다.

★ **rRNA** 리보솜리보핵산 ribosomal ribonucleic acid
리보솜(ribosome; 단백질합성의 공간이 되는 소립자)을 구성하는 RNA로, 생체 안에서 대량으로 존재하는 RNA이며 리보솜은 전령 RNA(messenger RNA)가 가지는 유전정보를 번역하는 공간이다.

RRPM 심박응답형박동조율기 rate responsive pacemaker
신체활동에 따라 변화하는 맥박수나 호흡상태를 검지하여 자동적으로 생리적 수요에 따른 심박수를 조절하는 심박조율기(pacemaker)이다.

RRT 신기능대치요법 renal replacement therapy
저하된 신장의 기능을 혈액투석, 복막투석, 신장이식으로 대체하는 요법으로, 신부전 증상이 식사요법이나 약물요법으로도 개선되지 않는 경우에 적용된다.

★ **Rs** 직장S상결장(곧창자구불잘록창자) rectosigmoid
직장을 3가지로 구분하는 것 중 하나이다.

RS 호흡음 respiratory sound
청진으로 들을 수 있는 폐음으로, 정상호흡음과 비정상호흡음으로 분류된다.

RS 레이노증후군 Raynaud syndrome
레이노현상(추위, 정동으로 유발되는 손가락의 청색증, 좌우대칭의 냉감 등) 중 원인 질환이 있는 것을 말한다.

★ **RSA, RScA** 우쇄골하동맥(오른빗장밑동맥)
right subclavian artery
흉부의 상부를 주행하는 동맥으로, 완두동맥(팔머리동맥, brachiocephalic trunk)에서 우측 총경동맥(온목동맥, common carotid artery)과 함께 분지한다.

★ **RSD** 반사교감신경이상증 reflex sympathetic dystrophy
외상을 계기로 발병하며 광범위하고 지속적인 통증을 주요 증상으로 하는 증후군이다. 교감신경이 그 발생에 관여하는 것으로 판단되지만, 그렇지 않은 유형도 있으며, 현재는 복합부위통증증후군(CRPS p.105)이라고도 부른다.

RSM 리보스타마이신 ribostamycin
아미노배당체계 항균제

RSST 반복타액연하검사(반복침삼킴검사)
repetitive saliva swallowing test
연하장애(삼킴곤란, dysphagia)가 의심될 때 시행하는 연하기능검사로, 30초 동안 몇 회 침을 삼키는지 조사하는 검사이다.

RSV 호흡기세포융합바이러스 respiratory syncytial virus
급성호흡기감염병을 일으키는 바이러스로, 유아가 걸리면 중증화되는 경우가 있다. 접촉이나 비말을 통해 기도감염을 일으키고 상기도염에서 하기도염으로 진행되면 폐렴이 발병한다.

RT 방사선요법 radiotherapy
악성종양에 대한 3대 치료법 중 하나로 X선, γ선, 전자선 등을 이용한다.
동 RTx p.431

R

RT 역전사효소 reverse transcriptase
RNA 의존성 DNA 중합효소를 말한다. RNA의 염기배열을 주형으로 하여 그 유전정보를 DNA로 전사하는 반응(역전사반응)을 촉매하는 효소이다.

★ **RT** 직장온(곧창자온) rectal temperature
항문에서 직장(곧창자)으로 체온계를 삽입하여 측정하는 체온이며, 복부장기의 온도를 반영한다.

★ **RTA** 신세관산증(콩팥요세관산증) renal tubular acidosis
신세관(콩팥요세관)에서 산의 분비 또는 중탄산이온의 재흡수가 장애를 받아 혈액 속의 산농도가 상승하는(대사산증) 병태를 말한다.

★ **RTBD** 역행성경간담즙배액술(역행간경유쓸개즙배액술)
retrograde transhepatic biliary drainage
담관에서 복벽을 향해 역방향으로 드레인을 넣어 담즙을 체외로 배출시키는 치료법이다.

RTC 지속형제제요법 round the clock
24시간 요법이라고도 하고 천식을 장기간 관리하는 과정에서 시행하는 약물요법이다. 약효를 유지하기 위해 약의 혈중농도를 모니터하면서 시간마다 필요한 양을 투여한다.

RTH 근치자궁절제술
radical total hysterectomy
자궁뿐만 아니라 질의 일부, 난소, 난관(자궁관), 골반림프절 등 광범위하게 잘라내는 수술을 말한다.

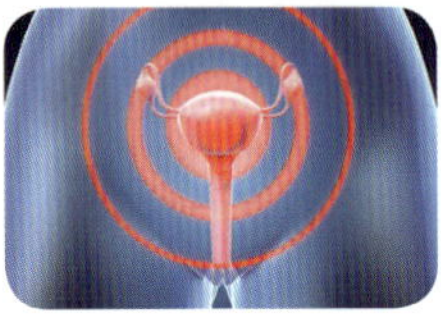

★ **RTI** 호흡기감염 respiratory tract infection
세균이나 바이러스에 의해 기도, 호흡기에 발생하는 감염병으로 기도감염이라고도 한다.

RTV 리토나비르 ritonavir
HIV감염병 치료제

RTx 방사선요법 radiation therapy
동 RT p.429

RUM 잔뇨측정 residual urine measurement
배뇨 직후에 방광 안에 남아 있는 소변량을 조사하는 검사로, 요도에 카테터를 삽입하여 측정하는 방법과 초음파검사로 측정하는 방법이 있다.

★ **RUML** 우상중엽절제(오른위가운데엽절제)
right upper-middle lobectomy
폐암의 오른쪽 위의 중엽부를 절개하는 수술이다.

★ **RUQ** 우상복부 right upper quadrant

★ **RV** 우심실(오른심실) right ventricle
심장의 4개 공간 중 하나로, 오른쪽 아래에 있는 심실이다. 우심방에서 흘러들어간 혈액을 폐로 보내는 작용을 한다.

★ **RV** 잔기량 residual volume
최대한 호출한 후 아직 폐 속에 남아 있는 공기량을 말한다.

RVAD 우심실보조인공심장 right ventricular assist device
동 RVAS

RVAS 우심실보조인공심장 right ventricular assist system
자기의 심장을 남긴 상태에서 우심실의 기능을 보조하는 인공심장을 말한다.

RVET 우심실박출시간 right ventricular ejection time
우심실에서 폐동맥으로 혈류가 박출되는 시간을 말한다.

RVF 우심실부전 right ventricular failure
동 RHF(우심부전) p.421

RVG 우심실조영술 right ventriculography
심장카테터를 우심실에 넣고 조영제를 주입하여 촬영하는 X선 검사이다.

RVH 신혈관성고혈압(콩팥혈관고혈압) renovascular hypertension
신동맥의 협착으로 혈압이 상승하는 병태이다.

★ **RVH** 우심실비대 right ventricular hypertrophy
우심실의 벽이 두꺼워진 상태이며 만성폐질환이나 선천성 심장질환에서 나타난다.

★ **RVOT** 우심실유출로 right ventricular outflow tract
혈액이 우심실에서 폐로 흘러나오는 경로를 말한다.

RVRR 신정맥혈레닌비(콩팥정맥혈레닌비) renal vein renin ratio
좌우의 신정맥(콩팥정맥)에 들어있는 혈장레닌활성의 비율로, 비협착측에 대한 협착 측의 비율을 말한다. 신혈관성 고혈압의 지표가 된다.

RVT 신정맥혈전증(콩팥정맥혈전증) renal vein thrombosis
신정맥(콩팥정맥)에 생기는 혈전 때문에 폐색이 발생한 것으로, 신증후군, 종양, 외인성 압박 등이 주요 원인이다.

★ **RX** 처방(전), 투약 recipe
동 RP, Rp p.426

RXM 록시스로마이신 roxithromycin
마크롤라이드계 항균제

★ **R-Y** 루앵Y연결 Roux-en-Y anastomosis
위수술 후의 재건법 중 하나로, 식도 또는 남은 위와 공장을 연결해서 십이지장의 단면을 폐쇄시키는 방법이다.

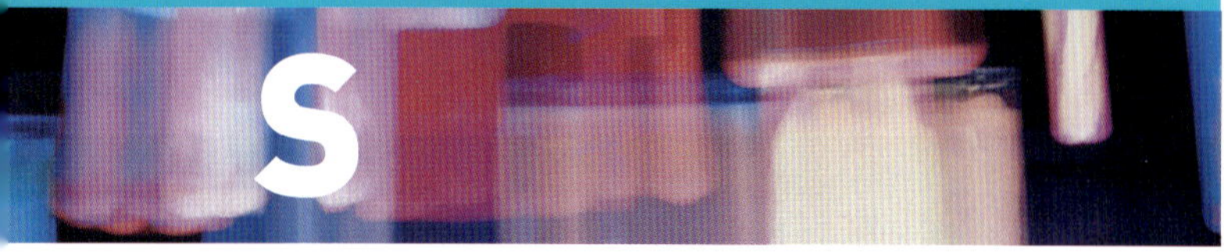

S S기 synthesis phase of cell cycle
세포주기 중에서 분열하지 않는 기간에 해당하며 DNA를 합성하는 시기(합성기)이다.

★ **S** S상결장(구불잘록창자) sigmoid colon
결장의 가장 하단에 있으며 좌측 장골와(엉덩뼈오목, iliac fossa)에서 천골 상단까지의 부분을 말한다.

S 좌약 suppository
동 Supp p.465

S 주관적정보 subjective data
환자의 이야기에서 얻은 정보를 말한다.

S 혈청 serum
채취한 혈액을 수시간 방치했을 때 웃물에 생기는 담황색의 투명한 액체성분으로, 혈장(P p.349)과 달리 응고인자는 들어있지 않다.

★ **S1** 제1심(장)음 first heart sound
수축기 초기에 들리는 소리로, 방실판(승모판, 삼첨판)의 폐쇄음을 말하며, 심전도의 QRS파와 일치한다.
참 심(장)잡음의 종류 p.233

★ **S2** 제2심(장)음 second heart sound
수축기 말기, 확장기 전에 들리는 소리로, 대동맥판, 폐동맥판의 폐쇄음을 말하며, 심전도의 T파 끝과 일치한다.
참 심(장)잡음의 종류 p.233

★ **S3** 제3심(장)음 third heart sound
확장기 조기에 청취되는 미약한 과잉음으로, 혈액이 급속하게 유입될 때 생긴다.
참 심(장)잡음의 종류 p.233

★ **S4** 제4심(장)음 fourth heart sound
확장기 말기, 심방수축 시에 들리는 미약한 과잉음으로, 심실충만기에 방실유입저항이 증대되어 있으면 높을 비율로 들리며, 고혈압성 질환, 관상동맥질환, 심장근육병증 등을 의심할 수 있다.
참 심(장)잡음의 종류 p.233

SA 단심방(홑심방) single atrium
심방을 좌우로 나누고 있는 심방중격이 없는 선천성 심장질환이다.
참 주요 선천성 심장질환 p.480

SA 안정협심증(안정가슴조임증) stable angina
수면 중이나 안정되어 있을 때 발작증상이 나타나는 협심증으로, 흉통은 운동협심증(effort angina)보다 심하고 지속되는 경향이 있다.

SA 자연유산 spontaneous abortion
임신 22주 이전에 비유발적으로 자궁내용물이 배출되는 것으로, 원인의 대부분은 염색체이상이다.

SA 철적혈모구빈혈 sideroblastic anemia
헴합성장애에 유래하는 철이용장애 때문에 골수 내에 철적혈모구의 증가와 무효조혈을 나타내는 빈혈을 일컫는 말로, 선천성과 후천성으로 분류된다.

SA 혈청알부민 serum albumin
혈청 속에 존재하는 단백질로, 혈액의 삼투압조정, 지방산 운반 등의 역할을 담당하며, 영양상태의 지표가 된다.

★ **SAA** 스토크스-아담스발작 Stokes-Adams attack
심장 자극전도경로의 장애로 부정맥이 발생하고, 심장에서 뇌로 흐르는 혈류가 급격하게 감소하여 일어나는 경련, 실신, 현기증 등의 발작증상을 말한다. 동 ASA p.38

★ **SAA** 혈청아밀로이드A단백질 serum amyloid A protein
급성염증 시에 간에서 생산되는 혈장단백질로, 생체의 염증상태 지표가 된다.

★ **SAB** 선택적폐포기관지조영술 selective alveolobronchography
카테터를 구역기관지가지 내에 삽입하여 조영제를 분무하고 촬영하는 X선 검사로, 말초기관지, 폐포의 검사법으로 유용하다.

★ **SA block** 동방차단 sinoatrial block
동결절에서 발생하는 흥분이 심방에 전달되지 않는 상태로, 서맥이나 심박출량의 저하로 현기증, 실신을 일으키는 경우가 있다.

SAC 단상지석고붕대(위팔석고붕대) short arm cast
수관절 주변의 골절에 대해 전완부에서 손까지 고정 · 보호하기 위해 이용하는 석고붕대를 말한다.

SACT 동방전도시간 sinoatrial conduction time
동결절에서의 흥분이 심방에 전달될 때까지의 시간을 말하며, 동결절 기능 평가에 이용한다.

S

SAD 계절정동장애 seasonal affective disorder
특정 계절(주로 겨울)에만 우울감정이나 불면 등의 증상이 나타나는 정신질환의 하나로, 겨울우울증(winter depression, WD p.525)이라고도 하며, 봄에는 자연적으로 완화된다.

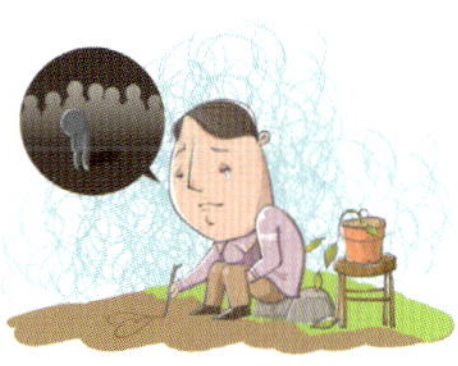

★ **SAH** 지주막하출혈(거미막밑출혈) **s**ub**a**rachnoid **h**emorrhage
지주막(거미막)과 연질막 사이의 지주막하강(거미막밑공간, subarachnoid space)으로 흐르는 출혈을 말한다. 40세 이상인 경우에는 뇌동맥류 파열에 의한 것이 대부분을 차지한다.

★ **SAM** 수축기전방운동 **s**ystolic **a**nterior **m**otion
폐쇄비대심근병증(HOCM p.218)에서 보이는 수축기의 승모판 전첨의 전방(중격방향) 이동을 말한다.

★ **SAN** 동(방)결절(동굴심방결절) **s**ino**a**trial **n**ode
우심방(오른심방)에 있는 심근세포군으로, 여기에서 생긴 전기적 흥분에 의해 최초로 심장의 율동운동을 일으킨다. 심박조율기(pacemaker).
동 SN p.454

★ **SaO$_2$** 동맥혈산소포화도 **a**rterial **O$_2$** **s**aturation
동맥혈 속의 헤모글로빈 중 산소와 결합한 헤모글로빈의 비율을 말한다.

SAP 혈청아밀로이드P성분 **s**erum **a**myloid **P** component
혈관 주위나 뇌신경세포, 사구체에 침윤 · 침착하여 노화나 알츠하이머병에 관여하는 당단백질을 말한다.

★ **SAP** 전신혈압, 전신적동맥압 **s**ystemic **a**rterial **p**ressure

Sar 사코이드증 **sar**coidosis
유육종증이라고 한다. 폐, 눈, 피부, 심장 등 전신의 장기나 조직에 유상피세포육아종이 형성되는 원인 불명의 질환으로, 세포면역의 저하를 동반한다.

★ **SARS** 중증급성호흡증후군(사스)
severe **a**cute **r**espiratory **s**yndrome
SARS바이러스(코로나바이러스과)에 의한 신종 감염병으로, 발열, 두통, 관절통 등에 이어 기침, 호흡곤란, 설사 등이 나타나며, 치사율은 약 11%이다.

★ **SAS** 수면무호흡증후군 sleep apnea syndrome
수면 중 단속적으로 호흡이 멈추고 무호흡상태가 되는 수면장애를 말하며 폐색형과 중추형이 있다.

★ **SAS** 지주막하공간(거미막밑공간) subarachnoid space
뇌의 표면을 감싸는 3장의 수막 중 연질막과 지주막(거미막) 사이의 공간을 말하며, 뇌척수액으로 채워져 있고 뇌동맥, 뇌정맥이 존재한다.

SASP 살라조설파피리딘(살라조피린)
salazosulfapyridine [salazopyrin]
항균제(설파제)로 염증성 장염, 류마티스 치료에 이용한다.

SAT 아급성갑상선염(아급성갑상샘염) subacute thyroiditis
갑상선에 일어나는 일과성 염증으로, 급성과 만성의 중간형이다. 여성에게 많이 발병하고 통증을 동반하는 것이 특징이다.

SAT 아급성스텐트혈전증 subacute stent thrombosis
관상동맥(심장동맥)질환에 대한 스텐트 치료의 합병증으로, 스텐트(stent)를 유치한 후 30일 이내에 혈전이 형성되고 이것이 심근경색증을 일으키는 병태이다.

SAT 산소포화도 saturation
동 SO_2 p.456

SB 동서맥(굴느린맥) sinus bradycardia
동결절(굴결절)에서의 흥분이 완만한 맥으로, 심박수가 1분간 60회 이하인 경우를 말한다.

SB 비누세척 soap bath
목욕을 하지 못하는 환자에게 시행하는 비누를 사용한 세척방법이다.

SB 샤워 shower bath
경관영양 등의 구속이 없고 자리에서 일어날 수 있지만 상처가 있어 자세를 유지하기 어려워 목욕을 할 수 없는 환자가 샤워만으로 몸을 씻는 방법이다.

SB 쇼트베벨 short bevel
주삿바늘의 종류로, 바늘 끝의 잘린 단면이 얕은 유형으로 잘린(둥근 면) 각도가 18°인 것을 말한다. 피내주사, 동맥주사 등에 이용한다.

SB 자발호흡 spontaneous breathing
인공호흡기 등의 외적 요인에 의존하지 않고 하는 음압호흡을 말한다.

SBB 수단블랙B sudan black B
지용성의 검은색 디스아조 염료(disazo dye)로, 백혈구의 지질염색에 이용한다.

★ **SBC** 고립골낭종(단일뼈낭종) solitary bone cyst
뼈 속에 낭이 국한성 또는 범발성으로 발생하고, 노란색 장액이 쌓이는 질환을 말한다. 소아부터 20대의 상완골(위팔뼈, humerus)과 대퇴골(넙다리뼈, femur)의 몸쪽 부분에서 자주 발생한다.

★ **SBE** 아급성세균성심내막염(아급성세균심내막염)
subacute bacterial endocarditis
세균이 혈액 속에 침입하여 발병하는 감염성 심내막염으로 지연성 심내막염이라고도 하며, 증상이 나타나는 방식, 진행속도는 느리며 길게 지속된다.

SBE 운동호흡곤란 shortness of breath on [with / from] exercise, shortness of breath on [during] exertion [effort]
몸의 움직임에 따라 나타나서 증강되는 호흡곤란으로 COPD(만성폐쇄성폐질환 p.97), 빈혈, 심부전 등이 원인이 된다. 동 DOE p.133

SBE 유방자가검사법
self-breast examination
월 1회, 월경이 끝난 4~5일 후에 시행하는 유방암의 자가확인법으로, 응어리, 당김, 색, 유두에서의 이상분비 등을 조사한다.

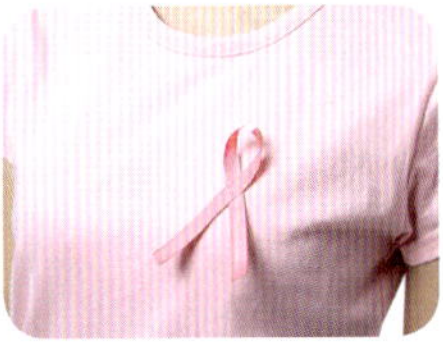

★ **SBO** 소장폐색증(작은창자막힘) small bowel obstruction
장관내용의 통과장애가 일어나 복통, 구토, 배기가스나 변비 등이 나타나는 질환이다.

★ **SBP** 수축기혈압 systolic blood pressure
심장이 수축한 상태의 혈압으로, 최고혈압이다.

SBPC 설포벤질페니실린(설페니실린)
sulfobenzylpenicillin [sulbenicillin]
페니실린계 항균제로, 녹농균에도 효과적이며 점안제로서 자주 이용된다.

SBR 소장대량절제술(작은창자대량절제술)
small bowel massive resection
장폐색(창자막힘증, ileus) 등에 의해 장관에 혈행장애가 생기고 괴사상태에 있는 부위를 대량으로 절제하는 수술이다.

SBS 부비강기관지증후군 sinobronchial syndrome
만성부비강염과 하기도의 염증성 질환이 합병되어 있는 병태로, 만성화된 부비강염이 기도의 염증을 유발해서 기관지염이 생긴다고 보지만 구체적인 내용은 밝혀지지 않았다.

SBT/CPZ 설박탐 · 세포페라존 sulbactam·cefoperazone
세팜계 항균세

SBTPC 설타미실린 sultamicillin
페니실린계 항균제

★ **SB tube** 상스타켄블레이크모어관 Sengstaken-Blakemore tube
식도정맥류 출혈 시 사용하는 기구로, 풍선의 확장을 이용해 압박하여 지혈한다. 풍선은 위와 식도 2곳에서 고정한다.

Sc 정신분열병 schizophrenia
정신질환의 하나로, 환각이나 망상, 인지기능장애 등 다양한 정신기능의 장애가 나타난다.

SC 척수 spinal cord
척추 안을 주행하는 신경줄기로, 뇌와 함께 중추신경계를 구성한다.

★ **SC** 피하주사(피부밑주사) subcutaneous injection
피하조직에 약물 등을 투여하는 주사이다. 참 주사의 종류 p.233

SCA 겸상적혈구빈혈(낫적혈구빈혈) sickle cell anemia
변이유전자 때문에 낫 모양으로 변형된 적혈구가 다수 나타나 용혈을 일으키기 쉬워져서 발생하는 유전성 빈혈이다.

SCA 급성심정지 sudden cardiac arrest
치명적 부정맥에 의해 심장이 갑자기 움직임을 정지하는 것을 말한다.

★ **SCA** 상소뇌동맥(위소뇌동맥) superior cerebellar artery
뇌저동맥(뇌바닥동맥, basilar artery) 원위부에서 갈라져서 교뇌, 소뇌 위쪽을 관류하는 동맥이다.

★ **SCA** 쇄골하동맥(빗장밑동맥) subclavian artery
쇄골(빗장) 아래쪽에 있으며 흉곽 상부를 주행하는 동맥으로, 우쇄골하동맥과 좌쇄골하동맥이 있다.

SCC 소세포암종 small cell carcinoma
소형의 세포로 이루어진 악성도 높은 미분화 폐암으로, 진행은 매우 빠르지만 방사선요법이나 화학요법이 효과적이다.

SCC 염화숙시닐콜린 succinyl choline chloride
숙사메토늄(suxamethonium)이라고도 불리는 근이완제의 하나이다. 약리 작용의 개시가 빠르고 작용시간이 짧다.

★ **SCC** 편평세포암종 squamous cell carcinoma
주로 편평상피세포(squamous epithelial cell; 표피를 구성하고 있는 세포)에서 유래하는 암으로, 만성적인 미란(erosion), 화상 등의 반흔부위 피부에 생기는 경향이 있다. 동 SCLC(폐소세포암) p.443

SCC 편평세포암종관련항원
squamous cell carcinoma related antigen
종양표지자 p.375의 하나로, 편평세포암종의 지표가 된다.

★ **SCCO** 반흔구축 scar contracture
외상이나 수술 후에 형성되는 반흔조직에 의해 당김이 발생하고 피부나 관절에 운동제한이 생기는 것을 말한다.

SCD 급성심장사 sudden cardiac death
급성증상이 나타난 후 1시간 이내에 갑자기 의식을 상실하고 사망하는 것을 말하며, 허혈성 심장질환, 부정맥 등 심장에서 기인한다.

★ **SCD** 전신성카르니틴결핍증 systemic carnitine deficiency
카르니틴의 섭취부족, 합성장애, 대사이상, 배설과다에 의해 전신의 카르니틴이 결핍되어 근육괴사나 지방축적이 일어나는 질환이다.

★ **SCD** 척수소뇌변성 spinocerebellar degeneration
척수나 소뇌가 장애를 입어 운동실조증상을 일으키는 신경변성질환을 일컫는 말로, 유전성과 비유전성으로 분류된다.

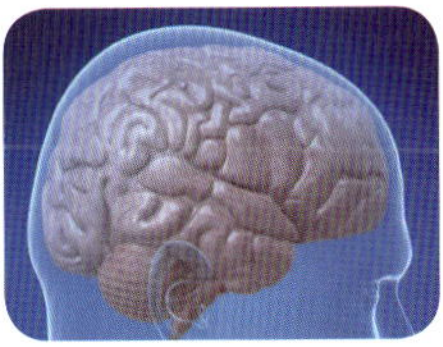

S

SCDC 아급성연합성척수변성

subacute combined degeneration of spinal cord

비타민 B_{12}결핍에 의해 척수의 후주·측주가 변성되는 진행성 질환으로, 말초신경, 대뇌백질에도 변성을 일으킨다. 악성빈혈에 동반하여 발생하는 경우가 많고 리히트하임증(Lichtheim's disease)이라고도 한다.

SCFA 단쇄지방산(짧은사슬지방산) short chain fatty acid

지방산 중 탄소 수가 6개 이하의 것으로, 아세트산, 부티르산 등이 포함된다. 대장에서 생산되며 대부분은 대장점막에서 흡수되어 에너지원이 된다.

SCI 척수손상 spinal cord injury

척수에 강한 외력이 가해지면서 생기는 병태로, 손상부위에 따라 운동마비, 감각장애가 나타난다.

★ **SCID** 중증복합면역결핍병 severe combined immunodeficiency

T세포의 결여, 면역글로불린 생산부전을 특징으로 하는 상염색체 열성 또는 X연쇄성의 선천성 질환으로, 출생 후 조기부터 다양한 감염병을 발병한다.

SCIS 중증복합형면역결핍증후군

severe combined immunodeficiency syndrome

선천적 면역계의 기능부전을 원인으로 하는 증후군이다.

★ **SCJ** 편평원주상피결합부 squamocolumnar junction

편평상피와 원주상피의 경계를 말하며, 암이 자주 발생하는 부위이다. 식도와 위의 경계, 자궁질부 측과 자궁경부 측의 경계 등을 가리킨다.

★ **SCL** 쇄골하(빗장밑) subclavian

★ **SCLC** 폐소세포암 small cell lung carcinoma [cancer]
소형의 암세포로 이루어진 폐암으로, 광범위하게 파종하는 경향이 있으며 진행이 빠르기 때문에 폐암 중에서 가장 까다로운 임상경과를 보인다. 동 SCC(편평세포암) p.441

★ **SCM** 흉쇄유돌근(목빗근) sternocleidomastoid muscle
경부의 좌우 측면에 있는 두꺼운 근육으로, 흉골(가슴뼈), 쇄골(빗장뼈)과 측두골(관자뼈)의 유양돌기(꼭지돌기, mastoid process)를 연결하여 목을 구부리거나 돌리는 데 관여한다.

★ **SCN** 장액성낭성종양
serous cystic neoplasm
췌장(이자) 또는 그 주위에 생기는 주머니의 하나로, 장액성분을 중심으로 한 낭성 내용물을 가지며 악성화되는 일은 매우 드물다.

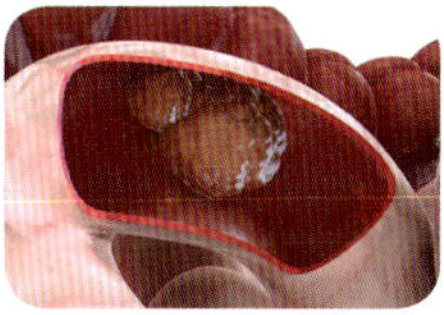

★ **SCr, Scr** 혈청크레아티닌 serum creatinine
소변으로 배출되지 않고 혈액 속에 존재하는 크레아티닌(Cr p.102)으로, 신장기능장애의 지표가 된다.

SCT 문장완성검사 sentence completion test
미완성 문장을 이어서 자유롭게 기술하도록 함으로써 피험자의 지능이나 성격, 자아개념 등을 관찰하는 심리검사이다.

SCU 경증병동 self care unit
PPC(단계적환자관리 p.385)의 가장 경증인 환자를 수용하는 병동을 말한다.

★ **SCV** 감각신경전도속도 sensory nerve conduction velocity
NCV(신경전도속도)검사 중 하나로, 직접 신경을 전기로 자극하여 유발된 신경활동전위를 측정하는 것이다.

S

★ **SD 피부경화증(피부굳음증) scleroderma**
전신의 피부경화 또는 내장의 경화·섬유화가 일어나는 원인 불명의 질환으로, 전신피부경화증(systemic scleroderma, SSc p.460)과 국한성경피증(localized scleroderma)이 있다. 전자는 전신의 피부나 내장이 딱딱해지는 질환이고, 후자는 피부만 딱딱해지는 것으로 내장을 침해하지 않는 질환이다.

SD 노인성치매 senile dementia
노인에게 발병하는 뇌의 노화에 따른 치매를 일컫는 말로, 주로 다발성 뇌경색증의 진행에 의한 혈관성치매(vascular dementia)와 뇌의 위축이 진행되는 알츠하이머병(Alzheimer's disease)을 가리킨다.

SD 돌발성난청 sudden deafness
갑자기 발병하는 원인 불명의 난청으로, 과로나 스트레스 등이 계기가 되는 경우가 많다.

SD 돌연사 sudden death
얼핏보기에 건강한 생활을 하고 있는 사람이 발병한 후 24시간 이내에 사망하는 것을 말한다.

SD 안정 stable disease
암의 치료효과 판정에 관한 용어로, 종양 축소가 부분관해(PR p.388)가 되는 데는 충분하지 않고, 종양 증대가 진행(PD)되는 데는 충분하지 않은 것을 말한다.

★ **SD 표준편차 standard deviation**
통계치나 측정치의 격차 정도를 나타내는 지표로, 검사의 기준치를 구할 때 사용된다.

S/D 수축기확장기비율 systolic-diastolic ratio
심장 수축기와 확장기의 혈류속도비율을 말한다.

SDA 세로토닌 · 도파민수용체길항제
serotonin dopamine antagonist
항정신병제로 뇌 내의 도파민수용체와 세로토닌수용체를 차단하는 작용을 하는 것을 말한다.

★ **SDAT** 알츠하이머형노인성치매 senile dementia of Alzheimer type
65세 이상의 노인에게서 발병하는 AD(알츠하이머병, Alzheimer disease, p.21)를 말한다.

★ **SDB** II도화상(피부표층화상) superficial dermal burn
표층화상으로 표피에서 표피 기저층까지 손상된 얕은 화상을 말한다.

SDD 선택적소화관제균 selective digestive decontamination
비흡수성 항균제를 소화관 안에 투여하여 원내감염의 주요 원인균인 호기성균이나 진균의 증식을 선택적으로 억제하는 예방법이다.

★ **SDH** 경막하혈종(경질막밑혈종) subdural hematoma
두부외상으로 경막 안쪽에 혈종이 형성된 병변을 말한다.

SDMD 노인성원반황반변성(노년원반황반변성)
senile disciform macular degeneration
연령관련황반변성(age-related macular degeneration, AMD p.27)의 하나로, 신생혈관을 동반하는 유형이다.

SDR 단순당뇨망막병증 simple diabetic retinopathy
당뇨망막병증(DR p.135)의 초기상태로, 혈관류나 점상 · 반상출혈, 경성백반의 형성 등이 일어난다.

SDS 우울증자기평가척도 self-rating depression scale
미국 정신의학자가 발표한 우울증 자가진단법으로, 20개의 질문항목에 대해 4단계로 평가한다.

S

SE 부작용 side effect
약제투여로 나타나는 본래의 목적 이외의 작용이다.

SE 비눗물관장 soap enema
변비 치료나 대장검사, 수술 등의 전처치로서, 장의 내용물을 세정하기 위해 비눗물 500~1,000㎖를 사용하는 고압관장이다.

SE 생리식염수관장 saline enema
주로 변비를 치료하기 위해 생리식염수를 항문을 통해 주입하고 장의 내용물을 세척하는 방법이다.

SE 연성삼출물 soft exudate
모세혈관이 막혀서 망막에 생기는 목화솜 모양의 백반으로, 망막동맥 폐색증(retinal artery obstruction), 당뇨병 등에서 나타난다.

★ **Sed** 요침사검사 examination of urinary sediment
소변을 원심분리기에 돌려서 침전한 고형성분을 현미경으로 관찰하는 검사로, 요단백 등의 소변이상이 나타난 경우에 시행한다.

SEP 경화피막성복막염 sclerosing encapsulating peritonitis
복막투석에서 관찰되는 합병증의 하나로, 계속된 복막투석으로 복막이 열화하여 변성된 장관에 유착이 생기며 장관벽(gut wall)이 피막으로 뒤덮인다. 그것이 장관을 잡아당기기 때문에 기능적 장폐색을 일으킨다.

SEP 체성감각유발전위검사(몸감각유발전위검사)
somatosensory evoked potential
팔이나 다리의 감각신경에 자극을 주었을 때 일어나는 뇌의 유발전위로, 감각신경전도로에 대한 장애를 검사할 때 측정한다.

SEV 세보플루란 sevoflurane
전신마취제

SF 성홍열 scarlet fever
A군 용혈성연쇄구균(용혈사슬알균)의 감염으로 일어나는 소아에게 많은 발진성 감염병으로, 발열로 시작해서 전신에 붉은 발진이 나타나고 며칠이 지나면 소실된다.

SF 뇌척수액 spinal fluid
동 CSF(뇌척수액) p.107

SF 윤활액 synovial fluid
관절강을 채우고 있는 무색의 알카리성 액체로, 윤활막에서 분비되며 관절을 부드럽게 해서 뼈끼리의 마찰을 감소시킨다.

SF 자연골절 spontaneous fracture
외력이 거의 가해지지 않았는데도 일어나는 골절을 말하며, 배경에는 골다공증이나 종양 등 뼈의 약화를 일으키는 질환이 있다. 병적골절이라고도 한다.

SF36 SF건강조사표 MOS Short-Form 36-Item Health Survey
건강과 관련한 삶의 질(HRQOL)을 측정하는 척도로, 신체기능과 일상의 역할기능 등 8개의 건강개념을 측정하는 것이다.

SFD 출생시미숙상태의아기 small for dates infant
임신 기간에 비해 작은 신생아를 말한다. 동 SGA p.448

SG 피부이식 skin graft
피부가 결손되어 있는 부위에 다른 부위나 기증자의 피부 일부를 채취하여 이식하는(붙이는) 기법으로, 식피술이라고도 한다.

★ **S-G, SGC** 스완긴즈카테터 Swan-Ganz catheter
심기능(심박출량, 폐동맥압, 우심방압, 우심실압 등)을 측정하기 위한 카테터이다.

SGA 임신기간에비해작은신생아 small for gestational age
동 SFD p.447

SGB 성상신경절차단(별신경절차단) stellate ganglion block
경부의 성상신경절(별신결절)에 국소마취제를 주사하고 교감신경의 활동을 일시적으로 막는 치료법으로, 진통과 혈행개선에 효과가 있다.

SGOT, sGOT 혈청글루타민산옥살아세트산아미노기전이효소
serum glutamic-oxaloacetic transaminase 동 AST p.41
주로 심장이나 간에서 생성되어 혈청으로 분비되는 효소. 30U/L 이하가 정상치

SGPT, sGPT 혈청글루타민산피루브산아미노전이효소
serum glutamic-pyruvic transaminase 동 ALT p.27
25U/L 이하가 정상치

SGTT 표준당부하검사 standard glucose tolerance test
참 GTT(포도당부하검사) p.201

SH 스테로이드호르몬 steroid hormone
콜레스테롤을 원료로 해서 합성되고 부신피질, 성선에서 분비되는 호르몬이다. 광질 코르티코이드, 당질 코르티코이드, 안드로겐, 에스트로겐, 프로게스테론이 있다.

★ **SH** 혈청간염 serum hepatitis
B형, C형 또는 D형간염바이러스가 수혈을 통해 체내로 들어가 일으키는 간염으로, 수혈(후)간염이라고도 한다. 혈액 선별기술이 발달하여 현재는 거의 발생하지 않는다.

SHEL model 쉘모델
software, hardware, environment, liveware model
사고 요인을 분석하는 방법으로 인간을 둘러싼 모든 요소, 즉 소프트웨어(S), 하드웨어(H), 환경(E), 당사자와 주위 사람(L)을 고려해야 한다는 이론이다.

SHP 쇤라인-헤노흐자반병 Schönlein-Henoch purpura
자가면역성 알레르기성 혈관염으로, 주로 작은 혈관이 장애를 받아 하퇴를 중심으로 점 모양의 출혈(자반)이 나타난다. 동 HSP p.223

SHS 앙와위저혈압증후군(누운자세저혈압증후군)
supine hypotensive syndrome
임신 말기의 임신부나 하복부 복강 내 종괴가 있는 환자가 똑바로 누웠을 때 나타나는 급격한 혈압저하를 말한다. 원인은 자궁이나 종괴가 하대정맥을 압박하는 것이고 오른쪽으로 누우면 회복된다.

SHVS 수면저환기증후군
sleep hypoventilation syndrome
폐질환이나 수면무호흡증후군 등으로 혈중 가스교환이 적절하게 이루어지지 않아 부정맥이나 폐심장증, 폐고혈압이 일어나는 병태를 말한다.

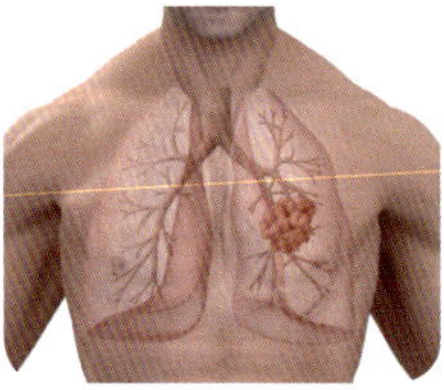

SI 박출량지수 stroke index
1회 심박출량을 체표면적으로 나눈 값으로, 심박출량에는 개체 차이가 있기 때문에 체표면적으로 보정한다. 동 SVI p.466

SI 쇼크지수 shock index
외상환자(특히 둔적 외상환자)의 출혈량 기준으로, '맥박수÷수축기혈압'으로 산출한다.

SI 혈청철 serum iron
혈청에 들어 있는 철분을 말하며, 헤모글로빈의 구성물질 중 하나이다. 혈청수치는 아침에 높고 저녁부터 야간에는 낮아지는 일내변동을 보인다.

★ **SIADH** 항이뇨호르몬부적합분비증후군
syndrome of inappropriate secretion of ADH
ADH(항이뇨호르몬 p.15)의 분비이상으로 수분의 과잉저류, 저나트륨혈증이 생기는 질환이다. 동 IADHS p.227

S

★ SIDS 영아급사증후군 sudden infant death syndrome
현재까지의 건강상태나 병력으로 그 사망을 예측할 수 없으며, 사후조사에서도 원인을 확인할 수 없는 유아의 사망을 말한다.
참 ALTE(영유아돌연성위급상태) p.27

sig S상결장(구불잘록창자)내시경검사 sigmoidoscopy
내시경을 사용해서 대장의 하부를 관찰하여 이상이나 병변 유무를 조사하는 검사이다.

★ SIMV 동기적간헐강제환기
synchronized intermittent mandatory ventilation
인공호흡기의 환기모드로, 환자의 자발호흡을 감지하고 그에 동조해서 필요한 만큼만 강제환기하는 것을 말한다.

★ SIRS 전신염증반응증후군
systemic inflammatory response syndrome
수술, 염증 등 다양한 침습으로부터 생체를 보호하기 위해 시토카인이 중심이 되어 일어나는 전신적 염증반응을 말한다.

SISO 시소마이신 sisomycin
아미노글리코시드계 항균제

SIT 정자부동화시험 sperm immobilization test
여성불임의 원인을 조사하는 항정자항체검사로, 여성의 혈청에 남성의 정자를 넣고 그 활동을 관찰하는 것이다. 항정자항체가 검출되면 정자의 운동률은 저하되고 불임의 원인이 된다.

SJS 스티븐스-존슨증후군 Stevens-Johnson syndrome
피부점막안증후군(mucocutanealocular syndeome)이라고도 하며, 고열을 동반하며 발적, 홍반, 수포 등이 나타난다. 중증화되면 호흡기장애나 간장애에 이르게 되며, 의약품의 부작용에 따른 경우가 많다.
동 MCOS p.296

★ **SjS** 쇠그렌증후군 Sjögren's syndrome

자가면역질환의 하나로, 건성각결막염, 구강건조증 등을 주요 증상으로 하는 증후군이다. 원발성과 속발성이 있으며 교원병을 합병하는 경우가 있다.

SK 노인성각화증 senile keratosis

노인의 귓바퀴(이개)를 포함한 안면, 손등에 자주 발생하는 일광각화증(solar keratosis)으로, 피부암의 전구병변이며 암으로 진행하는 비율은 수%에서 20%에 달한다.

★ **SK** 스트렙토키나아제 streptokinase

A군 용혈성연쇄구균(용혈사슬알균)이 세포 밖으로 분비하는 단백질로, 혈중의 플라스미노겐을 플라스민으로 변환시킴으로써 혈전용해작용을 일으킨다.

SKAO 무릎 · 발뒤꿈치상부보조기 supra knee-ankle orthosis

동 KAFO(장하지보조기) p.258

★ **SLAP lesion** 상전후관절순손상

superior labrum anterior and posterior lesion

대개는 스포츠 외상에 의한 것으로, 공을 던지는 동작의 반복으로 견관절(어깨관절)이 불안정해지고 관절순(오목테두리, glenoidal labrum)이 벗겨지는 병태이다.

SLB 단하지보조기 short leg brace

하퇴부에서 발바닥까지 지탱하는 보조도구를 말한다.

SLC 단하지석고붕대 short leg cast

하퇴부에서 발바닥까지를 고정 · 보호하기 위해 이용하는 붕대로, 경화제를 담가 만든 것도 있다.

S

★ **SLE** 전신홍반루프스 systemic lupus erythematosus

교원병 p.131의 하나로, 혈중의 항핵항체가 면역복합체를 만들어 전신에 축적되어 발열, 전신권태감 등을 일으키는 여성에게 많은 자가면역질환이다. 부신피질스테로이드제가 효과적이다.

★ **SLO** 스트렙토리신O streptolysin O

A군뿐만 아니라 C군, G군의 용혈성연쇄구균(용혈사슬알균)도 균체 밖에서 생산하는 대표적인 용혈독소이다.

★ **SLR** 하지직거상검사(뻗은발올림검사) straight leg raising test

바로 누운 상태에서 무릎을 쭉 펴고 한 발씩 하지를 수동적으로 들어올리는 검사이다. 추간판탈출증(원반탈출증, herniation of intervertebral disc) 등 요부신경근 증상을 확인하기 위해 시행한다.

SLR exercise 하지신전거상훈련 straight leg raising exercise

무릎을 쭉 편 상태에서 하지 전체를 들어올리는 것으로 대퇴사두근을 강화하는 훈련법이다.

SLS 단하지부목 short leg splint

하퇴부에서 발바닥까지 지탱하는 부목을 말한다.

SLTA 표준실어증검사 standard language test of aphasia

실어증 환자를 대상으로 듣기, 말하기, 읽기, 쓰기, 계산하기의 5개 항목에 대해 평가하는 가장 일반적인 검사이다.

SLV 단좌심실 single left ventricle

심실중격의 미발달로 좌심실만 기능하는 선천성 심장질환으로 좌심실성 단심실이라고도 한다. 참 주요 선천성 심장질환 p.480

SLWC 단하지보행용석고붕대 short leg walking cast

보행 시 부하가 환부에 가해지지 않도록 하퇴 상부에서 발바닥까지를 지지 · 고정하는 석고붕대를 말한다.

SM 수축기잡음 systolic murmur
수축기에 발생하는 심(장)잡음 p.217 으로, 승모판폐쇄부전, 대동맥협착, 심실중격결손 등의 경우에 발생한다.

SM 스트렙토마이신 streptomycin
아미노글리코시드계 항균제로 결핵 치료에 이용된다.

SM 평활근(민무늬근육) smooth muscle
심장을 제외한 내장에 분포하는 횡문이 보이지 않는 근육으로, 본인 의사와는 상관없이 수축 · 이완하는 불수의근이다.

★ **SMA** 상장간막동맥(위창자간막동맥)
superior mesenteric artery
복대동맥(배대동맥, aorta abdominalis)에서 갈라져 소장의 장간막 안을 주행해서 십이지장(샘창자), 췌장(이자), 회장(돌창자) 등에 혈액을 공급하는 동맥이다.

★ **SMAO** 상장간막동맥폐색증(위창자간막동맥폐쇄증)
superior mesenteric artery occlusion
혈전 등에 의해 동맥이 막히고 장관괴사를 일으키는 중증질환을 말한다.

★ **SMBG** 혈당자가측정 self monitoring of blood glucose
주로 당뇨병 환자가 혈당자가측정기로 혈당치를 측정하여 혈당을 조절하는 것을 말한다.

★ **SMI** 무증상성심근허혈 silent myocardial ischaemia
흉통 등의 자각증상이 없는 데도 심근으로 흐르는 혈류가 부족(심근허혈)한 병태를 말한다.

★ **SMON** 아급성척수시신경장애
subacute myelo-optico-neuropathy
키노포름제(chinoform, 살균제) 복용에 의한 중독성 신경장애로, 복통, 하반신 저림, 감각장애, 시력장애, 운동보행장애가 일어난다.

SMS 소마토스타틴 somatostain
시상하부, 췌장의 랑게르한스섬(Langerhans islet), 소화관 등에서 생산되는 호르몬으로, 성장호르몬이나 인슐린, 글루카곤 등의 분비를 억제하는 작용을 한다. 참 주요 호르몬 p.275

★ **SMT** 점막하종양(점막밑종양) submucosal tumor
점막하층의 조직에서 발생하는 종양을 말한다.

SMX 설파메톡사졸 sulfamethoxazole
항균제(설파제)로, 트리메토프림(trimethoprim)과의 혼합제로서 판매되고 있다.

SN 간호학생 student nurse

SN 동(방)결절(동굴심방결절) sinoatrial node
동 SAN p.436

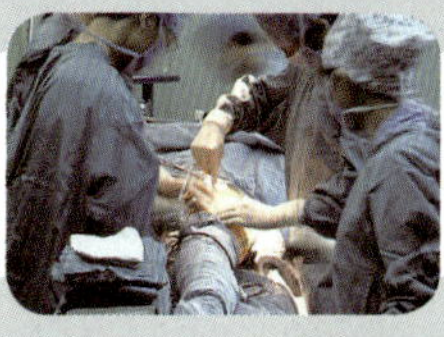

SN 소독간호사 scrub nurse
수술실 간호사를 말한다.

SN 자발안진(자발눈떨림)
spontaneous nystagmus
어떤 자극을 주지 않고 먼 거리를 주시한 상태에서 생기는 안구의 움직임으로, 전정미로(안뜰미로, vestibular labyrinth)의 장애 등으로 발생한다.

★ **SND** 선조체흑질변성(줄무늬체흑색질변성)
striatonigral degeneration
다계통 위축증의 하나로, 선조체(줄무늬체), 흑질, 소뇌피질 등의 장애로 발병하는 신경변성질환이다. 근육경직, 느린 동작 등 파킨슨병과 유사한 증상이 나타난다.

★ **SNHL** 감각신경난청 sensorineural hearing loss
소리는 들려도 내용을 파악할 수 없는 청각장애로, 내이(속귀)로 전해진 소리가 신호로 변환되어 뇌로 전달되는 동안에 이상이 발생한 데에 기인한다.

SNMC 강력네오미노파겐C stronger neo-minophagen C
간질환치료제, 항알레르기제.

SNP 니트로플루시드 nitroprusside
강압제, 혈관확장제

SNPs 단일뉴클레오티드다형태 single nucleotide polymorphism
유전자의 염기(뉴클레오티드)배열이 개인에 따라 1개 또는 여러 개 차이가 생기는 것으로, 1개의 경우는 SNP라고 한다.

SNRI 세로토닌 · 노르아드레날린재흡수억제제
serotonin-noradrenaline reuptake inhabator
뇌 내의 신경전달물질인 세로토닌과 노르아드레날린의 재흡수를 억제하는 항우울제이다.

SNS 교감신경계 sympathetic nervous system
자신의 의사와 상관 없이 작용하는 자율신경계의 하나로, 긴장상태일 때 우위로 작용한다. 부교감신경과 길항적으로 움직이면서 체내환경의 항상성을 유지한다. 참 신경계의 분류 p.318

SNS 체성신경계(몸신경계) somatic nervous system
말초신경을 기능적으로 분류하는 경우 중 하나로, 의사에 의해 지배되는 신경계(운동 · 감각신경)이다. 참 신경계의 분류 p.318

SO 상사근(위빗근) superior oblique muscle
안구의 방향을 바꾸는 외안근의 하나로, 안구를 하외측으로 움직인다.

S.O. 실리콘기름 silicone oil
규소를 구조에 포함하는 인공화합물로, 의료에서는 인공안내액, 주삿바늘 및 주사통의 윤활제에 사용된다.

s/o ~의심 suspect of
의심을 나타내는 진료기록 용어

SO_2 산소포화도 oxygen saturation
혈액 속의 헤모글로빈이 산소와 결합한 비율을 나타낸다.

★ **SOAP** 소프 subjective, objective, assessment, and plan
POS(문제지향형 시스템)의 진료기록형식으로, SOAP은 각 단어의 머리글자를 딴 약어이며, 주관적 정보, 객관적 정보, 그에 대한 평가, 평가를 바탕으로 한 계획을 나타낸다.

★ **SOB** 호흡곤란 shortness of breath
참 SBE(운동호흡곤란) p.438

★ **SOD** 초과산화물불균등화효소 superoxide dismutase
체내에 쌓인 과잉의 활성산소를 제거하는 항산화효소이다.

★ **SOL** 공간점유성병변(공간점유병터) space occupying lesion
장기 일부를 점거하고 있는 병변으로, 종양, 혈종, 낭종, 침전물 등이다.

★ **Sol, sol** 용액 solution

SoU 일광두드러기 solar urticaria
햇빛에 노출되었을 때 일어나는 두드러기로, 조사 후 10~20분이면 햇빛에 노출된 피부에 국한하여 가려움을 동반하는 발진이 나타난다.

Sp 극파 spike
가시처럼 뾰족한 모양의 뇌파로, 뇌기능 이상을 나타내며 간질 등에서 관찰된다.

Sp 척추마취 spinal anesthesia
국소마취의 하나로 지주막하강(거미막밑공간)에 마취제를 주입한다.

SP 물질P substance peptide
아미노산으로 이루어진 신경펩티드로, 신경전달물질로서 통각전달에 관여하며 혈관확장작용, 이뇨작용 등을 한다.

SP 표준모의환자 simulated patient
의대생 및 간호학생의 임상기술을 교육 · 평가하기 위해 활용하는 인적 자원으로, 의학적 배경을 갖추지 않는 일반인을 말한다. 환자상을 표준화 · 메뉴얼화하여 연기한다.

S-P 뇌경막하복강션트 subduro - peritoneal shunt
만성경막하혈종에서 재발을 반복하는 경우에 시행되는 수술로, 경막하강과 복강을 연결하여 저류액 배출로를 만드는 방법이다.

SPAC 시타라빈옥포스페트 cytarabine ocfosfate
항악성종양제의 하나로 대사길항제이다.

SPCM 스펙티노마이신 spectinomycin
아미노글리코시드계 항균제로, 스펙티노마이신 감수성 임균 감염병에 사용하다

SPE 완서혈장교환(느린혈장교환) slow plasma exchange
순환동태가 불안정한 환자에게 실행하는 것으로, 평상시보다 교환속도를 낮춘 혈장교환법이다.

★ **SPECT** 단일광자방사형컴퓨터단층촬영
single-photon emission computed tomography
체내에 소량의 방사성동위체를 투여하고 거기에서 방출되는 γ선을 검출하여 분포상황을 영상화하는 단층촬영법이다.

SPFX 스파르플록사신 sparfloxacin
뉴퀴놀론계 항균제

SPG 시조피란 sizofiran
치마버섯이 생산하는 다당체로 비특이적 항악성종양제이다.

SPIDDM 저진행성인슐린의존형당뇨병
slowly progressive insulin depended diabetes mellitus
발병 직후에는 식사·운동요법으로 혈당을 조절할 수 있지만, 서서히 1형 당뇨병 p.130으로 이행하는 당뇨병으로, 완만한 진행을 보인다.

SPK 췌장신장동시이식술(이자콩팥동시이식술)
simultaneous pancreas-kidney transplantation
췌장과 신장을 동시에 이식하는 수술이다.

★ **SPK** 표층점상각막염(얕은층점모양각막염)
superficial punctate keratitis
콘택트렌즈 착용이나 건성안(마른눈, dry eye)에 의한 각막의 염증으로, 각막 표면에 점상 결손이 관찰되는 것이 특징이다. 동 KP, KPS p.261

SPL 음압수준(소리압수준) sound pressure level
소리의 강도를 음압으로 구한 식으로, 단위는 데시벨(dB)이고 소음의 크기를 나타낸다.

SPM 스피라마이신 spiramycin
마크롤라이드계 항균제

★ **SPMA** 진행척수성근(육)위축증

spinal progressive muscular atrophy

하위운동신경만 장애를 받아 전신의 근력저하와 근위축이 서서히 진행되는 질환으로, 척수성근위축증(SMA)이라고도 한다.

동 PSMA p.392

SpO_2 경피적산소포화도 saturation of percultaneous oxygen

손가락 끝(또는 귓불)에 맥박산소측정기(pulse oximeter)를 장착하고 측정한 동맥혈산소포화도(SpO_2)의 값이다.

SPT 피부단자시험 skin prick test

피부 테스트의 하나로, 피부 표면에 항원액을 떨어뜨린 후 그 부분을 단자바늘로 살짝 찔러 항원을 흡수시키고 반응을 관찰하는 방법이다. 즉시형 알레르기(immediate type allergy) 판정에 유용하다.

★ **SPV** 선택적근위미주신경절단술 selective proximal vagotomy

난치성 위십이지장궤양에 대한 치료법으로, 위산분비를 조절하는 미주신경만 절단하여 궤양증상을 소실시키는 것이다.

Sp&W 극서파결합 spike-and-wave complex

간질에서 보이는 비정상적인 뇌파로, 뾰족한 파에 폭이 있는 파가 결합하여 나타난다.

SR 동리듬(굴리듬) sinus rhythm

심장박동이 일정한 리듬으로 반복되는 상태를 말한다. 동결절(동굴결절)에서 발생한 전기적 흥분이 심방→심실결절→심실로 정확하게 전달되고, 심전도상의 P파, QRS파, T파가 규칙적으로 나타나는 상태이며 정상동리듬(NSR p.333)이라고도 한다.

SR 상직근(위곧은근) superior rectus muscle

안구의 방향을 바꾸는 외안근(바깥눈근육, extraocular muscle)의 하나로, 안구를 상방 내측으로 움직인다.

S

SRD 속발성망막박리 secondary retinal detachment
포도막염, 안내종양 등 어떤 병태에 이어서 일어나는 망막박리를 말한다.

SRRD 수면관련호흡장애 sleep related respiratory disturbance
수면과 관련하여 발생하는 비정상적인 호흡을 나타내는 병태를 일컫는 말로, 수면무호흡증후군(SAS p.437)이 대표적이다.

★ **SRT** 음성청취역치(음성청취문턱값) speech reception threshold
음성청력검사의 하나로, 언어를 음성, 음량을 바꾸어 피검자에게 들려준 후 받아 적게 하여 50%의 정답률을 얻게 될 때의 수치를 말한다.

SRV 단우심실 single right ventricle
심실중격의 미발달로 우심실만 기능하는 선천성 심장질환이며 우심실성 단심실이라고 한다. 참 주요 선천성 심장질환 p.480

SS 슬라이딩스케일 sliding scale
최근에 측정한 혈당치에 따라 투여하는 인슐린양을 가감하기 위한 기준이다.

★ **SSc** 전신피부경화증 p.131 systemic scleroderma
피부나 내장이 딱딱해지는 것을 주요 증상을 하는 교원병의 하나이다.

SSF 견갑골하부피하지방두께(어깨뼈아래피부밑지방두께)
subscapular skinfold thickness
견갑골(어깨뼈, scapula) 아래의 피하지방 두께를 말하며, 그 수치에서 체지방률을 산출하여 영양평가에 이용한다.

SSI 수술부위감염 surgical site infection
수술한 절개부위 및 수술 조작이 가해진 심부 장기와 체강에 발생하는 감염병을 말한다.

★ **SSP** 경직척수마비(강직척수마비) spastic spinal paralysis
척수측삭장애로 상 · 하지의 편측 또는 양측에 경축이 일어나는 질환이다.

SSPE 아급성경화범뇌염 subacute sclerosing panencephalitis
홍역이 치유된 후에도 바이러스가 체내에 남아 5~10년의 잠복기간을 거쳐 발병하는 치명적인 뇌질환이다.

★ **SSRI** 선택적세로토닌재흡수억제제
selective serotonin reuptake inhabator
항우울작용이 있는 신경전달물질인 세로토닌의 재흡수를 선택적으로 억제하여 세로토닌 양을 늘려서 작용을 증강시키는 약제로, 우울증 외에 공황장애 등 불안장애에 이용된다.

★ **SSS** 동기능부전증후군 sick sinus syndrome
동결절의 기능부전으로 자극의 전도가 느리고 서맥이 일어나는 질환이다. 심전도상에 P파의 감소에는 다양한 유형이 있으며 루벤스테인(Rubenstein)분류가 유용하다.

★ **SSS** 상시상정맥동(위시상정맥굴) superior sagittal sinus
대뇌겸(대뇌낫, falx cerebri) 상연(위모서리, superior border)을 주행하고 경막정맥동(경질막정맥동, dural venous sinus)을 구성하는 정맥동의 하나이다.

★ **SSSS** 포도구균성열상피부증후군(포도알균성열상피부증후군)
staphylococcal scalded skin syndrome
황색포도구균의 감염으로 발생하는 영유아의 독소성 피부질환으로, 포도구균이 생산하는 독소가 피부 전체를 침범해 열상과 유사한 짓무름이 생긴다.

★ **SST** 사회기술훈련 social skills training
환자의 생활지원을 목적으로 사람과의 교제방식, 감정의 표출방식을 훈련하는 정신요법이다.

S

★ **St** 대변 stool

ST 감수성훈련 sensitivity training
소집단에 의한 기능개발훈련으로, 다른 사람과의 관계를 통해 대인관계의 감수성이나 행동의 유연성을 높이는 것을 목적으로 한다.

★ **ST** 언어청각치료, 언어청각사
speech-language-hearing therapy [therapist]
의사 · 치과의사의 지도 하에 언어장애, 음성장애, 연하장애가 있는 환자를 훈련 및 지도하는 것, 또는 이를 위한 국가자격을 갖고 있는 전문가를 말한다.

★ **ST** ST부분 ST-segment
심전도의 QRS파 끝에서 T파 시작까지의 부분을 말하며, 심실 전체의 흥분을 나타낸다.

ST 피부시험 skin test
피부(또는 피하)에 알레르겐을 떨어뜨리고 알레르기반응을 조사하는 시험이다. 피내테스트, 패치테스트, 스크래치테스트 등이 있다.

STAI 상태불안척도 state-trait anxiety inventory
지금 현재 느끼고 있는 불안(상태불안)과 언제나 느끼고 있는 불안(특성불안)의 정도를 측정하는 자기평가식 척도이다.

STA-MCA 천측두동맥 · 중대뇌동맥문합술(얕은관자동맥 · 중간대뇌동맥연결술)
superficial temporal artery-middle cerebral artery anastomosis
뇌혈관장애에 시행하는 우회수술로, 천측두동맥과 중대뇌동맥의 분지를 문합하는 방법이다.

STA-SCA 천측두동맥 · 상소뇌동맥문합술(얕은관자동맥 · 위소뇌동맥연결술)
superficial temporal artery-superior cerebral artery anastomosis
뇌혈관장애에 시행하는 우회수술로, 천측두동맥과 상소뇌동맥을 문합하는 방법이다.

stat. 즉시 statim(라)
처방전용어

★ **STD** 성매개병, 성병 sexually transmitted disease
성행위를 통해 감염되는 질환을 일컫는 말로, 성기클라미디아감염병, 임균감염병, 에이즈 등이 포함된다. 동 VD(성병) p.513

Stereo 입체정위시술 stereotaxic surgery
파킨슨병 등에 시행되는 수술로, 두개골에 뚫은 구멍으로 뇌심부에 가는 바늘을 삽입하고, 증상에 관여하는 세포를 작게 파괴함으로써 증상을 경감 또는 소실시킨다.

S test 세크레틴시험 secretin test
췌장 외분비기능 검사법 중 하나로, 췌장액 분비를 촉진시키는 호르몬인 세크레틴을 정맥에 주입한 후 췌장액을 채취하여 시행한다.

★ **STG** 부분층피부이식 split-thickness graft
동 STSG p.464

STH 단순전체자궁절제술 simple total hysterectomy
개복(복식단순전체자궁절제술) 또는 경질(질식단순전체자궁절제술, 복강경하질식전체자궁절제술)에 의한 자궁의 전체 적출 수술을 말한다.

★ **STI** 수축기시간간격 systolic time interval
심장수축기의 시간적 간격을 말한다.

STN 시알Tn항원 sialyl- Tn antigen
췌장암, 대장암, 자궁경부암, 난소암 등의 종양표지자이다.
참 주요 종양표지자 p.375

S

strept 연쇄구균(사슬알균) streptococcus
그람양성구균으로, 연쇄상이 되는 경향이 강하다. 병원성인 것에는 화농, 산욕열, 패혈증, 류마티스열 등의 원인균이 있다.

STRT 정위적방사선요법 stereotactic radiotherapy
병변의 위치를 정확하게 정해서 고선량의 방사선을 집중 조사하는 치료법이다.

STS 매독혈청반응 serologic test for syphilis
매독에 감염되면 생산되는 카르디오리핀(cardiolipin)항체 유무를 조사하는 혈청반응검사이다.

★ **STSG** 부분층피부이식 split thickness skin graft
모근이나 피지선을 포함하지 않은 중간층까지의 얇은 피부를 이식하는 수술을 말한다. 동 STG p.463

STX 삭시톡신 saxitoxin
패류에 들어있는 독소이다.

SU 술포닐우레아 sulfonyl urea
당뇨병의 대표적인 치료제로, 췌장의 랑게르한스섬에 작용하여 인슐린의 분비를 촉진할 뿐만 아니라 혈당치를 올리는 호르몬 분비를 억제하는 작용이 있다.

SUA 단일제동맥(단일배꼽동맥) single umbilical artery
보통 2개 있는 제동맥(배꼽동맥)이 1개만 있는 것을 말하며, 심장의 기형 등을 합병하는 빈도가 높다.

★ **SUDs** 일회용의료기자재
single use devices

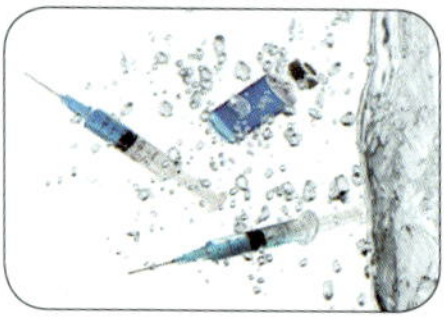

SUI 복압요실금 stress urinary incontinence
무거운 물건을 들어올릴 때나 복압이 가해졌을 때 일어나는 요실금을 말한다.

sum. 복용하시오 sumendus(라)
처방전용어

Supp, Supp 좌약 suppository
항문이나 질에 삽입하는 고형의 외용제로, 체온에 따라서 또는 분비액에 따라서 서서히 녹는다.

sut 봉합 suture
수술 때문에 절개한 상처부위를 봉합하는 것을 말한다.

SUZI 위난강정자주입법 subzonal insemination
현미수정법의 하나로, 난세포질과 투명대 사이의 위난강에 정자를 주입하는 방법이다.

★ **SV** 1회심박출량 stroke volume
1회의 박동으로 좌심실에서 동맥으로 보낼 수 있는 혈액량을 말한다.

Sv 시버트 Sievert
방사선의 선량당량단위로, 생체에 미치는 영향의 크기를 나타낸다.

S

★ **SV** 단심실 single ventricle
심실중격이 완전하지 않아 좌심실과 우심실의 구별이 없고 심실이 하나인 선천성 심장질환이다. 단우심실(SRV p.460), 단좌심실(SLV p.452)이 있다.

★ **SVC** 상대정맥(위대정맥) superior vena cava
좌우의 완두정맥(팔머리정맥, brachiocephalic vein)이 합류하여 형성하는 정맥으로, 상반신의 혈액을 모아서 우심방으로 흘러들어간다

SVCG 상대정맥조영술(위대정맥조영술) superior vena cavography
상대정맥에 조영제를 주입하여 시행하는 X선 촬영검사를 말한다.

★ **SVCS** 상대정맥증후군(위대정맥증후군)
superior vena cava syndrome
상대정맥이 종양 등으로 압박을 받아 막혀 환류장애가 일어나는 증후군이다.

★ **SVD** 일혈관병변 single vessel disease
주요 관상동맥(심장동맥) 3개(우관상동맥, 좌전하행지, 좌회선지) 중 1개에만 병변이 한정되어 있는 허혈성 심장질환을 말한다.

SVD 자연경질분만 spontaneous vaginal delivery
진통촉진제 등을 사용하지 않고 자연적인 진통으로 산도를 통해 출산하는 분만법이다.

SVG 대복재정맥이식(큰두렁정맥이식) saphenous vein graft
관상동맥우회술로 새로운 통로로서 이용되는 다리의 대복재정맥 이식편을 말한다.

SVI 슬로우바이러스감염병(지연바이러스감염병) slow virus infection
잠복기간이 긴(수 개월~수 년) 지연성 바이러스감염병으로, 변이형 홍역바이러스에 의한 아급성경화성전뇌염(SSPE p.461), JC바이러스에 의한 진행다초점백색질뇌병증(PML p.380) 등이 있다.

SVI 1회박출계수 stroke volume index
동 SI p.449

S$\bar{v}$O$_2$ 혼합정맥혈산소포화도
mixed venous oxygen saturation
혼합정맥혈(우심실 안과 폐동맥의 혈액)의 헤모글로빈 산소포화도를 말하며 산소공급이 전신의 대사요구량에 맞는지 반영한다.

★ **SVPC** 상실성기외수축 supraventricular premature contraction
심실보다 상부(심방 또는 방실접합부)에서 발생하는 기회수축으로, 단일 발생이 많다.

★ **SVR** 체혈관저항, 전말초혈관저항 systemic vascular resistance
좌심실(왼심실, left ventricle)을 나와서 우심방(오른심방, right atrium)으로 돌아올 때까지의 체순환(온몸순환, systemic circulation)으로 혈액이 받는 저항이다.

★ **SVRI, SVRi** 체혈관저항계수, 전말초혈관저항계수
systemic vascular resistance index
체혈관저항(전말초혈관저항)을 비교하기 위한 수치이다.

SVS 좁아진뇌질증후군 slit ventricle syndrome
수두증(물뇌증, hydrocephalus)의 단락술(지름술, shunt) 후에 일어나는 합병증의 하나로, 뇌실의 협소화, 협소화에 의해 야기되는 구역질이나 두통 등의 증상이 나타난다.

★ **SVT** 심실상빈맥(심실위빠른맥) supraventricular tachycardia
심실보다 상부(심방 또는 방실접합부)에서 발생하는 빈맥이다.

SW 박출작업량 stroke work
심장이 1회 수축했을 때의 일량을 나타내며 1회 박출량에 동맥압을 곱한 값을 체표면적으로 나누어 보정한 수치이다.

SW 사회사업가 social worker
사회복지사와 정신보건복지사를 일컫는 말로, 의료분야에서는 의료사회사업가와 정신과사회사업가가 있다.

SWS 서파수면(느린파형수면) slow wave sleep
뇌파에 크고 느린 파가 나타나는 가장 깊은 수면으로, 논렘수면(NREM, nonrapid eye movement)이라고 한다.

SWT 셔틀워킹시험 shuttle walking test
운동능력을 평가하는 부하시험의 하나로, 일정간격의 표식 사이를 서서히 보행속도를 올리면서 계속해서 걷는 것이다.

SXA 단일X선흡수측정법 single energy X-ray absorptiometry
1종류의 X선을 조사하여 골밀도를 측정해서 골다공증을 진단하는 검사이다.

syr 시럽(단물약) syrup
약제가 들어있는 당액이다.

syst. 수축기 systolic
심실이 수축을 시작하여 승모판이 닫힐 때부터 대동맥판이 닫힐 때까지의 시기를 말한다. 전신과 폐(허파)로 혈액이 보내지는 시기로 혈압이 가장 높아진다. 참 diast.(확장기) p.126

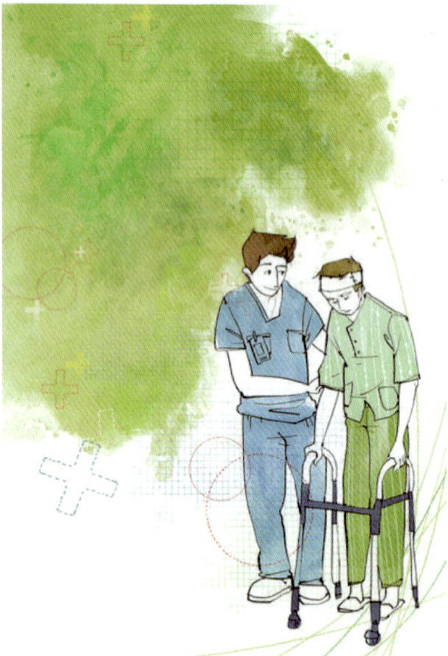

T

T T세포 thymus derived cell
동 T-cell p.475

★ **T** 체온 temperature

★ **T** T파 T-wave
심전도의 파형으로, 수축한 심장이 이완할 때 생기는 파이다.

★ **T** 횡행결장(가로주름창자) transverse colon
결장(창자)의 일부로 상행결장(오름주름창자, ascending colon)의 상부와 하행결장(내림주름창자, descending colon)의 상부를 연결하는 장관이다.

$T_{1/2}$, $t_{1/2}$ 반감기 half life
약학에서의 개념으로, 약제성분의 혈중농도가 반감할 때까지의 시간을 말한다. 혈중(농도)반감기, 소실반감기(elimination half-life)라고도 한다.

T_3 트리요오드티로닌(삼요드티로닌) triiodothyronine
가장 강력한 갑상선호르몬(갑상샘호르몬, thyroid hormone)으로 체온이나 심장박동수, 성장 등 체내의 모든 과정에 관여한다. 혈중에서는 그 대부분이 단백질과 결합하고, 나머지는 유리트리요오드티로닌(FT_3 p.184)으로 존재하며, 갑상선기능(갑상샘기능)의 지표가 된다.

T_4 테트라요오드티로닌 tetraiodothyronine [thyroxine]
갑상선호르몬(갑상샘호르몬)의 하나. 트리요오드티로닌의 전구체로 수식 아미노산이다. 혈중에서는 그 대부분이 단백질과 결합하고, 나머지는 유리티록신(FT_4 p.184)으로 존재하며, 갑상신기능의 지표가 된다.

★ **TA** 교통사고 traffic accident

T

TA 액와온도(겨드랑이온도) axillary temperature
겨드랑이 밑에서 측정하는 체온이다.

TA 상호작용분석 transactional analysis
정신분석을 토대로 한, 자기자신의 성장을 촉진하기 위한 체계적인 심리요법을 말한다.

TA 삼첨판막폐쇄증(오른방실판막폐쇄증) tricuspid atresia
우심방(오른심방, right atrium)과 우심실(오른심실, right ventricle) 사이의 삼첨판막(오른방실판막, tricuspid valve)이 선천적으로 닫혀져 있는 병태를 말한다.

TA 장티푸스 typhus abdominalis
티푸스균에 의한 감염병으로, 고열이 지속되고 서맥(느린맥, bradycardia), 장미진(roseola), 비장비대(splenomegaly)의 3대 징후가 출현한 후에 장출혈을 일으킨다.

TA 치통 toothache

TA 측두동맥염(관자동맥염) temporal arteritis
주로 60세 이상의 노인에게 발병하는 원인 불명의 혈관염으로, 맥박에 따른 관자놀이(temple)의 격렬한 통증이 나타난다. 천측두동맥(얕은관자동맥, superficial temporal artery) 등의 혈관벽에 육아종(granuloma)이 보인다.

TAA 종양관련항원 tumor associated antigen
종양항원 중 정상세포에도 종양세포에서 나타나는 항원이다.
참 TSA(종양특이항원) p.490

★ **TAA** 흉부대동맥류(가슴대동맥자루) thoracic aortic aneurysm
주로 죽상동맥경화에 의해 흉부대동맥(가슴대동맥)의 지름이 확대되고 자루 모양으로 나타난 병태를 말한다. 방치하면 파열하여 내출혈을 일으킨다.

★ **TAAA** 흉복부대동맥류(가슴배대동맥자루)

thoraco-abdominal aortic aneurysm

대동맥은 횡격막(가로막, diaphragma)보다 위에 있는 것을 흉부대동맥(가슴대동맥, thoracic aorta), 횡격막보다 아래에 있는 것을 복부대동맥(배대동맥, abdominal aorta)이라고 하고, 동맥류가 그 양쪽에 걸쳐 발생하는 병태이다.

★ **TAB** 완전안드로겐차단 total androgen block

전립선암(전립샘암, prostate cancer) 등의 치료법으로, 수술이나 호르몬요법에 의해 체내에서 안드로겐(남성호르몬)을 제거하는 방법이다. CAB(complete androgen block)라고도 한다.

★ **tab** 정제(알약) tablet

유효성분에 부형제(excipient) 등을 가미하여 압축형성한 고형제제이다.

★ **TACE** (경카테터)간동맥화학색전요법

transcatheter arterial chemoembolization

간암에 영양을 제공하고 있는 관상동맥에 유성조영제(리피오돌, lipiodol), 항암제, 색전물질(젤폼, gelfoam)을 혼합한 것을 주입하여 영양동맥(nutrient artery)을 폐쇄해서 간세포암(hepatoma)을 괴사시키는 치료법이다. 참 TAE p.472

★ **tachy** 빈맥(빠른맥) tachycardia

맥박이 증가하는 것으로, 호흡이나 맥이 빨라지는 것을 말한다.

TACT 자가골수단핵세포이식

therapeutic angiogenesis by cell transplantation

허혈부위에 자기의 골수세포를 이식하여 혈관신생을 촉진하는 치료법으로, 장골에서 채취한 골수로부터 단핵구를 분리시켜 근육주사로 이식한다.

T

★ **TAE** 경카테터간동맥색전술 transcatheter arterial embolization
간세포암의 동맥주사요법 중 하나로, 카테터를 간동맥 안에 삽입하여 색전물질을 주입하고 간동맥을 폐쇄함으로써 암세포를 괴사시키는 치료법이다. 대개는 여기에 화학요법을 병용한다. 참 TACE p.471

TA-GVHD 수혈관련이식편대숙주병
transfusion associated graft versus host disease
수혈로 발생하는 GVHD(이식편대숙주병 p.201)이다. 수혈 후 4~30일이면 발생한다. 발생빈도는 높지 않지만 수혈용 혈액에 방사선을 조사함으로써 공혈자의 림프구를 죽여 TA-GVHD를 예방한다.

★ **TAH** 복식자궁전체절제술 total abdominal hysterectomy
개복에 의한 자궁제거술을 말한다.

★ **TAI** 경카테터간동맥주입요법 transcatheter arterial infusion
간세포암의 동맥주사요법 중 하나로, 간동맥에 카테터를 삽입하고 항암제를 주입하여 암세포를 괴사시키는 치료법이다. 참 TACE p.471

TAM 타목시펜 tamoxifen
유방암 치료에 이용되는 항에스트로겐성 항악성종양제의 하나이다.

★ **TAO** 폐쇄혈전혈관염 thromboangitis obliterans
팔다리(또는 하지)의 동맥 및 정맥에 혈전을 동반한 비화농성 염증이 일어나는 질환으로, 버거씨병이라고도 한다. 금연은 치료의 기본이다.

★ **TAP** 삼첨판륜형성술(오른방실판막륜형성술) tricuspid annuloplasty
삼첨판(오른방실판막)이 확대된 판막고리를 직접 실로 봉축하여 적정한 크기로 형성하는 수술이다.

TAPC 탈암피실린 talampicillin
β락탐계 항균제

★ **TAPVC, TAPVD, TAPVR** 총폐정맥환류이상(온허파정맥환류이상)
total anomalous pulmonary venous connection [drainage / return]
폐(허파)에서 산소화된 혈액이 본래의 좌심방(왼심방)이 아니라 우심방(오른심방)이나 정맥계로 흘러들어가는 선천성 심장질환이다.

TAR 인공족관절치환술(인공발목관절치환술) total ankle replacement
류마티스관절염이나 변형성 족관절증(발목관절증)에 의해 변형된 족관절(발목관절, ankle joint)을 인공관절로 바꾸는 수술이다.

TAT 주제통각검사 thematic apperception test
투영법에 의한 성격검사로, 그림을 본 피험자가 그것에 대해 자유롭게 이야기한 내용을 분석하는 방법이다.

TAZ 타조박탐 tazobactam
β-락탐아제(β-lactamase)저해제

★ **TB, Tbc** 결핵 tuberculosis
결핵균의 비말감염에 의해 발생하는 전염성 질환이다.

TB 총빌리루빈 total bilirubin
동 T-Bil p.474

TBAB 경기관지흡인바늘생검 transbronchial aspiration biopsy
기관지경에 천자흡인바늘을 달고 종양이나 림프절 등을 채취하여 시행하는 생검이다.

TBF 체지방량 total body fat
체지방의 중량을 말한다.

TBG 티록신결합글로불린 thyroxine binding globulin
갑상선호르몬(갑상샘호르몬, thyroid hormone)의 혈중수송을 담당하는 단백질로 주로 간에서 합성된다.

T

★ **TBI** 전신방사선조사 total body irradiation

골수이식(bone marrow transplantation) 전처치로서 전신에 방사선을 조사하는 치료법으로, 환자의 면역력을 일시적으로 억제하고 기증자의 장기를 수용하기 쉽게 한다.

TBII TSH결합억제면역글로불린

TSH-binding inhabatory immunoglobulin

동 TRAb(갑상선자극호르몬수용체항체) p.489

★ **T-Bil** 총빌리루빈 total bilirubin

직접빌리루빈(D-Bil p.118)과 간접빌리루빈(I-Bil p.228)을 합친 것으로 간 · 간도질환의 지표가 된다. 동 TB p.473

★ **TBLB** 경기관지폐생검(경기관지허파생검)

transbronchial lung biopsy

기관지경(bronchoscope)을 사용하여 기관지 벽을 통해 폐(허파)의 조직편을 채취하는 방법으로, 미만성폐질환의 경우에 치료법을 결정할 목적으로 시행된다.

★ **Tc** 테크네튬 technetium

최초에 만들어진 인공방사성원소이다. 모든 것이 방사성동위체이기 때문에 불안정하고 세포와 결합하기 쉬운 성질이 있으며 핵의학영상진단에 사용된다.

★ **TC** 설암 tongue cancer

구강암의 하나로 혀에 발생하는 악성종양이다.

★ **TC** 총콜레스테롤 total cholesterol

혈액 속에 들어있는 콜레스테롤의 총량으로, 지질대사이상(disorders of lipid metabolism)의 지표가 된다. 동 T-CHO

TC 테트라사이클린 tetracycline
테트라사이클린계 항균제

T&C 체위변경과기침 turn and cough
중력을 이용한 배담체위나 기침, 가쁜숨(huffing) 등 물리요법을 조합하여 시행하는 배담법이다.

★ **TCA** 삼카르복실산회로 tricarboxylic acid cycle
에너지 생산에 중요한 대사회로로, 구연산회로(citric acid cycle), 크렙스회로(Krebs cycle)라고도 한다.

TCA 삼환계항우울제 tricyclic antidepressant
구조 속에 벤젠고리(benzene ring)를 포함한 환상구조가 3개 있는 것을 특징으로 하는 항우울제이다. 세로토닌(serotonin)과 노르아드레날린(noradrenalin)의 재흡수를 억제하여 항우울 효과를 나타낸다.

★ **TCC** 이행세포암종 transitional cell carcinoma
이행상피조직에서 유래하는 상피성 악성종양으로, 방광 등 요로계 암이 많다.

TCD 경두개초음파도플러 transcranial Doppler
두경부에 초음파발신기를 대고 두개골 내의 뇌출혈이나 혈류를 조사하는 검사이다.

★ **T-cell** T세포 thymus derived cell
흉선(가슴샘, thymus)에서 유래하는 림프구로, 세포성 면역계에서 중요한 역할을 담당한다. 동 T p.469

T-CHO 총콜레스테롤 total cholesterol 동 TC

TCP 경피적조율 transcutaneous pacing
체표에 조율패드(pacing pad)를 부착하여 전기적으로 심근을 자극해서 심박수를 증가시키는 일시적인 처치를 말한다.

T

tcPO$_2$ 경피적산소분압 transcutaneous oxygen pressure
피부에 측정장치인 센서를 부착하여 비침습적으로 측정하는 피부 내 산소분압을 말한다.

TCRV 우심실양분증 two chambered right ventricle
우심실 안에 비정상적인 심근이 부풀어올라 우심실이 양분되면서 근성 부협착을 일으키는 심장질환이다.

TCS 전대장내시경검사 total colonoscopy
내시경을 항문으로 삽입하여 맹장(막창자, cecum)까지의 대장(큰창자, large intestine) 전체를 관찰하는 검사이다.

★ **TD** 지연성운동장애(지연성이상운동) tardive dyskinesia
항정신병제, 항파킨슨병제의 장기복용으로 일어나는 불수의운동(involuntary movement)으로, 입을 우물우물거리는 등 목에서 위 부위에 발병하는 경우가 많다.

★ **TDDS** 경피약물전달체계 transdermal drug delivery system
테이프제제를 피부에 부착하여 약효성분을 피부에 침투시키고 모세혈관으로 흡수시켜 체내로 보내는 약물 투여방법이다.
동 TTS(경피흡수치료시스템) p.493

TDE 1일에너지소비량 total daily energy expenditure
기초대사량과 신체활동수준에서 산출하는 하루 섭취에너지량이다. '1일 기초대사량(kcal)×신체활동강도지수'로 산출한다.

TDF 테노포비르 tenofovir disoproxil
뉴클레오티드계 항바이러스제로, HIV감염병 치료에 이용한다.

TDI 1일허용섭취량 tolerable daily intake
평생 어떤 물질을 지속적으로 섭취해도 건강에 유해한 영향을 주지 않는 것으로 판단되는 하루 섭취량을 말한다.

★ **TDM** 약물혈중농도모니터링 therapeutic drug monitoring
혈중 약물농도를 측정하여 환자에게 가장 적합한 약물의 용량 및 용법을 설정하는 것을 말한다. 약효를 최대한으로, 부작용을 최소한으로 하는 것이 목적이다.

TDP, Tdp 다형성심실빈맥 Torsades de pointes(프)
부정맥의 하나로 심실빈박의 특수형이다. 심전도상 기선을 중심으로 QRS파가 비틀어진 듯한 모양을 취하는 것이 특징이다.

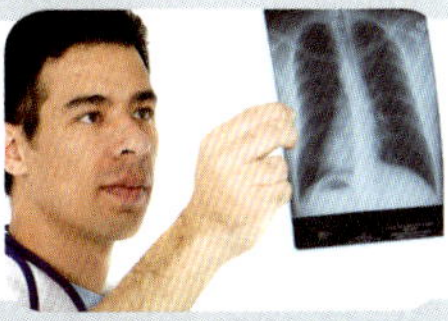

Te 흉부식도 thoracic esophagus
식도의 3구분 중 하나로, 흉부상부, 흉부중부, 흉부하부로 세분된다.

TE 파상풍 tetanus
파상풍균(*Tetanus bacillus*)에 의해 일어나는 급성감염병의 하나로, 균이 분비하는 신경독에 의해 개구장애, 근육의 강직 및 경련 등 극심한 증상이 나타나며 사망률도 높다.

★ **TEA** 혈전내막적출술 thromboendarterectomy
동맥에 폐색을 일으키고 기질화된 혈전을 두꺼워진 내막과 함께 제거하는 수술이다.

TEC 흡인성죽종절제술
transluminal extraction catheter atherectomy
죽종(atheroma)에 의한 관상동맥협착을 치료하기 위해 끝에 커터칼이 달린 속이 빈 카테터를 회전시켜 죽종을 절제하고, 절제편은 내강을 통해 흡인제거하는 수술이다.

TEE 경식도심장초음파 transesophageal echocardiography
초음파내시경을 경구적으로 식도에 넣어 심장을 식도에서 관찰하는 검사이다.

T

TEE 필요에너지소비량 total energy expenditure
BEE(기초에너지소비량 p.54)과 함께 질환이나 수술 등의 침습에 의한 에너지소비량도 고려한, 하루에 필요한 에너지소비량을 말한다. 'BBE ×활동계수×스트레스지수'로 산출한다.

★ **TEF** 기관식도루(기관식도샛길) tracheoesohageal fistula
기관과 식도 일부가 누공으로 연결되어 있는 형태이상으로, 선천성과 후천성이 있으며 선천성인 경우는 식도폐쇄증(esophageal atresia)을 동반하고, 후천성인 경우는 악성종양, 감염, 외상에 의해 형성된다.

TEG 트롬보엘라스토그램 thromboelastogram
혈액응고검사의 하나. 혈액응고 과정을 시간에 따라 기록하는 트롬보엘라스토그래피(thromboelastography)를 이용하여 얻을 수 있는 기록도이며, 혈전탄성묘사도라고도 한다.

TEIC 테이코플라닌 teicoplanin
글리코펩티드계(glycopeptides) 항균제. 메티실린내성황색포도구균(MRSA p.312) 등에 효과적이다.

★ **TEN** 중독표피괴사용해 toxic epidermal necrolysis
대부분이 의약품에 의한 부작용으로 일어나는 가장 중증의 피부점막장애이다. 라이엘증후군이라고도 하고 죽음에 이르는 경우도 있다.

★ **TENS** 경피적전기신경자극
transutaneous electrical nerve stimulation
저주파의 전기자극을 경피적으로 통증부위에 주어 진통을 도모하는 치료법이다.

TES 치료적전기자극 therapeutic electrical stimulation
전기자극을 이용해 근위축의 예방 및 개선, 운동의 수의성 향상 등을 목적으로 하는 치료법이다.

TESPA 테스파민, 티오테파 tespamin, thiotepa
항악성종양제(알레르기화제)

TET 트레드밀운동부하시험 treadmill exercise test
움직이는 벨트 위를 걷거나 뛰었을 때 발생하는 심전도와 혈압의 변화를 조사하는 검사이다. 벨트의 경사와 속도는 일정시간마다 증가한다.

★ **tetra** 사지마비 tetraplegia
양쪽 팔, 양쪽 다리에 일어나는 운동마비를 말한다.

TEV 내반족(안쪽들린휜발증) talipes equinovarus
족부가 안쪽을 향해 있는, 대부분은 선천성 형태이상을 말한다.

Tf 트렌스페린 transferrin
주로 간에서 생산되며 철의 수송에 관여하는 당단백질이다. 혈청 속의 철은 모두 트랜스페린과 결합해 있으며 이것을 혈청철(serum iron)이라고 한다. 철결핍빈혈, 철대사의 지표가 된다.

★ **TF, T/F** 팔로네징후 tetralogy of Fallot 동 TOF p.486

★ **TF** 튜브영양법 tube feeding
경구섭취가 불가능하거나 충분하지 않은 경우에 카테터를 소화관 안에 삽입하여 유동식을 주입하는 방법이다.

TFLX 토수플록사신 tosufloxacin
뉴퀴놀론계 항균제

TFT 갑상선기능검사(갑상샘기능검사) thyroid function test
갑상선기능(갑상샘기능)의 이상을 조사하는 검사로, 갑상선(갑상샘) 관련 호르몬을 측정한다.

Tg 티로글로불린(갑상샘글로불린) thyroglobulin
갑상선 소포세포에서만 만들어져 저장되어 있는 당단백질이다. 장기특이성이 높고 갑상선질환의 유용한 표지자가 된다.

★ **TG** 트리글리세리드 triglyceride

중성지방의 하나로, 비만의 지표가 된다.

★ **TGA** 일과성구상기억상실증 transient global amnesia

갑자기 일시적으로 기억이 사라지는 증상으로, 발작 중에는 새로운 것을 기억할 수 없는 것이 특징이고 보통 24시간 이내에 회복된다.

★ **TGA** 대혈관전위증 transposition of great arteries

대동맥과 폐동맥(허파동맥)이 바뀌어 우심실에서 대동맥이, 좌심실에서 폐동맥이 나오는 선천성 심장질환을 말한다. 완전대혈관전위(우선성 대혈관전위), 수정대혈관전위(좌선성 대혈관전위)로 분류된다. 완전대혈관전위 대부분은 신생아기에 심한 청색증(cynosis)이 나타나 응급치료가 필요하다. 참 CTGA(수정대혈관전위증) p.110

▶주요 선천성 심장질환

명칭	의미
ASD : 심방중격결손(심방사이막결손, atrial septal defect)	심방중격(심방사이막, atrial septum)에 구멍이 벌어져 있다.
VSD : 심실중격결손(심실사이막결손, interventricular septal defect)	심실중격(심실사이막, interventricular septum)에 구멍이 벌어져 있다.
AVSD : 방실중격결손(방실사이막결손, atrioventricular septal defect) **CAVC** : 공통방실판구(common atrioventricular canal) **ECD** : 심내막상결손증(endocardial cushion defect)	방실중격(방실사이막, atrioventricular septum)이 결손되어 있다. 삼첨판(오른방실판막, tricuspid valve) · 승모판(왼방실판막, mitral valve)이 결손되어 있고, 하나의 판막으로 되어 있다.
TOF : 팔로네징후(tetralogy of Fallot)	폐동맥협착(허파동맥협착, pulmonary stenosis or atresia)(폐쇄), 심실중격결손, 우심실비대, 대동맥 우방전위기승의 합병
PDA : 동맥관개존증(동맥관열림증, patent ductus arteriosus)	동맥관이 폐쇄되지 않는다.
COA : 대동맥협착증(coarctation of aorta)	대동맥궁(대동맥활, aortic arch)보다 원위의 대동맥이 제한적으로 협착되어 있다.
TGA : 대혈관전위증(transposition of great vessels)	폐동맥(허파동맥)이 좌심실에, 대동맥이 우심실에 연결되어 있다.

TGA, TgAb 티로글로불린항체 thyroglobulin antibody
갑상선 소포세포에 들어있는 티로글로불린에 대한 자기항체. 자가면역성갑상선질환(autoimmune thyroid disease, AITD p.24)의 진단 및 감별에 유용하다.

TGF 테가푸르 tegafur
생체 내에서 항악성종양제(fluorouracil)로 변환되는 전구약물이다.

★ **TGF** 전환성장인자 transforming growth factor
정상세포를 형질전환하여 증식을 촉진하는 유전자이다.

Th 흉신경(가슴신경) thoracic nerve
척수신경 중 흉추(등뼈, thoracic vertebra) 사이에서 나오는 12쌍의 신경이다.

★ **TH** 갑상선호르몬(갑상샘호르몬) thyroid hormone
갑상선(갑상샘, thyroid gland)에서 분비되는 호르몬으로, 신체의 신진대사나 성장, 자율신경을 조절한다.

★ **THA** 인공고관절전치환술(인공엉덩관절전치환술)
total hip arthroplasty 동 THR

THP 피라루비신 pirarubicin
안트라사이클린계 항악성종양제

★ **THR** 인공고관절전치환술(인공엉덩관절전치환술)
total hip replacement
고관절(엉덩관절, hip joint) 관골구(볼기뼈절구, acetabulum)와 대퇴골두(넓다리뼈머리, head of femur)의 결손부를 인공적인 것으로 바꾸는 수술이다. 동 THA

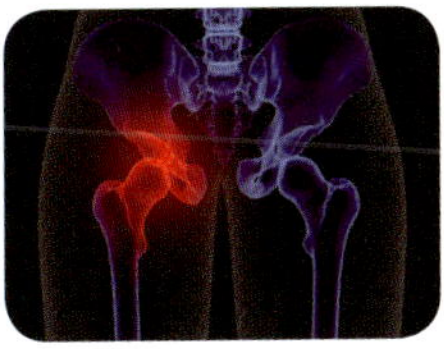

Ti 흡기시간(들숨시간) inspiratory time
숨을 들이쉬는 데 필요한 시간으로, 인공호흡기에서는 1회 환기량을 폐(허파)로 들여보내는 시간을 가리킨다.

★ **TIA** 일과성허혈발작 transient ischemic attack
뇌 내의 미세혈전(microthrombus)이 일시적으로 혈관을 막아서 나타나는 일과성 뇌졸중 상태를 말한다.

★ **TIBC** 총철결합능 total iron binding capacity
혈액 속의 트렌스페린(transferrin)과 결합할 수 있는 철의 총량을 말하며, 혈청철(serum iron)과 불포화철결합능(unsaturated iron binding capacity, UIBC)을 합한 것이다. 철결핍빈혈, 철대사의 지표가 된다.

TIG 파상풍면역글로불린 tetanus immunoglobulin
파상풍균(*Tetanus bacillus*)이 만들어내는 독소를 중화하기 위한 항독소혈청이다.

★ **TIN** 요세관간질성신염 tubulointerstitial nephritis
요세관 및 요세관 간질조직에 생기는 염증으로, 급성과 만성이 있으며 급성의 대부분은 약제에 대한 알레르기반응으로 발생한다.

TIPC 티카르실린 ticarcillin
β락탐계 항균제

★ **TIPS** 경경정맥간내문맥정맥단락술(목정맥경유간속문맥전신순환지름술)
transjugular intrahepatic portosystemic shunt
문맥고혈압(portal hypertension)의 수술로, 경정맥(목정맥, jugular vein)으로 카테터를 삽입하여 우간정맥(오른간정맥, right hepatic veins)에서 문맥으로 단락로를 형성하는 것이다.

TIVA 완전정맥마취 total intravenous anesthesia
정맥 내에 투여하는 약제에 의한 마취를 말하여, 도입 · 각성이 빠른 장점이 있다.

TJ 파클리탁셀 + 카보플라틴 paclitaxel + carboplatin
난소암(ovarian cancer)에 대한 병용화학요법이다.

★ **TKA** 인공슬관절전치환술(인공무릎관절전치환술)
total knee arthroplasty
증상이 악화된 슬관절(무릎관절, knee joint)의 양쪽 관절면을 인공관절로 바꾸는 수술이다. 동 TKR

★ **TKR** 인공슬관절전치환술(인공무릎관절전치환술)
total knee replacement 동 TKA

★ **TL** 난관결찰(자궁관묶기) tubal ligation
여성의 피임수술로, 난자를 자궁으로 운반하는 난관(자궁관)의 일부를 도중에 묶어서 통로를 차단하는 방법이다.

TL 측두엽(관자엽) temporal lobe
대뇌반구(cerebral hemisphere)의 측면에 있는 부위로, 언어, 기억, 청각에 관여하는 영역이며 손상을 입으면 언어의 기억이나 이해력이 뚜렷하게 저하된다.

TLC 삼중내강카테터 triple lumen catheter
3개의 내강이 있는 카테터이다.

★ **TLC** 전폐용량(온허파용량) total lung capacity
최대한 숨을 깊이 들이마셨을 때 기도와 폐(허파) 안에 모아둘 수 있는 공기의 양을 말하며, 폐활량(vital capacity)과 잔기량(남은 공기량, residual volume)을 합한 것이다. 동 TLV p.484

TLE 섬유주절제술 trabeculectomy
섬유주대의 일부를 절제하여 방수의 배출계를 별도로 만드는 녹내장수술을 말한다. 참 TLO p.484

T

TLESR 일과성하부식도괄약근이완(일과성하부식도조임근이완)
transient lower esophageal sphincter relaxation
식도 · 위접합부에 존재하는 하부식도괄약근(하부식도조임근)이 연하(삼키기)와는 상관없이 일시적으로 이완하는 것으로, 역류식도염(reflux oesophagitis)의 발생요인 중 하나이다.

TLH 전복강경하자궁적출술 total laparoscopic hysterectomy
자궁내막증(endometriosis)이나 자궁근종(uterine myoma) 치료에서 자궁의 회수를 제외한 모든 조작을 복강경(배안보개, laparoscope)으로 시행하는 수술법이다.

★ **TLI** 전신림프절조사 total lymphoid irradiation
전신의 림프절에 방사선을 조사하는 치료법으로, 조혈간세포(hematopoietic stem cell) 이식전처치, 악성림프종의 방사선요법 등에 이용된다.

TLO 섬유주절개술 trabeculotomy
섬유주대를 절개하고 방수 유출로를 넓혀서 기능을 회복시키는 녹내장 수술이다. 참 TLE p.483

TLS 종양용해증후군 tumor lysis syndrome
항암제나 방사선치료로 암세포가 사멸하여 그 내용물이 대량으로 혈액 중에 방출됨으로써 발생하는 증후군이다. 중증의 고요산혈증(hyperuricemia), 고칼륨혈증(hyperkalemia), 고인산혈증(hyperphosphatemia) 등 생화학적 이상을 일으킨다.

TLV 전폐용량 total lung volume
동 TLC p.483

Tm 요세관이동최고치 tubular transport maximum
요세관에서 재흡수 또는 분비되는 물질의 양은 혈중농도가 높아짐에 따라 일정한 한도까지 증가하는데, 이때의 최대량을 말한다.

TM 구강온도 temperature by mouth
구강에서 측정하는 체온으로, 액와온도(겨드랑이온도, axillary temperature p.470)보다 심부체온으로서의 성질이 강하고 상세한 체온측정이 가능하다.

TM 족근중족관절(발목발허리관절) tarsometatarsal joint
리스프랑관절(Lisfranc joint)이라고도 하며 족부의 골격에서 중족부(발허리부, metatarsus)와 족근부(발목부, tarsus)를 나누는 관절이다.

★ **TM** 종양표지자 tumor marker
종양이 생기면 혈액 속에서 증가하는 단백질이나 효소 등의 특별한 물질이며, 특히 진행된 암의 동태를 파악하는 데 유용하다.
참 주요 종양표지자 p.375

TMA 혈전미세혈관병증 thrombotic microangiopathy
다양한 장기의 미세혈관에 혈전이 생기는 질환을 일컫는 말로, 혈전성 혈소판감소자반증(TTP p.492) 등이 속한다.

TMC 토요마이신 toyomycin
항악성종양제

★ **TMJ** 악관절(턱관절) temporomandibular joint
측두골(관자뼈, temporal bone)의 하악와(턱관절오목, mandibular fossa)와 하악골(아래턱뼈, mandible)의 하악두(턱뼈머리, fead of mandible)를 연결하는 관절이다.

TMO 트리메타디온 trimethadione
간질의 소발작에 대한 항간질제를 말한다.

TMS 경두개자기자극법 transcranial magnetic stimulation
자기에너지를 이용하여 뇌 내의 신경세포를 비침습적으로 자극하는 방법으로, 파킨슨증후군(Parkinson's syndrome), 우울병 등의 신경질환 및 정신질환 치료에 효과적이다.

T

★ **Tn** 트로포닌 troponin

근수축 조절에 관여하는 C, I, T 3개 단백질의 복합체를 말하며, 트로포닌 T는 심근장애 지표자로서 유용하다. 횡문근(가로무늬근, striated muscle)인 골격근과 심근에 존재하며 평활근에는 없다.

TN 삼차신경 trigeminal nerve

12쌍 있는 뇌신경 중 하나로, 안면의 감각을 뇌로 전달하고 저작운동(씹기운동, masticatory movement)을 지배한다.

TN 팀간호 team nursing

간호 수준의 편차를 없애는 것을 목적으로 기존 개별간호와 기능별 간호를 조합시킨 것으로, 리더의 지도 하에 팀체제를 갖추어 환자 중심의 종합적 간호를 시행한다.

★ **TNF** 종양괴사인자 tumor necrosis factor

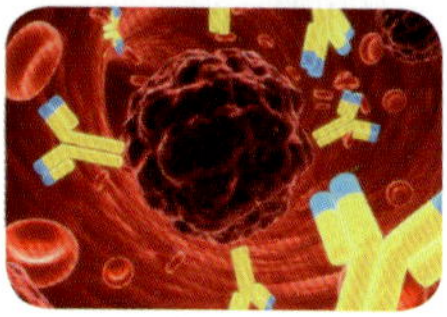

종양세포를 괴사시키는 작용을 가지는 시토카인으로, 3종류가 있지만 보통은 TNF-α를 가리킨다.

★ **TNM** TNM분류 tumor, node and metastasis classification

국제암연합에서 작성한 악성종양의 병기분류에 이용되는 지표이다.

TOB 토브라마이신 tobramycin

아미노글리코시드계 항균제

Tod 우안안압 tension oculi dextri(라) 참 Tos(좌안안압)

★ **TOF** 팔로네징후 tetralogy of Fallot

폐동맥협착(폐쇄), 심실중격결손(심실사이막결손, interventricular septal defect), 우심실비대(오른심실비대), 대동맥우방전위기승의 4가지를 합병하고 있는 선천성 심장질환이다. 참 주요 선천성 심장질환 p.480

Tomo, tomo 단층촬영 tomography
생체에서 목적으로 하는 부위의 단면구조를 영상으로 얻는 X선 검사방법이다.

TORCH TORCH증후군(톡소플라스마, 기타 감염병, 풍진, 거대세포바이러스감염병, 단순포진) toxoplasma, others, rubella, cytomegalovirus, herpes simplex
임신 중에 감염되면 태아에게 기형이 생기거나 중증의 수직전파(vertical transmission)를 일으킬 우려가 있는 질환을 일컫는 말이다.

Torr 토르 Torricelli
압력의 단위를 말한다.

★ **TOS** 흉곽출구증후군(가슴출구증후군) thoracic outlet syndrome
흉곽출구(가슴출구, thoracic outlet)가 어떤 원인으로 좁아지고 그 가운데를 통과하는 신경이나 쇄골하동 · 정맥(빗장밑동 · 정맥, subclavian artery · vein)이 압박을 받아 일어나는 증상을 일컫는 말이다.

Tos 좌안안압 tension oculi sinistri(라)
참 Tod(우안안압)

★ **TP** 총단백량 total protein
혈청 속에 들어있는 단백질의 총량으로, 이상단백혈증(dysproteinemia)의 지표가 된다.

TP 파클리탁셀 + 시스플라틴 paclitaxel + cisplatin
난소암(ovarian cancer), 자궁경부암(cervical cancer)에 대한 병용화학요법

TP 혈전정맥염 thrombophlebitis
정맥이 혈액응괴에 의해 막히고 그 국소를 중심으로 하여 염증이 일어나는 질환이다.

★ **t-PA** 조직플라스미노겐활성제 tissue plasminogen activator

혈중 플라스미노겐(plasminogen)을 활성화하여 플라스민(plasmin; 혈전을 녹이는 단백질)으로 변환하는 물질이다. 혈전용해제로서 혈전성 질환을 치료하는 데 사용된다.

TPD test 2점식별검사 two point discrimination test

피부의 다른 2점에 동시에 가해진 자극을 각각의 자극으로서 식별할 수 있는지 조사하는 감각검사이다. 콤파스 등을 사용해 몇 mm 간격을 두고 시행한다.

TPE 혈장교환술 therapeutic plasma exchange

동 PE p.365

★ **TPHA** 매독혈구응집검사

Treponema pallidum hemaggulutination assay

매독 병원체인 매독트레포네마(*Treponema pallidum*)의 균체성분을 이용해서 시행하는 항체검사의 하나이다.

TPL 트롬보플라스틴 thromboplastin

혈액응고에 관여하는 인자 중 하나이다.

★ **TPN** 완전비경구영양법 total parenteral nutrition

경구섭취가 어려운 환자에게 중심정맥에 삽입한 카테터를 통해 하루의 영양소요량(dietary allowance)을 투여하는 방법으로 고열량수액법이라고도 한다. 동 CVN p.112

★ **TPO** 갑상선과산화효소(갑상샘과산화효소) thyroid peroxidase

갑상선 소포세포에 존재하는 단백질로, 갑상선에 섭취된 무기요오드를 유기화하는 작용을 가진다.

TPO 트롬보포이에틴 thrombopoietin

혈소판 전구세포의 증식 및 분화에 관여하는 주요한 조혈인자이다.

TPP 혈소판감소자반병 thrombocytopenic purpura
어떤 요인에 의해 혈소판이 극감하여 쉽게 출혈이 일어나면서 자반(purpura)이 나타나는 질환이다. 원인을 알 수 없는 특발성과 재생불량 빈혈 등의 질환이 원인이 되어 일어나는 속발성이 있다.

TPPV 기관절개하양압환기
tracheostomy positive pressure ventilation
인공호흡 방식의 하나로, 기관을 절개하고 직접 기도를 확보해서 행하는 양압환기이다.

TPR 체온 · 맥박 · 호흡 temperature, pulse, respiration
생명에 관한 기본적인 정보를 말한다.

★ **TR** 삼첨판역류(오른방실판막역류) tricuspid regurgitation
삼첨판(오른방실판)이 정확하게 닫혀있지 않아 우심실(오른심실)이 수축할 때마다 우심방(오른심방)으로 혈액이 역류하는 병태를 말하며, 삼첨판폐쇄부전(tricuspid insufficiency)이라고도 한다.

Tr 트라코마 trachoma
클라미디아 트라코마티스(*Chlamydia trachomatis*)를 병원체로 하는 감염성 결막염이다. 급성결막염으로 결막의 충혈, 눈꺼풀 뒤의 물집이 증상으로서 나타난다. 과립성 결막염이라고도 한다.

TR 투베르쿨린반응 tuberculin reaction
투베르쿨린(결핵균의 배양액에서 추출한 정제단백질)을 주사하여 결핵감염 여부를 조사하는 피부반응을 말한다.

TRAb 갑상선자극호르몬수용체항체
thyroid stimulating hormone receptor antibody
갑상선자극호르몬수용체에 대한 자기항체이며, 갑상선기능을 항진시키기 때문에 그레이브스병(Graves' disease) 등 갑상선질환의 지표가 된다.

TRALI 수혈관련급성폐장애 transfusion-related acute lung injury
수혈 후 6시간 이내에 일어나는 가장 중증의 수혈부작용이며, 비심원성의 급격한 폐수종에 의한 호흡곤란이 발생한다.

TRD 견인망막박리 traction retinal detachment
안내에 형성된 증식막 등이 망막을 잡아당기면서 망막이 벗겨져 일어나는 안질환이다. 중증 당뇨망막병증에서 나타난다.

TRH 갑상선자극호르몬분비호르몬 thyrotropin-releasing hormone
시상하부에서 분비되며 뇌하수체에 작용하여 갑상선자극호르몬의 분비를 촉진하는 펩티드호르몬이다.

TRM 트리코마이신 trichomycin
폴리엔계 항진균제

TS 삼첨판협착증 tricuspid stenosis
삼첨판이 좁아져 있기 때문에 우심방에서 우심실로 향하는 혈액이 흐르기 어려워지는 질환이다.

★ **TSA** 종양특이항원 tumor specific antigen
종양세포에만 나타나는 특유의 항원으로, 세포 내 분자의 일부이다.
참 TAA(종양관련항원) p.470

★ **TSA** 인공견관절전치환술(인공어깨관절전치환술)
total shoulder arthroplasty 동 TSR

TSAb 갑상선자극항체 thyroid stimulating antibody
갑상선자극호르몬수용체항체의 하나로, 갑상선질환의 지표가 된다.

TSBAb 갑상선자극차단항체 thyroid stimulation blocking antibody
갑상선자극호르몬수용체항체의 하나로, 갑상선기능을 억제하는 작용을 하며 갑상선기능저하증의 지표가 된다.

TSE 전달성해면상뇌증 transmissible spongiform encephalopathy
이상프리온단백질의 축적에 의한 중추신경질환을 일컫는 말로, 프리온병이라고도 하며 크로이츠펠트야콥병(Creutzfeldt-Jakob disease, CJD p.90)이 대표적이다.

TSF 상완삼두근피하지방두께(위팔세갈래근피하지방두께)
triceps skinfold
상완삼두근의 피하지방 두께를 말하며, 그 수치에서 체지방률을 산출하고 영양평가에 이용한다.

★ **TSH** 갑상선자극호르몬(갑상샘자극호르몬)
thyroid stimulating hormone
뇌하수체전엽에서 분비되어 갑상선에 작용하여 갑상선호르몬의 분비를 촉진하는 호르몬이다. 참 주요 호르몬 p.275

TSP 열대성경성대마비 tropical spastic paraparesis
HTLV-1(사람T세포백혈병바이러스)의 감염으로 일어나는 척수의 바이러스성 면역질환이다. 양쪽 다리에 경성마비가 서서히 나타나고 진행성 보행장애를 띤다.

★ **TSR** 인공견관절전치환술(인공어깨관절전치환술)
total shoulder replacement
류마티스관절염이나 변형성 견관절증 등에서 변형된 견관절을 인공견관절로 바꾸는 수술이다. 동 TSA

★ **TSS** 경첩형골동뇌하수체수술(나비뼈통과수술)
transsphenoidal surgery
뇌하수체선종에 대한 수술이다. 비점막 또는 상구순 아래 점막을 절개하여 뇌하수체에 도달해서 종양을 석출한다.

TT 건이행술(힘줄전이술) tendon transfer
끊어지고 찢어진 힘줄을 정상적인 힘줄과 봉합하여 재건하는 힘줄형성술(tendinoplasty)이다.

★ **TT** 트롬빈시간 thrombin time

트롬빈이 응고할 때까지의 시간을 측정하여 응고능력을 보는 혈액검사이다. 응고이상 여부를 알 수 있는 지표가 된다.

★ **TT** 트롬보시험 thrombo test

혈액응고인자 중 간에서 생산될 때 비타민 K가 필요한 제II, VII, X인자의 활동을 조사하는 검사로, 와파린(warfarin) 등 항응고제의 치료 효과 판정에 사용된다.

TT 티오테파 thiotepa

항악성종양제

★ **TTA** 경기관흡인(기관경유흡인) transtracheal aspiration

기관을 직접 천자하여 하기도의 분비물을 채취하는 방법으로, 하기도 감염병의 원인균을 확정한다.

TTE 경흉벽심에코법(가슴경유심장초음파검사)

transthoracic echocardiography

심장초음파검사로, 프로브를 가슴에 대고 심장의 영상을 보면서 관찰하는 방법이다.

★ **TTN, TTNB** 신생아의일과성빠른호흡

transient tachypnoea of newborn

태어난 직후에 배출되어야 하는 폐수가 남아 있어서 일어나는 일시적인 다호흡, 호흡곤란을 말한다.

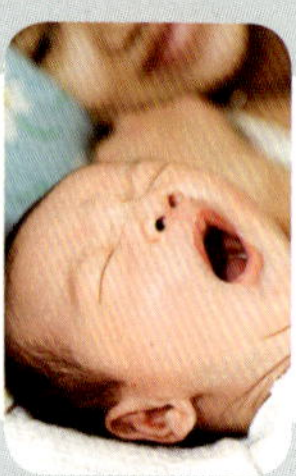

★ **TTP** 혈전저혈소판자색반병

thrombotic thrombocytopenic purpura

혈소판감소, 혈소판혈전에 의한 장기장애를 주요 특징으로 하는 질환으로, 전신홍반루푸스(systemic lupus erythematosus, SLE p.131 p.452)의 가장 중증 합병증 중 하나이다.

TTR 상완삼두근반사(위팔세갈래근반사) triceps tendon reflex
생리적인 반사의 하나로, 상완삼두근건(위팔세갈래근힘줄)에 자극을 주면 정상이라면 팔꿈치관절이 구부러진다.

★ **TTS** 경피흡수치료시스템 transdermal therapeutic system
동 TDDS(경피약물전달체계) p.476

★ **TTT** 티몰혼탁시험 thymol turbidity test
혈청과 티몰시약과의 반응으로, 혈청교질의 안정성을 관찰하는 간기능 검사이다.

TTT 톨부타미드부하시험 tolbutamide tolerance test
당뇨병 치료에 사용되는 톨부타미드를 투여하여 분비된 인슐린을 측정하는 검사로, 당뇨병, 저혈당 진단에 유용하다.

★ **TTTS** 쌍생아간수혈증후군 twin to twin transfusion syndrome
일란성 쌍태아가 하나의 태반을 공유하는 경우에 태반의 혈관문합에 기인하여 양쪽 태아 간에 혈류의 균형이 깨지는 질환이다.

tub 관상선암종(관모양샘암종) tubular adenocarcinoma
선관구조가 명료하게 관 모양을 나타내는 선암종을 말한다. 위암, 대장암, 폐암 등에서 나타난다. 선강형성 정도에 따라 고분화형, 중분화형, 저분화형의 3가지로 분류된다.

TU-cutting 경요도요도절개술(요도경유요도절개술)
transurethral cutting 동 TUI p.494

TUE 경요도전기응고술(요도경유전기응고술)
transurethral electro coagulation
선단부에서 레이저가 나오는 내시경을 요도에서 삽입하고 종양 등에 조사하여 괴사시키는 수술이다.

TUI 경요도절개술(요도경유절개술) transurethral incision
끝에 전기칼(electric knife)이 달린 내시경을 요도에서 삽입하고 요도의 협착부를 절개하는 수술이다. 동 TU-cutting p.493

TUI-BN 경요도방광경부절개술(요도경유방관경부절개술)
transurethral incision of bladder neck
요도에서 내시경을 삽입하고 방광경부를 절개하는 수술이다.

★ **TUL** 경요도요관결석제거술(요도경유요관결석제거술)
transurethral lithotripsy
요도에서 요관경을 삽입하여 요로결석을 레이저로 부수어 제거하는 수술이다.

★ **TUR** 경요도절제술(요도경유절제술) transurethral resection
요도에서 내시경을 삽입하여 방광 안 또는 요관이나 요도 안을 관찰하면서 방광, 전립선 등의 조직을 절제하는 수술이다.

★ **TUR-BT** 경요도방광종양절제술(요도경유방광종양절제술)
transurethral resection of bladder tumor
요도에서 내시경을 방광 안으로 삽입하여 종양조직을 절제하는 수술이다.

★ **TUR-P** 경요도전립선절제술(요도경유전립선절제술)
transurethral resection of prostate
요도에서 내시경을 삽입하여 끝에 달려 있는 전기칼로 환부를 절제하는 전립선비대(prostatic hypertrophy)의 수술이다.

TV 삼첨판(오른방실판막) tricuspid valve
우심방과 우심실 사이에 있으며 3개의 판막첨판으로 구성되어 있는 판막을 말한다.

★ **TV** 1회환기량 tidal volume 동 VT p.522

TVD 삼혈관질환 triple vessel disease
관상동맥의 3개(우관상동맥, 좌전하행지, 우회선지) 모두가 폐색 또는 협착이 생겨서 발생하는 허혈성 심장질환이다.

TVH 질식자궁전체절제술 total vaginal hysterectomy
동 VTH p.522

TVP 삼첨판성형술(오른방실판막성형술) tricuspid valve plasty
삼첨판이 붙어있는 판륜(valve ring)을 적정한 크기와 모양으로 성형하는 것으로, 혈액의 역류를 방지하는 삼첨판폐쇄부전증(tricuspid insufficiency)의 수술이다.

★ **TVP** 경요도전립선증산술(요도경유전립샘증산술)
transurethral vaporization of prostate
요도를 통해 내시경을 삽입하여 고주파전류를 흘려보내어 전립선조직을 증산시키면서 절제하는 수술이다.

★ **TVR** 삼첨판치환술 tricuspid valve replacement
삼첨판폐쇄부전증에 시행되는, 삼첨판을 인공판으로 바꾸는 수술이다.

TVT TVT슬링수술 tension-free vaginal tape sling
복압요실금 수술로, 요도를 치골(두덩뼈) 쪽에 테이프로 치켜올리고 복압이 가해졌을 때 요도를 지지함으로서 소변이 새는 것을 방지한다.

T1WI T1강조영상 T1-weighted image
물(뇌척수액 등)을 저신호(검은색)로 나타내는 영상으로, 해부학적 구조를 비교적 높은 분해능력으로 나타낸다.

T2WI T2강조영상 T2-weighted image
물(뇌척수액 등)을 고신호(흰색)으로 나타내는 영상으로, 병변부위가 높은 휘도로 나타나기 때문에 임상진단에 유용하다.

TWL 경피수분손실 transepidermal water loss
각질층을 매개로 행해지는 불감발한(무감각땀남, insensible perspiration)을 말한다.

★ **Tx** 치료 treatment

★ **TX** 견인 traction
골절이나 탈구, 관절질환에 대해 견인력을 가함으로써 정복, 교정, 통증이나 저림의 완화를 목적으로 하는 치료법이다.

TXA2 트로복산A2 thromboxane A2
혈소판에서 합성되어 혈소판응집작용, 혈관벽의 수축작용을 가지는 물질로, 천식 환자의 기도과민성, 기침 발생에 관여하는 것으로 알려져 있다.

TXL 파클리탁셀 paclitaxel
유방암, 난소암, 위암 등에 대한 알칼로이드계 항악성종양제이다.

TXT 도세탁셀 docetaxel
유방암, 폐암, 위암, 식도암에 대한 알칼로이드계 항악성종양제이다.

Tym 고실도 tympanogram
삼출성중이염, 이관협착증에 대해 행해지는 청력검사로, 고막의 진동 정도를 조사하는 것이다.

U

★ **U** 위상부 upper third of the stomach
위의 영역구분 중 하나로, 위의 대만(큰굽이, greater curvature)과 소만(작은굽이, lesser curvature)을 3등분하여 그 대응점을 각각 연결하여 U(상부), M(중부), L(하부)로 하는 구분법이다. 참 M p.288, L p.264

U 요소 urea
생체 내에서 단백질대사의 최종생산물로, 소변으로 배설된다. 보습 및 창상치유작용이 있으며 피부과용제로 이용된다.

UA 제동맥(배꼽동맥) umbilical artery
제대 안을 주행하는 2개의 동맥으로, 태아의 혈액을 태반으로 운반하는 혈관이며 가운데를 흐르고 있는 것은 정맥혈이다.

★ **UA** 요산 uric acid
생체 내에서 푸린(purine)대사의 산화 최종생산물로, 혈중농도가 높으면 통풍이나 신장장애의 원인이 된다.

UAB 언더암브레이스 under arm brace
측만용 보조기의 하나로, 척주측만증 교정에 이용되는 플라스틱제품의 장비를 말한다.

★ **UAE** 자궁동맥색전술 uterine artery embolization
주로 자궁근종에 대해 시행되는 치료법으로, 카테터를 자궁동맥에 삽입하고 색전물질을 주입하여 혈류를 차단해서 근종을 축소한다.

U-AMY 요중아밀라제 urine amylase
혈액 속에서 소변으로 배출되는 아밀라제로, 주로 췌장질환의 선별검사, 진단에 중요하다.

★ **UAP** 불안정협심증 unstable angina pectoris

협심증의 경과에 의한 분류 중 하나로, 3주일 이내에 발병한 협심증이나 발작이 악화된 협심증을 말한다.

▶ 협심증의 분류(발병유인)

분류	특징
노작성협심증 (effort angina, EA)	운동할 때 증상이 나타나는 협심증. 주로 관상동맥의 경화 때문에 심근의 활동이 활발해졌을 때 심근의 혈류량이 유지되지 않아 일어난다.
안정시협심증 (rest angina, RA)	안정 시에 증상이 나타나는 협심증. 노작성 협심증보다 흉통이 강하고 지속되는 경향이 있다.

▶ 협심증의 분류(경과)

분류	특징
안정협심증	증상이나 회수, 강도가 일정범위에 있는 협심증
불안정협심증 (unstable angina, UAP)	신규로 발병한 협심증이나 발작이 악화되어 있는 협심증. 약의 효역이 좋지 않은 경우도 포함된다. 안정시의 협심증은 급성심근경색으로 이행하기 쉽다. 급성관상동맥증후군(ACS)의 하나.

▶ 협심증의 분류(발병기전)

분류	특징
기질성 협심증	관상동맥의 협착에 따라 심근으로 흐르는 혈류량이 저하됨으로서 일어나는 협심증
미소혈관협심증	심근의 미소혈관의 협착 및 연축에 의해 일어나는 협심증. 에스트로겐의 분비가 저하되는 갱년기의 여성에게 많이 나타난다.
혈관연축성 협심증(VSA)	관상동맥의 일시적인 연축에 의해 일어나는 협심증. 많은 경우 새벽녘의 안정시에 발작이 일어난다. 이 중 심전도상 ST부분의 상승을 동반하는 것을 이형협심증(변이형협심증, variant angina, VA)이라고 한다.

★ **UB** 방광 urinary bladder

UB 요잠혈(잠재혈뇨) urine occult blood
소변 속에 약간의 적혈구가 섞여 있는 상태를 말하며, 소변을 채취하여 요시험지검사(dip-stick test)를 한다.

UBI 자외선혈액조사법 ultraviolet blood irradiation
혈액제제 속의 림프구에 의한 부작용을 방지하기 위해서 제제에 자외선을 조사하여 림프구의 활성을 잃게하는 방법이다.

UBM 초음파생체현미경 ultrasound biomicroscope
고해상도 · 고주파초음파를 이용한 안구 표면의 형태를 조사하는 방법이다.

★ **UC** 궤양대장염 ulcerative colitis
원인 불명의 대장점막 염증으로 궤양이나 미란(짓무름, erosion)이 생기는 질환으로, 보통 직장(곧은창자)이나 S상결장(구불주름창자)에서 시작된다.

UC 자궁수축 uterine contraction
자궁근의 수축을 말하며 월경통이나 분만 시 진통을 일으킨다.

UCG 초음파심장검사법 ultrasonic cardiography
고주파의 초음파를 심장에 발신하여 영상화하고 형태나 혈류상태 등을 관찰하는 검사이다.

★ **UCG** 요도방광조영(술) urethrocystography
요도구에서 삽입한 카테터를 통해 조영제를 주입하면서 시행하는 요도 · 방과광부의 X선 촬영검사이다.

UCL 요소청소율 urea clearance
요소가 신장에서 단위시간에 제거되는 양을 말하며 신장기능의 지표가 된다.

UCT 초음파심장단층법(단층심에코법) ultrasonic cardiotomography
심장에 고주파의 초음파를 조사하여 반사파에 의해 심장의 단면영상을 얻는 진단법이다.

ud 미분화암종 undifferentiated carcinoma
미숙하기 때문에 어떤 기관도 되지 못하고 어떤 조직형으로도 분류되지 않는 암으로, 증식이 빠르고 전이가 쉽다.

★ **UD** 십이지장궤양(샘창자궤양) ulcus duodeni(라)
동 DU p.139

UDCA 우르소데옥시콜산 ursodeoxycholic acid
담도질환치료제

UDP 이인산우리딘 uridine diphosphate
생물 체내에 존재하는 화학물질로, RNA의 구성성분 중 하나인 우리딘 유도체이다.

UDS 요류동태검사 urodynamic study
하부요로(방광, 요도)의 배뇨기능검사로, 소변량 · 잔뇨측정, 방광 · 요도내압측정, 외요도괄약근근전도 등을 조사한다.

UDT 잠복고환 undescended testicle
남아의 생식기이상으로, 보통은 태어나기 전에 음낭으로 내려오는 고환이 도중에 멈추어 있는 상태를 말한다.

UF 한외여과(한외거르기) ultra filtration
보통의 여과로는 분리할 수 없는 콜로이드입자 등을 크기에 따라 분류할 수 있는 여과법이다.

UFA 유리지방산 unesterified fatty acid
동 FFA p.176

UFM 요류측정 uroflowmetry
최대요류량(1초당 배뇨량)을 조사하여 소변의 세기를 관찰하는 검사이다.

UFR 한외여과율 ultra filtration rate
투석막의 투수성을 나타내는 지표로, 수치가 높을수록 수분제거능력이 우수하다는 것을 의미한다.

UFTM UFT + 미토마이신 C UFT [tegafur · uracil]+mitomycin C
위암에 대한 병용화학요법

★ **UG** 요도조영술 urethrography
외요도구에서 소변의 흐름과는 역행하여 조영제를 주입하고, 요도, 전립선, 방광의 형상을 X선으로 촬영하는 검사이다.

★ **UGI** 상부소화관 upper gastrointestinal tract
식도에서 위, 십이지장까지의 소화관을 일컫는 말이다.

UGT 글루쿠론산전이효소 UDP-glucuronosyltransferase
간의 이물배제시스템에 관여하는 단백질로, 글루쿠론산(glucuronic acid)의 이물질 결합(글루쿠론산결합, conjugates with glucuronic acid)을 촉매한다.

UH 배꼽탈장 umbilical hernia
제대 부착부의 제륜폐쇄부전(배꼽테폐쇄부전)에 의해 복압이 가해지면 제륜(배꼽테)에서 장관이 돌출하는 질환이다.

UHD 불안정헤모글로빈증 unstable hemoglobin disease
이상헤모글로빈증의 하나로, 용혈빈혈, 황달, 비장비대가 나타나는 상염색체 우성의 유전성 질환이다.

★ **UHR** 인공골두치환술(인공뼈머리치환술)
universal hip replacement
대퇴골경부 내측골절 또는 어떤 원인으로 괴사한 대퇴골두(넓다리뼈머리)를 제거하여 인공골두로 바꾸는 수술이다.

U

UI 궤양지수 ulcer index
궤양부의 긴지름(mm)×짧은 지름(mm)으로 산정한다.

UI 요실금 urinary incontinence
소변이 갑자기 마렵고 화장실로 가는 데까지 참을 수가 없어 소변이 새어나오는 것을 말한다.

★ **UIBC** 불포화철결합능 unsaturated iron binding capacity
철과 결합하지 않는 트렌스페린(transferrin)과 결합할 수 있는 철의 양을 말하며, 총철결합능(total iron binding capacity, TIBC p.482)에서 혈청철을 뺀 것을 말한다.

UIC 무억제성방광수축
uninhibited contraction
소변을 모아두는 축뇨기에 배뇨근이 불수의적으로 수축하여 요의절박, 빈뇨, 절박성 요실금 등이 일어나는 배뇨기능장애로, 과활동방광이라고도 한다.

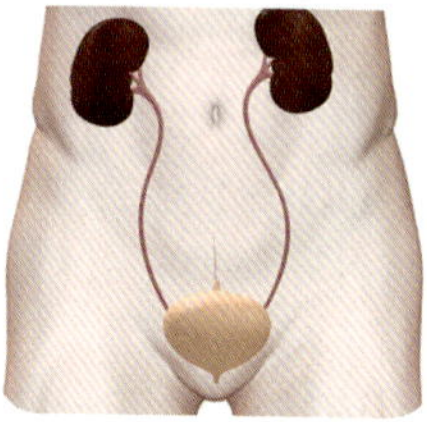

★ **UIP** 통상형간질성폐렴 usual interstitial pneumonia
남성 흡연자에게 많은 진행성 폐섬유증으로, 특발성 간질성 폐렴(IIP)의 약 절반을 차지한다. 운동 시 호흡곤란이나 건성기침 등이 나타나며, 흉부 X선에서 폐의 하부나 말초영역에 미만성 그물 모양의 음영이 나타나는 것이 특징이다.

UK 우로키나아제 urokinase
항혈전제

UL 궤양 ulcer
피부나 점막 등의 표층조직이 결손된 것이다.

★ **ULSB** 흉골좌연상부(복장뼈왼모서리상부) upper left sternal border
제2늑간의 좌측 쇄골 아래에 해당하며 청진에서 심음이 들리는 부위이다.

UMN 상위운동신경세포 upper motor neuron
대뇌피질(대뇌겉질, cerebral cortex)운동영역에서 척수 내 전각세포(anterior horn cell)까지 주행하는 운동신경으로, 상반신의 근육을 지배한다.

★ **UN** 요소질소 urea nitrogen
혈중의 효소에 들어있는 질소분으로, 신장질환검사의 지표가 된다.

UN 척골신경(자신경) ulnar nerve
상완부(위팔부위) 척골신경구(자신경고랑, groove for ulnar nerve) 및 척골을 따라 안쪽을 주행하는 신경이다.

U/O 소변량 urinary output
1시간에 배설하는 소변량을 말한다. 동 UQ p.504

UP 보편적감염예방대책 universal precaution
의료종사자를 보호(감염예방)할 목적으로 하는 주의사항이다.

UP 요단백 urine protein
소변에 들어있는 단백질로, 신장기능이 장애를 받으면 단백질이 소변으로 배설된다. 신장 · 요로계 질환의 지표가 된다.

u-PA 우로키나아제형플라스미노겐활성제
urokinase-type plasminogen activator
t-PA p.488와 마찬가지로 혈중 플라스미노겐을 활성화하여 플라스민으로 변환하는 물질이다. 혈전성 질환의 혈전용해요법에 사용된다.

UPAO 일측폐동맥폐색시험(일측허파동맥폐색시험)
unilateral pulmonary artery occlusion test
폐암으로 한쪽 폐의 완전적출(total extirpation)이 필요한 경우, 수술 전에 기능을 손실한 상태를 만들어 심폐기능을 평가하는 검사이다.

★ **UPI** 자궁태반기능부전 uteroplacental insufficiency
태반의 혈류장애로 태아에 대한 영양공급이 저하된 상태를 말한다.

★ **UPJ** 신우요관이행부 uretero-pelvic junction
신우에서 요관으로 가는 출구로, 생리적 협착부위 중 하나이다.

UPP 요도내압곡선 urethral pressure profile
요도의 각 부위를 가로축, 압력을 세로축으로 표시한 요도괄약근의 폐쇄기능을 검토하는 그래프이다.

★ **UPPP** 구개수구개인두성형술(목젖입천장인두성형술)
uvulopalatopharyngoplasty
수면무호흡증후군(sleep apnea syndrome)에 대한 일반적인 수술로, 구개수(목젖, uvula), 연구개(물렁입천장, soft palate)의 일부 등을 절제하여 기도를 넓히는 방법이다.

UQ 소변량 urine quantity
하루에 배설하는 소변량을 말한다. 동 U/O p.503

★ **Ur** 소변 urine

Ura 우라실 uracil
항악성종양제

URF 자궁이완인자 uterine relaxing factor
난소호르몬의 하나이다. 난소, 자궁, 태반에서 분비되며 치골결합(두덩결합)이나 골반을 이완시키는 작용을 한다.

★ **URI** 상기도감염 upper respiratory infection
외부에서 침입한 미생물이나 바이러스가 상기도(비강, 인두, 후두)를 감염시키는 것이다.

★ **Uro** 비뇨기과 urology
주로 신장이나 방광의 질환을 치료하는 진료과이다.

★ **URSB** 흉골우연상부(복장뼈오른모서리상부)
upper right sternal border
제2늑간의 우쇄골하(오른빗장뼈밑)에 해당하며 청진에서 심음이 들리는 부위이다.

US 요당 urine sugar
혈액 속의 당(혈당)이 소변으로 새어 나오는 것이다.

★ **US** 초음파검사 ultrasonography
초음파를 대상물에 대고 되돌아오는 에코를 컴퓨터처리하여 영상화하는 검사이다.

USB 불안정방광 unstable bladder
자신의 의사와는 관계 없이 방광이 수축하여 소변이 새는 병태이며, 전립선비대가 있으면 일어나기 쉽다.

USL 초음파쇄석술 ultrasonic lithotripsy
요도에서 요관경을 삽입하여 그것으로 관찰하면서 결석에 초음파를 쏘아 부수는 치료법이다.

USN 초음파분무기 ultrasonic nebulizer
초음파로 약제를 입자화하여 구강 내에 분무해서 폐포까지 도달시키는 기구이다.

UT 요로 urinary tract
소변의 수송로(신장, 요관, 방광, 요도)이다.

Ut 흉부상부식도 upper thoracic esophagus
흉골 상연(위모서리)에서 기관분지부 하연(아래모서리)까지의 부위이다.

★ **UTI** 요로감염 urinary tract infection
요로에 요도구에서 침입한 병원체가 감염되는 것이다.

U

★ **UTS** 요로결석 urinary tract stone, urolithiasis
요로계에 발생하거나 존재하는 결석으로, 소변 속의 칼슘, 질산, 인산 등이 결정화된 것이다.

★ **UV** 자외선 ultraviolet ray
파장이 약 14~400nm(나노미터)의 전자파로, 너무 쐬이면 피부암이나 백내장에 걸리기 쉽다.

UV 제정맥(배꼽정맥) umbilical vein
태반에서 태아로 혈액을 운반하는 1개의 정맥으로, 그 안을 흐르고 있는 것은 산소분압이 높은 혈액이다.

UV 위궤양 ulcus ventriculi(라)
동 GU p.201

★ **UVI** 자외선조사 ultraviolet irradiation
자외선조사에 의한 살균을 말한다.

★ **UVJ** 요관방광이행부(요관방광이음부) ureterovesical junction
요관에서 방광에 이르는 출구로, 요관에 있는 생리적 협착부 중 하나이다.

UVJ-stenosis 요관방광이행부협착증(요관방광이음부협착증)
ureterovesical junction stenosis
요관에서 방광으로 이행하는 부위의 협착으로 소변의 통과장애가 일어나는 병태이다. 소변이 가득 찼을 때 요관, 신우 등으로 소변의 역류가 발생한다.

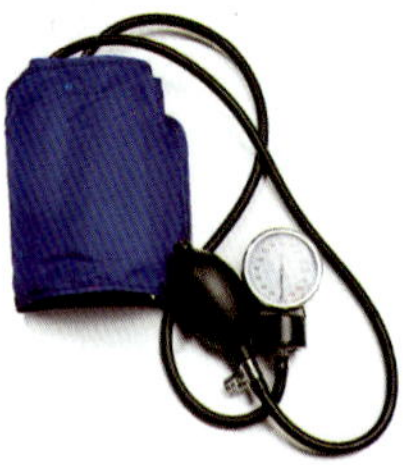

V

V 비타민 vitamin
생리기능을 정상적으로 유지하기 위해서 필수적인 미량의 영양소 중 탄수화물, 단백질 · 지질 이외의 유기화합물을 일컫는 말이다. 대부분은 체내에서 합성되지 않기 때문에 식사를 통해 섭취하지 않으면 결핍증을 일으키게 된다.

★ **V** 정맥 vein
전신의 혈액을 모세혈관에서 심장으로 돌려보내는 혈관으로, 주행하는 부위에 따라 표재정맥(얕은정맥, superficial vein), 심부정맥(깊은정맥, deep vein)으로 분류된다.

V 충수(막창자꼬리) vermiform appendix
대장(큰창자)의 일부로 우장골와(오른장골오목, right iliac fossa)에 있으며 맹장(막창자, caecum) 하단에서 돌출해 있는 가늘고 긴 맹관(약 6cm)이다.

VA 이형협심증(변이형협심증) variant angina
동 VAP p.509

VA 시각실인증, 시각인식불능증 visual agnosia
시력이나 시야 등에 문제는 없지만 보이는 대상이 무엇인지 알지 못하는 시각적 인지장애를 말한다.

★ **VA** 시력 visual acuity

★ **VA** 척추동맥 vertebral artery
경부를 주행하는 좌우 2개의 동맥으로, 왼쪽은 좌쇄골하동맥(왼빗장밑동맥, left subclavian artery)에서, 오른쪽은 우쇄골하동맥(오른빗장밑동맥, right subclavian artery)에서 시작되어 합류하여 뇌저동맥(뇌바닥동맥, basilar artery)이 된다.

VAC 빈크리스틴 + 악티노마이신D + 시클로포스파미드
vincristine + actinomycin D + cyclophosphamide
횡문근육종(rhabdomyosarcoma)에 대한 병용화학요법이다.

VACV 발라시클로버 valacyclovir
헤르페스바이러스(herpesvirus) 감염병 치료제의 하나이다.

VAD 빈크리스틴 + 아드리아마이신 + 덱사메타존
vincristine + adriamycin + dexamethasone
다발성골수종에 대한 병용화학요법이다.

VAD 심실보조인공심장 ventricular assist device
동 VAS p.510

★ **VAG** 척추동맥조영 vertebral angiography
척추동맥(vertebral artery)에 조영제를 주입하여 X선 촬영을 시행하는 두부혈관조영검사이다.

★ **VAHS** 바이러스관련혈구탐식증후군
virus-associated hemophagocytic syndrome
바이러스감염을 계기로 T림프구와 대식세포(큰포식세포, macrophage)가 비정상적으로 활성화하여 대식세포가 다른 혈구를 탐식하거나 고시토카인혈증(cytokine storm)이라는 전신성 염증성 질환을 띠기도 한다.

VAIA 빈크리스틴 + 아드리아마이신 + 이포스파미드 + 악티노마이신D
vincristine + adriamycin + ifosfamide + actinomycin D
골종양(osteomatoid)에 대한 병용화학요법이다.

VAIVT 혈관통로중재요법 vascular access interventional therapy
혈액투석을 하는 혈관(내션트)이 가늘어져 폐색 위험이 발생한 경우에 혈관을 확장하는 치료법이다.

VALI 인공호흡기관련폐손상 ventilator associated lung injury
인공호흡을 관리하는 중에 일어나는 합병증으로, 양압환기에 의한 압력손상, 고농도의 산소투여 및 폐포의 허탈 · 흡기량 상승 등에 의한 폐장애를 말한다. 동 VILI(인공호흡기유발폐손상) p.517

VAP 이형협심증(변이형협심증) variant angina pectoris
부교감신경이 우위가 되는 이른 아침의 안정 시에 관상동맥(심장동맥)이 연축 및 협착하기 때문에 발생하는 협심증으로, 심전도상에서 ST상승을 동반한다. 동 VSA(혈관연축성협심증) p.521

★ **VAP** 인공호흡기관련폐렴 ventilator associated pneumonia
인공호흡기를 장착하여 48시간 이상 경과한 후 새로 발병하는 폐렴이다.

VAPEC-B 빈크리스틴 + 독소루비신(아드리아마이신) + 프레드니솔론 + 에토포시드 + 시클로포스파미드 + 블레오마이신
vincristine + doxorubicin [adriamycin] + rednisolone + etoposide + cyclophosphamide + bleomycin
비호지킨림프종(non-Hodgkin's lymphoma)에 대한 병용화학요법이다.

VA-PICA 추골후하소뇌동맥분지부동맥류(척추뒤아래소뇌동맥분지부동맥자루) vertebral artery posterior inferior cerebellar artery aneurysm
척추동맥에서 나오는 후하소뇌동맥 분지부에 주머니 모양의 동맥류(aneurysm)가 발생한 병태이며, 동맥류가 파열되면 지주막하출혈(거미막밑출혈, subarachnoid hemorrhage)이 발생한다.

VAPP 백신관련마비성폴리오
vaccine-associated paralytic poliomyelitis
폴리오(회색질척수염 p.384)의 경구생백신 부작용으로 발생하는 폴리오 증상으로, 최근의 폴리오는 모두 이 VAPP이다.

V

★ **$\dot{V}_A/\dot{Q}$** 환기 · 혈류비 ventilation perfusion quotient

폐포환기량과 폐순환혈류량과의 비율로, 가스교환효율의 지표가 된다.

VAR 수두백신 varicella vaccine

수두(수포창)의 백신으로, 1세부터 접종할 수 있지만 1회만으로는 수년 이내에 약 20~50%의 아이들에게 발병하기 때문에 2회의 접종이 권장된다.

★ **VAS** 시각아날로그척도 visual analog scale

주관적인 통증의 강도를 평가하는 방법으로 통증척도의 하나이다. 선상의 좌측에 '통증없음', 우측에 '참기 어려운 통증'으로 기록하고, 환자가 통증 정도를 표기하는 것이다. 참 FS(표정척도) p.184

▶통증척도(pain scale)

명 칭	평가법
NRS : 숫자평정척도	0 1 2 3 4 5 6 7 8 9 10
VAS : 시각아날로그척도	통증 없음 … 참기 어려운 통증
VRS : 간이평가척도	통증없음 경도 중등도 강도 최대 통증

VAS 심실보조인공심장 ventricular assist system

심부전의 심장을 대신해서 펌프기능을 보조하고 혈액순환을 유지하는 장치로, 좌심실을 보조하는 LVAS(left ventricular assist system), 우심실을 보조하는 RVAS(right ventricular assist system), 좌우의 심실을 보조하는 BVAS(bial ventricular assist system)가 있다. 동 VAD p.508

★ **V-A shunt** 뇌실심방션트 ventriculoatrial shunt

수두증(hydrocephalus)의 수술법으로, 뇌실에서 심장으로 단락(shunt)으로서 튜브를 연결하고 두개강(머리안, cranial cavity) 내에 고인 뇌척수액을 심방 안으로 배출하는 방법이다.

VAT 심방동기형심실조율
ventricular pacing, atrial sensing, triggered mode
심방(감지부위 A)의 자극을 감지하면 그것에 동기해서 일정한 타이밍(응답양식 T)으로 심실(자극부위 V)에 자극을 주는 조율모드를 말한다.
참 주요 심박동기 모드 p.4

★ **VAT** 심실흥분전달시간 ventricular activation time
심실에서 발생한 흥분이 심내막측에서 심외막측으로 전달될 때까지의 시간이다.

★ **VATS** 흉강경병용흉부외과수술 video assisted thoracic surgery
개흉하지 않고 가슴에 작은 상처를 여러 개 내어, 그곳으로 카메라와 수술기구를 삽입하여 시행하는 흉강경수술(thoracoscopy)로, 폐암 등에 시행한다.

VAZ 기정맥(홀정맥) vena azygos(라)
흉부를 흐르는 정맥의 하나로, 척주를 따라 우측을 상행하며 흉강벽, 복벽의 정맥혈을 모아서 상대정맥(위대정맥, superior vena cava)으로 합류한다.

VB 베쿠로니움 vecuronium
근이완제

VB 정맥혈 venous blood

VBAC 제왕절개후의경질분만 varginal birth after cesarean section
제왕절개(cesarian section)로 출산 경험을 한 후에 경질분만(자연분만, 보통분만)으로 출산하는 것을 말하며, 자궁파열을 일으킬 위험성이 제왕절개를 경험하지 않은 사람의 10배 정도 높다.

VBAP 빈크리스틴 + 칼무스틴(BCNU) + 아드리아마이신 + 프레드니솔론
vincristine + carmustine + adriamycin+prednisolone
다발골수종에 대한 병용화학요법이다.

V

★ **VBI** 척추뇌저동맥순환부전(척추뇌바닥동맥순환부전)
vertebrobasilar insufficiency
현기증, 휘청거림을 동반하는 일과성 뇌허혈발작으로, 뇌나 평형감각과 관계된 부위로 혈액을 공급하는 척추뇌저동맥이 어떤 이유로 혈류장애를 일으키는 것이다.

VBL 빈블라스틴 vinblastine
알칼로이드계 항악성종양제

VBMCP 빈크리스틴 + 카르무스틴(BCNU) + 멜파란 + 시클로포스파미드 + 프레드니솔론
vincristine + carmustine + melphalan + cyclophosphamide + prednisolone
다발골수종에 대한 병용화학요법

VC 구토중추 vomiting center
소화기나 연수 CTZ(chemoreceptor trigger zone, 화학수용체방아쇠영역 p.111) 등의 자극을 받아 구토를 일으키는 반사신경이다.

VC 성대 vocal cord
후두의 갑상연골에 있는 소리를 내는 기관이다.

★ **VC** 폐활량 vital capacity
숨을 최대한 들이마시고 한꺼번에 내뱉었을 때의 공기량으로 최대가능호흡용량을 나타낸다.

%VC 퍼센트폐활량 percent vital capacity
예측폐활량(연령이나 성, 신장 · 체중 등을 고려한 표준치)에 대한 실제 폐활량의 비율이며, 80% 이상이면 정상이다.

VCAP 빈크리스틴 + 시클로포스파미드 + 아드리아마이신 + 프레드니솔론
vincristine + cyclophosphamide + adriamycin + prednisolone
수종(hydrops)에 대한 병용화학요법

★ **VCG** 배뇨방광요도조영술 voiding cystourethrography
방광에 희석된 조영제를 주입하여 배뇨 시에 X선으로 촬영하는 검사로, 요도괄약근의 기능, 방광요도역류를 조사하는 것이 목적이다.
동 MCU p.296

★ **VCG** 벡터심전도 vectorcardiogram
흥분으로 생기는 심기전력을 벡터고리로서 삼차원적으로 추출 · 기록하는 심전도이다.

VCM 반코마이신 vancomycin
글리코펩티드계 항균제

★ **VCO_2** 이산화탄소배출량 CO_2 production
폐포에서의 가스교환에서 체외로 배출하는 이산화탄소의 양을 말하며, 산소소비량($\dot{V}O_2$ p.519)과 함께 가스교환능력을 평가하는 지표이다.

VCR 빈크리스틴 vincristine
알칼로이드계 항악성종양제로, 백혈병이나 악성림프종에 자주 이용된다.

VCV 용량조절환기 volume control ventilation
인공호흡기의 환기모드로, 1회 환기량을 유지하는 것을 최우선으로 한 환기이다(종량식).

★ **VD** 성병 venereal disease
동 STD(성매개병) p.463

VD 혈관확장제 vasodilator
혈관을 확장시키는 약물로, 주로 혈압의 저하, 관상동맥(심장동맥) 혈류의 증가 등을 목적으로 사용된다.

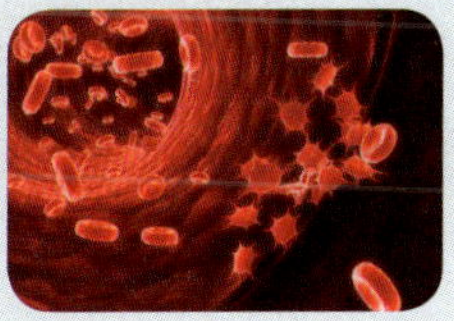

VD 호흡사강, 사강환기(죽은공간환기)
dead space ventilation, respiratory dead space
기관, 구강, 종말세기관지(terminal bronchiole) 등 가스교환에 관여하지 않는 기도 영역이다.

v.d. 우안시력(오른눈시력) visus dexter(라)
참 v.s. p.521

VDA 폐포사강량 alveolar dead space volume
기도 · 폐포계에서 가스교환에 관여하지 않는 부분으로, 사강의 용적량을 말한다.

VDD 심실억제심방동기형심실조율
ventricle double double pacing
심장조율요법으로 심박동기 모드 p.4 중 하나이다.

★ **VDH** 심장판막증 valvular disease of heart
심장의 4개 판막 중 하나 또는 2개 이상이 기능장애를 일으키는 질환을 일컫는 말이다.

VDRL test 성병연구소테스트
Venereal Disease Research Laboratory test
매독의 혈청검사법(응집법) 중 하나로, VDRL법이라고 한다.

VDS 빈데신 vindesine
항악성종양제

VDS 성병성매독 venereal disease syphilis
성적 접촉으로 매독트레포네마(treponema pallidum)가 감염되어 일어나는 전신감염증이다. 폐색성 동맥내막염, 수막혈관신경증상을 일으키지만 항생물질이 발달했기 때문에 중증화되는 예는 현대사회에서는 드물다.

VDT syndrome VDT증후군 visual display terminal syndrome
컴퓨터나 텔레비전게임기 등 디스플레이 화면을 집중해서 장시간 시청하여 일어나는 눈의 피로나 신체부조화, 정신증상이며, DVT증후군이라고도 한다.

VD/VT 사강환기율(죽은공간환기율)
dead-space gas volume to tidal gas volume ratio
1회 환기량 중에서 가스교환에 관여하지 않는 부분이 차지하는 비율이다.

$\dot{V}_E$ 매분환기량 expiratory minute volume
1분간 환기하는 양으로, 1회 환기량×1분간의 호흡횟수로 산출한다.

VE 백신유효율 vaccine efficacy
백신 비접종으로 발병한 사람이 접종해두면 발병을 피할 수 있는 비율을 말한다. '[(백신 비접종자의 발병률)−(백신 접종자의 발병률)]÷백신비 접종자의 발병률'로 산출한다.

★ **VE** 흡입분만 vacuum extraction
태아의 머리에 흡인컵(suction cup)을 음압으로 흡착시키고 임산부의 힘주기에 맞추어 이것을 견인하는 분만법이다.

★ **VEGF** 혈관내피성장인자 vascular endothelial growth factor
혈관내피세포에 특이적으로 작용하여 세포 증식이나 혈관신생을 촉진하는 당단백이다.

VeIP 빈블라스틴 + 인포스파미드 + 시스플라틴 + 메스나
vinblastine + ifosfamide + cisplatin + mesna
고환종양 · 배세포종에 대한 병용화학요법이다.

★ **VEP** 시각유발전위 visual evoked potential
망막에 빛 자극을 주고 유발된 뇌전위를 관찰하는 검사로, 시각신경로의 이상을 진단하는 데 유용하다.

VES 심실기외수축 ventricular extrasystole
동 PVC p.401

VF 목소리진동감 vocal fremitus
환자에게 소리를 내게 하여 그 진동을 흉벽(가슴벽, thoracic wall)에서 촉지하는 진찰법을 말한다.

★ **VF** 시야 visual field
한 점을 주시했을 때 보이는 범위를 말한다.

★ **VF, Vf** 심실세동(심실잔떨림) ventricular fibrillation
상위중추(상실)에서의 흥분에 의하지 않고 심실이 무질서하게 흥분하는 것으로 돌연사의 많은 원인을 차지하는 위험한 부정맥이다.

★ **VF** 심실조동(심실된떨림) ventricular flutter
심실이 고빈도로 수축하는 치명적인 상태를 말하며, 응급소생에서는 심실세동(심실잔떨림, ventricular fibrillation)과 동일하게 취급된다.

VF 연하조영술 videofluorography
X선 투시하에 조영제가 들어있는 검사식을 삼키게 하고, 음식덩어리의 흐름과 연하 관여 기관의 작용을 관찰하여 병태를 평가하는 방법이다.

★ **VG** 뇌실조영(술) ventriculography
뇌실 안에 공기 또는 조영제를 주입하여 시행하는 X선 촬영검사로, CT나 MRI의 보급으로 현재는 시행되지 않는다.

★ **VH** 바이러스간염 viral hepatitis
간염바이러스의 감염으로 일어나는 간의 염증성 질환으로, A형~E형으로 분류된다. p.238

★ **VHD** 판막성심장병 valvular heart disease
심장의 4개 판막에 어떤 이상이 생긴 상태를 일컫는 말이다.

VHDL 초고밀도지질단백질 very high density lipoprotein
혈장 속의 지질단백질 중 하나로, 지질단백질 중에서 가장 비중이 높고 지질함량이 가장 적다. 고지질혈증의 지표가 된다.

VHF 바이러스성출혈열 viral hemorrhagic fever
바이러스감염에 의해 일어나는 발열, 출혈, 백혈구감소를 주요 증상으로 하는 감염병을 일컫는 말로, 에볼라출혈열(ebola hemorrhagic fever) 등이 있다.

★ **$\dot{V}_I$** 매분흡기량 inspired volume
1분간 숨을 들이마시는 양이다.

VILI 인공호흡기유발폐손상 ventilator induced lung injury
동 VALI(인공호흡기관련폐손상) p.509

VIP 에토포시드(VP-16) + 이포스파미드 + 시스플라틴 + 메스나
etoposide + ifosfamide + cisplatin + mesna
고환종양(testicular tumor) · 배세포종(germ cell tumor)에 대한 병용화학요법이다.

★ **VIP** 혈관작용장펩티드 vasoactive intestinal polypeptide
소화관, 중추신경세포 등 인체 내 여러 장소에 존재하는 펩티드호르몬으로, 혈관확장작용, 장관의 이완 및 수축 등 많은 작용을 가진다.

Vit 유리체절제술 vitrectomy
망막의 기능을 회복시키는 수술로, 유리체(vitreous)의 혼탁을 제거하거나 유리체강(vitreous cavity)에 가스를 주입하기도 한다.

★ **Vit** 비타민 vitamin
동 V p.507

VLB 빈블라스틴 vinblastine
동 VBL p.512

★ **VLBW** 초저체중출생아 very low birth weight infant
출생 시 체중이 1,500g 미만인 신생아를 말한다.

VLCD 초저열량식요법 very low calorie diet
하루의 섭취열량을 600kcal 이하로 급격하게 감량시키는 비만치료법이다.

★ **VLDL** 초저밀도지질단백질 very low density lipoprotein
혈장 속의 지질단백질 중 하나로, 간에서 합성되며 그 50%는 중성지방이다. 전신의 근육으로 운반되어 에너지원으로 이용된다.

★ **V-line** 정맥라인 venous line
정맥에서 얻는 라인을 말하며, 말초정맥라인은 보통의 점적이나 수혈을 할 경우에, 중심정맥라인은 긴급시 대량수액 및 수혈, 대량의 약제투여가 필요한 경우에 이용된다.

★ **VMA** 바닐만델산 vanillylmandelic acid
카테콜아민의 최종대사산물로, 소변으로 배설되며 신경모세포종의 지표가 된다.

Vmax 최대호기유량 maximum expiratory flow
동 PEF p.365

VMCP 빈크리스틴 + 멜파란 + 시클로포스파미드 + 프레드니솔론
vincristine + melphalan + cyclophosphamide + prednisolone
다발골수종(multiple myeloma)에 대한 병용화학요법

VMR 혈관운동비염 vasomotor rhinitis
특정 항원이 발견되지 않는 원인 불명의 비염으로, 주위의 환경에 비점막의 자율신경이 과민하게 반응하여 재채기, 콧물 등 알레르기성비염과 같은 증상을 보인다.

VNR 비노렐빈 vinorelbine
알칼로이드계 항악성종양제로, 주로 비소세소폐암종(non-small cell carcinoma)에 사용된다.

VNS 미주신경자극법 vagal nerve stimulation
부교감신경에 다양한 자극을 가함으로써 부교감신경이 우위가 되는 상태로 바꾸어 안정 효과를 얻고 자연치유력을 높이는 간질 치료법이다.

VO 유리체혼탁 vitreous opacity
본래 투명해야 하는 유리체가 다양한 원인으로 혼탁해진 상태로, 치료를 요하지 않는 것과 병적인 것이 있다.

★ **$\dot{V}O_2$** 산소소비량 oxygen consumption
1분당 산소소비량을 말하며, 안정 시에는 거의 일정하게 유지된다. 이산화탄소배출량($\dot{V}CO_2$ p.513)과 함께 가스교환능력을 평가하는 지표가 된다.

★ **VOD** 정맥폐색성질환 venoocclusive disease
정맥 내강이 혈전에 의해 막히는 질환이다.

VOD 다장기부전 various organ disorder
동 MOF p.308

★ **Vol** 용적 volume

VOR 전정안구반사(안뜰눈반사) vestibulo-ocular reflex
자동차 등에서 흔들려도 안정된 시각을 얻을 수 있도록 안구의 움직임을 조절하는 반사기능이다.

VP 바소프레신 vasopressin
동 ADH p.15

VP 빈데신 + 시스플라틴(플라티놀) vindesine + cisplatin [platinol]
비소세포폐암(non-smallcell lung cancer)에 대한 병용화학요법이다.

V

VP 장염비브리오균 vibrio parahaemolyticus
식중독 원인균의 하나로, 주로 바닷물 속에서 서식하며 이 균이 부착한 어패류를 먹었을 때 사람에게 감염된다.

VP 정맥압 venous pressure
혈액이 정맥을 흐를 때의 압력이다.

VP-16 에토포시드(베페시드) etoposide [vepesid]
항악성종양제

VP 혼합포르피린증 variegate porphyria
헴합성(heme synthesis)계에 관여하는 효소의 결손으로 일어나는 유전성의 급성포르피린대사장애(porphyrin metabolic disorder)로, 급성신경증상과 함께 햇볕에 노출되면 수포성의 발진이 발생한다.

VPA 발프로산 sodium valproate
항간질제

★ **VPC** 심실기외수축 ventricular premature contraction
동 PVC p.401

★ **V-P shunt** 뇌실복강션트 ventriculo-peritoneal shunt
수두증에 대한 단락술의 하나로, 뇌실에서 복강(배안, abdominal cavity)으로 튜브를 연결하고 두개강(머리뼈공간, cranial cavity) 안에 고여있는 뇌척수액을 복강 안으로 유도해서 복막(배막, peritoneum)에서 흡수시켜 순환하게 한다.

VR 바리오틴 variotin
항진균제로, 무좀 등의 백선균(trichophyton) 치료에 자주 이용된다.

★ **VRE** 반코마이신내성장구균(반코마이신내성창자알균)
vancomycin-resistant *Enterococcus*
반코마이신에 내성을 획득한 장구균(창자알균)을 말한다.

★ **VRS** 용량감소술 volume reduction surgery
동 LVRS(폐용적감소술) p.287

★ **VRSA** 반코마이신내성황색포도구균(반코마이신내성황색포도알균)
vancomycin-resistant *Staphylococcus aureus*
반코마이신에 내성을 보이는 황색포도구균을 말한다.

VS 뇌혈관연축 cerebral vasospasm
지주막하출혈(거미막밑출혈, subarachnoid hemorrhage) 후에 나타나는 것으로 뇌의 혈관이 수축하거나 협소해져서 혈류가 저하되는 상태이며, 무증상부터 뇌경색 발병에 의한 사망까지 정도에 따라 다양한 영향을 미친다.
참 DIND(지연허혈신경학적결손) p.126

★ **VS** 활력징후 vital sign
생명징후로, 일반적으로는 체온, 맥박, 호흡과 혈압을 가리킨다.

v.s. 좌안시력(왼눈시력) visus sinister(라)
참 v.d. p.514

★ **VSA** 혈관연축성협심증 vasospastic angina
동 VAP(이형협심증) p.509

★ **VSD** 심실중격결손(심실사이막결손) ventricular septal defect
심실중격(심실사이막)에 구멍이 있어 좌심실에서 우심실로의 짧은 단락로가 생기는 선천성 심장질환이다. 참 주요 선천성 심장질환 p.480

★ **VSP** 심실중격천공(심실사이막천공) ventricular septal perforation
심근경색 후에 발생하는 중증의 합병증으로, 좌실과 우실을 사이에 둔 심실중격(심실사이막)에 구멍이 생기는 병태이다.

★ **VSR** 심실중격파열(심실사이막파열) ventricular septal rupture
심파열(cardiac rupture)의 하나로, 심근경색이나 심장외상에 의해 심실중격에 압력이 가해져서 파열을 일으키는 병태이다.

VSV 용량지지환기 volume support ventilation
인공호흡기의 환기모드로, 환자의 자발호흡에 맞게 설정한 환기량을 들여보내는 방식이다.

VT 베로독소 verotoxin
장출혈성 대장균(enterohemorrhagic *Escherichia coli* , EHEC p.150)이 생산하는 독소단백질(외독소, toxoprotein)로, 장관점막(intestinal mucosa)에 장애를 입혀 설사나 혈변을 일으키고 용혈요독증후군(hemolytic-uremic syndrome, HUS p.224)을 유발한다.

$\dot{V}_T$, $\dot{V}T$ 1회환기량 tidal volume
안정 시에 1회 호기에서 드나드는 가스량으로, 정상치는 약 500㎖이다.
동 TV p.495

★ **VT** 심실빈맥(심실빠른맥) ventricular tachycardia
부정맥의 하나로, 심실 안에서 발생하는 흥분(기외수축)이 3개 이상 연속되어 나타나는 것이다.

VTE 정맥혈전색전증 venous thromboembolism
다리의 심부정맥에 생긴 혈전이 폐의 동맥까지 흘러 폐색을 일으키는 질환으로, 이코노미클래스증후군(economy class syndrome)이라고 한다.

VTEC 베로독소생산대장균 verotoxin-producing *Escherichia coli*
동 EHEC(장출혈성대장균) p.150

★ **VTH** 질식자궁전체절제술 vaginal total hysterectomy
개복하지 않고 질에서 자궁을 적출하는 수술로, 출산 경험이 있거나 수술 경험이 없는 등 그 대상이 한정된다. 동 TVH p.495

★ **VUR** 방광요관역류 vesicoureteral reflux
방광 내의 소변이 주로 배뇨 시에 요관 및 신우(콩팥깔때기, renal pelvis)로 역류하는 병태로, 신우 · 요관의 확장, 신우신염(깔때기콩팥염, pyelonephritis)을 높은 비율로 합병한다.

★ **VVI** 심실억제형심실조율 ventricle ventricle inhibit
자기의 심실(감지부위 V)에 자극이 없으면 자극을 심실(자극부위 V)에 보내고, 자극이 있을 때는 억제하여(응답양식) 보내지 않는 심박동기 모드 p.4 이다.

VVR 혈관미주신경반응 vasovagal reaction
주사나 외상 등에 의한 통증, 스트레스, 불안 등의 정신적 동요가 미주신경(vagus nerve)을 통해 뇌간(뇌줄기, brain stem) 혈관운동중추(vasomotor center)를 자극하여 심박수나 혈압저하를 일으키는 생리적 반응이다.

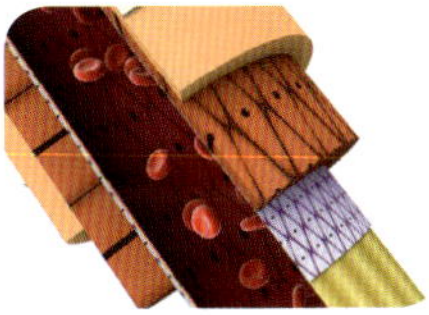

VW 혈관벽 vessel wall

vWD 폰빌레브란드병 von Willebrand disease
폰빌레브란드인자(von Willebrand factor, vWD)의 부족으로 발생하는 유전성의 출혈성 질환으로, 혈우병보다 경증이고 코피나 점막출혈을 특징으로 한다.

vWF 폰빌레브란드인자 von Willebrand factor
혈장, 혈관내피조직, 혈소판에 존재하는 지혈인자의 하나로, 유전적인 부족이나 기능부전에 의해 폰빌레브란드병이 발생한다.

VZV 수두 · 대상포진바이러스 varicella-zoster virus
첫 감염에서는 수두를 일으키고 치유 후에는 신경절에 잠복해있다가 면역력이 저하되었을 때 대상포진을 일으키는 헤르페스바이러스(herpesvirus)이다.

W

W 백색상피 white epithelium

자궁경부상피내암의 특징적인 질확대경(colposcopy) 소견으로, 자궁질부에 2~4%의 아세트산을 바르면 병변부가 백색으로 염색된다.

W, w 창상 wound

칼 등에 의한 체표조직의 손상을 말한다.

WAB 웨스턴실어증검사 western aphasia battery

자발적인 이야기, 읽기, 글쓰기 등 8개 항목으로 평가하는 언어기능의 종합적인 검사로, 실어증의 중증도를 나타내는 실어지수를 산출할 수 있는 특징이 있다.

WAIS 웩슬러성인지능검사 Wechsler adult intelligence scale

웩슬러가 고안한 16세 이상의 성인을 대상으로 하는 지능검사이다.

WaR 매독혈청반응 Wassermann reaction

매독의 혈청진단법으로, 매독보체결합반응이라고도 한다.

동 WR p.529

WAS 비스코트-올드리치증후군 Wiskott-Aldrich syndrome

혈소판 감소와 아토피성 피부염과 같은 습진, 감염성 증가를 동반하는 X연관 열성유전의 면역부전증으로, 악성종양을 합병하는 경우도 많다.

WB 전혈액 whole-blood

사람의 혈액에 혈액보존액(CPD액)을 혼합한 수혈용 혈액제제이다.

★ **WBC** 백혈구수 white blood cell counts

WB-F 신선전혈 whole-blood fresh
채혈 후 24시간 이내의 사람 혈액에 혈액보존액(CPD액)을 혼합한 수혈용 혈액제제이다.

WBH 전신온열요법 whole body hyperthermia
암 치료법의 하나로, 암세포가 정상세포보다 열에 약한 점을 이용해서 원적외선 등으로 전신을 가온하는 방법이다.

WBP 창상환경조정 wound bed preparation
창상의 치유를 촉진하기 위해 밀봉붕대(occlusive dressing), 상처의 감염 방지, 죽은조직제거술(debridement)에 의한 상처의 청결화로 상처면의 환경을 조정하는 것이다.

W/C 휠체어 wheel chair

WCD 웨버크리스찬병 Weber-Christian desease
병원체에 의하지 않는 지방조직염으로, 피하지방조직 내의 모세혈관에 염증이 일어나며 발열과 압통을 동반한 피하결절(피부밑결절, subcutaneous nodule), 관절통(arthralgia)이 발생하고 재발을 반복한다.

WD 겨울우울증 winter depression
동 SAD(계절정동장애) p.435

WD 습포 wet dressing
주로 약품이 천에 도포되어 있는 의약품

Wd 병동 ward

W

WDHAS WDHA증후군

watery diarrhea, hypokalemia, and achlorhydria syndrome

물설사(watery diarrhea), 저칼륨혈증(hypokalemia), 무위산증(achlorhydria)을 주요 증상으로 하는 질환으로, 췌장(이자)의 종양이 VIP(혈관작용성장폴리펩티드, vasoactive intestinal polypeptide p.517)를 과잉분비함으로써 일어난다.

★ **WDS** 금단증후군 withdrawal syndrome

복용하던 정신작용약물을 갑자기 중지함으로써 일어나는 금단증상을 말한다.

WF 와파린 warfarin

항혈전제

WFD 백랍병 white finger disease

전동식 톱 등 진동이 손이나 팔에 전해지는 공구의 장시간 사용으로 국소에 혈행장애를 일으켜 손가락이 하얗게 되고 저림이나 통증이 나타나는 질환으로, 직업병의 하나이다.

WFI 주사용증류수 water for injection

증류수를 멸균한 것이다.

W-F reaction 바일펠릭스반응 Weil-Felix reaction

리케차증(rickettsiosis), 쯔쯔가무시병(scrub typhus)의 혈청진단법으로, 현재는 형광항체법(fluorescent antibody technique)으로 대체되고 있다. 상염색체열성 유전성질환이다.

★ **WG** 베게너육아종증 Wegener's granulomatosis

상기도와 폐를 중심으로 하는 괴사성 육아종(necrotizing granuloma), 전신의 괴사성 혈관염(necrotizing vasculitis), 신장의 염증을 특징으로 하는 질환으로, 코의 증상으로 시작되는 경우가 많다.

WHD 베르드니히-호프만병 Werdnig-Hoffmann disease
척수성 근위축증의 1형[SMA(spinal muscular atrophy) 1형]으로 급성유아형이라고도 하며 척수성 근위축증 중에서 특히 중증으로 발전한다.

★ **WHO** 세계보건기구 World Health Organization
세계보건헌장을 바탕으로 설립된 국제연합의 전문기관 중 하나로, 국제기준의 설정(국제질병분류(ICD) 등), 감염병에 대한 대책 등 다양한 보건활동을 시행한다.

Widal 비달반응 Widal reaction
티푸스성 질환[장티푸스(typhoid), 파라티푸스(paratyphoid)]의 혈청진단법이다.

WIT 온허혈시간 warm ischemia time
장기이식에서 심장이 정지된 기증자의 장기를 꺼낸 후 보존액으로 냉장 보존할 때까지의 시간을 말하며, 장기가 상온 상태에서는 허혈상태가 되어 손상을 입을 가능성이 있다.

WK 베르니케-코르사코프증후군 Wernicke-Korsakoff syndrome
비타민 B_1결핍으로 발생하는 베르니케뇌병(증)(Wernicke encephalopathy)에 의해 건망증인 코르사코프증후군을 일으킨 정신질환으로, 알코올의존증 사람에게 많이 발생한다.

WL 물부하시험 water loading test
항이뇨호르몬분비이상증을 진단하기 위해 체중당 일정량의 물을 마시고 시간의 경과에 따라 혈중 항이뇨호르몬이나 혈중 · 요중 삼투압을 측정하는 검사이다.

WMS 윌슨-미키티증후군 Wilson-Mikity syndrome
초저체중 출생아(extremely low birth weight)에게 나타나는 호흡장애로, 출생 후 1~2주부터 시작되며 주로 무기폐(atelectasis), 폐기종(emphysema)을 보인다.

WMS 웩슬러기억검사 Wechsler memory scale
치매를 비롯해 다양한 질환의 기억장애를 평가하는 검사이다.

W/N 양호한영양상태 well nourished

★ **WNL** 정상범위내 within normal limits
검사결과가 정상범위(기준치) 내에 있는 것을 말하며 이상 없음을 나타낸다.

W/O 유중수적형 water in oil
기름 속에 물이 가는 입자가 되어 분산되어 있는 유화액을 말한다.
참 O/W p.347

WOB 호흡일량 work of breathing
숨을 쉬기 위해서 호흡근에 가하는 부하를 말한다.

WOC nurse 장루 · 실금전문간호사
wound ostomy continence nurse
미국의 상처 · 장루 · 실금을 전문으로 다루는 간호사를 말한다.

★ **WP** 쐐기압 wedge pressure
동 PAWP p.357

W-P W성형술 W [wound] plasty
상처나 수술에 의한 상처 흔적을 성형외과적 기술을 이용해 눈에 띄지 않게 하는 수술이다.

WPB 와류욕(소용돌이목욕) whirlpool bath
온열자극과 소용돌이에 의한 물리적 자극을 동시에 줌으로써 순환, 관절구축, 통증 등의 개선을 도모하는 치료법이다.

★ **WPW** 월프파킨슨화이트증후군 Wolff-Parkinson-White syndrome
동결절(동굴결절, sinus tubercle)에서의 자극이 기존 경로 외에 선천적으로 생긴 켄트속(켄트다발, bundle of Kent; 근육다발)을 경유하는 경로도 통과하여 심실로 전달되는 질환이다. 빈맥성부정맥(tachyarrhythmias)의 하나로 심방세동(심방잔떨림)을 일으키는 위험이 있다.

WR, Wr 바세르만반응(매독혈청반응) Wassermann reaction
동 WaR p.524

W-R 왈러-로즈시험 Waaler-Rose test
류마티스인자(rheumatoid factor, RF p.420)를 검출하기 위한 혈구응집반응시험으로, 류마티스관절염수동응집반응(rheumatoid arthritis passive agglutination, RAPA p.413)은 이 방법에서 유래한다.

★ **WRC** 세척적혈구 washed red cell
사람의 혈액에서 조정한 적혈구 농축액을 생리식염수로 세척한 후 생리식염수를 추가한 수혈용 혈액제제이다.

WT 윌름즈종양 Wilms' tumor
소아의 신장(콩팥)에서 발생하는 대표적인 악성종양으로, 신모세포종(nephroblastoma)이라고도 한다. 복부에 생기는 통증이 없는 부종이 최초의 징후이다.

★ **Wt** 체중 weight

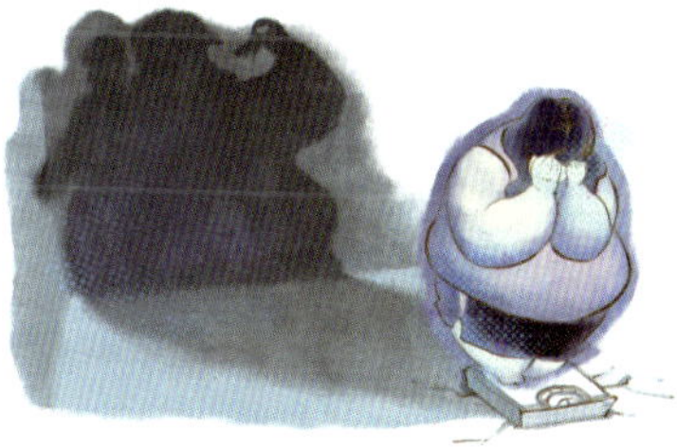

W

X

Xan 크산틴 xanthine

생체 내에 존재하는 화학물질로 핵산의 푸린체 중 하나이며 기관지천식발작 시의 대증요법제로 이용된다.

Xanth 황색종증 xanthomatosis

피부에 지질이 침착하여 생기는 종괴로, 지질을 함유한 지방구(포말세포)가 피부나 점막에 침윤하여 황색의 구진(papule)을 띠게 된다.

XCT X선컴퓨터단층촬영 X-ray CT 동 CT p.109

XD X연관우성유전 X-linked dominant inheritance

여성에게 2개가 있는 X염색체의 한쪽에 이상이 생기면 발병하는 유전형식으로, 남성의 경우는 태아기에 거의 유산이 된다. 반성우성유전이라고도 한다.

참 X연관열성유전 p.532

XGC 황색육아종담낭염(황색육아종쓸개염)

xanthogranulomatous cholecystitis

담낭벽이 비후하여 황색포말상 조직구(histiocyte)로 이루어진 육아종이 형성되는 아급성담낭염(아급성쓸개염)이다.

XGP 황색육아종신우신염(황색육아종깔때기콩팥염)

xanthogranulomatous pyelonephritis

신장(콩팥)의 만성화농성염증질환의 하나로, 당뇨병, 신장결석, 만성요로감염병 등에 합병하여 일어나는 경우가 많다.

XIP 석고고정상태에서의X선촬영 X-ray in plaster

XL 과잉젖산 excess lactate

당뇨병, 저산소혈증, 간장애 등의 원인에 의한 젖산의 과잉생산을 말하며, 혈액의 pH가 산성으로 기울어 젖산산증을 일으킨다.

XLA X연관성무감마글로불린혈증 X-linked agammalobulinemia

X염색체의 이상에 의한 유전성 면역부전질환으로, 성숙 B세포의 결여, 항체수준의 감소를 특징으로 하며 기본적으로 남아에게만 발병한다.

XLI 반성비늘증 X-linked ichthyosis

반성열성유전으로 남아에게만 발병하는 피부질환으로, 피부 표면이 생선비늘처럼 딱딱해지는 인설이 팔다리에 나타난다.

XLP X연관성림프구증식증후군

X-linked lymphoproliferative syndrome

EB바이러스에 대한 면역결함을 가지는 선천성 면역부전증으로, 치명적인 감염단핵증, 저감마글로불린혈증, 악성림프종 등을 보인다.

X-mat 혈액교차적합시험 cross-matching

혈액형부적합에 따른 수혈부작용을 방지하기 위해서 시행되는 검사이다.

XOP 석고를제거한상태에서의X선촬영 X-ray out of plaster

XP 색소성건피증 xeroderma pigmentosum

자외선에 쐬이면 피부장애를 일으키는 유전성의 광선과민성피부염(photosensitive dermatitis)으로, 높은 비율로 피부암을 발생시키고 신경장애를 동반하는 경우도 있다.

XP 외사위 exophoria

두 눈으로 사물을 볼 때는 시선이 맞지만 한쪽 눈을 감고 사물을 보면 감은 쪽의 안구가 바깥 쪽을 향하는 상태이다.

★ **X-P** X선사진 X-ray photograph
X선을 이용하여 뼈나 폐의 병변, 복강 내(배막안)의 모습을 촬영한 사진이다.

XR 건조X선촬영(술) xeroradiography
액체 상태의 화학물질을 사용하지 않고 빛과 전자의 활동으로 방사선상을 기록하는 X선 촬영법으로 전자 X선 사진이다.

XR X연관열성유전 X-linked recessive inheritance
X염색체에 이상이 발생해도 다른 한쪽의 X염색체가 정상이면 발병하지 않는 유전형식이다. X염색체가 1개만 있는 남성에게 발병하며 X연관열성유전이라고도 한다. 참 X연관우성유전 p.530

★ **XR, X.-ray** X선 X-ray
방사선의 하나로 자외선보다 파장이 짧은 전자파이다. 투과력이 매우 크고 의료분야에서는 X선 사진, X선 CT 등으로 응용되고 있다.

★ **XRT** X선조사치료 X-ray radiation treatment
암에 대한 X선치료 중 하나로, X선의 전자파를 암세포에 조사해서 사멸시키는 치료법이다.

XSCID X연관성중증복합면역부전증
X-linked severe combined immunodeficiency
선천적으로 면역계가 작용하기 않기 때문에 감염병에 걸리기 쉬운 데다가 중증화하기 쉬운 반성유전성 면역부전질환이다. T세포와 NK세포가 거의 존재하지 않고 B세포도 기능하지 않는다. 남아에게만 발병한다.

★ **XT** 외사시 exotropia
양쪽 눈의 시선이 동일한 목표물을 향하지 않고 한쪽 눈이 바깥쪽으로 빗나가 있는 상태이다.

XU 배설요로조영술 excretory urography
조영제를 정맥주입하고 그것이 신장(콩팥)에서 배설되는 모습을 X선으로 촬영하여 요로[신우(콩팥깔때기), 요관, 방광]의 형상을 조사하는 검사이다.

Xyl 자일로오스 xylose
목당(wood sugar)이라고도 하며, 목재, 짚, 대나무 등에 들어있는 다당류 자일란(xylan)의 구성성분이다. 작은창자흡수능검사(xylose test)에 이용된다.

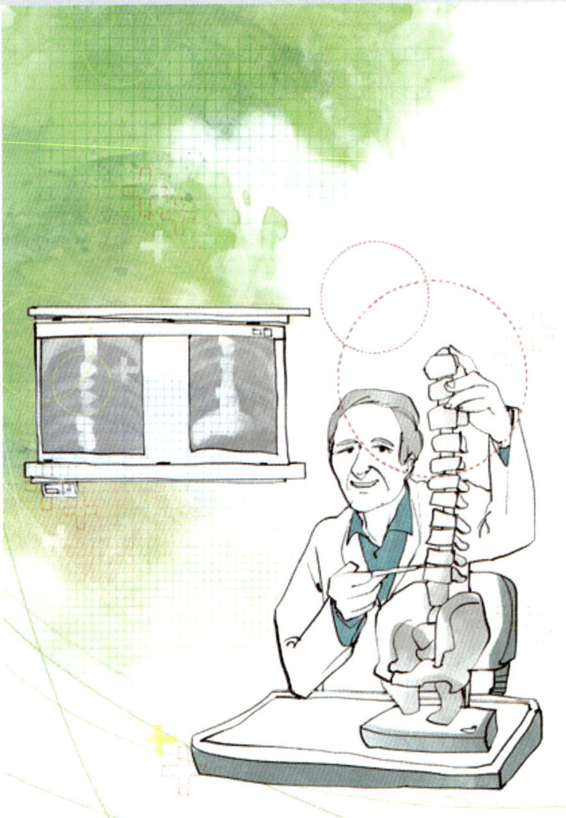

Y

★ **YAG** YAG레이저 yttrium aluminum garnet laser
이트륨(yttrium) · 알루미늄(aluminum) · 석류석(garnet)의 3종류로 구성된 결정을 사용하는 고체 레이저로, 의료에서는 안과수술, 내과수술, 치과치료 등에 사용된다.

YAM 청년평균치 young adult mean
골밀도가 최대가 되는 20~44세까지 건강한 여성의 골밀도 평균치로, 골다공증의 진단지표에 이용된다.

Y-G 와타베길포트성격검사 Yatabe-Gilford personality test
길포드의 인격특성이론을 바탕으로 와타베가 작성한 질문지형식의 성격검사이다.

YNS 황색손(발)톱증후군 yellow nail syndrome
성장지연을 동반한 황색손톱, 부종, 흉수를 특징으로 하는 질환으로, 대개는 중년이 되어 발병하는데 림프계의 이상이 원인이다.

YOB 출생년도 year of birth

ys 망막황반 yellow spot of retina
망막 중심부에 위치하며 시력 유지, 색의 판별 등에 관여한다.

YST 난황낭난종 yolk sac tumor
난소를 구성하는 배세포에서 발생하는 악성 난소배세포종양(ovarian germ cell tumor)의 하나로, 10~20대의 청년층에서 관찰되는 드문 질환이다.

Z

ZDS 아연결핍증후군 zinc dificiency syndrome
아연부족 또는 아연흡수장애에 의해 피부염, 탈모, 미각장애 등이 나타나는 질환이다.

ZDS Zung우울증평가척도 Zung depression scale
우울증의 자가확인법으로, 20개 항목으로 이루어진 질문에 대답하여 우울증 유무, 중증도 등을 평가한다.

ADV 지도부딘 zidovudine
항HIV제

★ **ZEEP** 호기말무(영)압 zero end expiratory pressure
인공호흡기의 환기모드로, 호기말을 완전하게 대기중에 개방하여 기도내압(airway pressure)을 무압으로 만드는 것이다.

ZES 졸링거-엘리슨증후군 Zollinger-Ellison syndrome
췌장(이자)에서 발생한 가스트린생산종양(gastrin producing tumor, gastrinoma)이 위산을 대량으로 생산시키는 호르몬인 가스트린(gastrin)을 과잉분비함으로써 위산과다나 위궤양 등을 일으키는 질환이다.

ZIFT 접합자자궁관내이식 zygote intrafallopian transfer
체외에서 수정시킨 수정란(접합자)을 난관(자궁관) 안으로 돌아오게 하는 체외수정법이다.

ZIG 대상포진면역글로불린 zoster immune globulin
대상포진바이러스에 대한 항체이다.

ZIG-V 정맥주사용대상포진면역글로불린
venous zoster immune globulin
대상포진바이러스에 대한 항체로 정맥주사용 사람면역글로불린제제이다.

★ **Z-line** 식도 · 위점막접합부 zigzag line
식도와 위를 구성하는 점막상의 차이에 따른 경계부이다.

★ **Zn** 아연의원소기호 zinc
인체 내에서는 철 다음으로 많은 금속원소로, 필수미네랄 중 하나이다. 뼈에 많이 존재하며 주로 효소의 활성에 관여한다.

ZNS 조니사미드 zonisamide
항간질제

ZOS 대상포진백신 zoster vaccine
수두와 대상포진의 원인바이러스는 같기 때문에 수두백신으로 동일한 효과를 얻을 수 있다.

Z-P Z형성술 Z plasty
국소피판(local flap)의 하나로, Z형으로 절개하여 생긴 2장의 판상조직을 바꾸어 넣고 상처를 눈에 띄지 않게 하는 성형외과적 기술이다.

ZPP 아연프로토포르피린 zinc protoporphyrin
프로토포르핀에 중심금속으로서 2가의 아연이 결합한 것으로, 고빌리루빈혈증(hyperbilirubinemia) 치료에 이용된다.

ZO 아연화연고 zinc ointment
산화아연을 포함한 피부질환 치료제로, 백색의 유성연고이며 소염, 보호, 수렴 등의 작용이 있고 습진, 피부염, 외상, 화상 등에 효과가 있다.

ZSPT 햄스터시험 zona-free hamster egg sperm penetration test
투명대를 제거한 햄스터의 난자를 이용한 정자침입시험으로, 정자의 수정능력을 조사한다.

★ **ZTT, ZnTT** 황산아연혼탁도시험 zinc sulfate turbidity test
간기능검사 중 하나로 혈청에 아연이온을 더해서 감마글로불린양을 관찰하는 것이며 만성간염, 간경화에서 높은 수치를 나타낸다.

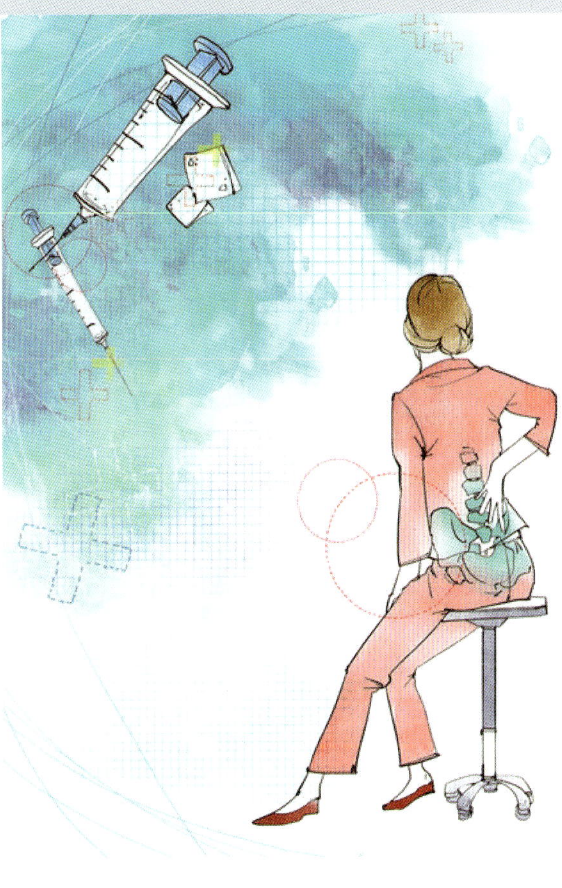

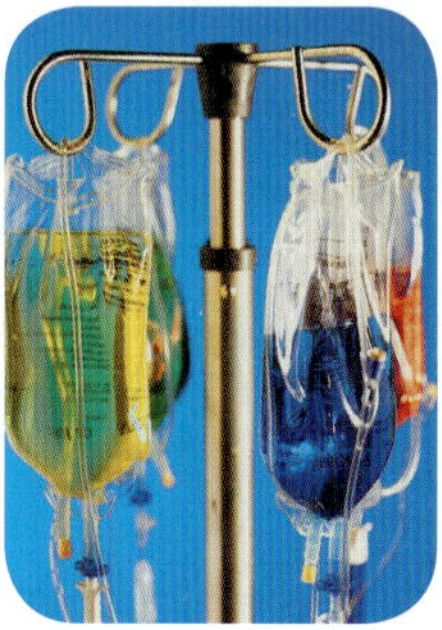

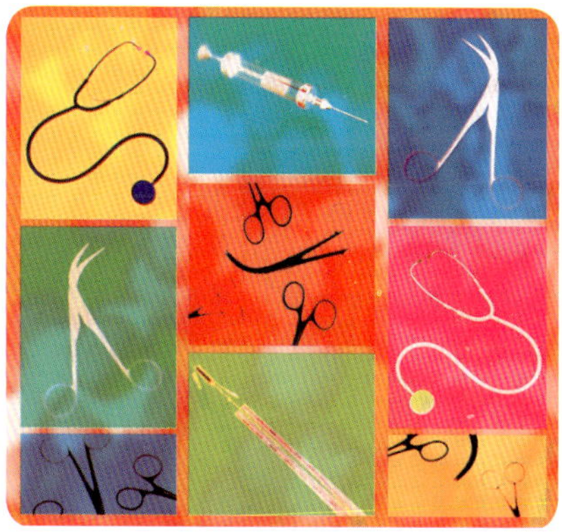

부 록

- 재활 · 간호 관련 약어 540
- 검사치 관련 약어 556
- 단위 관련 약어 569
- 처방전 관련 약어 572
- 의료종사자 관련 약어 575
- 약제 관련 약어 576

재활 · 간호 관련 약어

a	anterior	전방의, 전면의
AA	achievement age	성취연령
AA(J)	atlanto-axial(joint)	환축관절의(고리중쇠관절의)
AACP	American Academy of Cerebral Palsy	미국뇌성마비협회
AAD	atlanto-axial dislocation	환축관절(고리중쇠관절)탈구
AAD, AAI	atlanto-axial distance(interval)	환축관절(고리중쇠관절)간극
AAE	assisted active exercise	보조능동운동
AAF	atlanto-axial fusion	환축관절(고리중쇠관절)유합
AAMI	age-associated memory impairment	연령관련기억장애
AARF	atlanto-axial rotatory fixation	환축관절(고리중쇠관절)회선위고정
AAS	atlanto axial subluxasion	환추축주아탈구
abd	abduction	외전(벌림)
AC	arm circumference	상완위
AC	abdominal circumference	복부둘레(배둘레)
AC(J)	acromioclavicular(joint)	견쇄(관절)의
a.c.	ante cibum	식전
ACL	anterior cruciate ligament	전십자인대(앞십자인대)
ACS	acute confusional state	급성혼돈상태
AD	Alzheimer disease	알츠하이머병
AD	atlanto dental	환추치돌기(환추치아돌기)간의
AD	addict	탐닉자, 중독자
ADAS	Alzheimer's disease assessment scale	알츠하이머병평가척도
ADD	atlantodental distance	환추치돌기(환추치아돌기)간거리
ADD	attention deficit disorders	주의력결핍장애
add	adduction	내전(모음)

add	adductor	내전근(모음근)
ADHD	attention deficit hyperactivity disorder	주의력결핍과다활동장애
ADI	atlanto–dental interval	환추치돌기(환추치아돌기)간거리
ADL	activities of daily living	일상생활능력
ADL-T	test of activities of daily livings	일상생활능력시험
ADM	abductor digiti minimi	소지외전근(새끼벌림근)
ADP	adductor pollicis	엄지내전근(엄지모음근)
ADQ	abductor digiti quinti	소지외전근(새끼벌림근)
AE	above elbow	상완(위팔)
AE-AMP	above–elbow amputation	팔꿉위절단
AED	anti–epileptic drug	항간질제
AF	anteflexed	전굴(앞굽이)
AFO	ankle–foot orthosis	발뒤꿈치 · 하지정형
AG	antigravity	항중력
AG	abdminal gauge	복부둘레
AGE	angle of greatest extension	최대신전각도(최대펴짐각도)
AGN	agnosia	실인증(인지불능증)
AHI	acromiohumeral interval	견봉골두간거리(봉우리뼈머리간거리)
AHI	alternating hemiplegia in infants	유아(소아)교대성편마비
AHP, ahp	aphasia	언어상실증
AIF	anterior interbody fusion	전방고정
AIIS	anterior inferior iliac spine	하전장골극(아래앞엉덩뼈가시)
AIMD	abnormal involuntary movement disorder	비정상불수의운동척도
AJ	ankle jerk	아킬레스건반사(아킬레스힘줄반사)
AK	above knee	무릎위
AK-AMP	above knee amputation	대퇴부절단(술)(무릎위절단(술))
AKA	arthrokinematic approach	관절운동학적접근
ALL	anterior longitudinal ligament	전종인대(앞세로인대)

ALRI	anterolateral rotatory instability	전외방회선불안정성
ALS	amyotrophic lateral sclerosis	근위축측삭경화증
AM	axiomesial	축면근심의
AMC	arm muscle circumference	상완근둘레(위팔근 둘레)
AMC	arthrogryposis multiplex congenita	선천다발관절굽음증
AMI	axiomesioincisal	축면근심절치의
Amp	amputation	절단(술)
AMR	alternating motion rate	교대운동률
AN	anorexia nervosa	신경성식욕부진, 거식증
ANF	avascular necrosis of the femoral head	대퇴골두무혈관괴사 (넙다리뼈머리무혈관괴사)
ant	anterior	전부, 전방, 앞
AO	atlanto-occipital	환추후두의(고리뒤통수의)
AP	anterior(-)posterior	전후(방향)
APB	abductor pollicis brevis	단무지외전근(짧은엄지벌림근)
APD	anteroposterior diameter	전후(직)경
APDL	activities parallel to daily living	일상생활관련동작
APH, aph	aphasia	언어상실증
AQ	achievement quotient	성취(성적)지수
AR	anterior resection	전방절제술(앞방향절제술)
art	articulation, articulatio	관절(단수)
AS	ankylosing spondylitis	강직척추염
ASF	anterior spinal fusion	척추전방고정(술)
ASH	ankylosing spinal hyperostosis	강직성척추골증식증
AT	autogenic training	자율훈련법
ATD	Alzheimer-type dementia	알츠하이머치매
ATD	articulo-trochanteric distance	관절면대전자간거리
ATM	acute transverse myelopathy	급성횡단성척수증
ATNR	asymmetric tonic neck reflex	비대칭성긴장성경반사

ATR	achilles tendon reflex	아킬레스건반사
Atr,atr	atrophy	위축
ATSD	Alzheimer type senile dementia	알츠하이머형노인성치매
ax, Ax	axis	축
B	bursa	관절낭(단수)
BADL	basic activities of daily living	기본적일상생활동작
Bb	bursae	관절낭(복수)
BCRS	brief cognitive rating scale	간이인지평가척도
BD	behavioral disorder	행동이상, 행동질환
BDI	Beck's depression inventory	벡우울증척도
BDR	bauchdeckenreflex	복벽반사(배근육반사)
BE	below elbow	팔꿉아래
BE-AMP	below elbow amputation	전완부절단(팔꿉밑절단)
BFO	balanced forearm orthosis	평형아래팔보조기
BGT	Bender-Gestalt test	벤더게슈탈트검사
BHA	bipolar hip arthroplasty	인공골두치환술
bilat	bilateral	양측의
B&J	bone and joint	뼈와관절
BK-AMP	below knee amputation	하퇴아래절단
BM	basal metabolism	기초대사
BMI	body mass index	신체비만지수
BMR	basal metabolic rate	기초대사율
BPD	bipolar disorder	양극성장애
BPD	borderline personality disorder	경계성인격장애
BPI	brachial plexus injury	상완신경총손상(위팔신경얼기손상)
BSA	body surface area	체표면적
BSMA	bulbo-spinal muscular atrophy	구척수성근위축증
BT	behavioral therapy	행동요법
BVRT	Benton visual retention test	벤톤시각기록검사

C	cervical	경추의
$C_{1\sim7}$	1st~7th cervical vertebra	제1~7경추
CBT	cognitive behavioral therapy	인지행동요법
CDH	cervical disc herniation	경추추간반탈출증
CDH	congenital dislocation of hip	선천성고관절탈구 (엉덩관절의 선천탈구)
CER	conditioned emotional response	조건감정반응
CES	central excitatory state	중추흥분상태
CHS	compression hip crew	레일플레이트법
CIDP	chronic inflammatory demyelinating polyneuropathy	만성염증성탈수성다발성신경증
CMJ	carpometacarpal joint	수근중수관절(손목손허리관절)
CMI	Cornell Medical Index	코넬건강지수
CMT	Charcot-Marie-Tooth disease	샤르코-마리-투스병
CO	cervical orthosis	경추보조기
Cord.-T	coordination test	손발협조기능검사
CP	cerebral palsy	뇌성마비
CPA	costophrenic angle	늑골횡격막각(갈비가로막각)
CPM	chronic progressive myelopathy	만성진행성척수병
CR	closed reduction	폐쇄골절교정(비개방정복술)
CS	cervical spondylosis	경추증
CSM	cervical spondylotic myelopathy	경추증성척수증
CSR	cervical spondylotic radiculopathy	경추증성신경근증
CTO	cervico-thoracic orthosis	경흉추보조기
CVA	costovertebral angle	늑골척추각(갈비척추각)
D	depression	우울병, 우울증
DA	degenerative arthritis	변형성관절염, 퇴행성관절염
DAT	dementia of Alzheimer type	알츠하이머형치매

DBS	deep brain stimulation	뇌심부전기자극
DD	developmental disability	발달장애
DF	dorsiflexion	배굴(뒤굽힘)
DIP	distal interphalangeal joint	원위지절간관절
DISH	diffuse idiopathic skeletal hyperostosis	미만성특발성골증식증
DM	myotonic dystrophy	근긴장근위축증
DMD	Duchenne muscular dystrophy	뒤시엔느근위축증
DMP	dystrophia musculorum progressiva	진행성근육이영양(증)
DP	distal phalanx	원위수지골
DQ	developmental quotient	발달지수
DTR	deep tendon reflex	심부건반사(깊은힘줄반사)
EC	endocervical	자궁경관내(자궁목내)
ECRB	extensor carpi radialis brevis	단요측수근신근 (짧은요골쪽손목펴짐근)
ECRL	extensor carpi radialis longus	장요측수근신근(긴노쪽손목폄근)
ECS	electroconvulsive shock	충격쇼크(요법)
ECU	extensor carpi ulnaris	척측수근신근(자쪽손목폄근)
EDC	extensor digitorum communis	총지신근
EDL	extensor digitorum longus	장지신근
EDM	extensor digiti minimi	소지신근
EDQ	extensor digiti quinti	소지고유신근
EDX	electrodiagnosis	전기진단(법)
EHL	extensor hallucis longus	장모지신근(긴엄지폄근)
EIA	early infantile autism	조기유아자폐증
EJ	elbow jerk	팔꿈치반사
EMG	electromyography	근전도검사(법)
EPC	epilepusia partialis continua	지속성부분간질
Epi, Ep	epilepsy	간질

ER	external rotation	외회전(바깥돌림)
ESB	electrical stimulation to the brain	뇌전기자극
EST	electric shock therapy	전기충격요법
F	foot	발
F	function	기능
F	frontal	전두의, 전두부의
FB	finger breadth	횡지
FCL	fibular collateral ligament	외측측부인대
FCR	flexor carpi radialis muscle	요측수근굴근(노쪽손목굽힘근)
FCU	flexor carpi ulnaris muscle	척측수근굴근(자쪽손목굽힘근)
FDP	flexor digitorum profundus muscle	심지굴근(깊은손가락굽힘근)
FDS	flexor digitorum superficialis muscle	천지굴근(얕은손가락굽힘근)
FES	functional electrical stimulation	기능적전기자극
FHL	flexor hallucis longus	장모지굴근(긴엄지굽힘근)
FIM	functional independence measure	기능적자립도평가법
FJ foot	fore-joint foot	의족족부
FL	femur length	대퇴골길이
FL	flexion	굴근
F-N	finger-to-nose(test)	손가락코검사
FNF	finger to nose to finger(test)	손가락코손가락검사
FOG	freezing of gait	보행동결
frac., Fr	fracture	골절
FRJM	full range of joint movement	관절의최대가동역
FS	facial spasm	안면경련
FSHD	facio-scapulo-humeral muscular dystrophy	안면견갑상완근이영양증
FSP	familial spastic paraplegia	가족성연축성대마비

FT	functional test	기능검사
FWB	full weight bearing	전하중부하
Fx	fracture	골절
gen	general	전신의, 일반의
GM	grand mal	대발작(간질)
GTCS	generalized tonic-clonic seizure	전신성강직성간대발작
H	holizontal	수평의
HAMD, HA(R)S	Hamilton depression [anxiety] (rating) scale	헤밀턴우울(불안)척도
HCTU	home carvical traction unit	가정경추견인
HD	hyperactivity disorder	과다활동장애
HDS	Hasegawa dementia scale	하세가와식치매평가척도
HHA	health hazard appraisal	건강장애평가
HKAFO	hip-knee-ankle-foot orthosis	골반대부착장하지보조기
H&N	head and neck	두경부
HNP	herniated nucleus pulposus	척추간판탈출증
HOA	hypertrophic osteoarthropathy	비대성골관절증
HP	hot pack	핫팩, 뜨거운찜질
HT	hammer toe	망치발가락
Ht	height	신장
Hy, hys	hysterie, hysteria	히스테리
IADL	instrumental activities of daily living	수단적일상생활동작
ICIDH	international classification of impairments, disabilities and handicaps	국제장애분류
ICM	intercostal margin	늑간연(갈비사이모서리)
IMF	intermaxillary fixation	악간고정술(턱사이고정술)
IPJ	interphalangeal joint	수지절간관절(손가락뼈사이관절)
IQ	intelligence quotient	지능지수
ISP	infraspinatus	극하근(가시아래근)

JRA	juvenile rheumatoid arthritis	소아류마티스관절염
LAO	left anterior oblique	좌전사위, 제2사위
lat.	lateral	측방의, 측방으로
LBH	length, breadth, height	길이, 폭, 높이
LBP	low back pain	요통(허리통증)
LCC	luxatio coxae congenita	선천성고관절탈구
LCL	laterl collateral ligament	외측측부인대
LCM	left costal margin	좌늑골연(왼갈비뼈모서리)
LD	learning disability	학습장애
LDH	lumbar disc hernia	요추간판탈출(허리원반탈출)
L/E, LE	lower extremity	하지
LHB	long head of biceps	이두근장두
LLB	long leg brace	장하지보조기
LP	lumbar puncture	요추천자
L-R	left-right	왼족에서오른쪽으로
LSB	left sternal border	흉골좌연(복장뼈왼모서리)
LSCS	lumbar spinal canal stenosis	요부척추관협착증
LSO	lumbo-sacral orthosis	요천추보조기(허리엉치보조기)
MAPS	make a picture story method	그림이야기제작법
MBD	marble bone disease	대리석병(골화석병)
MCL	medial collateral ligament	내측측부인대
MCP	metacarpophalangeal joint	중수지절관절
METS	metabolic equivalents	대사당량
MFT	motor function test	운동기능시험
MG	myasthenia gravis	중증근무력증
MMPI	Minnesota multiphasic personality inventory	미네소타다면인격시험
MMS, MMSE	mini-mental state examination	간이정신상태검사
MMT	manual muscle testing(test)	도수근력시험

MND	motor neuron disease	운동신경질환
MP	metatarsophalangeal(joint)	중족지절관절
MPI	Maudsley personality inventory	모즐리성격검사
MR	mental retardation	정신지체
MRA	malignant rheumatoid arthritis	악성류마티스관절염
MSW	medical social worker	의료사회사업가
MU	motor unit	운동단위
MUAP	motor unit action potential	운동단위활동전위
MUP	motor unit potential	운동단위전위
NCE	nonconvulsive epilepsy	경련이없는간질
N.D.T	neuro-developmental treatment	신경발달학적치료
NPA	neurophysiological approach	신경생리학적접근
NWB	non-weight bearing	비체중부하
OA	osteoarthritis	변형성관절증
OALL	ossification of anterior longitudinal ligament	전종인대골화증
Ob	oblique	경사
OC	oxygen consumption	산소소비량
OCD	obsessive-compulsive disorder	강박성장애
OCD	osteochondritis dissecans	이단성골연골염
OD	orthostatic dysregulation	기립성조절장애
OI	osteogenesis imperfecta	불완전골생성증
Oint	ointment	연고
OKN	optokinetic nystagmus	시선이동안진
OLF	ossification of ligamentum flavum	황색인대골화증(황색인대뼈되기증)
OMD	organic mental disorder	기질성정신질환
OPLL	ossification of posterior longitudinal ligament	후종인대골화증(뒤세로인대뼈되기증)
OR	open reduction	개방정복술

ORIF	open reduction and internal fixation	개방정복고정술
OT	occupational therapy [therapist]	작업요법(사)
OYL	ossification of yellow ligament	황색인대골화증(황색인대뼈되기증)
P	pressure	압력
P	position	위치
P	posterior	후방의
P	probability	확률
P	passive	수동적
P	psychiatry	정신의학
P	psychosis	정신병
PA	posteroanterior	후전방향
PACe	promoting aphasics' communication effectiveness	의사소통능력촉진법
para	paraplegia	대마비
parox	paroxysmal	발작의, 경련의
PCL	posterior cruciate ligament	후십자인대(뒤십자인대)
PE	physical examination	건강진단
PF	patellofemoral joint	슬개대퇴관절(무릎넙다리관절)
PF	plantar flexion	저굴(발바닥쪽굽힘)
PFI	physical fitness index	체력지수
PIP	proximal interphalangeal joint	근위지간관절
PL	postikuslahmung	후근마비
PL	musculus palmaris longus	장장근(긴손바닥근)
PLF	posterior-lateral fusion	후측방융합술
PLIF	posterior lumbar interbody fusion	후방요추추간융합술
PLM	periodic limb movement	주기성사지운동
PLMD	periodic limb movement disorder	주기성사지운동장애

PMD	progressive muscular dystrophy	진행근(육)디스트로피
PNF	proprioceptive neuromuscular facilitation	고유수용성신경근촉통법
post	posterior	뒤의, 후방의
PP	proximal phalanx	기절골(첫마디뼈)
PRE	progressive resistive exercise	점증저항훈련
PSW	psychiatric social worker	정신과사회사업가
PT	pyramidal tract	추체로
PT	physical therapy [therapist]	물리치료(사)
PTB	patellar tendon bearing	슬개건부하(무릎힘줄부하)
PTB type socket	patellar tendon bearing type socket	PTB(슬개건부하)소켓
PTN	pyramidal tract neuron	추체로신경(피라미드길신경)
PTR	patellar tendon reflex	슬개건반사(무릎힘줄반사)
PTSD	posttraumatic stress disorder	심적외상후스트레스장애
PWB	partial weight bearing	부분하중
PX	physical examination	신체검사, 건강진단
QOL	quality of life	삶의질
quad	quadriplegia	사지마비(팔다리마비)
quad	quadriceps	대퇴사두근(넙다리네갈래근)
R	right	오른쪽의
RA	rheumatoid arthritis	류마티스관절염
RAO	right anterior oblique	우전사위(오른쪽앞경사위치), 제1사위
RCT	ruptured chordae tendineae	건삭파열(힘줄끈파열)
RD	rheumatic disease	류마티성질환
ref	reflex	반사
reg	regular	규칙적
Reha	rehabilitation	재활

Rel	relaxation	이완
RF	rheumatoid factor	류마티스인자
RF	rheumatic fever	류마티스열
Rh	rheumatism	류마티즘
RLE, RLL	right lower extremity [limb]	우하지(오른하지)
RLQ	right lower quadrant	우하부(오른하부)
RML	right mediolateral	우중외측
ROM	range of motion	운동범위
ROME	range of motion exercise	운동범위훈련
ROMT	range of motion test	운동범위시험
RSD	reflex sympathetic dystrophy	반사교감신경이상증
RSST	repetitive saliva swallowing test	반복타액연하시험(반복침삼킴시험)
rt	right lateral position	우측와위
rt	right	오른쪽의
RUE, RUL	right upper extremity [limb]	우상지(오른상지)
RUQ	right upper quadrant	우상부(오른상부)
S	subjective data	주관적정보
S	sacrum	천골(엉치뼈)
S	sacruml	천골의(엉치뼈의)
S	schizophrenia	정신분열병
S	sinister	왼쪽의
S	senile	노인의, 노년의
SACH foot	solid ankle cushion heel foot	사치(SACH)족부
SB	spina bifida	이분척추(척추갈림증)
SBS	spino-bulbo-spinal reflex	척수연수척수반사
Sc	scapula	견갑골(어깨뼈)
Sc	schizophrenia	정신분열병
SC, sc	sternoclavicular joint	흉쇄골관절
SCCO	scar contracture	반흔구축
SCD	spinocerebellar degeneration	척수소뇌변성증

SCFE	slipped capital femoral epiphysis	대퇴골두골단분리증 (넙다리뼈머리끝분리증)
Schiz	schizophrenia	정신분열병
SCI	spinal cord injury	척수손상
SCM	sternocleidomastoid muscle	흉쇄유돌근(목빗근)
SCV	sensory nerve conduction velocity	지각신경전도속도
SD	spondylosis deformans	변형성척추증
SD	senile dementia	노인성치매
SDAT	senile dementia of Alzheimer's type	알츠하이머노인성치매
SDS	speech discrimination score	어음명료도
SEP	somatosensory evoked potential	체성감각유발전위 (몸감각유발전위검사)
SHB	shoehorn brace	구둣주걱보조기
SHK	schwerhorigkeit	난청
SI	sacro-illiac joint	천장관절(엉치엉덩관절)
SIO	sacro-iliac orthosis	천장보조기(엉치엉덩보조기)
SIT	Stanford intelligence test	스텐포드지능검사
SKAO	supra knee-ankle orthosis	무릎 · 발뒤꿈치상부보조기
SLAP lesion	superior labrum anterior and posterior lesion	상전후관절순(오목테두리)손상
SLB	short leg brace	단하지보조기(짧은다리보조기)
SLC	short leg cast	단하지석고붕대(짧은다리석고붕대)
SLR	straight leg raising test	하지직거상검사(뻗은발올림검사)
SLTA	standard language test of aphasia	표준실어증검사
SMD	spina malleolar distance	극과장
SP	spine, spinal	척추(척주)
SP	spike	극파
SPMA	spinal progressive muscular atrophy	척수성진행성근위축증

SSc	subscapularis	견갑하근(어깨밑근)
SSp	spastic spinal paralysis	경성척수마비
SSp	supraspinatus	극상근(가시위근)
SST	social skill training	사회생활기능훈련
ST	speech-language-hearing therapy[therapist]	언어청각요법, 언어청각사
Stat	static contraction	(근의)정지성수축
STNR	symmetric tonic neck reflex	대칭긴장목반사
SW	social worker	사회사업가
T	thoracic	흉추의, 흉수의
T	thorax	흉부, 흉곽
T	temporal	측두의
T	transverse	가로, 횡
TA	tibialis anterior	전경골의(앞정강골의)
TAR	total ankle replacement	인공족관절치환술
TAT	thematic apperception test	주제통각검사
TCA	tricyclic antidepressant	삼환계항우울제
TD	topographical disorientation	지형학적방향감각상실장애
TES	therapeutic electrical stimulation	치료적전기자극
tetra	tetraplegia	사지마비(팔다리마비)
TGA	transient global amnesia	일과성구상기억상실증
Th	thorasic nerve	흉신경
Th	thorasic	흉추의, 흉수의
Th1~12	1st~12th thorasic vertebral	제1~12흉추
THA,THR	total hip arthroplasty[replacement]	인공고관절전치환술
TKA,TKR	total knee arthroplasty[replacement]	인공슬관절전치환술
TMD	trochantermalleolar distance	대퇴길이(대퇴골~대전자)
TMT	tarsometatarsal	족근중족골의(발목발허리의)

TSA,TSR	total shoulder arthroplasty [replacement]	인공견관절전치환술
Tv	thoracic vertebrae	흉추(등뼈)
TX, tr	traction	견인
UE, U/E	upper extremity	상지
UHR	universal hip replacement	인공골두치환술
ULSB	upper left sternal border	흉골좌연상부
US	unterschenkel	하퇴
W	weight	중량, 체중
W, w	wound	창상
WAB	western aphasia battery	WAB실어증검사
WAIS	Wechsler adult intelligence scale	웩슬러성인지능검사
WISC	Wechsler intelligence scale for children	웩슬러소아지능검사
WK	Wernicke-Korsakoff syndrome	베르니케-코르사코프증후군
WMS	Wechsler momory sclae	웩슬러기억검사
WT	work therapy	작업요법
Wt	weight	체중
XIP	X-ray in plaster	석고고정상태에서의방사선촬영
XOP	X-ray out of plaster	석고를제거한상태에서의방사선촬영

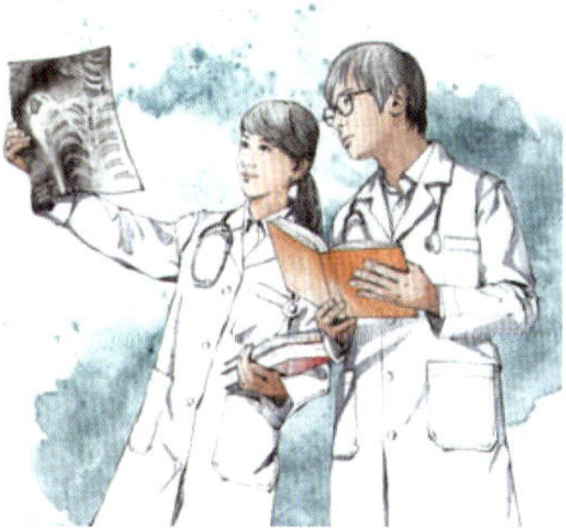

검사치 관련 약어

a-ADCO$_2$	alveolar-arterial carbon dioxide tension differnce	폐기종 · 동맥혈이산화탄소 분압교차
A-aDO$_2$	alveolar-arterial oxygen difference	폐기종 · 동맥혈산소분압교차
ABI	ankle brachial pressure index	발목상완지수
AChE	acetylcholine esterase	아세틸콜린에스테르분해효소
ACP	acid phosphatase	산성인산분해효소
ACTH	adrenocorticotropic hormone	부신피질자극호르몬
AD	adrenaline	아드레날린(카테콜아민)
ADA	adenosine deaminase	아데노신탈아미노효소
ADH	antidiuretic hormone	항이뇨호르몬
AFI	amniotic fluid index	양수지표
AFP	α-fetoprotein	알파페토프로틴
AG	anion gap	음이온차이
A/G	albumin-globulin ratio	알부민 · 글로불린비율
AHI	apnea hypopnea index	무호흡 · 저환기지수
Alb	albumin	알부민
ALD	aldolase	알돌라아제
ALP, Al-P	alkaline phosphatase	알칼리성인산분해효소
ALT, GTP	alanine aminotransferase	알라닌아미노전달효소
Am	ammonium	암모늄
Amy, AMY	amylase	아밀라아제
ANA	antinuclear antibody	항핵항체
ANP	atrial natriuretic peptide	심방나트륨이뇨펩티드
AOD	aortic diameter	대동맥직경
AODI	aortic diameter index	대동맥직경지수
AOOP	maximum opening of aortic valve	대동맥판최대개방

AP	arterial pressure	동맥압
APTT	ctivated partial thromboplastin time	활성화부분트롬보플라스틴시간
ASK	antistreptokinase antibody	항스트렙토키나아제항체
ASLO, ASO	antistreptolysin-O	항스트렙토리신-O
AST, GOT	aspartate aminotransferase	아스파라진산 아미노전이효소
AT-Ⅲ	antithrombin Ⅲ	안티트롬빈 Ⅲ
ATI	air trapping index	에어트래핑지수
Ba	basophilic cell	호염기세포
BAP	bone-alkaline phosphatase	골질알카린인산분해효소
BE	base excess	염기과잉
βHCG	β human chorionic gonadotropin	베타사람융모성생식샘 자극호르몬
BIL, Bil	bilirubin	빌리루빈
BJP	Bence-Jones protein	벤스-존스단백질
β-LP	β-lipoprotein	베타지질단백질
BMD	bone mineral density	골(염)밀도
BMG	β2-microglobulin	β2-마이크로글로불린
BNP	brain natriuretic peptide	뇌성나트륨이뇨펩티드
BPD	biparietal diameter	양쪽마루뼈지름
BSP test	bromsulphalein test	브롬설팔레인시험
BT	bleeding time	출혈시간
BUN	blood urea itrogen	혈액요소질소
CA	catecholamine	카테콜아민
CA15-3	carbohydrate antigen 15-3	당쇄항원15-3
CA19-9	carbohydrate antigen 19-9	당쇄항원19-9
CA50	carbohydrate antigen 50	당쇄항원50
CA125	cancer antigen 125	암항원125
Ca	calcium	칼슘
CAP	cystinyl aminopeptidase	시스틴아미노펩티드분해효소

CC	closing capacity	폐쇄폐공기량
CCF	cephalin cholesterol flocculation	세팔린-콜레스테롤면상시험
CCK	cholecystokinin	콜레시스토키닌
Ccr	creatinine clearance	크레아티닌청소
Cdyn	dynamic lung compliance	동적폐탄성
CEA	carcinoembryonic antigen	암배아항원
CF	complement flxation reaction	보체결합반응
CH(-)50	50% complement hemolysis	혈청보체가
ChE	cholinesterase	콜린에스테라아제
CI	cardiac index	심장박출지수
CK, CPK	creatine kinase	크레아틴키나아제
CK-BB	creatine kinase BB Isoenzyme	CK동질효소(CK1)
CK-MB	creatine kinase MB Isoenzyme	CK동질효소(CK2)
CK-MM	creatine kinase MM Isoenzyme	CK동질효소(CK3)
CL	lung compliance	폐탄성
Cl	chloride	염화물
CO	cardiac output	심박출량
COP	colloid osmotic pressure	교질삼투압
Cosm	osmolal clearance	삼투압청소
CPR	C-peptide immunoreactivity	C-펩티드면역활성
Cr	creatinine	크레아티닌
Cr	chromium	크롬
CRL	crown-rump length	태아두전길이(머리엉덩길이)
CRP	carbon reactive protein	C반응성단백질
CSF-SG	cerebrospinal fluid specific gravity	뇌척수액비중
Cst	static compliance of lung	정적폐탄성
CT	calcitonin	칼시토닌

CT	clotting time	응고시간
CT	lung thorax compliance	폐흉곽탄성
Cu	copper	구리
CV	closing volume	폐쇄용적
CVP	central venous pressure	중심정맥압
CYFRA	cytokeratin 19 fragment	사이토케라틴19프래그먼트
DA	dopamine	도파민(카테콜아민)
D-Bil	direct bilirubin	직접빌리루빈
Dd	end-diastolic diameter	확장말기지름(좌심실)
DIP	bone mineral quantitation by digital image processing	골염정량
DLCO	carbon monoxide oxygen diffusion capacity	일산화탄소확산능력
DLO_2	oxygen diffusion capacity	산소확장능력
DQ	developmental quotient	발달지수
Ds	end-systolic diameter	수축말기지름(좌심실)
E1	estrone	에스트론
E2	estradiol	에스트라디올
E3	estriol	에스트리올
EELF	end-expiratory lung volume	호기종말폐용적
EF	ejection fraction	구출률
EFBW	estimated fetal body weight	추정태아체중
Eo, eo	eosinophil	호산구
EPO	erythropoietin	에리트로포이에틴
ESR	erythrocyte sedimentation rate	적혈구침강속도
Fbg, FIB	fibrinogen	피브리노겐
FBS	fasting blood sugar	공복혈당
FDP	fibrin and fibrinogen degradation product	피브린 · 피브리노겐분해산물
Fe	ferrum	철

FEV	forced expiratory volume	노력호기량
FEV1.0	forced expiratory volume in one second	1초량
FEV1.0%	percentage of forced expiratory volume in one second	1초율
FFA	free fatty acid	유리지방산
FL	femoral length	대퇴골길이(넙다리뼈길이)
FRC	functional residual capacity	기능적잔기량
FSH	follicle-stimulating hormone	난포자극호르몬
FT_3	free triiodothyronine	유리트리요오드티로닌
FT_4	free thyroxine	유리티록신
FTA	fetal trunk area	태아체간면적
GA	glycoalbumin	당화알부민
Gaw	airway conductance	기도전도도
G-CSF	granulocyte colony-stimulating factor	과립구집락자극인자
GFF	glomerular filtration fraction	사구체여과율
GFR	glomerular filtration rate	사구체열과치(량)
γ-GTP	γ-glutamyl transpeptidase	감마-글루타밀트랜스펩티다제
GH	growth hormone	성장호르몬
γ-SM	γ-seminoprotein	감마세미노프로테인
GTT	glucose tolerance test	포도당부하시험
HA	hippuric acid	히푸르산(마뇨산)
HAI, HAIT	hemagglutination inhibition test	적혈구응집억제시험
hANP	human atrial natriuretic peptide	사람심방성나트륨이뇨펩티드
HAV	hepatitis A virus	A형간염바이러스
Hb	hemoglobin	헤모글로빈, 혈색소
HbA1C	hemoglobin A1C	A1c형혈색소

HBc	hepatitis B core antigen	B형간염핵심항원
HBe	hepatitis B e antigen	B형간염e항원
HbF	fetal hemoglobin	태아혈색소
HBs	hepatitis B surface antigen	HBs항원
HBV	hepatitis B virus	B형간염바이러스
HCG, hCG	human chorionic gonadotropin	사람융모성생식샘자극호르몬
HCO_3	bicarbonate ion	중탄산이온
HCV	hepatitis C virus	C형간염바이러스
HCV-RNA	hepatitis C virus RNA	C형간염바이러스RNA정량
HDL	high density lipoprotein	고밀도지질단백질
HER2	human epidermal growth factor receptor type2	사람상피세포증식인자수용체2형
H-FABP	human heart fatty acid-binding protein	사람심장유래지방산결합단백질
Hg	hydrargyrum	수은
HIV	human immunodeficiency virus	사람면역결핍바이러스
HLA	human leukocyte antigen	사람백혈구항원
HPL, hPL	human placental lactogen	사람태반락토겐 (사람태반젖샘자극호르몬)
HSV	herpes simplex virus	단순포진바이러스, 단순헤르페스바이러스
Ht	hematocrit	적혈구용적률
HTLV, ATLV	human T-cell leukemia virus	사람T세포백혈병바이러스
HVA	homovanillic acid	호모바닐린산
IBA	index bone area	골피질지수
I-Bil	indirect bilirubin	간접빌리루빈
ICA	islet cell antibody	췌도세포항체
ICG	indocyanine green	인도시아닌그린
ICSA	islet cell surface antibody	췌도세포막항체
IFN	interferon	인터페론

IgA	immunoglobulin A	면역글로불린A
IgE	immunoglobulin E	면역글로불린E
IGF	insulin-like growth factor	인슐린유사성장인자
IgG	immunoglobulin G	면역글로불린G
IgM	immunoglobulinn M	면역글로불린M
IL	interleukin	인터루킨
IRI	immunoreactive insulin	면역활성인슐린
IVS	interventricular septum	심실중격(심실사이막)
IVS/PWT	interventricular septum/ posterior wall thickness of left ventriculs	심실중격(심실사이막)/좌실벽비율
K	plasma clearance rate of ICG	ICG청소율(K : 청소율)
K	kalium	칼륨
17-KGS	17-ketogenic steroids	17-케토성스테로이드
17-KS	17-ketosteroids	17-케토스테로이드
LA	lactic acid	젖산
LAD	left atrial diameter	좌방경(외심방직경)
LAD/AOD	left atrial diameter/aortic diameter	좌방경(왼심방직경)/대동맥직경
LADI	left atrial diameter index	좌방경지수(왼심방직경지수)
LAP	leucine aminopeptidase	루신아미노펩티데이스
LAP mean	mean left atrial pressure	평균좌방압(왼심방압)
LCAT	lecithin cholesterol-acyltransferase	레시틴콜레스테롤아실트란스퍼레이스
LDH, LD	lactate dehydrogenase	젖산탈수소효소
LDL	low density lipoprotein	저밀도지질단백질
LE cell	lupus erythematosus cell	홍반루푸스세포
LH	luteinizing hormone	황체형성호르몬
L/S	lecithin sphingomyelin ratio	레시틴/스핑고미엘린비율
LVD	left ventricular dimension	좌실경(왼심실직경)

LVEDP	left ventricular end-diastolic pressure	좌심실확장말기압
LVESV	left venticular end-diastolic volume	좌심실확장말기용량
LVESV	left venticular end-systolic volume	좌심실수축말기용량
LVET	left ventricular ejection time	좌심실구혈시간
LVSP	left venticular systolic pressure	좌심실수축기압
LVSW	left venticular stroke work	좌심실박출작업량
LVSWI	left venticular stroke work index	좌심실박출작업량 지수
Ly	lymphocyte	림프구
MAO	maximum acid output	최대산분비량
Mb	myoglobin	미오글로빈
MCH	mean corpuscular hemoglobin	평균적혈구혈색소량
MCHC	mean corpuscular hemoglobin concentration	평균적혈구헤모글로빈농도
MCV	mean corpuscular volume	평균적혈구용적
MEP	maximum expiratory pressure	최고호기압(최고날숨압)
Mg	magnesium	마그네슘
MIP	maximum inspiratory pressure	최고흡기압(최고들숨압)
MM(E)F	maximal mid-expiratory flow	최고중간호기유속(최고중간날숨유속)
Mn	manganese	망간
Mo	monocyte	단핵구
MV	minute volume	분당호흡량
MVO_2	myocardial oxygen consumption	심근산소소비량
MVV	maximum voluntary ventilation	최대수의환기량
%MVV	percent maximum voluntary ventilation	%최대환기량
NA	noradrenaline	노르아드레날린(카테콜아민)
Na	natrium	나트륨

NAI	nutritional assessment index	영양평가지수
NAP	neutrophil alkaline phosphatase	호중구알칼리성포스파타제
Ne	neutrophil	호중구
NH_3	ammonia	암모니아
Ni	nickel	니켈
NPN	nonprotein nitrogen	비단백질질소
NSE	neuron-specific enolase	뉴런특이에놀라아제
OD	obstetrical conjugate	산과적결합(출산앞뒤지름)
17-OHCS	17-hydroxycortico steroid	17-히드록시코르티코스테로이드
P	phosphorus	인
$PaCO_2$	partial pressure of arterial carbon dioxide	동맥혈이산화탄소분압
PAEDP	pulmonary artery end-diastolic pressure	폐동맥확장기말압력
PAESP	pulmonary artery end-systolic pressure	폐동맥수축기말압력
PAI-1	plasminogen activator inhabator 1	플라즈미노겐활성인자억제자-1
PaO_2	partial pressure of arterial oxygen	동맥혈산소분압
PAP	pulmonary arterial pressure	폐동맥압(허파동맥압)
PAP, pap, PACP	prostatic acid phosphatase	전립선산성인산분해효소
PAWP, PCWP	pulmonary arterial[capillary] wedge pressure	폐동맥쐐기압(허파동맥쐐기압)
Pb	lead	납
PC	protein C	단백질C
PEP	pre-ejection period	구출시기(좌심실(왼심실))
PER	protein efficiency ratio	단백질효율비
PFD	pancreatic function diagnosis	췌외분비능검사
pH	pondus Hydrogenil	수소이온농도

PID	plasma iron disappearance rate	혈장철소실률
PIT	plasma iron turnover rate	혈장철교체율
PIVKA-Ⅱ	protein induced by vitamin K absence Ⅱ	비타민K결핍유도단백질
PL	phospholipid	인지질
PLT, plt	platelet	혈소판
Posm	plasma osmolarity	혈장삼투압
PRA	plasma renin activity	혈장레닌활성도
PRL	prolactin	프로락틴
PRP	pressure rate product	이중부담률
PSA, PA	prostate specific antigen	전립선특이항원
PSP	phenolsulfonphthalein test	페놀설폰탈레인시험
PSTI	pancreatic secretory trypsin inhabator	췌분비성트립신억제제
PT	prothrombin time	프로트롬빈시간
PTH	parathyroid hormone	부갑상선호르몬, 상피소체호르몬
PTT	partial thromboplastin time	부분트롬보플라스틴시간
PVR	pulmonary vascular resistance	폐혈관저항
PWTd	end-diastolic thickness of left ventricular posterior wall	확장말기후비대
PWTs	end-systolic thickness of left ventricular posterior wall	수축말기후비대
PyA	pyruvic acid	피루빈산
Qp/Qs	ratio of pulmonary to systemic blood flow	폐 · 체혈류비
Qs/Qt	right to left shunt ratio	폐내단락률
Qt	total blood flow	심박출량
RAHA	rheumatoid arthritis hemagglutination	류마티스성관절염적혈구응집반응
RAPA	rheumatoid arthritis passive agglutination	류마티스성관절염수동응집반응

RAP mean	mean right atrial pressure	우심방압
Raw	airway resistance	기도저항
RBC	red blood cell counts	적혈구산정
RBF	renal blood flow	신장혈류량(콩팥혈류량)
RCU	red cell iron utilization	적혈구철이용률
RCV	red blood cell volume	적혈구용적
Ret	reticulocyte	망상적혈구(그물적혈구)
RF	rheumatoid factor	류마티스인자
RI	radioisotope	방사성동위원소
RIT	red cell iron turnover rate	적혈구철교체율
RPF	renal plasma flow	신장혈장유량(콩팥혈장유량)
RQ, R	respiratory quotient	호흡지수
RVD	right ventricular diameter	우심실직경
RVEDP	right ventricular end diastolic pressure	우심실확장말기압
RVET	right ventricular ejection time	우심실구출시간
RVRR	renal vein renin ratio	신장정맥혈레닌비율 (콩팥정맥레닌비율)
RVSP	right ventlicular systolic pressure	우심실수축기압력
RVSW	right ventlicular stroke work	우심실박출작업량
RVSWI	right ventlicular stroke work index	우심실박출작업량지수
SA	serum albumin	혈청알부민
SAA	serum amyloid A protein	혈청아밀로이드A단백질
SaO	arterial O saturation	동맥혈산소포화도
SCC	squamous cell carcinoma related antigen	편평상피암관련항원
SCr, Scr	serum creatinine	혈청크레아티닌
Se	selenium	셀레늄
SI	stroke index	박출작업지수

SIADH	syndrome of inappropriate secreion of ADH	항이뇨호르몬부적합분비증후군
SLX	sialyl Lew's X-i antigen	시알리LeX-i항원
St	stab cell	간상핵구
STN	sialyl-Tn antigen	시알Tn항원
STS	serologic test for syphilis	매독혈청반응
SV	stroke volume	1회박출량
SVR	systemic vascular resistance	체혈관저항, 전말초혈관저항
SVRI, SVRi	systemic vascular resistance index	체혈관저항지수, 전말초혈관저항지수
T_3	triiodothyronine	트리요오드티로닌, 삼요드티로린
T_4	tetraiodothyronine [thyroxine]	테트라요오드티로닌
TBG	thyroxine-binding globulin	티록신결합글로불린
T-Bil	total bilirubintotal	총빌리루빈
TC, T-Cho	total cholesterol	총콜레스테롤
Tf	transferrin	트랜스페린
TG	triglyceride	트리글리세리드
Tg	thyroglobulin	티로글로불린(갑상샘글로불린)
TIBC	total iron binding capacity	총철결합능
TL	total lipids	총지질
TLC	total lung capacity	전폐기종
Tn	troponine	트로포닌
TNF-α	tumor necrosis factor-α	종양괴사인자α
TP	total protein	총단백질
TPA	tissue polypeptide antigen	조직폴리펩티드항원
TPHA	Treponema pallidum hemagglutination ssay	매독트레포네마혈구응집반응
TRAb	thyroid stimulating hormone receptor antibody	갑상샘자극호르몬수용체항체
TSAb	thyroid stimulating antibody	갑상샘자극항체

TSBAb	thyroid stimulation blocking antibody	갑상샘자극저지항체
TSH	thyroid stimulating hormone	갑상샘자극호르몬
TT	thrombin time	트롬빈시간
TTT	thymol turbidity test	타이몰혼탁도시험
UA	uric acid	요산
UCL	urea clearance	요소청소율
UFM	uroflowetry	요류측정
UFR	ultra filtration rate	한외여과율
UN	urea nitrogen	요소질소
UP	urine protein	요단백질
u-SG	urine specific gravity	요비중
$\dot{V}_A/\dot{Q}$	ventilation perfusion quotient	환기 · 혈류비
VC	vital capacity	폐활량
%VC	percent vital capacity	비폐활량, %폐활량
VCO_2	CO_2 production	이산화탄소배출량
VD	dead space ventilation, respiratory dead space	호흡사강(무용공간환기), 사강환기(죽은공간환기)
VDA	alveolar dead space volume	폐포사강량
VD/VT	dead-space gas volume to tidal gas volume ratio	사강환기율(죽은공간환기율)
VHDL	very high density lipoprotein	초고밀도지질단백질
VMA	vanillyl mandelic acid	바닐릴만델산
Vmax	maximum expiratory flow	최고호기유속(최고날숨유속)
$\dot{V}O_2$	oxygen consumption	산소소비량
$\dot{V}_T$, $\dot{V}T$	tidal volume	1회환기량
WBC	white blood cell counts	백혈구수
Zn	zinc	아연
ZTT, ZnTT	zinc sulfate turbidity test	황산아연혼탁도시험

단위 관련 약어

A	ampere	암페어
Å	angstrom	옹스트롬
Bq	becquerel	베크렐
C	coulomb	쿨롱
cal	calorie	칼로리
cd	candela	칸델라
Ci	curie	퀴리
C/kg	Coulomb per kilogram	킬로그램당쿨롱
cm	centimeter	센티미터
dB	decibel	데시벨
dℓ,dL	deciliter	데시리터
dz	dozen	다스
F	farad	패러드
Fr	French size	프랜치사이즈
ft	feet	피트
G	gauge[Gage]	게이지
G, Gs	Gauss	가우스
g	gram	그램
g/dℓ	gram per deciliter	데시리터당그램
gr	grain	그레인
Gy	gray	그레이
H	henry	헨리
Hz	hertz	헤르츠
in	inch	인치
IU	international unit	아이유(국제단위)
IU/ℓ	international unit per liter	리터당IU

IU/ml	international unit per milliliter	밀리리터당IU
J	joule	줄
K	Kelvin	켈빈
KA, KAU	King-Armstrong unit	킹암스트롱단위
kb	kilobase	킬로베이스
kcal	kilocalorie	킬로칼로리, 대칼로리
kg	kilogram	킬로그램
km	kilometer	킬로미터
l, L	liter	리터
lb	pound	파운드
lm	lumen	루멘
lx	lux	럭스
m	meter	미터
mEq	milliequivalent	밀리그램당량
mEq/ ℓ	milliequivalent per liter	리터당밀리그램당량
mg	milligram	밀리그램
μg	microgram	마이크로그램
mg/dℓ	milligram per deciliter	데시리터당밀리그램
μg/dℓ	microgram per deciliter	데시리터당마이크로그램
mg/l	milligram per liter	리터당밀리그램
ml, mL	milliliter	밀리리터
ℓ /μl	per microliter	마이크로리터당
mM	millimole	밀리몰
mm	millimeter	밀리미터
μm	micrometer	마이크로미터
mmHg	millimeter of mercury	밀리미터수은주
mol	mole	몰
mOsm	milliosmol	밀리오스몰
N	newton	뉴튼

ng	nanogram	나노그램
ng/ml	nanogram per milliliter	밀리리터당나노그램
nM	nanomolar	나노몰농도
nm	nanometer	나노미터
Osm, OSM	osmol	오스몰
Oz	ounce	온스
Pa	pascal	파스칼
pg	picogram	피코그램
pg/ml	picogram per milliliter	밀리리터당피코그램
pH	pondus ydrogenii (potential hydrogen)	페하(수소이온농도)
ppb	parts per billion	십억분율
pphm	parts per hundred million	억분율
ppm	parts per million	백만분율
ppt	parts per trillion	1조분율
qt	quart	쿼트
R	roentgen	뢴트겐
rad	radian	라디안
Rd	rad	라드
RE	retinol equivalen	레티놀당량
rem, Rem	roentgen equivalent man	렘
Rhm	roentgen per hour at one meter	람값
rpm	revolution per minute	분당회전수
S	siemens	시멘스
s	second	초
sr	steradian	스테라디안
Sv	sievert	시버트
T	tesla	테슬라
Torr	Torricelli	토르

U	unit	단위(유니트)
U/ℓ	unit per liter	리터당단위
U/㎖	unit per milliliter	밀리리터당단위
V	volt	볼트
W	watt	와트
Wb	weber	웨버
yd	yard	야드
Ω	ohm	옴
%	percent	퍼센트
‰	per mil	퍼밀(1,000분의1)

처방전 관련 약어

aa	ana(라)	각, 각각
AAP	acetaminophen	아세트아미노펜
a.c.	ant cibum [cibos](라)	식전
ad	ad(라)	까지
ad., add.	adde, addatur(라)	추가
ad int.	ad interim(라)	중간
ad lib.	ad libitum(라)	임의량
ad us. int.	ad usum internum(라)	복용
ad us. ext.	ad usum externum(라)	외용
ae., aet.	aetatis(라)	연령에따라
alt. dieb.	altermis diebus(라)	격일
A.M., a.m.	ante meridiem(라)	오전
Amp	ampule	엠플
anal.	analgesia(라)	진통제
Aq., aq.	aqua(라)	물(상수도)

Aq. comm.	aqua communis(라)	상수도
Aq. dest.	aqua destillate(라)	증류수
A.S.	amylum solani(라)	감자전분
b.i.d.	bis in die(라)	1일2회
Cap, cap	capsule	캡슐
CMC	carboxymethylcellulose	카복시메틸셀룰로스
Comp.	compositus(라)	복합
conc.	concentratus(라)	농후
CZL	carbolic acid zinc liniment	페놀 · 아연화기름로션
D.,d.	da., de(n)tur(라)	주세요
d.	dies(라)	일
d.d.	de die(라)	매일
Dil., dil.	dilue, dilutus	희박
DLT	does limiting toxicity	투여제한독성
do	ditto(라)	위와동일
d.seq.	die sequente(라)	다음날
et	et(라)	및
Extr.	extractum(라)	추출물
gtth.	gutta(라)	방울
h.	hora(라)	시간
h.d.	hora decubitus(라)	취침시
i.c.	inter cibos(라)	식간
id.	idem(라)	위와동일
M., m.	misee(라)	혼합
m.d.	more dicto(라)	지시대로
M.D.S.	misee, da, signa(라)	혼합, 주세요, 표기하시오(용법)
n.	nocte(라)	밤
NPO	non[nil] per os(라)	음식중단
ODT	occlusive dressing technique	밀봉법

o.m.	omni mane(라)	매일아침
o.n.	omni nocte(라)	매일밤
p.c.	post cibum(라)	식후
pil.	pilula(e)(라)	환약
P.M., p.m.	post meridiem(라)	오후
P.O., p.o.	per os(라)	경구투여
p.r.n	pro re nata(라)	필요에따라
Pulv.	pulvis(라)	가루약, 분말
q.a.d.q.o.d.	quaque altera die(라)	격일
q.a.m.	quaque ante mendiem(라)	매일아침
q.d.	quaque die(라)	매일
q.i.d.	quarter in die(라)	1일4회
q.s.	quantum satis(라)	충분량
q.s.	quantum sufficit(라)	적당량
RP, Rp, RX	recipe	처방(전), 투약
S.	signa(라)	표기하시오, 용법
S.L.	saccharum lactis	젖당
s.o.s.	si opus sit(라)	필요하다면
S.S.	simple syrup	단일시럽
ss	semis(라)	절반
stat.	statim(라)	곧바로
sum.	sumendus(라)	복용하시오
Supp, supp	suppository	좌약
Syr, syr	syrup	시럽
t.i.d.	ter in die(라)	1일3회(a. d. t.)
t.m.	tota massa(라)	전량
Ug., ung., ungt.	unguentum(라)	연고

의료종사자 관련 약어

CCW	certified care worker	간호복지사
CE	clinical engineer	임상공학기사
CN, CEN	certified (expert) nurse	자격간호사
CNS	certified nurse specialist	전문간호사
CP, CCP	(certified) clinical psychologist	임상심리사
CP	clinical dietitan	임상영양사
CSW	certified social worker	사회복지사
CT	clinical technologist	임상검사기사(=MT)
Dent.	dentist	치과의사
DH	dental hygienist	치과위생사
Dr.	doctor	의사
DT	dental technician	치과기공사
ET	enterostomal therapist	장루요법사
LPN, LVN	licensed practical [vocational] nurse	간호조무사(미국의), (=AN, Assistant Nurse)
MD	medical doctor	(내과)의사
ME	medical engineer	임상공학기사(=CE)
MR	medical representative	의료품정보담당자
MSW	medical social worker	의료사회사업가
MT, MLT	medical [laboratory] technologist	임상검사기사
MW	midwife	조산사(maternity nurse)
ORT	orthoptist	시각교정사
OT	occupational therapist	작업치료사
Phar(m)	pharmacist	약(제)사
PHN	public health nurse	보건사, 공중보건간호사
Phys.	physician	내과의

PN	practical nurse	간호조무사(=AN, Assistant Nurse)
PSW	psychiatric social worker	정신보건복지사(정신과사회사업가)
PT	physical therapist	물리치료사
RD	registered dietitian	관리영양사, 정규영양사
RN	registered nurse	정규간호사
RT	respiratory therapist	호흡요법(인정)사(임상공학기사)
RT	radiological technologist	진료방사선기사
ST	speech-language-hearing therapist	언어청각사
Surg.	surgeon	외과의
SW	social worker	사회사업가

약제 관련 약어

AAP	Acetaminophen	진통제
ABC	Abacavir	항HIV제
ABK	Arbekacin	아미노글리코시드계항균제
ABPC	Ampicillin	페니실린계항균제
ABPC/MC IPC	Ampicillin · Cloxacillin	β락탐아제억제제배합페니실린계항균제
ABPC/SBT	Ampicillin · Sulbactam	β락탐아제 억제제 배합 페니실린계 항균제
ABVD	Adriamycin+Bleomycin+Vinblastine+Dacarbazine	병용화학요법
AC	Acetylcysteine	진해제, 해독제
AC	Adriamycin+Cyclophosphamide	병용화학요법(유방암)
ACD	Actinomycin D	항악성종양제
ACEI	Angiotensin-Converting-Enzyme Inhibitors	강압제
ACM	Aclacinomycin	항악성종양제

ACNU	Nimustine	항악성종양제
ACPC	Ciclacillin	페니실린계항균제
ACR	Aclacinomycin	항악성종양제
AC-SPM	Acetylspiramycin	스피라마이신계항균제
ACT	Actinomycin	항악성종양제
ACT-D	Actinomycin D	항악성종양제
ACV	Acyclovir	항바이러스제
ADM, ADR	Adriamycin	항악성종양제
αGI	α-Glucosidase Inhibitors	당뇨병치료제제
AGs	Aminoglycoside antibiotics	아미노글리코시드계항균제
AKM	Bekanamycin	아미노글리코시드계항균제
AMD	Actinomycin D	항악성종양제
AMK	Amikacin	아미노글리코시드계항균제
AMP	Amitriptyline	삼환계항우울제
AMPC	Amoxicillin	페니실린계항균제
AMPH-B	Amphotericin B	항진균제
AMR	Amrubicin	항악성종양제
ANA	Anastrozole	항악성종양제
Ara-A	Vidarabine	항바이러스제
Ara-C	Cytarabine	항악성종양제
ARB	Angiotensin II Receptor Antagonists	강압제
ARI	Aldose Reductase Inhibitor	당뇨병제
ASA	Aspirin	비스테로이드성항염증제
ASPC	Aspoxicillin	페니실린계항균제
ASTM	Astromicin	아미노글리코시드계항균제
ATRA	All-Trans Retinoic Acid(Tretinoin)	항악성종양제
ATV	Atazanavir	항HIV제
AUR	Auranofin	항류마티스제

AZ	Azathioprine	면역억제제
AZA	Acetazolamide,	항간질제, 메니엘병치료제, 녹내장치료제
AZM	Azithromycin	마크롤라이드계항균제
AZP	Azathioprine	면역억제제
AZT	Aztreonam	모노박탐계항균제
BAK	Benzalkonium	소독제, 살균제
BAL	British Anti-Lewisite	해독제
BAPC	Bacampicillin	페니실린계항균제
BB	β-blocker	교감신경차단제, β-차단제
BC	Bacitracin · Fradiomycin	폴리펩티드계 · 아미노글리코시드 계 항균제
BCD	Bleomycin +Cyclophosphamide+ Actinomycin D	병용화학요법(악성 골종양 등)
BCP	Paramidine	비스테로이드성항염증제
BD	Bronchodilator	호흡기관용약, 기관지확장제
BEP	Bleomycin+Etoposide+Cisplat in(Platinol)	병용화학요법(고환종양, 배세포종 등)
BG	Biguanide	경구혈당강하제
BHAC	Enocitabine	항악성종양제
BIP	Bleomycin +Ifosfamide+Cisplatin	병용화학요법(자궁경부암 등)
BIPM	Biapenem	카르바페넴계항균제
BLFX	Balofloxacin	뉴퀴놀론계항균제
BLM, BLEO	Bleomycin	항악성종양제
BLs	β-lactam antibiotics	β락탐계항균제
BOMP	Bleomycin+Vincristine(Oncovin)+ Mitomycin C+Cisplatin(Platinol)	병용화학요법(자궁경부암)
BP	Bisphosphonate	골다공증치료제
BSF	Busulfan	항악성종양제
BST	Ubenimex(bestatin)	항악성종양제

BUC	Bucillamine	항류마티스제
BUS	Busulfan	항악성종양제
BZD	Benzodiazepine	수면제, 항불안제
CA	Calcium Antagonist	고혈압치료제, 협심증치료제
CAF	Cyclophosphamide+Adriamycin+Fluorouracil	병용화학요법(유방암 등)
CAI	Carbonic Anhydrase Inhibitor	녹내장치료제
CAM	Clarithromycin	마크롤라이드계항균제
CAP	Cyclophosphamide+Adriamycin+Cisplatin(Platinol)	병용화학요법(난소암)
CAR	Cytosine Arabinoside	항악성종양제
CAV	Cyclophosphamide+Adriamycin+Vincristine	병용화학요법(폐암)
CAZ	Ceftazidime	제3세대세펨계항균제
CBDCA	Carboplatin	항악성종양제
CBPC	Carbenicillin	광범위페니실린계항균제
CBPZ	Cefbuperazone	세파마이신계항균제
CBZ	Carbamazepine	항간질제, 항정신병제
CCB	Calcium-channel blockers	고혈압치료제, 협심증치료제
CCL	Cefaclor	제2세대세펨계항균제
CCZ	Croconazole	항진균제
CDCA	Chenodeoxycholic Acid(Chenodeoxycholate)	담석치료제
CDDP	Cisplatin	항악성종양제
CDTR	Cefditoren	제3세대세펨계항균제
CDTR-PI	Cefditoren Pivoxil	제3세대세펨계항균제
CDX	Cefadroxil	제3세대세펨계항균제
CDZM	Cefodizime	제3세대세펨계항균제
CEC	Cephacetrile	제3세대세펨계항균제
CED	Cephradine	제3세대세펨계항균제

CEF	Cyclophosphamide+Epirubicin+Fluorouracil	병용화학요법(유방암)
CEG	Cephaloglycin	경구세펨계항균제
CEMT-PI	Cefetamet Pivoxil	제2세대세펨계항균제
CEPP	Cyclophosphamide+Etoposide+Procarbazine+Prednisolone	병용화학요법(비호지킨림프종)
CEPR	Cephapirin	제1세대세펨계항균제
CEPs	Cephalosporins	세팔로스포린계항생제
CER	Cephaloridine	제1세대세펨계항균제
CET	Cephalothin	제1세대세펨계항균제
CETB	Ceftibuten	제3세대세펨계항균제
CEX	Cefirexim	제1세대세펨계항균제
CEZ	Cefazolin	제1세대세펨계항균제
CFDN	Cefdinir	제3세대세펨계항균제
CFIX	Cefixime	제3세대세펨계항균제
CFLP	Cefluprenam	제4세대세펨계항균제
CFPM	Cefepime	제3세대세펨계항균제
CFPN-PI	Cefcapene Pivoxil	제3세대세펨계항균제
CFPZ	Cefprozil	제2세대세펨계항균제
CFS	Cefsulodin	제3세대세펨계항균제
CFSL	Cefoselis	제3세대세펨계항균제
CFT	Cefatrizine	제1세대세펨계항균제
CFTM-PI	Cefteram Pivoxil	제3세대세펨계항균제
CHASE	Cyclophosphamide+Cytarabine+Etoposide+Dexamethasone	병용화학요법(비호지킨림프종)
CHG	Chlorhexidine Gluconate	외피용살균소독제
ChlVPP	Chlorambucil+Vinblastine+Procarbazine+Prednisolone	병용화학요법(호지킨림프종)
CINX	Cinoxacin	퀴놀론계항균제

CIPC	Carindacillin	β락탐계항균제
CISCA	Cisplatin+Cyclophosphamide +Adriamycin	병용화학요법(방광암 등)
CJ	Cyclophosphamide+Carboplatin	병용화학요법(난소암)
CL	Colistin	폴리펩티드계항균제
CLB	Clobazam	항간질제
CLDM	Clindamycin	린코마이신계항균제
CMD	Cefamandole	제2세대세펨계항균제
CMF	Cyclophosphamide+Methotrexate+Fluorouracil	병용화학요법(유방암)
CMNX	Cefminox	제3세대세펨계항균제
C-MOPP	Cyclophosphamide+Vincristine +Procarbazine+Prednisolone	병용화학요법(호지킨병)
CMRN	Coumermycin	항악성종양제
CMTD	Cimetidine	항궤양제
CMX	Cefmenoxime	제3세대세펨계항균제
CMZ	Cefmetazole	제2세대세펨계항균제
CODE	Cisplatin+Vincristine(Oncovin) +doxorubicin+Etoposide	병용화학요법 (흉선암, 폐소세포암 등)
COPP	Cyclophosphamide +Vincristine(Oncovin) +Procarbazine+Prednisolone	병용화학요법(호지킨병)
CP	Chloramphenicol	클로람페니콜계항균제
CP	Cyclophosphamide+Cisplatin(Platinol)	병용화학요법(난소암)
CP	Cisplatin(Platinol)+Peplomycin	병용화학요법(두경부암)
CPDX	Cefpodoxime	제3세대세펨계항균제
CPDX-PR, CPDX-PX	Cefpodoxime Proxetil	제3세대세펨계항균제
CPFX	Ciprofloxacin	뉴퀴놀론계항균제
CPIZ	Cefpimizole	제3세대세펨계항균제

CPM	Cyclophosphamide	항악성종양제
CPR	Cefpirome	제3세대세펨계항균제
CPRM	Capreomycin	항결핵제
CPs	Chloramphenicols	클로람페니콜계항균제
CPZ	Chlorpromazine	항정신병제
CPZ	Cefoperazone	제3세대세펨계항균제
CRM	Carbomycin	마크롤라이드계항균제
CRMN	Carumonam	모노박탐계항균제
Cs	Cycloserine	항결핵제
CTC	Chlortetracycline	테트라사이클린계항균제
CTM	Cefotiam	제2세대세펨계항균제
CTM-HE	Cefotiam Hexetil	제2세대세펨계항균제
CTRX	Ceftriaxone	제3세대세펨계항균제
CTT	Cefotetan	제2세대세펨계항균제
CTX	Cefotaxime	제3세대세펨계항균제
CTZ	Ceftezole	제1세대세펨계항균제
CVA	Clavulanic acid	β락탐아제억제제
C-VAMP	Cyclophosphamide+Vincristine+Doxorubicin+Methylprednisolone	병용화학요법(다발성골수종)
CXD	Cefroxadine	제1세대세펨계항균제
CXM	Cefuroxime	제2세대세펨계항균제
CXM-AX	Cefuroxime Axetil	제2세대세펨계항균제
CyA, CYA	Cyclosporine	면역억제제
CZL	Phenol·Zinc oxide liniments	외피용약
CZON	Cefuzonam	제3세대세펨계항균제
CZOP	Cefozopran	제3세대세펨계항균제
CZP	Clonazepam	항간질제
CZX	Ceftizoxime	제3세대세펨계항균제
CZX-AP	Ceftizoxime alapivoxil	제3세대세펨계항균제
DACT	Dactinomycin(actinomycin)	항악성종양제

DAP	Daptomycin	리포펩티드계항균제
DBECPCG	Benzathine Penicillin	페니실린계항균제
DCF	Deoxycoformycin	항악성종양제
DCI	Decarboxylase Inhibitor	항파킨슨제
DDAVP	Desmopressin	호르몬제제
ddC	Zalcitabine	항바이러스제
ddI	Didanosine	항HIV제
DDP	Cisplatin	항악성종양제
DDS	Diaphenylsulfone	한센병치료제
Dex	Dexamethasone	항염증제, 자기면역질환치료제
DFNa	Diclofenac Sodium	비스테로이드계항염증제
DFOM	Deferoxamine Mesylate	킬레이트제(해독제)
5'-DFUR	5'-Doxifluridine	항악성종양제
DHP	Dihydropyridine	칼슘길항제
DKB	Dibekacin	아미노글리코시드계길항제
DMARDs	Disease Modifying Anti-Rheumatic Drugs	항류마티제
DMCTC	Demethylchlortetracycline	테트라사이클린계항균제
DMPPC	Methicillin	페니실린계항균제
DN, DNR	Daunorubicin	항악성종양제
DOA	Dopamine	심부전치료제(강심제)
DOB	Dobutamine	허혈성심질환치료제, 심부전치료제
DOC	Docetaxel(Taxotere)	항악성종양제
DOXY	Doxycycline	테트라사이클린계항균제
DPH	Diphenylhydantoin	항간질제
DPI	Dry powder Inhalator	흡입제
DPR	Dalfopristin	스트렙토그라민계항균제
DPT	Diphtheria· pertussis · tetanus	디프테리아, 백일해, 파상풍 3종혼합예방백신

DRPM	Doripenem	카르바페넴계항균제
DSCG	Chromoglycic acid	항알레르기제
DSS	Dioctyl Sodium Sulfosuccinate	습윤성하제
d4T	Sanilvudine(Stavudine)	항HIV제
DTIC	Dacarbazine	항악성종양제
DVP	Daunomycin+Vincristine+Prednisolone	병용화학요법(만성골수성백혈병)
DXR	Doxorubicin	항악성종양제
DZP	Diazepam	항불안제
EAP	Etoposide+Adriamycin+Cisplatin(Platinol)	병용화학요법(위암)
EB	Ethambutol	항결핵제
EC	Epirubicin+Cyclophosphamide	병용화학요법(유방암)
E-CMF	Epirubicin+Cyclophosphamide+Methotrexate+Fluorouracil	병용화학요법(유방암)
ED	Elemental diet	경장영양제
EDC	Enramycin, Enduracidin	펩타이드계항균제
EDTA	Edetate Calcium Natrium	킬레이트제(해독제)
EDX	Endoxan	항악성종양제
EE	Ethinyl Estradiol	여성호르몬제제
EFV	Efavirenz	항HIV제
EHT	Ethotoin	항간질제
EM	Erythromycin	마크롤라이드계항균제
EMB	Ethambutol	항결핵제
ENX	Enoxacin	뉴퀴놀론계항균제
EP	Etoposide+Cisplatin(Platinol)	병용화학요법(소세포폐암)
Eph	Ephedrine	기관지확장제
EPI	Epirubicin	항악성종양제
ESM	Ethosuximide	항간질제
ETH	Ethionamide	항결핵제

ETO	Etoposide	항악성종양제
EVM	Enviomycin	항결핵제
FA	Fusidic Acid	외피용항균제
FAC	Fluorouracil+Adriamycin(Doxorubicin)+Cyclophosphamide	병용화학요법(유방암)
FAD	Flavine Adenine Dinucleotide	비타민B_2결핍증치료제, 대사장애치료제
FAM	Fluorouracil+Adriamycin(Doxorubicin)+Mitomycin C	병용화학요법(위암)
FAMTX	Fluorouracil+Adriamycin(Doxorubicin)+Methotrexate	병용화학요법(위암)
FAP	Fluorouracil+Adriamycin+Cisplatin(Platinol)	병용화학요법(식도암)
5-FC	Flucytosine, 5-fluorocytosine	항진균제
FCZ	Fluconazole	트리아졸계항진균제
FEC	Fluorouracil+Epirubicin+Cyclophosphamide	병용화학요법(유방암)
FEM	Fluorouracil+Epirubicin+Mitomycin C	병용화학요법(위암의간전이)
F-FLCZ	Fosfluconazole	항진균제
FK506	Tacrolimus Hydrate	면역억제제
FLCZ	Fluconazole	항진균제
FLRX	Fleroxacin	뉴퀴놀론계항균제
FMOX	Flomoxef	옥사세펨계항균제
FOLFOX	Folinic acid+Fluorouracil+Oxaliplatin	병용화학요법(대장암)
FOM	Fosfomycin	포스포마이신계항균제
FP	Fluorouracil+Cisplatin(Platinol)	병용화학요법(식도암, 두경부암 등)
FPV	Fosamprenavir	항HIV제
FRM	Fradiomycin Sulfate, Neomycin	아미노글리코시드 계항균제
FRP, FRPM	Faropenem	β락탐계항균제
FTC	Emtricitabine	항바이러스제

5-FU	5-Fluorouracil	항악성종양제
GCV	Ganciclovir	항바이러스제
GEM	Gemcitabine	항악성종양제
GFLX	Gatifloxacin	플루오로퀴놀론계항균제
GM	Gentamicin	아미노글리코시드계항균제
GPFX	Grepafloxacin	플루오로퀴놀론계항균제
GPs	Glycopeptides	글리코펩티드계항균제
GRF	Griseofulvin	항진균제
GRNX	Garenoxacin	플루오로퀴놀론계항균제
GST	Gold Sodium Thiomalate	항류마티제
HCTZ	Hydrochlorothiazide	티아지드계이뇨강압제
HLP	Haloperidol	항정신병제
H_2RA	H_2 receptor antagonist	소화성궤양치료제
HU	Hydroxyurea, Hydroxycarbamide	항악성종양제
HYD	Hydroxyurea, Hydroxycarbamide	항악성종양제(=HU)
ICE	Ifosfamide+Carboplatin+Etoposide	병용화학요법(비호지킨림프종)
ICS	inhaled Corticosteroid	스테로이드계항염증제
IDR	Idarubicin	항악성종양제
IDU	Idoxuridine	항바이러스제
IDV	Indinavir	항HIV제
IFM	Ifosfamide	항악성종양제
IHMS	Isonicotinic acid hydrazide methanesul fonate	항결핵제
IMIP, IMP	Imipramine	항우울제
IMT	Indomethacin	비스테로이드성항염증제
INAH,INH	Isonicotinic acid hydrazide(isoniazid)	항결핵제
Inf	Infusion	한방의약
IPABPC	Hetacillin	페니실린계항균제
IPM	Imipenem	카르바페넴계항균제

IPM/CS	Imipenem·Cilastatin	카르바페넴계항균제
ISDN	isosorbide dinitrate	협심증치료제
ISMN	Isosorbide mononitrate	협심증치료제
ISO	Isoflurane	전신마취제
ISP	Isepamicin	아미노당계항균제
ITCZ	Itraconazole	트리아졸계항진균제
JM	Josamycin	마크롤라이드계항균제
KCZ	Ketoconazole	이미다졸계항진균제
KDM	Kanendomycin	항균제
KI	potassium iodide	갑상샘질환치료제
KLs	Ketolide	케토라이드계항균제
KM	Kanamycin	아미노글리코시드계항균제
KPB	Ketophenyl butazone	피라졸론계 비스테로이드성항염증제
KSM	Kasugamycin	아미노글리코시드계항균제
L-AMB	Amphotericin B ribosome	폴리엔마크롤라이드계항균제
LAPC	Lenampicillin	페니실린계항균제
L-ASP	L-asparaginase	항악성종양제
LCBF	Loracarbef	제2세대세펨계항균제
LCM	Lincomycin	린코마이신계항균제
LCMs	Lincomycin antibiotics	린코마이신계항균제
L-DOPA, L-dopa	Levodopa, L-dihydroxyphenylalanine	파킨슨병치료제
L-DOPS	Droxidopa	파킨슨병치료제
LFLX	Lomefloxacin	뉴퀴놀론계항균제
LM	Leucomycin(Kitasamycin)	마크롤라이드계항균제
LMOX	Latamoxef	옥사세펨계항균제
LMWH	low molecular weight heparin	혈액응고억제제
LNT	Lentinan	항악성종양제
L-PAM	Melphalan	항악성종양제
LPV/rtv	Lopinavir · Ritonavir	항HIV제

LV	Folinate calcium	항악성종양제
LVDM	Lividomycin	아미노글리코시드계항균제
LVFX	Levofloxacin	퀴놀론계항균제
LZD	Linezolid	옥사졸리디논계항균제
MAOI	Monoamine oxidase Inhibitor	항파킨슨제
MARTA	multiacting receptor targeted anti psychotics	통합실조증치료제
MCFG	Micafungin	항진균제
MCIPC	Croxsacillin	β락탐아제저항성페니실린계항균제
MCNU	Ranimustine	항악성종양제
MCR	Micronomicin	아미노글리코시드계항균제
MCZ	Miconazole	항진균제
MDIPC	Dicloxacillin	β락탐아제저항성페니실린계항균제
MDM	Midecamycin	마크롤라이드계항균제
MEPM	Meropenem	카르바페넴계항균제
MFC	Mitomycin + Fluorouracil+Cytarabine	병용화학요법(위암)
MFIPC	Flucloxacillin	β락탐아제저항성페니실린계항균제
MFLX	Moxifloxacin	플루오로퀴놀론계항균제
MIC	Mitomycin C+Ifosfamide+Cisplatin	병용화학요법(폐암)
MINO	Minocycline	테트라사이클린계항균제
MIT	Mitomycin	항악성종양제(=MMC)
MIT	Mitoxantrone	항악성종양제
MKM	Mikamycin	스트렙토그라민계항균제
MKs	Macrolide antibiotics	마크롤라이드계항균제
MLX	Miloxacin	퀴놀론계항균제
MMC	Mitomycin C	항악성종양제
MMF	Mycophenolate Mofetil	면역억제제
MMI	Thiamazole	항갑상샘제

MMR	Measles, Mumps, Rubella	홍역 · 유행성이하선염 · 풍진 3종혼합백신
MP	Melphalan · Prednisolone	병용화학요법(다발성 골수종)
6-MP	6-Mercaptopurine	항악성종양제
MPA	Medroxyprogesterone acetate	합성황체호르몬제
MPC	Mecillinam	광범위페니실린계항균제
MPIPC	Oxacillin	β락탐아제저항성페니실린계항균제
MPL	Melphalan	항악성종양제
MTC	Methacycline	테트라사이클린계항균제
MTX	Methotrexate	항악성종양제
MUP	Mupirocin	항MRSA제
M-VAC	Methotrexate+Vinblastine+Doxorubicin+Cisplatin	병용화학요법(방광암)
MZPC	Mezlocillin	광범위페니실린계항균제
NA	Nalidixic Acid	퀴놀론계항균제
NA	Nicotinic Acid	비타민(B군)
NAA	Nicotinic Acid Amide	비타민(B군)
NB	Novobiocin	쿠마린계항균제
NDFX	Nadifloxacin	뉴퀴놀론계항균제
NF	Nitrofurazone	니트로푸란계항균제
NFLX	Norfloxacin	뉴퀼론계항균제
NFPC	Nafcillin	페니실린계항균제
NFV	Nelfinavir mesilate	항HIV제
NM	Neomycin, Fradiomycin	아미노글리코시드계항균제
NPH	Neutral Protamine Hagedorn	당뇨병치료제
NSAIDs	nonsteroidal anti-inflammatory drugs	비스테로이드항염증제
NTG	Nitroglycerin	관동맥확장제
NTL	Netilmicin	아미노글리코시드계항균제
NVP	Nevirapine	비뉴클레오시드계항바이러스제

NYS	Nystatin	항진균제
NZP	Nitrazepam	최면진정제
OFLX	Ofloxacin	뉴퀴놀론계항균제
OL	Oleandomycin	마크롤라이드계항균제
OPV	Oral Poliovirus Vaccine	소아마비예방백신
OTC	Oxytetracycline	테트라사이클린계항균제
OZs	Oxazolidinone	옥사졸리디논계항균제
PA	Piromidic acid	퀴놀론계항균제
PA	Procainamide	항부정맥제
PAC	Cyclophosphamide+doxorubicin+Cisplatin	병용화학요법(난소암)(=CAP)
PAM	Pralidoxime	해독제
PAPM/BP	Panipenem·Betamipron	카르바페넴계항균제
PAS	Paraaminosalicylic acid	항결핵제
Past	Pasta	외피용약
PAV	Procarbazine+Nimustine+Vincristine	병용화학요법(뇌종양)
PB	Phenobarbital	항간질제
PCG	Benzylpenicillin	페니실린계항균제
PCs	Penicillin antibotics	페니실린계항균제
PCV	Penicillin V	페니실린계항균제
PCZ	Procarbazine	항악성종양제
PDL, PDN	Prednisolone	스테로이드계항염증제
PEG-IFN	PegInterferon	C형간염치료제
PEP	Peplomycin	항악성종양제
PEPC	Phenethicillin	β락탐아제감수성페니실린계항균제
PFZX	Pazufloxacin	플루오로퀴놀론계항균제
PGE$_1$	Prostaglandin E$_1$(Alprostadil Alfadex)	혈관확장제, 발기부전치료제
PGE$_2$	Prostaglandin E$_2$ (dinoprostone Betadex)	진통촉진제

PGE₂α	Prostaglandin E₂α(Dinoprost)	진통촉진제
PHT	Phenytoin	항간질제
PIPC	Piperacillin	페니실린계항균제
PL-B	Polymyxin B	폴리펩티드계항균제
PLs	Polypeptide	폴리펩티드계항균제
PMPC	Pivmecillinam	페니실린계항균제
PMR	Pimaricin	항진균제
PNT	Pentamycin	마크롤라이드계항균제
POB	Phenoxybenzamine	강압제
PPA	Pipemidic Acid	퀴놀론계항균제
PPI	Proton pump inhabator	소화성궤양치료제, 역류성식도염 치료제
PPPC	Phenoxypropyl penicillin(propicillin)	페니실린계항균제
PRM	Paromomycin	아미노글리코시드계항균제
PRMTC	Rolitetracycline	테트라사이클린계항균제
PSL	Prednisolone	합성부신피질호르몬제제
PTH	Prothionamide	항결핵제
PTU	Propylthiouracil	갑상샘기능항진증치료제
PTX	Paclitaxel	항악성종양제
PUFX	Prulifloxacin	뉴퀴놀론계항균제
PVPC	Pivampicillin	페니실린계항균제
PZA	Pyrazinamide	항결핵제
PZFX	Pazufloxacin	뉴퀴놀론계항균제
PZI	Protamin(e) zinc insulin	당뇨병치료제
QLs	Quinolone antibiotics	퀴놀론계항균제
QPR	Quinupristin	스트렙토그라민계항균제
RBT	Rifabutin	항결핵제
RCT	Ristocetin	글리코펩티드계항균제
RFP	Rifampicin	항결핵제

RI	Regular Insulin	당뇨병치료제
RIPM-AC	Ritipenem acoxil	페넴계항균제
RKM	Rokitamycin	마크롤라이드계항균제
RSM	Ribostamycin	아미노배당체계항균제
RTV	Ritonavir	항HIV제
RXM	Roxithromycin	마크롤라이드계항균제
SASP	Salazosulfapyridine(Salazopyrin)	항균제
SBPC	Sulfobenzyl penicillin(Sulbenicillin)	페니실린계항균제
SBT	Sulbactam	β락탐아제억제제
SBT/CPZ	Sulbactam · Cefoperazone	세펨계항균제
SBTPC	Sultamicillin	페니실린계항균제
SCC	Succinylcholine	근이완제
SDA	Serotonin · Dopamine eceptor Antagonist	항정신병제
SEV	Sevofluran	전신마취제
SGs	streptogramin	스트렙토그라민계항균제
SISO	Sisomicin	아미노글리코시드계항균제
SM	Streptomycin	아미노글리코시드계항균제
SMX	Sulfamethoxazole	항균제(설파제)
SNMC	Stronger Neo-Minophagen C	간질환치료제, 항알레르기제
SNP	Nitroprusside	강압제, 혈관확장제
SNRI	Serotonin · Serotonin Noradrenaline Reuptake Inhibitor	세로토닌 · 노르아드레날린재흡수 억제제, 항우울제
SPAC	Cytarabine Ocfosfate	항악성종양제
SPCM	Spectinomycin	아미노글리코시드계항균제
SPFX	Sparfloxacin	뉴퀴놀론계항균제
SPG	Sizofiran	비특이적항악성종양제
SPM	Spiramycin	마크롤라이드계 항균제
SQV	Saquinavir	항HIV제

SSRI	Selective Serotonin Reuptake Inhabator	선택적세로토닌재흡수억제제, 우울병치료제, 불안장애치료제
ST	Sulfamethoxazole · Trimethoprim	ST합제
STFX	Sitafloxacin	플루오로퀴놀론계항균제
SU	Sulfonylurea	당뇨병치료제
TAM	Tamoxifen	항악성종양제
TAPC	Talampicillin	β락탐계항균제
TAZ	Tazobactam	β락탐아제억제제
TBPM-PI	Tebipenem pivoxil	카르바페넴계항균제
3TC	Lamivudine	항HIV제
TC	Tetracycline	테트라사이클린계항균제
TCA	Tricyclic antidepressant	삼환계항우울제
TCs	Tetracycline antibiotics	테트라사이클린계항균제
Tct, Tr	Tincture	틴크제
TDF	Tenofovir	항HIV제
TEIC	Teicoplanin	글리코펩티드계항균제
TESPA	Tespamin(Thiotepa)	항악성종양제
TFLX	Tosufloxacin	뉴퀴놀론계항균제
TGF	Tegafur	항악성종양제
GHP	Pirarubicin	항악성종양제
GIPC	Ticarcilline	β락탐계항균제
TJ	Paclitaxel+Carboplatin	병용화학요법(난소암)
TMC	Toyomycin	항악성종양제
TMFX	Temafloxacin	플루오로퀴놀론계항균제
TMO	Trimethadione	항간질제
TOB	Tobramycin	아미노글리코시드계항균제
TP	Thiamphenicol	클로람페니콜계항균제
TP	Paclitaxel+Cisplatin	병용화학요법(난소암, 자궁경부암)
TRM	Trichomycin	폴리엔계항진균제

TT	Thiotepa	항악성종양제
TXL	Paclitaxel	항악성종양제
TXT	Docetaxel	항악성종양제
UDCA	Ursodesoxycholic Acid	담도질환치료제
UFTM	UFT+Mitomycin C	병용화학요법(위암)
UK	Urokinase	항혈전제
Ura	Uracil	항악성종양제
VAC	Vincristine+Actinomycin D+Cyclophosphamide	병용화학요법(횡문근육종)
VACV	Valacyclovir	헤르페스바이러스감염병치료제
VAD	Vincristine+Adriamycin+Dexamethasone	병용화학요법(다발골수종)
VAIA	Vincristine+Adriamycin+Ifosfamide +Actinomycin D	병용화학요법(골수종)
VAP	Valproic Acid	항간질제
VAPEC-B	Vincristine+Doxorubicin(Adriamycin)+Prednisolone+Etoposide+Cyclophosphamide+Bleomycin	병용화학요법(비호지킨림프종)
VAR	Varicella vaccine	수두예방백신
VB	Vecuronium	근이완제
VBAP	Vincristine+Carmustine(BCNU)+Adriamycin+Prednisolone	병용화학요법(다발골수종)
VBL	Vinblastine	항악성종양제
VBMCP	Vincristine+Carmustine(BCNU)+Melphalan+Cyclophosphamide+Prednisolone	병용화학요법(다발골수종)
VCAP	Vincristine+Cyclophosphamide+Adriamycin+Prednisolone	병용화학요법(다발골수종)
VCM	Vancomycin	글리코펩티드계항균제
VCR	Vincristine	항악성종양제
VD	Vasodilator	혈관확장제, 고혈압치료제, 심부전치료제 등

VDS	Vindesine	항악성종양제
VeIP	Vinblastine+Ifosfamide+Cisplatin+Mesna	병용화학요법(고환종양 · 배세포종)
VGCV	Valganciclovir	항바이러스제
VIP	Etoposide(VP-16)+Ifosfamide+Cisplatin+Mesna	병용화학요법(고환종양 · 배세포종)
VLB	Vinblastine	항악성종양제(=VBL)
VM	Viomycin	펩티드계항균제
VMCP	Vincristine+Melphalan+Cyclophosphamide+Prednisolone	병용화학요법(다발골수종)
VNR	Vinorelbine	항악성종양제
VP	Vindesine+Cisplatin(Platinol)	병용화학요법(비소세포폐암)
VP-16	Etoposide(Vepesid)	항악성종양제
VPA	Valproic Acid	항간질제(=VAP)
VR	Variotin	항진균제
VRCZ	Voriconazole	트리아졸계항진균제
WF	Warfarin	항혈전제
ZDV	Zidovudine	항HIV제
ZNS	Zonisamide	항간질제
ZOS	Herpes Zoster Vaccine	대상포진예방백신
ZS	Zinc ointment	외피용약

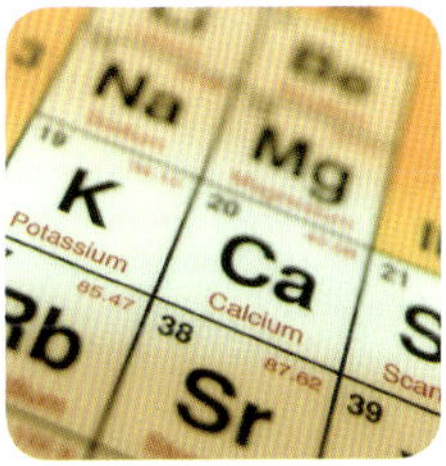

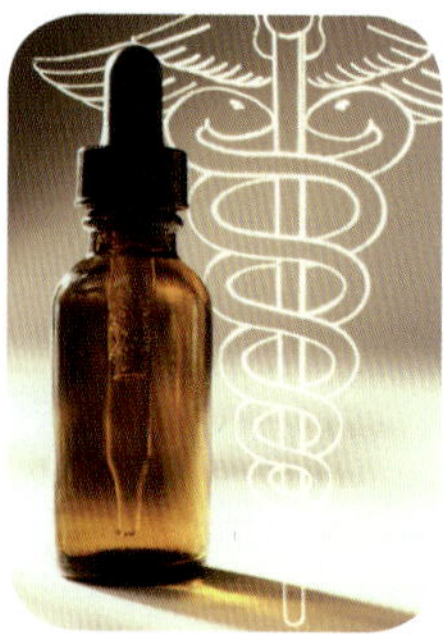

INDEX

ㄱ

가역성허혈성신경장애 422
가와사키병 305
가정기계적조절환기 218
가정내폭력 139
가정산소요법 218
가정정맥영양법 220
가족력 177
가족성샘종폴립증 170
가족성아밀로이드다발신경병증 171
각차단(다발갈래차단) 51
간경화(증) 268
간기능검사 273
간내담관(간내쓸개관) 238
간세포암종 206
간질 158
간질성방광염(사이질방광염) 228
간질액(사이질액) 248
간질폐렴(사이질폐렴) 245
간헐양압환기(법) 246
간헐파행(간헐절뚝거림) 229
간헐필수환기 241
간혈류량 205
간호결과분류 329
간호사 332
간호중재분류 326
간호학사 63
간호학석사 313
감각신경난청 455
감각신경전도속도 443
감별진단 122
감염관리전문간호사 230
감염단핵구증 240, 241
감염심내막염 234
갑상선과산화효소
(갑상샘과산화효소) 488
갑상선자극호르몬
(갑상샘자극호르몬) 491
갑상선호르몬(갑상샘호르몬) 481
강박장애(강박병) 338
강제분시환기 307
강제폐활량 186
강제호기량(노력날숨폐활량) 176
개방음(열림음) 345
객관구조화진료시험 346
거대세포바이러스 94
거대세포종양 191
건강진단 364
건조시럽 136
검사실 265
게이지 187
격일 405, 407
견인 496
결절다발동맥염(결절여러동맥염) 380
결합조직병 109
결핵 473
경경정맥간내문맥정맥단락술
(목정맥경유간속문맥전신순환지름술) 482
경구 383
경구영양 336
경구포도당부하검사 340
경구피임제(먹는피임제) 337
경기관지폐생검(경기관지허파생검) 474
경기관흡인(기관경유흡인) 492
경동맥해면정맥동루
(목동맥해면굴샛길) 77
경막외마취(경질막바깥마취) 159
경막외혈종(경질막바깥혈종) 148

경막하혈종(경질막밑혈종) 445
경부식도 80
경요도방광종양절제술
(요도경유방광종양절제술) 494
경요도요관결석제거술
(요도경유요관결석제거술) 494
경요도전립선절제술
(요도경유전립선절제술) 494
경요도전립선증산술
(요도경유전립샘증산술) 495
경요도절제술(요도경유절제술) 494
경직척수마비(강직척수마비) 461
경첩형골동뇌하수체수술
(나비뼈통과수술) 491
경추성척수증 108
경추증 106
경카테터간동맥색전술 472
경카테터간동맥주입요법 472
경피경간농양배액술
(경피경간고름집배액술) 395
경피경간담관배액술
(피부경유간경유쓸개관배액술) 396
경피경간담관조영술
(피부경유간경유쓸개관조영술) 396
경피경간담낭배액술
(피부경유간경유쓸개배액술) 397
경피경간담도경검사 397
경피경간담도배액술
(피부경유간경유쓸개길배액술) 396
경피경간문맥색전술 399
경피경간문맥조영술 398
경피경간식도정맥루색전술 398
경피경간적관상동맥혈전용해술 396
경피경관적관상동맥성형술
(피부경유혈관경유심장동맥확장술) 396
경피경관적신혈관(동맥)성형술 399
경피경혈관혈관성형술
(피부경유혈관경유혈관성형술) 395
경피약물전달체계 476
경피적경정맥적승모판교통부절개술 398
경피적관상동맥개입술
(피부경유오른심장동맥개입술) 360
경피적극초단파응고법 379
경피적내시경위조루술
(피부경유내시경위창냄술) 366
경피적내시경장루조루술 366
경피적농양배액술 352
경피적신루설치술 383
경피적신쇄석술 382
경피적심폐보조장치 361
경피적에탄올주입요법
(피부경유에탄올주입요법) 366
경피적전기신경자극 478
경피흡수치료시스템 493
계 187
고도치료실 207
고립골낭종(단일뼈낭종) 438
고밀도지질단백질 210
고밀도지질단백질-콜레스테롤 210
고빈도제트환기 213
고성능미립자제거필터(헤파필터) 212
고성능액체크로마토그래피 219
고소뇌부종 203
고압산소공급(고압산소투여) 206
고압산소요법 341
고열량수액 252
고유간동맥 371
고주파절제 420
고지질혈증 215
고해상컴퓨터단층촬영(술) 221
고혈압 206, 223
고혈압성심혈관질환 208

고혈압심장질환(고혈압심장병) 214
고활성항바이러스요법 203
골관절염(뼈관절염) 336
골괴사(뼈괴사) 343
골반동맥조영(술) 352
골반염증질환 373
골반혈관조영(술) 352
골수섬유증(뼈속질섬유증) 300
골수염(뼈속질염) 346
골수유래세포 52
골수이식(술) 58
골수형성이상증후군 298
골수화생을동반하는골수섬유증 306
골(염)밀도 57
골육종(뼈육종) 346
골절 186
골형성단백질 57
공간점유성병변(공간점유병터) 456
공기뇌실조영(술) 402
공기뇌조영(술) 366
공복혈당 172
공장파우치 · 더블트랙재건법 256
공통방실관 73
과거병력 370
과다호산구증후군 212
과립구대식구집락자극인자
(과립구큰포식세포집락자극인자) 196
과립구집락자극인자 191
과민대장증후군 228, 231
과활동방광 336
관상동맥(심장동맥) 69
관상동맥우회술(심장동맥우회술) 70
관상동맥조영술(심장동맥조영술) 71
관상동맥질환(심장동맥질환) 70
관상동맥집중치료실
(심장동맥집중치료실) 79
관상정맥동(심장정맥굴) 106
관(상)혈류 75
관심영역 425
관절가동범위 425
관절가동범위검사 425
관절가동범위훈련 425
관혈적정복및내고정술 345
광역학요법 364
괴사성소장대장염
(괴사작은창자큰창자염) 323
괴저화농피부증(괴저고름피부증) 369
교육지수 160
교질삼투압 97
구강관리 293
구개수구개인두성형술
(목젖입천장인두성형술) 504
국소사구체경화증(국소토리굳음증) 177
국제단위 250
국제질병분류 229
굴곡(굽힘) 179
굴곡기관지경술(기관지굽보개술) 172
궤양대장염 499
귀 · 코 · 인두 156
그람양성간균 198
그람양성구균 198
그람음성간균 196
그람음성구균 197
극초단파응고요법 296
근관치료 417
근위지간관절 374
근위축측삭경화증
(근육위쪽가쪽경화증) 26
근(육)긴장디스트로피 317
근육(내)주사 240
근전도검사(법) 153
근치적경부곽청술(근치목수술) 424
글래스고혼수척도 190
글로불린 196

글루코오스 196
글루타민 196
글루탐옥살아세트산전달효소 198
글루탐피루빈산전달효소 199
금단증후군 526
금식 331
금주모임 2
급성간염 21
급성간질신장염(급성사이질콩팥염) 23
급성간질폐렴(급성사이질폐렴) 23
급성경막외혈종(급성경질막바깥혈종) 17
급성경막하혈종(경막밑혈종) 39
급성골수백혈병 28
급성단핵구백혈병 28
급성림프구백혈병 26
급성바이러스간염 45
급성불안발작 2
급성사구체신염(급성토리콩팥염) 20
급성세균성심내막염 6
급성신부전(콩팥기능상실) 37
급성신우신염(깔때기콩팥염) 34
급성심근경색증 28
급성심부전(심장기능상실) 21
급성염증성탈수초다발신경근병증 22
급성위장염 20
급성위점막병변 20
급성전골수세포백혈병
(풋골수세포백혈병) 33
급성점막피부림프절증후군 305
급성중이염(급성가운데귀염) 342
급성파종뇌척수염 15
급성폐색전증 32
급성폐쇄각녹내장 3
급성폐쇄성화농담관염
(고름쓸개관염) 31
급성호흡곤란증후군 37
급성호흡부전(호흡기능상실) 37
급속진행사구체신염
(급속진행토리콩팥염) 427
기관식도루(기관식도샛길) 478
기관지관련림프조직 50
기관지내시경검사 54
기관지동맥색전술 49
기관지동맥조영술 49
기관지천식 48
기관지폐포세척 49
기관지폐형성이상 60
기관지확장(증) 53
기능자기공명영상법 181
기능잔기용량 183
기능적독립성측정도구 178
기도저항 414
기립단백뇨 336
기립성저혈압 340
기립성조절장애 339
기본소생술 57
기외수축(주기외수축) 163
기저세포암종(바닥세포암종) 52
기정맥(홀정맥) 44
기질성뇌증후군 337
기초대사율 57
기초체온 51
기회감염 341
기흉(공기가슴증) 404
길랭-바레증후군 189

ㄴ

나안시력(맨눈시력) 334
나트륨의원소기호 318
난관결찰(자궁관묶기) 483
난소과잉자극증후군 341
난포자극호르몬 184

낭포황반부종 93
내강(속공간) 277
내경동맥(속목동맥) 229
내경동맥 · 후교통동맥분지부
(속목동맥 · 뒤교통동맥분지부) 231
내당능장애 237
내사시 164
내시경부비동수술
(내시경코곁굴수술) 164
내시경적경화요법 151
내시경적괄약근절개술 164
내시경적비담도배액술
(코쓸개길배액술) 154
내시경적역행담관조영술
(내시경적역행쓸개관조영술) 161
내시경적역행담낭조영술
(내시경적역행쓸개조영술) 161
내시경적역행담도배액술 161
내시경적역행담췌관조영술 161
내시경적유두절개술 160
내시경적유두풍선확장술 158
내시경적점막절제술 154
내시경적점막하박리술 163
내시경적정맥류결찰술 167
내시경초음파검사 166
내원시심폐정지 99
내원직후심폐정지 99
내측종속증후군
(안쪽세로다발증후군) 304
내측측부인대(안쪽곁인대) 295
내흉동맥(속가슴동맥) 249
노르아드레날린 319
논렘수면 331
뇌경막동맥간접문합술 147
뇌경색증 88
뇌관류압 101
뇌나트륨이뇨펩티드 58
뇌부종 53
뇌성마비 98
뇌신경 95
뇌실내출혈 252
뇌실복강션트 520
뇌실심방션트 510
뇌실조영(술) 516
뇌실주위백질연화증 402
뇌심부자극술 119
뇌저동맥(뇌바닥동맥) 48
뇌졸중(뇌중풍) 34
뇌척수액 107
뇌파도 148
뇌혈관사고 111
뇌혈관저항 113
뇌혈관조영(술) 71
뇌혈관질환 112
뇌혈류(량) 75
뉴런특이에놀라아제 332
뉴욕심장학회분류 335
늑골척추각(갈비척추각) 111
늑골횡격막각(갈비가로막각) 99
니코틴아미드아데닌디뉴클레오티드
319

ㄷ

다낭성난소증후군 361
다낭신장(뭇주머니콩팥) 360
다발경화증 313
다발골수종 305
다발근육염(여러근육염) 378
다발내분비선종양
(다발내분비샘종양) 299
다발성내분비선종증(내분비샘종증) 298
다약제내성녹농균 298

다운증후군 136
다장기부전 308
다형성아교모세포종 (다형교모세포종) 189
다형핵백혈구 380
단백질열량영양실조 360
단백질열량영양장애 366
단백질효율비 367
단순헤르페스바이러스 223
단심실 465
단일광자방사형컴퓨터단층촬영 458
단주모임 2
담낭(쓸개주머니) 188
담석(쓸개돌) 199
당뇨망막병(증) 135
당뇨병 130
당뇨병케톤산증 128
당량 160
당부하검사 201
당원축적병(글리코겐축적병) 199
대뇌출혈 230
대동맥 30
대동맥궁단절 226
대동맥궁증후군(대동맥활증후군) 4
대동맥내풍선펌프 226
대동맥조영(술) 31
대동맥축착 96
대동맥판 44
대동맥판막성형술 45
대동맥판막치환술 46
대동맥판역류 35
대동맥판협착및역류 41
대동맥판협착(증) 38
대변 462
대사당량 300
대상포진(띠헤르페스) 225
대상포진후신경통 371
대식세포(큰포식세포) 309
대장균 146
대장내시경 83
대장내시경검사 82
대퇴동맥(넙다리동맥) 168
대혈관전위증 480
데시벨 118
데옥시리보핵산 132
뎅기출혈열 125
도수근력검사 307
도착시사망 132
도코헥사엔산 125
도파민 116
동기능부전증후군 461
동기적간헐강제환기 450
동맥 2
동맥경화심장질환 40
동맥관개존증(동맥관열림증) 363
동맥라인 25
동맥압 8, 31
동맥혈가스 7
동맥혈산소분압 353
동맥혈산소포화도 436
동맥혈산소함유량 72
동맥혈이산화탄소분압 351
동맥혈전증 41
동(방)결절(동굴심방결절) 436
동방차단 435
동적폐탄성 80
동정맥기형 45
동정맥루(동정맥샛길) 45
두개내압(머리속압력) 231
두부외상 214
두위두부반사(눈머리반사) 339
둔위(볼기태위) 60
등록간호사 423
디지털감산혈관조영(술) 136

ㄹ

라돈 423
레닌앤지오텐신계 413
레이노현상 104
레이저각막절삭성형술 267
레이저홍채절개(술) 276
렘수면 419
로터블레이터 397
루멘 277
루앵Y연결 432
루프스신장염(루푸스콩팥염) 279
류마티스관절염 410
류마티스성심장질환 421
류마티스열 420
류마티스인자 420
류마티스인자테스트 414
류신아미노펩티드분해효소 266
리보솜리보핵산 428
리보핵산 424
림프간질폐렴(림프구사이질폐렴) 276
림프맥관평활근종증 266
림프절 279

ㅁ

마그네슘의원소기호 301
마취전투약 389
막사구체신염(막토리콩팥염) 301
막성신장병증(막성콩팥병증) 307
막증식사구체신염 (막증식토리콩팥염) 309
만발성소뇌피질위축증 269
만성간염 85
만성간질환 91
만성경막하혈종(만성경막밑혈종) 107
만성골수성백혈병 93
만성담즙정체간염(쓸개즙정체간염) 77
만성림프구백혈병 92
만성복잡성신우신염 (만성복잡성깔때기콩팥염) 78
만성부비동염(만성코곁굴염) 106
만성사구체신염(만성토리콩팥염) 84
만성신부전(만성콩팥기능상실) 104
만성신장질환 90
만성심부전(만성심장기능상실) 87
만성염증성탈수초다발신경근병증 89
만성육아종질환 84
만성특발성가성장폐색증 89
만성폐기종 100
만성폐색병변 110
만성폐쇄성폐질환 97
만성폐질환 91
만성피로증후군 83
만성호흡기질환 104
만성호흡부전(만성호흡기능상실) 104
말기신부전(말기신장기능상실) 164
말기신장질환 163
말초삽입형중심정맥카테터 372
말초신경계 383
말초폐동맥협착(말초허파동맥협착) 388
말초혈줄기세포이식 358
망막박리 418
망막전위도 161
매독혈구응집검사 488
매분흡기량 517
매프 299
맥박 349
맹장(막창자) 68
메니에르증후군 313
메신저RNA 312
메티실린감수성황색포도구균 314
메티실린내성황색포도구균 312
멜라닌세포자극호르몬 313

면역글로불린 236
면역글로불린A 236
면역글로불린D 236
면역글로불린E 237
면역글로불린G 237
면역글로불린M 237
면역모세포성림프절병증 228
면역반응인슐린 247
모세포과다불응성빈혈 411
모세혈관확장증 104
모자보건 294
몰 308
무아세트산투석 18
무인공심폐관상동맥우회술 344
무작위대조시험 417
무증상성심근허혈 453
무호흡 · 저호흡지수 21
무호흡지수 22
문맥 401
문맥내종양색전 403
문맥대정맥션트 362
문제지향형시스템 384
물리치료(사) 394
미국질병통제예방센터 79
미만성거대B세포림프종
(광범위큰B세포림프종) 129
미만성뇌손상 118
미만성범세기관지염 134
미만성축삭손상 117
미만성특발성골격뼈과다증 127
미만성폐포손상 117
미세변화신증후군
(미세변화콩팥증후군) 295
미세혈관감압술 316
미숙아망막병증 425
밀러-애보트관 292
밀리리터 304
밀리미터수은주 306
밀봉붕대요법 340

ㅂ

바닐만델산 518
바빈스키반사 62
바이러스간염 516
바이러스관련혈구탐식증후군 508
박리간질폐렴(박리사이질폐렴) 127
박리골연골염(박리뼈연골염) 338
박리성대동맥류(박리성대동맥자루) 117
박리흉부대동맥류
(박리가슴대동맥자루) 138
박출률(박출분율) 149
박출시간 165
반사교감신경이상증 429
반코마이신내성장구균
(반코마이신내성창자알균) 520
반코마이신내성황색포도구균
(반코마이신내성황색포도알균) 521
반흔구축 441
발작성심방빈맥 356
발작성심실빈맥 403
발작성심실상성빈맥
(발작성심실위빠른맥) 394
발작성야간헤모글로빈뇨 382
발작성야간혈색뇨 382
발작(성)야간호흡곤란 381
방광 498
방광경부구축 58
방광요관역류 523
방광요도조영(술) 111
방광조영(술) 84
방사면역측정법 422
방사상각막절개술
(부챗살각막절개술) 422

방사선효과 427
방사성동위원소 421
방사성면역흡착검사 422
방사알레르기항원흡착검사 414
방실결절 45
방실결절회귀성빈맥 45
방실차단 44
방향성관상동맥죽종절제술 120
배뇨방광요도조영술 513
배변 57
배아줄기세포 163
배우자간인공수정 23
백내장 73
백내장낭외적출술 144
백혈구수 524
베게너육아종증 526
베크렐 61
벡터심전도 513
벤스-존스단백질 56
변잠혈검사 182
병력 225
보완대체의학(보충대안의학) 71
복강경담낭절제술
(복강경쓸개절제술) 266
복강내온열관류법 246
복강내주사(배막안주사) 245
복강동맥조영(술) 69
복강정맥션트 403
복막투석 363
복부대동맥류(배대동맥자루) 3
복부둘레(배둘레) 9
복부(배) 6
복부식도 16
복부의 6
복부초음파검사 44
복식지궁전체절제술 472
복식전체자궁절제술
(배전체자궁절제술) 42
본태고혈소판증 165
본태성고혈압 150
봉입체(포함체) 227
부갑상선항진증(부갑상샘항진증) 220
부갑상선호르몬 397
부갑상선호르몬관련펩티드 398
부분관해(유효) 388
부분적비장동맥색전술 391
부분층피부이식 463, 464
부분트롬보플라스틴시간 399
부분폐정맥연결이상 355
부분하중 403
부신피질자극호르몬방출인자 104
부신피질자극호르몬
(부신겉질자극호르몬) 13
부신피질자극호르몬분비호르몬 104
부신피질호르몬(부신겉질호르몬) 11
부인과학 201
부적합용혈성수혈(병) 238
부정맥유발성우심실이형성증 38
북미간호진단협회 319
분만예정일 147
분만후출혈 386
분말 400
분비물 127
불안정협심증 498
불완전골형성(불완전뼈형성) 340
불완전우각차단 247
불완전좌각차단
(왼방실다발갈래차단) 240
불응성빈혈 410
불포화철결합능 502
비경구적영양 381
비골수파괴성줄기세포이식 328
비궤양성소화불량 334
비뇨기과 504
비대심근병증(비내심징근육병증) 207
비수축검사 333

비알코올성지방간염 320
비인두암종(코인두암종) 330
비정형선종증식(비정형샘종증식) 4
비정형항산균증 42
비중격만곡증 332
비타민 517
비타민K결핍유도단백 375
비폐색성장간막경색증
(비폐색성창자간막경색증) 329
비호지킨림프종 325
빈맥(빠른맥) 471
빌로트II법 48
빌로트I법 48
빌리루빈 56

ㅅ

사강(무용공간) 136
사강부하호흡훈련법 234
사구체신염(토리콩팥염) 196
사구체여과율(토리여과율) 192
사람T세포백혈병바이러스 223
사람T세포백혈병바이러스I형관련
척수병증 203
사람면역결핍바이러스 215
사람백혈구항원 216
사람유두종바이러스 220
사람융모성성선자극호르몬 206
사전동의 229
사정 2
사지마비 409, 479
사회기술훈련 461
산과 · 부인과 337
산성인산분해효소 12
산소분압 383
산소소비량 519
산소의원소기호 336
산소해리곡선 339
산제 400
삶의질 407
삼첨판륜형성술
(오른방실판막륜형성술) 472
삼첨판역류(오른방실판막역류) 489
삼첨판치환술 495
삼출중이염 342
삼카르복실산회로 475
삼투압의단위(오스몰) 346
삼투압청소 98
삽입형제세동기 229
상기도감염 504
상대적생물학적효과 415
상대정맥(위대정맥) 465
상대정맥증후군(위대정맥증후군) 466
상부소화관 501
상부소화관굴곡내시경 194
상부소화관내시경(위내시경) 150
상부직장(상부곧창자) 410
상소뇌동맥(위소뇌동맥) 440
상스타켄블레이크모어관 440
상시상정맥동(위시상정맥굴) 461
상실성기외수축 467
상악간고정술(위턱사이고정술) 241
상장간막동맥(위창자간막동맥) 453
상장간막동맥폐색증
(위창자간막동맥폐쇄증) 453
상전후관절순손상 451
상피내암종(제자리암종) 89
상피소체호르몬 397
상행결장(오름잘록창자) 2
생명유지시스템 283
생명의질 407
생식세포자궁관내이식 194
생체외 243

샤르코-마리-투스병 94
서맥(느린맥) 61
석회증 104
선암종(샘암종) 9
선조체흑질변성
(줄무늬체흑색질변성) 454
선천성갑상선저하증
(선천성갑상샘저하증) 85
선천성고관절탈구
(선천성엉덩관절탈구) 80
선천성낭성선종양기형 76
선천성담도폐쇄증(쓸개길폐쇄증) 74
선천성심장질환 86
선천성풍진증후군 105
선택적근위미주신경절단술 459
선택적세로토닌재흡수억제제 461
선택적폐포기관지조영술 435
선형가속기 276
설암 474
섬유근육형성이상 181
섬유모세포성장인자 177
섬유성폐질환 180
섬유소(피브린) 171
섭취 · 배설량 242
성매개병 463
성병 463, 513
성분식(사) 147
성선자극호르몬분비호르몬
(생식샘자극호르몬분비호르몬) 197
성인T세포백혈구 · 림프종 42
성인발병당뇨병 307
성장지연(발육지연) 199
성장호르몬 193
성장호르몬분비호르몬 199
세계보건기구 527
세망내피계(그물내피계통) 419
세망세포육종(그물세포육종) 417
세척적혈구 529
세침흡인생검(가는바늘흡인생검) 181
세포내액 230
세포예정사 359
세포외액(세포바깥액) 145
소랄렌자외선요법 401
소변 504
소생술포기 132
소아집중치료실 372
소장폐색증(작은창자막힘) 439
소프 456
소해면상뇌병증 62
소화관의 194
쇄골하동맥(빗장밑동맥) 440
쇄골하(빗장밑) 442
쇼크바지 291
수근관증후군(손목굴증후군) 110
수근중수관절(손목손허리관절) 93
수단적일상생활동작 227
수면무호흡증후군 437
수소의원소기호 202
수소이온농도 370
수술 344
수술실 345
수술일수 384
수술중방사선치료 245
수술중비담즙배액술 343
수술중심근경색 379
수술후의 383
수정대혈관전위(증) 110
수정체유화흡인술 365
수족구병(손발입병) 213
수지경화증 104
수지상세포(가지세포) 119
수시질간관질(손가락뼈사이관절) 246
수축기말용적 164
수축기시간간격 463

수축기전방운동 436
수축기혈압 439
순환 · 기도 · 호흡 70
스완간즈카테터 447
스토크스-아담스발작 435
스트렙토리신O 452
스트렙토키나아제 451
슬개건반사(무릎힘줄반사) 399
승모판 315
승모판대치(술) 316
승모판역류 311
승모판탈출증 316
승모판협착(증) 313
시각교정사(시기능훈련사) 345
시(각)신경 343
시각아날로그척도 510
시각유발전위 515
시력 507
시선이동안진(눈운동눈떨림) 342
시야 516
시클로옥시게나아제 98
시클로포스파미드 + 독소루비신 + 시스플라틴 351
시험관내 243
식간 228
식도기능이상 104
식도암 144
식도위이음부(식도위경계) 150
식도 · 위점막접합부 536
식도정맥류 167
식후 359
신경 318
신경근단위 328
신경모세포종 320
신경섬유종증 324
신경이완마취(법) 327
신경자극검사 324
신독성신장염(콩팥독성콩팥염) 334
신동맥조영술 411
신생물 331
신생아의일과성빠른호흡 492
신생아집중치료실 326
신생아폐고혈압지속증 386
신선냉동혈장 177
신세관산증(콩팥요세관산증) 430
신우신염(깔때기콩팥염) 381
신우요관이행부 504
신장기원요붕증(콩팥기원요붕증) 323
신장성골형성장애(콩팥뼈형성장애) 424
신장세포암종(콩팥세포암종) 416
신장요관방광단순촬영 (콩팥요관방광단순촬영) 262
신장(키) 223
신전(폄) 167
신증후군(콩팥증후군) 332
신체비만지수(신체질량지수) 57
신혈류량 415
신혈장류량(콩팥혈장류량) 426
심근경색증후증후근 379
심근경색증 302
심내막상결손(심내막융기결손) 145
심박수(심장박동수) 220
심박조율기 378
심박출량 408
심방기외수축 32, 351
심방나트륨이뇨인자 30
심방세동(심방잔떨림) 18
심방압 350
심방억제형심방조율 4
심방조동(심장된떨림) 19
심방중격결손(심방사이막결손) 39
심방중격(심방사이막) 227
심부건반사(깊은힘줄반사) 139
심부담도 390

심부전 88
심부전(심장기능상실) 82
심부정맥혈전증(깊은정맥혈전증) 140
심수지굴근(깊은손가락굽힘근) 174
심실기외수축 520
심실기외수축(조기심실수축) 401
심실빈맥(심실빠른맥) 522
심실상빈맥(심실위빠른맥) 467
심실세동(심실잔떨림) 516
심실억제형방실순차조율 139
심실억제형심실조율 523
심실조동(심실된떨림) 516
심실중격결손(심실사이막결손) 521
심실중격(심실사이막) 252
심실중격천공(심실사이막천공) 521
심실중격파열(심실사이막파열) 522
심실흥분전달시간 511
심음도 359
심장박출량 96
심장박출지수 88
심장판막증 514
심(장)폐정지 99
심장혈관조영술 10
심장흥분전도계통 231
심전도 145
심첨박동도(심장끝심장도) 11
심폐소생술 102
심흉비(심장가슴비) 110
십이지장궤양(샘창자궤양) 139, 500
쌍생아간수혈증후군 493
쐐기압 528

ㅇ

아급성세균성심내막염 (아급성세균심내막염) 438
아급성척수시신경장애 453
아데노신삼인산 43
아데노신이인산 16
아두골반불균형(머리골반불균형) 100
아밀라아제 29
아세틸콜린 11
아스파르테이트아미노전달효소 41
아연의원소기호 536
아킬레스건반사(아킬레스힘줄반사) 43
아토피피부염 14
아프가점수 31, 32
악관절(턱관절) 485
악성고열 302
악성류마티스관절염 311
악성림프종 304
악성섬유조직구종 300
악성흑색종 305
악전돌증(턱나옴증) 389
안내렌즈 244
안면운동이상증 173
안압 245
안전위도 157
안정 · 냉각 · 압박 · 거상 · 지지/고정 422
안정시대사율 423
안정시에너지소비량 419
알라닌아미노전달효소 27
알레르기기관지폐아스페르길루스증 8
알레르기성육아종성혈관염 20
알부민 25
알츠하이머병 14
알츠하이머형노인성치매 445
알츠하이머형치매 118
알칼리인산분해효소 26
알코올성간질환 25
알파태아단백질 19
암 68

암모니아의화학식 325
암종 69
암태아항원 81
암항원125 69
압력보조환기 394
압력조절환기 362
압박포장 398
액체감쇠역전회복 180
액체(액) 276
약물전달체계 122
약물혈중농도모니터링 477
양극성장애 60
양대혈관좌심실기시증 133
양두정경(양쪽마루뼈지름) 60
양성발작성두위현기증 60
양성전립선비대증(양성전립샘비대증) 60
양수 18
양수대량흡인증후군 290
양전자방출단층촬영술 368
양측난관난소절제술
(양측자궁관난소절제술) 63
양측폐문림프절종창 55
언어청각사 462
언어청각치료 462
에리트로포이에틴(적혈구형성인자) 159
에볼라출혈열 150
에스트라디올 141
에스트로겐대치요법 162
에스트론 141
에스트리올 141
에토토인 151
에틸렌옥시드가스 157
에피루비신 + 시클로포스파미드 144
엑시머레이저관상동맥성형술 152
엘러스-단로스증후군 148
엡스타인-바바이러스 143, 144
역행성경간담즙배액술
(역행간경유쓸개즙배액술) 430
역행성신우조영술
(역방향깔때기조영술) 426
연소성골수단핵구성백혈병 255
연소성당뇨병 254, 256
연소성만성골수성백혈병 254
열량 71
염기과잉 54
염소의원소기호 91
염증성장질환 228
영아급사증후군 450
영양실조관련당뇨병 312
영양평가지수 319
예후영양지수 382
온코스타틴M 346
온혈구계산(전체혈구계산) 74
완전반응 103
완전방실차단 73
완전비경구영양법 488
완전심장차단 86
완전안드로겐차단 471
완전완화 103
완전우각차단 103
완전좌각차단
(완전왼방실다발갈래차단) 91
완충염기 51
완화의료병동 362
외경동맥(바깥목동맥) 144
외사시 532
외상중증도점수 249
외상후건망 395
외상후스트레스장애 399
외안근운동 157
외이도(바깥귀길) 142
외전(벌림) 6
외측직근(가쪽곧은근) 282
외측측부인대(가쪽곁인대) 270
요관방광이행부(요관방광이음부) 506

찾아보기

요도방광조영(술) 499
요도조영술 501
요로감염 505
요로결석 506
요붕증 126
요산 497
요세관간질성신염 482
요소질소 503
요추간판탈출(허리원반탈출) 272
요추복강션트 281
요추천자(허리천자) 280
요침사검사 446
요통(허리통증) 268
용량감소술 521
용액 456
용적 519
용혈요독증후군 224
우각차단(오른갈래차단) 415
우관상동맥(오른심장동맥) 415
우상복부 431
우상중엽절제(오른위가운데엽절제) 431
우쇄골하동맥(오른빗장밑동맥) 429
우수증폭단극사지유도 46
우심방압(오른심방압) 412
우심방(오른심방) 411
우심실비대 432
우심실(오른심실) 431
우심실유출로 432
우안(오른쪽눈) 339
우축편위 411
우폐동맥(오른허파동맥) 426
운동신경원병(운동신경세포병) 307
운동신경전도속도 297
운동제한 279
운동중호흡곤란 133
울혈심근병증(울혈심장근육병증) 78
울혈심부전(울혈심장기능상실) 87
원격조작후장진법 412
원반모양홍반루푸스 129
원발경화담관염(원발경화쓸개관염) 391
원발성담즙성간경화
(원발쓸개관간경화) 357
원발성비정형폐렴 354
원발성심근질환 379
원발성중추신경계림프종 360
원발(성)폐고혈압증 386
원시신경외배엽종양 382
원위지절간관절
(먼쪽가락뼈사이관절) 127
원인불명열 186
원추각막선(원뿔각막선) 259
월경전증후군 380
월프파킨슨화이트증후군 529
위궤양 201
위내시경 193
위내시경검사 193
위루 192
위막성장염(거짓막대장염) 379
위배출시간 192
위상부 497
위식도역류병 192
위십이지장동맥(위샘창자동맥) 191
위액검사 187
위억제폴리펩티드 195
위장관기질종양(위창자기질종양) 195
위장염(위창자염) 192
위장의 194
위중부 288
위하부 264
유량용량곡선 186
유리지방산 176
유리질막병 217
유문보존췌두십이지장절제술
(날문보존이자샘창자절제술) 387

유문협착증(날문협착증) 391
유방촬영(술) 289
유산(젖산) 264
유전구형적혈구증
(유전공모양적혈구증) 222
유전성혈관신경성부종 203
유행각(막)결막염 152
융기피부섬유육종 124
음성청취역치(음성청취문턱값) 460
음이온차이 19
응급의료서비스 154
의료사회사업가 314
의료정보담당자 311
의식상실 279
이비인후과 156
이산화탄소배출량 513
이산화탄소의화학식 96
이수화칼슘피로인산 101
이수화칼슘피로인산결정침착증 101
이식편대숙주병 201
이염성백질디스트로피
(이염색백색질장애) 304
이중판막치환술 139
이행세포암종 475
인공견관절전치환술
(인공어깨관절전치환술) 490, 491
인공고관절전치환술
(인공엉덩관절전치환술) 481
인공슬관절전치환술
(인공무릎관절전치환술) 483
인공호흡기관련폐렴 509
인도시아닌그린 230
인물화성격검사 117
인슐린부하검사 250
인슐린비의존성당뇨병 326
인슐린의존성당뇨병(1형 당뇨병) 233
인의원소기호 349
인지행동요법 76
인터루킨 240
인터벤션영상의학 252
인터페론 235
일과성구상기억상실증 480
일과성허혈발작 482
일반수술실 197
일반의 198
일반의약품 347
일본뇌염 254
일산화탄소 96
일상생활관련동작 32
일상생활동작 15
일차보건의료 371
일차의료 358
일혈관병변 466
일회용의료기자재 464
임상병리사 315
임상시험용신약 242
임상전문간호사 95
임신고혈압 373
임신당뇨병 191
입원 14

ㅈ

자가감작성피부염 39
자가골수이식 7
자가면역간염 23
자가면역성고지질혈증 23
자가면역성저혈소판자(색)반 43
자가유방검진 63
자궁경부암 76
자궁근전도검사 151
자궁난관조영술(자궁자궁관조영술) 222
자궁내막암 144

자궁내성장지연 250
자궁내피임장치 250
자궁동맥색전술 497
자궁소파술(자궁긁어냄술) 119
자궁외임신(딴곳임신) 166
자궁태반기능부전 503
자기공명담췌관조영술
(자기공명쓸개이자조영술) 312
자기공명영상 312
자기공명혈관조영술 311
자동복막투석 32
자동체외제세동기 17
자연살해세포 327
자외선 506
자외선조사 506
작업요법(사) 347
잔기량 431
장기산소요법 285
장루간호전문가 165
장액성낭성종양 443
장운동 57
장(잡)음(창자소리) 62
재생불량성빈혈(무형성빈혈) 2, 34
저밀도(농도)영역 271
저밀도지질단백질 272
저박출량증후군 279
저위전방절제 267
저체중출생아 268
저혈당(증) 225
적색징후 417
적혈구산정 415
적혈구용적률(헤마토크리트) 207, 223
적혈구침강속도(혈침속도) 63
전격간부전(전격간기능상실) 178
전격간염 177
전교통동맥(앞교통동맥) 12
전기수압쇄석(술) 151
전기충격요법 164
전대뇌동맥(앞대뇌동맥) 10
전령RNA 312
전령리보핵산 312
전립선산인산효소
(전립샘산인산효소) 354
전립선압출분비액 160
전립선특이항원(전립샘특이항원) 391
전말초혈관저항 467
전말초혈관저항계수 467
전문간호사 34, 332
전문소생술 27
전문심장소생술(상급심장소생술) 12
전상췌십이지장동맥
(앞위이자샘창자동맥) 41
전신림프절조사 484
전신방사선조사 474
전신불완전마비 198
전신성카르니틴결핍증 441
전신순응증후군 188
전신염증반응증후군 450
전신적동맥압 436
전신피부경화증 460
전신혈압 436
전신홍반루프스 452
전십자인대(앞십자인대) 12
전염성간염 238
전종인대골화증
(앞세로인대뼈되기증) 337
전폐용량(온허파용량) 483
전하소뇌동맥(앞아래소뇌동맥) 22
전하중부하 186
전환성장인자 481
전후상(앞뒤방향영상) 31
절단 28
절단술 28
절대안정 75

찾아보기

점막연관림프조직 289
점막하종양(점막밑종양) 454
점액다당류증(뮤코다당류증) 311
점액성낭성종양 295
점액피부림프절관절염 295
점액피부림프절증후군 295
점적신우조영술
(방울주입깔때기조영술) 127
점적주입담낭조영술
(방울주입쓸개조영술) 126
접촉피부염 79
정맥 507
정맥내주사 250
정맥내혈전용해 252
정맥담관조영술(정맥쓸개관조영술) 250
정맥당부하검사 237
정맥라인 518
정맥신우조영술(정맥깔때기조영술) 252
정맥요로조영(술) 253
정맥점적주입(정맥방울주입) 127
정맥폐색성질환 519
정상범위내 528
정상안압녹내장 334
정상압수두증(정상압물뇌증) 330
정상하한 277
정신과 394
정신과사회복지사 394
정신박약 297
정신신체의학 392
정신신체질환 391
정신지체 311
정적폐탄성 109
정제(알약) 471
정제투베르쿨린 385
정형외과 345
젖산탈수소효소 272
젖샘자극호르몬 315
제1심(장)음 433
제2심(장)음 433
제3심(장)음 434
제4심(장)음 434
제왕절개(술) 107
제외진단 424
제한심장근육병증 416
조기위암 149
조울정신병(들뜸우울정신병) 297
조직플라스미노겐활성제 488
조혈모세포이식 222
족관절 · 상완혈압비
(발목위팔혈압비) 7, 33
종양괴사인자 486
종양특이항원 490
종양표지자 485
좌각전지차단 266
좌각차단(왼방실다발갈래차단) 268
좌관상동맥(왼심장동맥) 269
좌관상동맥주간부 278
좌상복부(오른위배부위) 285
좌상엽(왼위엽) 285
좌수증폭단극사지유도 45
좌심방(왼심방) 265
좌심실박출시간 286
좌심실보조시스템 286
좌심실보조인공심장 286
좌심실비대(왼심실비대) 286
좌심실(왼심실) 285
좌심실유출로 287
좌심실조영술(오른심실조영술) 286
좌심실직경 286
좌안(왼쪽눈) 346
좌전하행지(왼내림앞가지) 265
좌족증폭단극사지유도 44
좌축편위 265
좌폐동맥(왼허파동맥) 280

좌하복부(왼아래배부위) 277
좌회선관상동맥(왼휘돌이심장동맥) 269
주술기심근경색 379
주요호소증상 76
주의력결핍과다활동장애 15
주폐동맥 309
주폐포자충폐렴 361
중간뇨 314
중간유효선량 147
중간유효용량 147
중대뇌동맥(중간대뇌동맥) 293
중독표피괴사용해 478
중산탄이온의화학식 207
중쇄트리글리세리드
(중간사슬중성지방) 296
중수지관절
(손허리손가락관절) 296, 308
중심정맥 111
중심정맥압 113
중심정맥영양법 112, 252
중증근(육)무력증 301
중증급성호흡증후군(사스) 436
중증복합면역결핍병 442
중증호흡집중치료실 417
중추신경계 95
중합효소연쇄반응 361
증거중심간호(증거바탕간호) 143
증거중심의학(증거바탕의학) 143
증식당뇨망막병(증) 364
증식성사구체신염(증식토리콩팥염) 369
지능지수 247
지방간 180
지속성좌상대정맥 377
지속양압환기(법) 102
지속외래복막투석 72
지속적간동맥내주입 85
지속적수동운동장치 101
지속적피하인슐린주입 108
지속적혈액여과(지속적 혈액거르기) 87
지연성운동장애(지연성이상운동) 476
지연허혈신경학적결손 126
지연형피부과민증 120
지주막하공간(거미막밑공간) 437
지주막하출혈(거미막밑출혈) 436
지질다당질 281
직류전격쇼크 119
직장S상결장(곧창자구불잘록창자) 428
직장수지검사(직장손가락검사) 135
직장암 415
직장온(곧창자온) 430
직접빌리루빈 118
진구성심근경색증
(오래된심근경색증) 343
진단 140
진성적혈구증가증(참적혈구증가증) 401
진행 363
진행근(육)디스트로피 379
진행다초점백(색)질뇌병(증) 380
진행성자율신경기능부전증 352
진행전신경화증 393
진행척수성근(육)위축증 378, 459
진행핵상마비 392
질식자궁전체절제술 522
질환소견없음 323
집중치료실(중환자실) 232

ㅊ

착상전진단 385
처방(전) 432
척수소뇌변성 441
척추뇌저동맥순환부전
(척추뇌바닥동맥순환부전) 512

척추동맥 507
척추동맥조영 508
척추전방고정 39
철결핍빈혈 233
철의원소기호 174
첫요의 174
청색성선천성 심장질환 77
청성뇌간반응 8
체계별문진 425
체온 64, 469
체외막산소공급 146
체외수정 251
체외순환(몸밖순환) 144
체외식한외여과(초미세여과) 146
체외이산화탄소제거법 145
체외충격파쇄석술
(몸밖충격파돌깸술) 164
체위변경 358
체인스토크스호흡 107
체중 66, 529
체표면적 62
체혈관저항 467
체혈관저항계수 467
초과산화물불균등화효소 456
초음파검사 145, 505
초음파내시경유도하세침흡인
(초음파내시경유도하가는바늘흡인) 166
초저밀도지질단백질 518
초저체중출생아 152, 518
총간동맥(온간동맥) 85
총경동맥(온목동맥) 76
총단백량 487
총담관공장문합술
(온쓸개관빈창자연결술) 90
총담관(온쓸개관) 75
총빌리루빈 474
총장골동맥(온엉덩동맥) 88
총철결합능 482
총폐정맥환류이상
(온허파정맥환류이상) 473
최고산농도 289
최대산배출량 353
최대수의환기량 316
최대안드로겐차단요법 288
최대호기압(최대날숨압) 299
최대호기유량(최대날숨유량) 365
최대호기유속(최고날숨유속) 298
최대호흡용량 292
최소(발육)저지농도 302
최소유효량 298
최소치사용량 300
추간판탈출(원반탈출) 331
추적조사 186
충수염(막창자꼬리염) 34
충수절제술(막창자꼬리절제술) 34
췌공장문합카테터
(이자넨창자연결카테터) 375
췌관내유두점액종양 246
췌도세포항체(섬세포항체) 229
췌십이지장절제술
(이자샘창자절제술) 363
췌외분비기능검사 368
췌장암 359
측정기 187
치료 496
치사용량 173
치상핵적핵-담창구시상하부위축증
136

ㅋ

카포시육종 261
칼로리 71

칼륨부분배설률 175
칼륨분획배설률 175
칼륨의원소기호 258
칼메트-구에린간균 52
칼슘의원소기호 69
컴퓨터단층촬영(술) 109
코위관 325
코위영양관 325
콜레시스토키닌 78
콜린에스테라아제 86
크레아틴인산활성효소 101
크레아틴키나아제 90
크로이츠펠트야콥병 90

ㅌ

탄수화물항원19-9 69
태낭(태아주머니) 199
태반기능부전증후군 364
태아심박 178
태아심박수 178
태아심박진통도 110
태아심(장)음 178
태아알코올증후군 171
테크네튬 474
통상형간질성폐렴 502
퇴원 127
투석목표체중(마른체중) 140
투약 432
튜브영양법 479
트로포닌 486
트롬보시험 492
트롬빈시간 492
트리글리세리드 480
특발비후대동맥판하협착 239
특발성간질폐렴(특발성사이질폐렴) 240
특발성대퇴골두괴사
(특발성넙다리뼈머리괴사) 244
특발성문맥고혈압 245
특발성부갑상선저하증
(특발성부갑상샘저하증) 239
특발성(신생아)호흡곤란증후군 247
특발성신증후군(특발성콩팥증후군) 243
특발성심근병증 230
특발성저혈소판자색반병 249
특발성폐섬유증 245
티몰혼탁시험 493

ㅍ

파라아미노마뇨산 353
파라핀욕 357
파종혈관내응고 126
파킨슨병 363
파킨슨증 376
판막성심장병 516
팔로네징후 479, 486
페닐케톤뇨증 376
편마비(반신마비) 211
편마비편두통 217
편평세포암종 441
편평원주상피결합부 442
평가 2
평균동맥압 289, 290
평균적혈구용적 297
평균적혈구헤모글로빈농도 295
평균적혈구혈색소량 294
평균폐동맥압 309
평균혈압 293
폐경후증후군 380
폐기능검사 369
폐기종 365

폐내단락률 408
폐동맥고혈압(허파동맥고혈압) 370
폐동맥밴딩 351
폐동맥쐐기압(허파동맥쐐기압) 357
폐동맥압 354
폐동맥조영(폐혈관조영(술)) 352
폐동맥판폐쇄(증) 350
폐동맥판(허파동맥판) 401
폐동맥(허파동맥) 350
폐동맥혈전증(허파혈전색전증) 397
폐모세혈관쐐기압 362
폐모세혈관(허파모세혈관) 359
폐색전증(허파색전증) 365
폐소세포암 443
폐쇄동맥경화(증) 40
폐쇄비대심근병증
(폐쇄비대심장근육병증) 218
폐쇄세기관지기질화폐렴 60
폐쇄세기관지염 58
폐쇄혈전혈관염 472
폐쇄황달 342
폐심장증(허파심장증) 99
폐용적감소술 287
폐정맥(허파정맥) 401
폐 · 체혈류비 407
폐포기산소분압 170
폐포–동맥혈산소분압차 3
폐혈관저항 403
폐혈류량 357
폐활량 512
포도구균성열상피부증후군
(포도알균성열상피부증후군) 461
포도당 196
포도당유발검사 191
폴리염화비닐 401
표재지굴근(얕은손가락굽힘근) 174
표준편차 444
표층점상각막염
(얕은층점모양각막염) 458
표피증식인자 150
품질관리 405
풍선심방중격절개술
(풍선심방사이막절개술) 50
풍선폐쇄역행성경정맥폐쇄술 62
풍선폐쇄하동맥내주입 59
프렌치사이즈 168, 183
프로락틴 389
프로락틴분비인자 389
프로스타글란딘 369
프로스타글란딘I2 369
프로카인아미드 350
프로트롬빈시간 394
플라스미노겐활성인자억제제1 353
플라스민 376
피내주사(피부내주사) 232
피막성경화복막염 160
피부경화증(피부굳음증) 444
피부과 123
피부과학 123
피부근(육)염 130
피부전기저항 163
피코그램 369
피하주사(피부밑주사) 440
피학대아증후군(매맞는아이증후군) 53
필라델피아염색체 370

ㅎ

하대정맥(아래대정맥) 251
하반신마비 355
하복벽동맥(아래배벽동맥) 234
하부직장(하부곧창자) 414
하사근(아래빗근) 244

하위운동신경원(아래운동신경세포) 278
하장간막동맥(아래창자간막동맥) 240
하지불안증후군 423
하직근(아래곧은근) 247
하행결장(내림잘록창자) 116
학습장애 271
항산균(항산막대균) 18
항생제 5
항스트렙토리신O 40
항원결합부위 168
항이뇨물질 16
항이뇨호르몬 15
항이뇨호르몬부적합분비증후군 449
항인지질항체증후군 35
항중성구세포질항체 30
항체 5
항트롬빈III 42
항핵항체 30
해부학적사강(해부학죽은공간) 16
핵자기공명 328
핵자기공명분광법 312
행동관찰청력검사 59
허혈성심근장애 241
허혈성심장질환 238
헤노흐-쇤라인자색반 223
헤르츠 225
헤모글로빈A1C 205
헤모글로빈(혈색소) 204
현재병력 372
혈관내초음파 253
혈관내피성장인자 515
혈관연축성협심증 521
혈관작용장펩티드 517
혈구응집억제검사 215
혈당 62
혈당검사 64
혈당자가측정 453
혈류량 405
혈소판 378
혈소판유래성장인자 364
혈소판응집인자 352
혈압 60
혈액뇌장벽 51
혈액여과(혈액거르기) 212
혈액요소질소 65
혈액투석 208
혈액투석여과 210
혈장교환 365
혈장레닌활성도 388
혈장철교대율 374
혈전내막적출술 477
혈전저혈소판자색반병 492
혈청간염 448
혈청아밀로이드A단백질 435
혈청크레아티닌 443
협심증(가슴조임증) 31
호기기도양압 158
호기말무(영)압 535
호기말양압 365
호기말이산화탄소분압 165
호르몬대치치료 221
호산구성증가성폐침윤 373
호중구알칼리인산분해효소 320
호지킨병 209
호흡 410
호흡곤란 456
호흡곤란증후군 418
호흡음 62
호흡지수 427
혼합결합조직병 296
홍반루푸스 273
확장기말용적 148
확장심근병증(확장심장근육병증) 120
환경속담배연기 166

환기 · 혈류비 510
환상철적혈모구성불응성빈혈 413
활력징후 521
활성혈액응고시간 13
활성화부분트롬보플라스틴시간 35
황산아연혼탁도시험 537
황색인대골화증 342
황색인대골화증(황색인대뼈되기증) 348
황체자극호르몬 283
황체형성호르몬 274
황체형성호르몬분비호르몬 275
회복실 427
회색질척수염(소아마비) 384
회선지(휘돌아가지) 114
횡행결장(가로주름창자) 469
효소결합면역흡착측정(법) 152
효소면역분석(법) 151
후교통동맥(뒤교통동맥) 361
후낭하백내장 391
후대뇌동맥(뒤대뇌동맥) 359
후두기관성기관지염 284
후두동맥 · 후하소뇌동맥문합술
(뒤통수동맥 · 뒤아래소뇌동맥연결술) 337
후두마스크 278
후방요추간융합술 377
후십자인대(뒤십자인대) 360
후종인대골화증
(뒤세로인대뼈되기증) 344
후종인대(뒤세로인대) 377
후천면역결핍증후군(에이즈) 23
후천성낭성신장병(후천낭성콩팥병) 12
후천성낭포신 36
후천성심장질환 21
후측방융합술 376
휴존스분류 215
흉강경병용흉부외과수술 511
흉골우연상부
(복장뼈오른모서리상부) 505
흉골좌연상부(복장뼈왼모서리상부) 502
흉곽출구증후군(가슴출구증후군) 487
흉복부대동맥류(가슴배대동맥자루) 471
흉부대동맥류(가슴대동맥자루) 470
흉부중부식도 314
흉부하부식도 284
흉쇄유돌근(목빗근) 443
흡수장애증후군 291
흡인생검세포검사 5
흡입기산소농도 178
흡입분만 515

기타

γ-글루타밀트랜스펩티다제 193
γ-세미노프로테인 200
(경카테터)간동맥화학색전요법 471
(심장)전기생리검사 159
(진정)적혈구계무형성(증) 389
(혈중농도)곡선하면적 43
1일4회 406
1초량 176
1회심박출량 465
1회환기량 495
3차원CT 121
50%치사용량 271
100만분율 387
131I-메타요오드벤질구아니딘 241

의료인을 위한 개정판

의학 · 간호 약어해설사전

Dictionary of Medical acronyms & abbreviations

2014년 9월 5일 1판 1쇄 인쇄
2020년 8월 1일 개정 2판 발행

저 자 임상약어연구회
발 행 인 홍성용
감 수 민 순, 이현수, 윤형윤, 정은서
발 행 처 도서출판 대광의학

등록번호 제2015-000013호
주 소 인천광역시 연수구 송도미래로 30, 송도 스마트밸리 D동 2006호
Tel. 02) 6737-2000 Fax. 02) 6737-2001
홈페이지 www.dkbooks.net
E - mail dkmd@daum.net
정 가 35,000원
I S B N 979-11-88705-12-2 91510

▶ 본 교재의 수익금 일부는 월드비전에 기부되어 어린이 교육 사업에 쓰입니다.

불법복사는 지적재산을 훔치는 범죄행위입니다.

저작권법 제 136 조 (권리의 침해죄) 에 따라 위반자는 5 년 이하의 징역 또는 5 천만원 이하의 벌금을 과하거나 이를 병과할 수 있습니다 (위반자라 함은 불법 복사 영업자와 의뢰자 모두 포함합니다).

The LORD is my shepherd, I shall not be in want. - Psalm 23:1

NS NEW DICTIONARY OF MEDICAL ACRONY
EVIATIONS NEW DICTIONARY OF MEDICAL A
& ABBREVIATIONS NEW DICTIONARY OF M
ACRONYMS & ABBREVIATIONS NEW DICTIO
EDICAL ACRONYMS & ABBREVIATIONS NEW
ARY OF MEDICAL ACRONYMS & ABBREVIAT
DICTIONARY OF MEDICAL ACRONYMS & ABB
NS NEW DICTIONARY OF MEDICAL ACRONY
EVIATIONS NEW DICTIONARY OF MEDICAL A
& ABBREVIATIONS NEW DICTIONARY OF M
ACRONYMS & ABBREVIATIONS NEW DICTIO
EDICAL ACRONYMS & ABBREVIATIONS NEW
ARY OF MEDICAL ACRONYMS & ABBREVIAT
DICTIONARY OF MEDICAL ACRONYMS & ABB
NS NEW DICTIONARY OF MEDICAL ACRONY
EVIATIONS NEW DICTIONARY OF MEDICAL A
& ABBREVIATIONS NEW DICTIONARY OF M
ACRONYMS & ABBREVIATIONS NEW DICTIO
EDICAL ACRONYMS & ABBREVIATIONS NEW
ARY OF MEDICAL ACRONYMS & ABBREVIAT
DICTIONARY OF MEDICAL ACRONYMS & ABB
NS NEW DICTIONARY OF MEDICAL ACRONY
EVIATIONS NEW DICTIONARY OF MEDICAL A
& ABBREVIATIONS NEW DICTIONARY OF M
ACRONYMS & ABBREVIATIONS NEW DICTIO
EDICAL ACRONYMS & ABBREVIATIONS NEW
ARY OF MEDICAL ACRONYMS & ABBREVIAT
DICTIONARY OF MEDICAL ACRONYMS & ABB
NS NEW DICTIONARY OF MEDICAL ACRONY
EVIATIONS NEW DICTIONARY OF MEDICAL A

NEW DICTIONARY OF MEDICAL ACRONYMS & ABBREVIATIONS